刘绍武三部六病传讲录

马文辉　主编

科学出版社
北　京

内 容 简 介

本书是对刘绍武先生的“三部六病”学术思想、临证体悟、个人经验的收集整理。全书共分以下几部分：前三部分是刘老在不同时期讲解《三部六病》的学生笔记；第四部分是刘老口述的回顾性医案和学生跟随刘老门诊记录的验案汇编；第五部分是刘老的医话、医论及学生的临证见闻；第六部分是历史资料和学术传承，简要罗列了一些有代表性的事件、人物和图片、手稿；附录部分包括刘绍武传记和刘绍武学术思想研究及文献资料等内容。

本书可供中医药院校师生、临床工作者参考使用。

图书在版编目(CIP)数据

刘绍武三部六病传讲录／马文辉主编．—北京：科学出版社，2011.6
ISBN 978-7-03-031117-7

Ⅰ.刘…　Ⅱ.马…　Ⅲ.伤寒论-研究　Ⅳ.R222.29

中国版本图书馆CIP数据核字(2011)第090957号

责任编辑：陈　伟／责任校对：张凤琴
责任印制：赵　博／封面设计：范璧合

科学出版社出版
北京东黄城根北街16号
邮政编码：100717
http://www.sciencep.com
北京市金木堂数码科技有限公司印刷
科学出版社发行　各地新华书店经销
*
2011年6月第　一　版　开本：787×1092　1/16
2024年1月第十四次印刷　印张：22 1/4
字数：516 000

定价：88.00元

（如有印装质量问题，我社负责调换）

本书编委会

主　编　马文辉

副主编　丁永斌　白玉金　刘剑波

顾　问　郭维峰　刘惠生　胡连玺　宿明良

苏庆民　胡安荣　赵迎庆

编　委　(按姓氏笔画排序)

丁永斌　马文辉　石西康　白玉金

任小明　刘剑波　刘敬虾　赵卫星

姚　博

周　序

继承和创新仍是发展的主题。纵观中医发展史，继承性、开放性、包容性、创新性是其一贯特征。中医发展的黄金期，往往是各学术流派争鸣期和多学科融合期，而中医发展的局限性，也恰在于自然科学在我国发展的短板。从这一视角讲，当今自然科学的爆炸式发展，恰恰为中医的复兴辉煌准备了充分的、积极的要素。无论是回归本源，还是学科分化，乃至术语建构，都是浩繁的系统工程，不可能一蹴而就，不能指望少数人在短期内立见成效，而要作为一个长期的渐进的过程。只有积小成为大成，积量变为质变，才能真正保持中医学旺盛的活力，才能催生中医学永恒发展的生命力。

中医药理论作为中国古典科技完整保留的唯一成果，其产生、壮大、传承自有其不同于现代科学的特殊性。但无论其如何特殊，有一点是不会相异于其他科学的，这就是“发展”的问题。任何一个学科，不管它曾经多么辉煌，多么合理，多么科学，如果不能发展，上一个时代的辉煌就会变成下一个时代的黯淡。不存在超越时代的永恒辉煌，更不存在放之万年而皆准的永恒科学。此外，虽然任何科学理论都来自于实践，但理论一旦形成，就会对实践产生能动作用；当一种理论失去发展动力之后，就会制约和阻碍实践的深化。鉴于此，中医学临床疗效的突破，必须与理论的突破齐头并进，否则，临床疗效的突破就会十分困难。因此，中医理论的突破已经到了时不我待、迫在眉睫的关键时刻了。重建中医理论体系、实现中医良性发展、科学发展是摆在当代中医人面前的一个重要课题。

传承开启智慧，创新引领未来。刘绍武先生是近现代中医界难得的理论与临床大家，他精于思考，勤于实践，既注重于继承，又善于创新。先生终其一生精研伤寒，熟读岐黄，博采各家，遵循“欲知天者，必验之于人，欲知古者，必验之于今，欲知人者，必验之于己”之古训，倡导“读书贵乎能疑，小疑则小解，大疑则大解，择其疑处方能悟……”的科学精神，畅游于中西两种文化、两种医学之间，苦苦追寻，与时俱进，从临床实际出发，从病人需求入手，从医学本身着力，大胆提出“三部六病”新说，推行“协调整体”心法，创立“局部治疗”效方。先生虽远我们而去，但留给我们的宝贵遗产弥足珍贵，应该下大力气整理、研究、推广，为中医事业发展再立新功！

山西省政协副主席
山西中医学院院长
周　然
2011年3月1日于太原

文 序

三部六病学说是阐发《伤寒论》的一个实用的中医临床理论体系,更是开启中西医结合大门的一把钥匙,是西医学习中医的一本好教材。

在三部六病专业委员会的学术交流活动中,刘绍武先生弟子中出身于西医的学者和临床家不少,其中较熟悉者有徐黎明将军、宿明良主任医师、刘惠生主任医师、郭维峰院长等。在同他们的沟通中,我学到了很多。

总结中医名医成长之路有两个基础条件:一是熟读经典,二是大量临床;两个必要条件:一是巧跟名师,二是善于总结。四者缺一不可。

中医经典难学更难精。而三部六病学说,易学易用,是其特点之一。推广这个学说,以西医学中医者为最合适群体。倘能得力,则大有裨益于深化医药卫生体制改革和贯彻落实中西医并重方针。

值此书出版之际,再三讨论其历史意义和现实作用,写下此段文字,以期让历史来检验之。并祝愿马文辉等年轻一代三部六病学说的亲传弟子能发扬光大,祖述师说,服务人民。

是为序。

山西省卫生厅中医药管理局局长

山西省中医药学会副会长兼秘书长

文　渊

2011年3月25日

刘 序

“三部六病”学说是先父一生之医学成就，他勤于临床，精研仲景之书几十年，上世纪三四十年代，形成了“三部六病”学说的雏形。抗日战争时期，他避战乱于甘肃天水期间，曾经为当时逃难而来的、又热爱中医的人士讲课，成员多是汇集此地的同乡和社会名流。于每日下午3至6时讲授。包括《仲景学术观》、《仲景证治观》和《仲景药能观》，约30万字，当时准备出版。1945年，因为抗日战争胜利，急于回乡，导致初稿全部丢失，后来仅仅搜寻到《仲景证治观》一部分。

从1958年到1962年，先父在李子魁先生的帮助下，重新整理了《仲景学术观》。俩人在一间狭窄而昏暗的小阁楼上，一个讲，一个记，几乎牺牲了全部的节假日，历时四年，整理出了约十多万字的手稿，并油印成册。在此期间，时任山西省中医研究所所长、山西省中医学会会长的李翰卿先生特邀先父，与他共同来承担山西省中医学会举办的中医进修班的《伤寒论》授课任务。先父用三部六病的观点来讲解《伤寒论》，这是先父的三部六病学说思想首次在中医界曝光，学术的争论也从此开始。

1971年春，先父随巡回医疗队到太原市古交区，为古交区西医学习中医班“六二六”卫校讲课。讲述了三部六病理法方药体系，引起了学员们的极大兴趣。同年7月，太原市第一期西医离职学习中医班在太原市中医研究所开学，先父更加系统地对三部六病学说进行了讲述。郭维峰根据先父的讲释，经胡连玺增订后，1979年由太原市中医研究所铅印，内部发行，受到社会关注。

1983年山西省卫生厅组织中医经典著作提高班，先父再次系统而全面地介绍了三部六病学说的形成及其理法方药体系。同年宿明良根据随堂笔记及平素老师的教导，整理出20余万字的稿本，印刷2万册，广泛流传于社会。

2002年《三部六病精义》由我编辑整理出版发行。2008年再次出版发行。

三部六病学说近几年得到了较快的发展，全国各地学习应用三部六病的人越来越多，对学习应用《伤寒论》感到困惑的人受益匪浅。

马文辉主任对于三部六病学说情有独钟，在山西中医学院学习期间，就与多位同学抽空闲时间到先父住处，聆听先父讲解《伤寒论》和三部六病学说，并记录和录音，回到学校认真整理，又在该校的《探春学报》连载发表，在同学中间掀起了学习三部六病的热潮，还成立了相应的组织，一直延续到后来几届。毕业以后，他的学习应用三部六病的劲头更大。随着临床经验的丰富和理论研究的深入，在三部六病学说方面大有建树，成为传播该学说的中坚人物。近年来，他医学著作较多，网络、杂志论文也屡见不鲜，在《伤寒论》与三部六病方面研究颇具新意,为更多的的人学习了解三部六病学说提供了有益的帮助。他尽心竭力收集先父的资料实属不易,因为先父“述而不作”、资料时间跨度比较长、三部六病学说也在不断演进、文章又出自多人手笔,在此书中可能存在前后不一、重复的情况,希望读者谅解。

“以是者为是,非者为非,永远以先进代替落后”是先父对待学术的座右铭。他敢于突破传统,独辟蹊径,建立了自己的学说体系,为推动中医事业的发展贡献了毕生精力。他想构建一个“既非古代的,也非外国的,但是是中国的”新医学体系。他的三部六病学说是一个开放性学说,具有开拓性,在该学说的指导下,我已经完成了《系统医学》的初稿。这不仅圆了先父之梦,而且为医学的发展勾画了一幅美丽的蓝图,中国医学将会迎来更加灿烂的明天。

刘惠生

2011年2月27日

郭　序

“三部六病”是我国名医——太原市中医研究所刘绍武主任医师几十年来研读《黄帝内经》、《伤寒论》等中西医著作，结合自己长久的临床实践经验，启悟、总结、创立的一整套理法方药体系，被称之为三部六病学说。

刘绍武老师为人师表，善于诱导，乐于“绣出鸳鸯从君看，愿将金针度于人”，桃李满天下。他“述而不作”，曾先后向弟子、学生或同道们，讲演过《周易》，串讲过《伤寒论》，传授过他深入浅出的医理诊技、独特思维方法和宝贵的临床经验。这些，都被学习者们领悟在心上，记录在本里，并在社会中相互传抄，广为流传，一时成为佳话。

正是因为刘氏之说理明新颖，法严系统，方简药当，便于学习、理解和使用，从1944年开始便激发了业内外学生们自愿整理老师所讲所授所传的精华，逐渐成书、成文，传布国内外。当今流传社会的笔记、稿本、出版物，已知者有《仲景学术观》(1958)、《仲景证治观》(1949)、《仲景药能观》(1944，佚)、《三部六病(初稿)》(1978)、《刘绍武医案选》(1984)、《三部六病》(1985)、《三部六病资料集》(1987)、《刘绍武串讲〈伤寒论〉》(1988)、《异源同流》(1992)、《三部六病纲要》(2000)、《三部六病解读伤寒论》(2000)、《三部六病精义》(2002)、《伤寒临床——三部六病精义》(2008)、《伤寒论——三部六病师承记》(2008)、《刘绍武》(2008)、《伤寒一得》(2008)、《三部六病医学流派丛书》(2009)、《刘绍武讲评〈伤寒杂病论〉》(2010)、《三部六病翼》(2010)等。并有大量论文刊行于世。

马文辉先生这部《刘绍武三部六病传讲录》，是三部六病园地中的又一株新花，是《刘绍武讲评〈伤寒杂病论〉》的姊妹篇。他自1984年在山西中医学院的学生时代起，即倾心接触和学习刘绍武的三部六病，曾参与创办校刊《探春学报》，并常撰文宣传和探求三部六病，可谓三部六病学术阵线的一位尖兵，至今已20余年了。他毕业后边工作，边学习，边讲学，边研究。先后发表过不少既重继承，又多见解的论文。这部著作，是他尊师之教导，依师之愿望，据师之讲述，把存世的三部六病相关资料加上自己的理解编著而成，既非师之原文，又非独出心裁。作为一名学生，能有此创意，当是难能可贵的，可见他热爱老师论说之深之亲了。我相信将来还会有其他的学者们运用刘绍武老师三部六病学说之原理去解读其他医学名著，甚至是解读医外的有关难题。那时，一个百花齐放，百家争鸣的生动活泼的学术气氛和热烈的场面，必将进一步鼓舞和促进三部六病事业的蓬勃发展。至于各自的学术之见，论文著作是否完全确当，还是应该遵循刘绍武老师的谆谆教导去品读它们吧！

“古往今来，学术是人类智慧的结晶，应该不分古今、中外、尔我，以是者为是，非者为非，永远以先进代替落后。”

刘绍武老师离我们而去了，他在九十七年的有生岁月里，在七十多年的医业生涯中，为人类积累和创造了非常可贵的医学财富。他的三部六病学说已经得到政府、同道及社会人们的重视和认可，并正在被广泛传布、开发和推广。我们将会越来越多地拜读到各位仁人志士们撰著的有关三部六病的报道、论文和专著。一个五彩缤纷的三部六病园地，像一轮早晨的太阳，正在冉冉升起。这是对九泉之下安寝的医家刘绍武先生的真诚回报！这是学者们对创立三部六病学说的导师刘绍武的崇高敬礼！

应马文辉师弟之嘱，信笔书此，倾吐心语以为序。

后学郭维峰
于太原军营芸香室
时年七十有八
2011年4月1日

前　言

继承是中医的生命，创新是中医的活力。刘绍武老师始终坚持"继承为体，创新为用"的指导思想，把二者有机地融为一体。他的一生贯穿了继承与创新两大主线，20世纪60年代之前，是他学习中医古籍，感悟古人思想，实践前人经验的阶段；70年代之后，他与时俱进，大胆创新，提出"三部六病"学术，创立"协调疗法"，在一些慢性病、疑难病上取得显著疗效，是他的学术思想和临床经验成熟、发展、推广、传播阶段。

本书是《刘绍武讲评〈伤寒杂病论〉》的姊妹篇，《讲评》一书重在刘老对中医的经典著作《伤寒杂病论》的学术思想、证治经验的继承、发掘、探索、阐释。本书则侧重于刘老本人的学术思想、临证体悟、个人经验的收集整理。可谓有源有流，互为表里。

本书在编写过程中，拜访了在世的众多刘老的弟子、学生、亲朋好友以及部分患者，尽可能多地收集到第一手资料，以客观真实地反映刘老的学术思想和临床经验。全书共分以下几部分：

前三部分是刘老在不同时期讲解《三部六病》的学生笔记，1979年有郭维峰整理、1985年有宿明良整理、2000年有马文辉整理。三部分内容未作大的改动，基本保持原样，为了不与《讲评》重复，仅对《伤寒论》的部分内容作了删节。

第四部分是刘老口述的回顾性医案和学生跟随刘老门诊记录的验案，散见于不同资料中，进行汇编而成。

第五部分是刘老的医话、医论、临证见闻。很多在第一部分的讲课笔记和第二部分医案中已经整体作了论述，因此，为了不使内容过多重复，仅对没有涉及到的内容进行了汇编。

第六部分是历史资料和学术传承。对有代表性的一些事件、人物和图片、手稿简要罗列，很不全面。

附录部分包括刘绍武传记和刘绍武学术思想研究及文献资料等内容，由于是本人个人所做的工作，可能存在许多不周全的地方，还需要众多弟子、学生补充完善，批评指正为盼。

由于时间仓促，能力有限，水平不高，收集的材料不齐，错误缺点在所难免，不足之处希望斧正！

向为保存、提供、收集、整理刘绍武老师及三部六病文献材料做出辛勤工作的胡安荣、郭维峰、刘惠生等同道表示感谢！

向多年来支持、帮助三部六病事业的社会各界表示感谢！

马文辉
于太原紫团书屋
2011年3月11日

目　录

第三部分　三部六病讲稿(修订)

第四部分　刘绍武医案选(增补)

第五部分 三部六病医话医论

第六部分 三部六病医学流派

第一部分　三部六病纲要

□刘绍武　讲述
□马文辉　整理

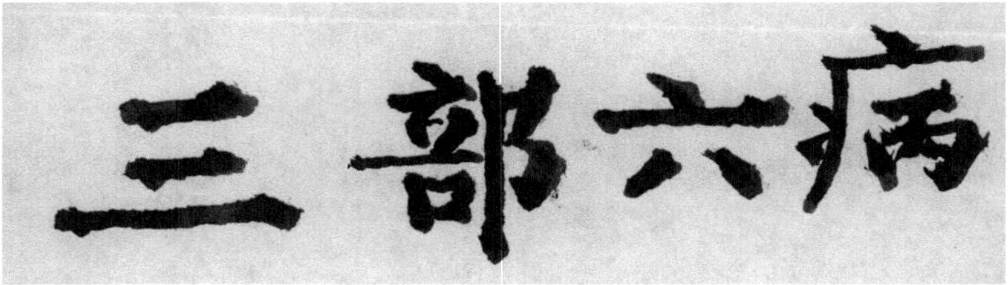

刘绍武老师题写的书名(1999 年于海口)

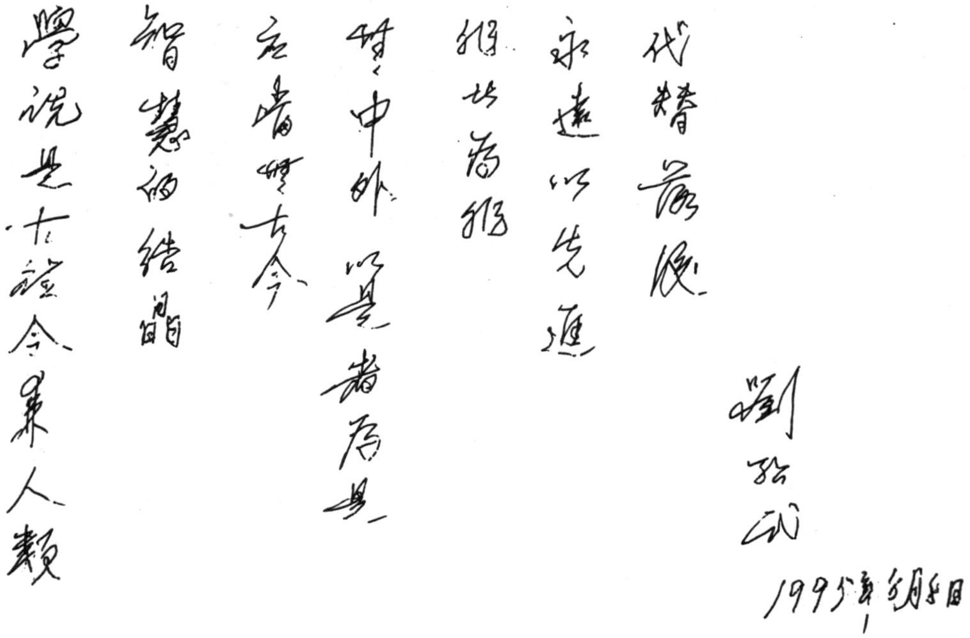

刘绍武老师的题词(1995 年于太原)

刘绍武自序

“三部六病”是我多年从事《伤寒论》理论和临床研究的学术观点。它从实践的认识到理论的形成，经历了三个阶段：第一阶段从1924年至1934年，我对《伤寒论》以熟读原文和理解为主，是对《伤寒论》学术思想的感性认识阶段。第二阶段从1934年至1943年，是临床应用《伤寒论》指导实践的阶段，这一时期，纯用《伤寒论》中方剂，经过探索、徘徊，开始同过去所学各家学说告辞。第三阶段较长，从1943年至1984年，这一时期对《伤寒论》一书，进行了总结、整理，在原文的基础上，形成了“三部六病”的理论体系。以唯物辩证法为指导，理论和实践相结合，继承之中发挥，至此奠定了“三部六病”独特的学术思想。

本书所涉及的内容较多，中西医理论并融，其立论思路有四：一是古代医学要为现代医学服务。古代医籍记载少，临床不足以用的，要借助现代医学理论补充完善。二是有些病证，中医论述不详，现代医学诊断明确，应当补入，如溃疡病等。三是许多疾病缺乏良好的治法，就要进行实践摸索、理论探讨，以创造合理有效的方剂，填补治疗空白。祖国医学的许多理论观点不改进，就不能更好地指导临床实践；同样，有了行之有效的方剂，必须有正确的理论以予说明，这就需要理论联系实际，勇于创新。四是古代辩证法不能全面地解释宇宙。古代对于疾病的辨证，整体证和局部(病)证就分不清。整体证的易变性及其治疗上的灵活性，局部(病)证的稳定性和治疗上的肯定性均论述不详。所以说，理论体系必须改变，这就需要有新颖的理论和确实可靠的医疗实践，整理祖国医学遗产。

学术无古今、无中外、无尔我。以是者为是，非者为非，永远以先进代替落后。“三部六病”学说以整体三部组成三个系统，根据每部独特的机能活动规律，通过观察脉证，选方用药，到最后治愈，体现了“三论”的思想方法。运用这种思想方法指导辨证论治，使医学的科学性和哲学性达到有机的统一，这是实现中医现代化值得探讨的道路。

“三部六病”学术思想并不成熟，需要有一个逐步健全的过程。任何学术思想的创立，其道路都是迂回坎坷的，这是历史的必然。先进代替落后是一个不可抗拒的历史规律。“三部六病”学说属创新的范畴，我们的目的别无他求，只是愿为中医现代化提供一点线索。

刘绍武

1984年10月于太原

前　　言

最初接触“三部六病”学说，始于1985年3月25日《探春学报》的一篇题为“三部六病——一个值得深入探讨的学说”一文。当时本人正在山西中医学院读三年级，恰好学完《伤寒论》的课程。在学习过程中，对“六经辨证”就疑虑重重，理不出头绪。上述一文，如久旱遇甘露，一下扫清了积郁多日的困惑。在强烈的求知欲和极大好奇心的推动下，我第一次推开了恩师刘绍武的家门。听师一席话，胜读十年书，从此，投师于门下，开始钻研“三部六病”这一具有开创性的全新中医学说。经过近十五个春秋的潜心学习和临床实践，受刘老之托，几易其稿，反复求证，整理出“纲要”一书。

刘绍武老师一生学术成果完全凝结于“三部六病”这四个字中。1979年、1985年曾有两位师兄分别刊印了“三部六病”两个版本，作为内部资料进行交流，使老师的思想得以保存和推广。时过十五年，这一学说已被越来越多的人接受，并致力于研究。上述两个版本从不同的侧面介绍和记录了刘绍武老师的学术观点和临床经验。刘绍武老师晚年对一些学术观点重新作了调整，归纳为“三纲二要”，弟子不惜浅薄整理成书，并分别于1995年、1999年请老师题写了书名、题词和序言(代)，以作交流，不妥之处，望同道斧正。

马文辉

2000年5月于太原

第一章　思辨框架

波尔说："自然界凡允许存在的事物,若没有一个框架和形式,内容就无法掌握。"理论更是如此,若没有一个思辨框架,内容就会流散无穷。

人体是一个有机整体,有三个系统构成,它们是表、里、枢,合称三部。三部为病,则表部形成表阳病,表阴病;里部形成里阳病,里阴病;枢部形成枢阳病,枢阴病,合称六病。所谓"六爻之动,三极之道也"。

第一节　三部的划分

机体的结构虽然很复杂,但从整体的观念看,都是由一个受精卵发育而来。它有两部分构成,气血和框架。二者相互作用不断分化,最后形成暴露于自然界的外层,包裹在里的内层,和介于内外之间的核心层。由于内外两层都与外界相通,故外层为表部,内层为里部,表里之间称为枢部。在人体这个圆筒结构内,装填着担负人体生命活动的极其微妙的各个系统、器官和组织,它们凭借着阴阳的相对平密,保持着人体的正常功能,维持着正常的生命活动。《老子·四十二章》说:"道生一,一生二,二生三,三生万物。万物负阴而抱阳,冲气以为和。"

一、表　　部

1.表部的概念

凡是与空气和外界相接触的部位都属表部的范畴。包括肌表、肺系、生殖系、部分神经系等。表部在整体中,不但在结构上,而且在功能上都有独特性,这种特殊性就是适应并与环境发生密切关系,以完成呼吸、运动、感知等生理功能。所以,古人把表部又称天部,通天而摄天阳之气以自用。

2.表部的功能

1) 肺与皮毛的关系:在机体,把接触空气的地方都称作表部的面积。体表和皮毛与外界接触的面积为 2.5~3.5m^2,而肺由 4 亿左右个肺泡组成,与空气接触面积为 60~100m^2,是皮毛的 30~40 倍。祖国医学认为:"肺与皮毛相表里"。许多低等动物无肺,靠体表与外界进行体温对流和气体交换。由此可见肺与皮毛的关系密切,功能相连。在人体,肺与皮毛之间的主导作用,以肺为主。如《素问·六节藏象论》说:"肺者,气之本,魄之处也,其华在毛,其充在皮";《素问·五藏生成篇》也说:"诸气者,皆属于肺","肺之合皮也,其荣毛也";而在《素问·咳论》、《素问·痿论》中也说:"肺主身之皮毛","皮毛者,肺之合也";《灵枢·本藏》说:"肺合大肠,大肠者,皮其应"。以上《内经》中的记载有几个主要的字,即本、属、合、主、应,本是根本,属是系属,合是联合,主是主导,应是感应。通过这些字,可以具体地描绘出肺与皮毛的关系。

2)皮毛与腠理的关系:《灵枢·决气》说:"上焦开发,宣五谷味,熏肤、充身、泽毛,若雾露之溉,是谓气";《素问·皮部论》说:"是故百病之始生,必先于皮毛,邪中之则腠理开,开则入于络脉"。从以上的论述可以看出,皮毛是表部抗御外邪的第一道防线;腠理是皮毛之下,表部抗御外邪的第二道防线,包括真皮及皮下组织,其中皮肤的汗腺、皮脂腺、血管、淋巴管、关节腔、神经和肌肉,在分泌、吸收、排泄、代谢、感觉、免疫、反射、保护、调节体温和运动等方面至关重要。

3.六淫致病

《素问·骨空论》说:"风者,百病之始也";《素问·风论》说:"风者,百病之长也"。风,即空气,表部接触空气,故表部诸病皆从风来,风邪作用于人体,一是体表,一是肺部。风、寒、暑、湿、燥、火六淫,是以空气为载体,温度、湿度、压力为条件,致病微生物为病源。一个人得病,并不单纯是病源微生物所为,中医治病就是基于改变条件、消灭病源、提高机体抵抗力三个方面着手,因此是全面的、科学的外因论。

二、里　　部

1.里部的概念

凡是和饮食物接触的部分都属里部的范畴。在人体,上自口腔,下至肛门,由平滑肌组织构成一条粗细不匀、弯曲不等的空腔器官,构成了一个完整体系,其特点是适应饮食,完成饮食物的摄取、消化、吸收、排泄。所以,古人把里部也称作地部,通地以摄水谷之精微而自用。

2.里部的功能

1)胃与六腑的关系:《素问·五藏别论》说:"夫胃、大肠、小肠、三焦、膀胱,此五者……故泻而不藏,此受五脏浊气,名曰传化之腑,此不能久留,输泻者也","六腑者,传化物而不藏,故实而不能满也";《素问·六节藏象论》也说:"脾、胃、大肠、小肠、三焦、膀胱者,仓廪之本,营之居也,名曰器。能化糟粕,转味而出入者也";《素问·灵兰秘典论》也说:"脾、胃者,仓廪之官,五味出焉;大肠者,传道之官,变化出焉;小肠者,受盛之官,化物出焉"。饮食物在里部的腐熟、消化过程是由食道入胃,经过胃的初步受纳腐熟,将食糜送入小肠,再经过小肠的吸收,贮存于肝而供给机体利用。在里部系统中,胃在传输上,起主导作用。因此,《素问·五藏别论》说:"胃者,水谷之海,六腑之大源也"。

2)六腑与水液代谢:《灵枢·本藏》说:"六腑者,所以化水谷而行津液者也";《素问·太阴阳明论》也说:"脾与胃以膜相连耳,而能为之行其津液"。在里部,结肠可吸收进入人体内的80%的水。所谓水湿的概念,就是水液代谢障碍停留在机体某一部位而不能被支配的水分。水湿在里部积聚,上逆则呕,下行则泻。水湿在表部积聚,轻则感觉体重乏力,重则水肿出现。水湿在枢部积聚,则出现动悸不安,小便不利,口中不仁。

(3)“脾主运化”和胰与小肠在里部的功能:胰脏是里部第二大消化腺,由外分泌部和内分泌部组成。内分泌部主要分泌胰岛素、胰高血糖素等,外分泌部分泌胰液。这些分泌液在消化和代谢中起着十分重要的作用。脾主运化主要指胃肠道的消化和吸收功能。

三、枢　部

1.枢部的概念

凡是和气血接触的部分都属于枢部的范畴。枢部将表部吸入的氧和里部吸收的水谷精微合化而为血液,循环不已,营养周身。人体中任何一个器官、组织、细胞不受气血的灌注,就会缺血坏死,失去其特有的功能。《素问·五藏生成篇》说:“肝受血而能视,足受血而能步,掌受血而能握,指受血而能摄”;《灵枢·本藏》说:“人之血气精神者,所以奉生而周于性命者也”。说明气血无处不到,是各种机能活动的物质基础。故有身有多大,枢有多大之说,横跨表里二部。因此,枢部又叫半表半里部。

2.枢部的功能

1)心脏的主导作用:在枢部,血液的作用固然很大,但起主导作用的还是心脏。《灵枢·师传》说:“五脏六腑心为之主”;而《灵枢·口问》也说:“心者,五脏六腑之主也。……心动则五脏六腑皆摇”;《素问·灵兰秘典论》更突出了心的主导作用,说:“心者,君主之官,神明出焉”。血液在心脏作用下,环周不休,灌注四肢百骸、五脏六腑,心脏一旦停跳,血液则失去其作用。

2)血液的营养、保卫功能:古人认为血液的营养和保卫功能分别有营和卫来完成。《灵枢·营卫生会》说:“人受气于谷,谷入于胃,以传于肺,五脏六腑皆以受气,其清者为营,浊者为卫,营在脉中,卫在脉外,营周不休”。从以上论述中可以看出,营有营养滋润之意,是通过血液供给机体各组织器官的营养物质。卫有保卫功能,即免疫力,对侵入体内的病源微生物及其代谢产物具有吞噬、免疫作用。

3)肝脏、肾脏的调节、代谢功能:《素问·痹论》说:“营者,水谷之精气也,和调于五脏,洒陈于六腑”。机体内各种有机物,如酶、激素、微量元素、维生素等都是维持生命不可缺少的物质,这么多复杂的物质如果没有肝脏的和调功能,是达不到动态平衡的。在机体的生命过程中,细胞在不停地进行着各种代谢活动,体内会有很多代谢产物不断地排出。洒陈六腑,洒就是均匀一致的向外喷洒,陈就是体内无用的代谢产物,通过洒陈的功能由六腑排出体外。

4)气血的载体:血液的载体是血管,气的载体是神经。机体的整体性是通过气血的循行来完成,气血的功能通过载体来表现。气为血之帅,血为气之母,气血异名同类。

第二节 六病的产生

一、病　　因

导致机体各种各样的病变因素，一般不超过机械因素、理化因素、生物因素和第二信号四个范畴。同一致病因素进入人体内而刺激机体，可出现不同的病理变化，呈现各种各样的证候群。不同的致病因素进入人体内而刺激机体，也可出现相同的病理变化，呈现一种证候群。对这种现象的观察和认识，古人称之为“同病异治”和“异病同治”。

二、病　　机

各种致病因素作用于机体，形成刺激，其反应只有两种，即阳性反应和阴性反应，别无其他。故善诊者，察色按脉，先别阴阳。维金斯基说：“同一组织所施加同一刺激，一方面由于强度不同，频率不同，另一方面由于效应器灵活性不同，有时呈兴奋作用，有时呈抑制作用。”致病因素的强度和频率是机体产生阴阳二性反应的外在条件，机体的灵活性则是产生阴阳二性反应的内在因素。无论是机械的、理化的、生物的，还是第二信号的致病因子作用于机体，只要刺激的强度和频率不超过机体的灵活性，就会出现兴奋性证候，呈现阳性反应，反之，刺激的强度，频率超过机体的灵活性，表现一系列抑制性证候，则呈现阴性反应。刺激有强弱，频率有快慢，在机体的三部中，只要不压制机体的正常反应，则表现为三阳证，超过其正常反应则出现三阴证，这就是病邪与机体之间的变化规律。三阳证和三阴证的反应都有其物质基础，阳性反应可使血管扩张，机能兴奋，体温升高。阴性反应则使血管收缩，机能抑制，体温降低。张公让曾把阴阳两性反应称为双相反应，第一相反应表现为血压升高、白细胞数目增加、骨髓细胞增生活跃、细胞核左移、酸度升高、新陈代谢旺盛、血糖升高、血红蛋白反应亢进、血中胆汁量减少。第二相的反应则与此相反。机体以气血周流来反应各种病理变化，可以明显地看到阴性、阳性不同质的变化，亦可作为探讨阴阳的依据，说明阴阳二性是客观现实的反映。

三、病　　名

三部每个系统都具有它的特殊性和独立性，这样三个系统就出现六类不同的证候群。在表部分别称为表阳病、表阴病。枢部分别称为枢阳病、枢阴病；里部分别称为里阳病、里阴病。无论任何疾病，病位不超越三部，病性不离六病。所以说，三部六病是对疾病的高度概括。《周易·系辞下传》说：“易之为书也，广大悉备，有天道焉，有人道焉，有地道焉，兼三才而两之，故六。六者非它也，三才之道也。”

第二章 整体内涵

人是宇宙进化的产物,是地球上最高形式的生命体。构成它的两类物质,一是动态性的气血,周流不息,弥散周身,外动而内静,为用而中有体,达成了机体的整体性和统一性。一类是静态性的框架,结构恒定,功能专一,外静而内动,为体而中有用,形成了机体的局限性和特异性。这两类物质动静相依,体用互补,如河洛二象(波粒二象说),共同维系着人体的生命运动和生理功能,其整体协同性表现在如下八个方面。

一、气血的统一性

机体的整体性表现在气血上,通过气血的循行,达成机体的统一。气为血帅,血为气母,气血异名而同类。功能上表现为高度统一性。

二、生态的自组性

一个受精卵开始发育,到胚胎形成,这一从整体状态演变为各个元素的独立状态,由原始的统一状态,逐渐分化为彼此独立的因果链,这一过程叫做渐进分异。渐进分异导致系统结构的分化,同时也使系统向复杂发展。这种发展是由机体内部的预决性所决定。这种来自父母精子和卵子中的遗传密码即人体生态的自组性。

三、层次的有序性

人体从单个细胞,逐渐形成双胚层、三胚层,从胚层到组织,从组织到器官,从器官到系统,最后形成三个层次、八个系统的有机整体,整个过程执行着严密的等级秩序,即层次的有序性。

四、结构的功能性

结构反映了整体各要素在空间的秩序,功能反映了机体各要素在时间中的秩序。结构和功能是不可分的,归根到底是一回事。任何组织器官都是在空间和时间上的秩序,是科学的统一。

五、动态的平衡性

法国大医学家伯尔纳说:“所有生命机制尽管多种多样,但是只有一个目的,就是保持内环境的稳定。”机体的功能就是人体所表现的生命现象。内环境各项理化因素的相对稳定性乃是高等动物存在的必要条件。然而这种稳定不是静止的,而是由各种物质在不断转换中达到相对平衡状态,这种平衡状态称为稳态。动态是系统保持稳态的前提。

六、形神的一致性

《内经》说:“有诸内必形诸外”;《荀子》也说:“形具则神生,好恶喜怒哀乐藏焉”;张景岳也说:“形者,神之体,神者,形之用。无神则形不可活,无形则神无以生”。形和神是不可分割的统一体。

七、天人的合一性

《素问·宝命全形论》说:“人以天地之气生,四时之法成。”人是天地变化的产物,人是宇宙的微缩体和全息胚。人立于天地之间与自然界息息相关。空气、阳光、水分等无时无刻不在影响着人体的各种生理功能和生长发育。所以《周易》把人与整个宇宙作为统一体来看待,称天、地、人为三才,而不是独立存在的个体,人不能够离开环境而独立存在。

八、意志的主导性

《荀子》说:“志者,气之帅。”主观能动性,意志的反作用,即意志的主导性。刘河间说:“神能御其形”。突出了意志对形体机能的主导作用,强调了意识活动的反作用和驭统身体的主动性和主导性。只有人才有真正的内心世界,心理活动和意识作为社会现象则是人所独有的特征。列宁说:“人的意识不仅能反映客观世界,并且能创造客观世界。”意志不仅影响人体本身,也影响着整个世界。

第三章 理性规范

任何学说如果没有规范的理性,就会流散无穷。辨证论治如果没有统一的、规范的、科学的理、法、方、药体系,中医就会成为零散无章的经验性结论。三部六病辨证论治体系分为整体辨证、系统辨证和局部辨证三大体系。

第一节 证的研究

证是中医学术思想特有的概念,是机体发生病变后所呈现的应变态势。证是疾病存在的方式和运动发展的状态。证是疾病本质的反映,但它不是疾病本身,而是表征疾病。

病是疾病的一个线型概念,它概括了疾病的发生,发展和转归的全过程。病在它的过程中不会改变。证是疾病的一个点概念,它只反映疾病在某一阶段的病理生理特征。证是在不断变化的。一种病的发展过程中,可出现多个证型。证是动态的,是量变的过程。病是静态的,病的改变是质变过程,它标志着病位、病理都发生了变化。不同的病可以出现相同的证,相同的病会因人、因时的差异表现为不同的证。这就是中医的同病异治和异病同治。

一、证的四性

1.证的多样性

同一性质的证的表现形式可以是多种多样的。例如阳明病证,其表现形式可以是食结、痰结、水结、血结等不同方证。另外,同一方证,由于病时不同,其表现也不尽相同,例如阳明病、少阴病、厥阴病的吴茱萸汤证等。

2.证的多义性

同一表现形式的证也可是不同性质的方证。例如《伤寒论》第 100 条:"伤寒阳脉涩、阴脉弦,法当腹中急痛,先与小建中汤,不差者,小柴胡汤主之"。小建中汤证属太阴病范畴,而小柴胡汤证则属枢部的并病,两方证所表现的脉证却相同。这就是证的多义性,临床需详加辨别。证候的多义性就更普遍,浮脉不仅表证有,虚证也常见。

在证的多义性中,有两种特殊形式:反义证和越部证。真寒假热的戴阳证和真热假寒的厥逆证都是病情危重的假象,属反义证,一错则难换回,应引起特别慎重。越部证是病证表现与病位不一致的情况,病属本部,证越它部,在辨证中只能反映病势的扩大,不能反映病位之所在。例如《伤寒论》第 252 条:"伤寒六七日,目中不了了,睛不和,无表里证,大便难,身微热者,此为内实,急下之,宜大承气汤"。其中,"目中不了了,睛不和"属越部证。

3.证的传变性

证本身不是疾病，而是疾病本质的反映和外征，是机体发生疾病后的一种应变态势，是疾病信息的记录。任何疾病都具有其发生、发展和转归的演变过程，作为反映疾病本质的证，同样伴随着疾病的演变过程而发生相应的变化，这就是证的传变性。

疾病病位由本部传至它部的过程称为传，病性由阳转化为阴，或由阴转化为阳称为变。恩格斯说："转化过程是一个伟大的过程，对自然界的全部认识都综合于这个认识过程，正是这种认识构成了辩证自然观的核心。"证的传变过程还有量变和质变的不同，例如麻黄附子细辛汤证与麻黄附子甘草汤证的变化只是一个量变过程。

4.证的复合性

机体是一个有机整体，病有新久之分，有单复之别。证的表现单一的少，复合的多。中医复方治疗充分体现了证的复合性这一基本特性。

二、证 的 四 类

1.合病

病邪在三部定位后，有的部呈现兴奋性的阳性病应变态势，有的部呈现抑制性的阴性病应变态势。这样由于病位的不同，就出现了不同部位之中的六病并存的病理变化，称为合病。合病只能在异部中相合，每部的病变态势都具有独立的证候和特定的性质。合病有同一性质的病证相合，有不同性质的病证相合，有两部相合，有三部相合。

2.并病（部证）

宇宙间的一切事物都是对立的统一，既有斗争性，也有统一性。疾病也不例外，同一部位感受病邪后，两种病性不同的证候群相互作用，相互融合，并存于同一部中，呈现出一种非寒、非热、非虚、非实的统一应变态势，叫并病，或者叫部证。并病中的寒热虚实都失去了其独立性和特殊性，表现出同一性即部性，而没有了病性。同一部上不能同时并存阴阳两种病性，只能以其统一态表现出来。同一时间和同一空间不能并存二物，也不能并存二性。

3.兼证

诸种矛盾存在，其中必有一种作为主导，其他处于次要和服从地位。疾病的存在形式也是如此，机体往往以某一病证为主导，兼见一证或数证。在解决主要矛盾的同时，也要兼顾到兼证，主要矛盾解决了，次要矛盾也就迎刃而解了，解决了次要矛盾，同时也有利于主要矛盾的解决。

4.合证

同一部位或不同部位的单证同时出现而又不形成六病叫做合证。单证共有十二个，表、枢、里各四个。分别为表部的寒热虚实四证、里部的寒热虚实四证、和枢部的寒热虚实四证。

三、脉的四象

古人在长期的医疗实践中发现，寸口脉可以反映全身的气血脏腑功能的生理病理状况，寸口脉搏是全身气血信息的窗口，是机体在寸口部的全息。《素问·五藏别论》说：“五脏六腑之气味皆出于胃，变见于寸口”。《难经·一难》也说：“寸口者，脉之大会……五脏六腑之所终始”。寸口脉是人体的微缩，好似平卧的人体。

头颅　颈　胸腔　膈　上腹　胁　脐腹　腰　小腹

上竟上	上附上	中附上	中附下	下竟下
大鱼际	寸部	关部	尺部	尺后

1）溢脉：也叫上鱼际脉。脉过寸口直到腕横纹，遂上鱼际，轻可切之跳动，重可望见搏动，此为阳气亢盛之脉。《难经·三难》说：“遂上鱼为溢，为外关内格，此阴乘之脉也”。

2）紊脉：也叫涩脉。脉律不齐，艰涩难行，大小不等、快慢不等、有力无力不等。紊脉多为血行不畅，心脏功能紊乱的早期诊断。

3）聚脉：也叫聚关脉。寸口脉关部独大，寸尺弱而不显，有甚者，关脉聚而如豆，如杏核、如蚯蚓盘行，高出皮肤，视而跳动。《素问·脉要精微论》说：“短则气病”；《脉说》云：“有过于悲哀之人，其脉多短者，于此可占气之病矣”。聚脉提示气郁的病理变化。

4）覆脉：也叫长弦脉。脉管弦而长，可超出尺部向后延续数寸。《难经·三难》说：“遂入尺为覆”。凡奔豚疝气，寒实内结、痰浊积滞于下腹部多见此脉。

第二节　辨证的规范化

一、辨　病　位

1.依部定证

表部发生的病证称为表证。其病证范畴为：头面、项背、四肢、腰体、皮毛、筋骨以及整个呼吸系统。故有表阳诊头，表阴诊手足之说。里部发生的病证称为里证。其病证范畴为：心下、胃腹，包括整个消化系统。故有里阳诊胃脘，里阴诊脐腹之说。枢部发生病变称为枢证（表里证）或半表半里证。其病证范畴为：上自咽喉，下到前阴，前为心胸，后有心背，旁达两胁，包括整个血液循环系统。故有枢阳诊胸胁，枢阴诊心背之说。

2.依腔定脉

寸口脉有寸关尺三部，《难经·十八难》说：“盖三部者，以寸关尺分上中下也”；又说：“上部法天，主胸以上至头之有疾也，中部法人，主鬲以下至脐之有疾也，下部法地，主脐以下至足之有疾也”。

人体横向划分为表、枢、里三部，纵向划分则成上、中、下三焦。表枢里三部的划分重在系统的功能性和独立性；上中下三焦的划分突出了整体和系统的相互关联性。通过表枢里和上中下形成了机体纵横交错的立体网络。上焦包括颅腔和胸腔，颅腔为大脑中枢所在地，是气的升降出入的总枢纽，胸腔是心肺所在地，是呼吸和循环的总枢纽，颅腔的气机病变在寸口脉集中表现在鱼际部，胸腔心肺功能障碍集中表现在寸部。中焦为膈以下，脐以上的腹腔部位，是肝胆脾胰胃肠所在地，主要完成消化吸收功能，腹腔发生病变多对应于关部。下焦是脐以下的盆腔，为泌尿系统的肾、膀胱，生殖系统的卵巢、子宫、睾丸以及消化系统的下段所在地，盆腔的气血障碍多表现在尺部及尺后。

3.依器定病

局部组织结构的病理改变必须依据现代临床各科的具体诊断方法和特殊设备进行诊断，排除整体因素影响后依器定病。如息肉、白内障、痔核、鸡眼等。

二、辨 病 性

1.据证定性

在系统辨证体系中，寒热是整体的，虚实是局部的。寒热存在于气血之中，是共性，虚实存在于框架之中，是个性。共性存在于个性之中，没有个性，共性就不能成立。因此，寒热与虚实是不可分离的。

六病都具有它的独特表现，我们把这类证候称之为纲领证，纲领证中有的证候对六病定性起决定作用，我们把它称为核心证，无此证则诊断不能成立。纲领证是六病诸症状的重要代表性证候，是伴随核心证而存在的。因此，临床辨证上，只要有核心证，即可确证，如果纲领证俱在，则诊断更为全面。纲领证之外，往往还有许多其他症状，我们把这类证候叫做一般症状。

（1）表阳病

核心证：头项强痛。

纲领证：头项强痛、发热恶寒、脉浮或咳喘。

《伤寒论》第1条：“太阳之为病，脉浮、头项强痛而恶寒”。历代医家多以此条作为太阳病提纲。但是提纲中却无“发热”一症，今依第7条“病有发热恶寒者，发于阳也”，补入“发热”一症。又据“肺与皮毛相表里”，“温邪上受，首先犯肺”之论，将肺部的主要病证“咳喘”补入太阳病的提纲。但“咳喘”并非必有之症，故冠以“或”字。

（2）表阴病

核心证：手足逆冷。

纲领证：手足逆冷、脉沉细或肢节痹痛。

根据《伤寒论》第327条：“凡厥者，阴阳气不相顺接，便为厥，厥者，手足逆冷者是也”。把“手足逆冷”列为厥阴病核心证，并将第351条：“手足厥寒，脉细欲绝者，当归四逆汤主之”的“脉沉细”补入纲领证。临床中，“肢节痹痛”多见于厥阴病，但非必见症，故前冠以“或”者。

（3）枢阳病

核心证：胸满热烦。

纲领证：胸满热烦、身热或往来寒热、咽干口苦，小便黄赤。

凡可清之证皆属少阳，其所清之热不外两种，一为体温亢盛之邪热，一为蕴积局部之火毒，可用白虎汤证和栀子豉汤证作为此两种类型的代表。综合《伤寒论》中有关条文，热与烦满是少阳病的共有症状,而心和胸则是病证的共同部位。故将“胸满热烦”一证列为少阳病核心证。热则煎灼津液,出现口燥咽干,小便黄赤。上述四症,列为少阳病纲领证。

(4) 枢阴病

核心证:心动悸。

纲领证:心动悸、背恶寒、短气或脉微细。

《伤寒论》第281条:“少阴之为病,脉微细,但欲寐也”。此条叙述太简,不能包括少阴病主要症状。少阴病与少阳病是同位异性的两种病证,它们同居于胸中,但一热一寒。陆渊雷说:“少阴病者,乃全身机能衰退之病也”。章太炎说:“少阴心疾也”。它们的主要病状都反映在附子汤证、真武汤证和复脉汤证里。心是少阴病的发病部位,“心动悸”是必见症,故列为核心证。“背恶寒”是心衰的预兆。“短气”是心动悸后的必见症。“脉微细”是少阴病的多见证候,非必有证候,故前冠以“或”列入少阴病纲领证。

(5) 里阳病

核心证:胃家实。

纲领证:胃家实、发潮热、自汗出、大便难。

《伤寒论》把第180条:“阳明之为病,胃家实是也”,作为阳明病的提纲。《灵枢·本输》云:“小肠大肠皆属于胃”。“胃家”指肠胃,即整个消化道而言。胃家实的重点在大肠,大便干结日久,腹诊清楚如棋子,故有“胃中必有燥屎五六枚”之说,排气不利则出现腹胀,大便不利。大肠内有黏液和粪便贮积,形成热源,吸收入血则出现发潮热,自汗出。共同组成阳明病的纲领证。

(6) 里阴病

核心证:腹满。

纲领证:腹满、或吐、或利、时腹自痛。

《伤寒论》第273条:“太阴之为病,腹满而吐,食不下,自利益甚,时腹自痛,若下之,必胸下结硬”。这是一条太阴病的原提纲,在里部,实则阳明,虚则太阴。太阴虚主要表现在小肠,小肠吸收功能降低,则出现“腹满”,这是一个病位、病性具备的代表性证候,为太阴病的核心证。胃肠道的水液贮留,就会产生两大证候,上吐下泻,胃肠蠕动失利,则出现时腹自痛,故并列为太阴病的纲领证。

2.据脉定性

气血在人体的正常循行,是保证生命活动的基础。思维功能是气血作用于脑的具体体现,“脑得血而能思”。如果机体经常受到过度的怒、喜、悲、惧的精神刺激,就会导致大脑皮层的思维机能和支配功能障碍,出现运动功能和内脏活动的不协调。由于人体头颅、胸腔、腹腔是人体重要脏器的“集聚地”,同时,也是神经丛分段支配的“疏散地”,因而气血的运行障碍往往集中表现在这些地段,形成了临床上最常见的诸多“综合征”,是整体性气血病变的主要表现形式,变见于寸口则形成溢、聚、紊、覆四脉,脉在病在,脉去病消。

(1) 溢脉证-亢奋型

主证为易怒、失眠、多梦,记忆力减退、头晕脑涨、目花耳鸣等。经过几十年上万例的病例观察,提示患者性格刚强、脾气急躁、长期处于交感神经的兴奋,血管收缩,久而久之,在寸口脉上,使脉管向上移位,突破腕横纹以上,甚至达到掌侧拇指大鱼际。

(2)聚脉证-抑郁型

主证为多疑善叹息，胸胁苦满，心下痞硬等。经过临床观察统计发现，凡有聚脉者，性格内向，性情压抑，沉默寡言，至少在三年以上为一件事反复考虑，不能言之于口，不愿告之于人，反反复复，百思不得其解，长此以往则引起交感神经功能抑制、迷走神经功能占优势，呈现一种抑制性证候。反映在脉象上，由于迷走神经兴奋，引起血管的收缩是纵行的收缩，使脉管增粗，形成横行扩张，在关部相聚逐渐增大，甚者关部如豆状。

(3)紊脉证-多变型

主证为心烦、心慌、胸闷、气短、头晕、眼黑、腰膝酸软、疲乏无力、下肢浮肿等。紊脉的出现经过长期的临床观察，多为患者在主观上长期采取自我克制、忍让的态度，导致大脑皮层功能紊乱，扰乱心脏的传导系统，使心肌收缩力和传导速度均受到干扰，失去正常的功能，使寸口脉的脉象出现节律不齐，快慢不等，有力无力不等。

(4) 覆脉证-黏滞型

主证为腹满肠鸣、腹泻腹痛、食欲不振、消化不良、皮肤萎黄、性功能障碍、白带清稀等。此类患者多为个性固执、迷走神经兴奋，结合痢疾、肠炎未经彻底治愈，或者平素嗜食生冷、油腻、致使大量寒湿性黏液积于肠内，尤以结肠袋的皱褶处为甚。由于升结肠的蠕动，是由下而上，在地心引力的作用下，黏液得不到顺利排空而积聚升结肠内，形成“痰饮证”，时常腹中雷鸣，漉漉有声。黏液贮留被吸收入血，顺血循环而逐渐沉积于管壁上，年复一年，而使血管壁变厚，变硬，而呈现长而弦的脉象，覆于尺后。黏液显于皮肤则皮肤萎黄，晦暗无光泽、色素沉着。贮留于肠道则上可影响十二指肠，形成十二指肠炎，下可引起前列腺炎、盆腔炎等证。

3.据病定性

局部组织结构发生病变，范围局限，不影响整体的功能活动，证候单纯。虚损则功能衰退、组织萎缩，增生则功能亢进、组织肿胀增生。

第三节　论治的规律化

辨证的正确与否，最终要通过论治来检验和修正。辨证定方，以方定名，一证一方，针锋相对，非此方不能治此证，非此证不用此方。只有方才能提示证的本质，反映证的长短曲折，掌握证的轻重缓急。从而达到论治过程的高度规律化。

针对疾病的发生、发展规律和病证的表现形式，解决疾病的方法无外乎两大疗法。一是凡机体出现对抗性疾病应变态势，表现为大热、大寒、大虚、大实之证时，则采用对抗的办法，寒则热之，热则寒之，虚则补之，实则泄之，这叫做纠偏疗法。一是凡机体出现非对抗性的疾病应变态势，表现为非寒非热非虚非实的阴阳错杂之证时，则采用非对抗的办法，平和阴阳，调畅气血，协调机能，这叫做协调疗法。

一、六病纠偏

1.表阳病论治

主方:葛根麻黄汤。葛根 30g、麻黄 10g、杏仁 15g、石膏 30g、甘草 10g。

主药:葛根、麻黄。

治则:辛凉解表。

太阳病的主方,过去一般认为是桂枝汤和麻黄汤。这与理论和实践都是不相符的。太阳病是表部阳性病,宜清热解表,而不能用热药治热病。王叔和说:“桂枝阳盛,下咽则毙”。热证用热药,乃火上浇油,抱薪救火。根据《伤寒论》第 31 条:“太阳病,项背强几几,无汗恶风者,葛根汤主之”,将方中桂枝汤更为麻杏甘石汤,取名葛根麻黄汤。

目证举例

麻杏甘石汤证:根据《伤寒论》第 63 条:“不可更行桂枝汤”。可知,此证为太阳病热证,均有“发热恶寒汗出”。虽误投桂枝汤,幸所误不甚,仍用麻杏甘石汤论治。

麻杏甘石汤方:麻黄 10g、杏仁 15g、石膏 30g、甘草 10g。

2.表阴病论治

主方:当归桂枝汤。当归 15g、桂枝 10g、白芍 10g、甘草 10g、细辛 5g、通草 10g、大枣 10 枚。

主药:当归、桂枝。

治则:温通血脉。

厥阴病的主方根据《伤寒论》第 351 条当归四逆汤列出。当归活血补血,细辛、通草通经活络、沟通表里上下。主治四肢厥逆,脉微欲绝,为厥阴病的主方。为突出主药的作用,更名为当归桂枝汤。

目证举例

桂枝汤证:桂枝汤证乃虚寒于表,虽有邪而无力外达,无邪又不能自固。其证虽轻,本质为厥阴病。其发热汗出为阳浮于外,阴弱于内的一种假象,必须认清本质,不可等闲视之。

桂枝汤方:桂枝 10g、白芍 10g、生姜 10g、甘草 10g、大枣 4 枚。

3.枢阳病论治

主方:黄芩柴胡汤:黄芩 30g、柴胡 15g、白芍 15g、石膏 30g、知母 30g、竹叶 30g、甘草 10g、大枣 10 枚。

主药:黄芩、柴胡。

治则:清热除满。

作为少阳病的主方,其组成和药物的选择,应该具备清热、降温、除满、扶阴四个条件,选用黄芩汤作基础,方中加柴胡以除满,加竹叶石膏汤清火降温以扶阴,八药相配,担少阳主方之使命,共建清、降、散、滋之功效。

目证举例

1)清法

a.白虎汤证:凡少阳病,证见脉浮而滑,口渴、自汗出者,是少阳之热本质的表现,以白虎汤清热降温。

白虎汤方:石膏30g、知母15g、粳米1把、甘草10g。

b.竹叶石膏汤证:凡少阳病兼见伤津者或津亏有热者,如肺结核、支气管扩张反复咯血者等,宜用竹叶石膏汤清热滋阴。

竹叶石膏汤方:竹叶10g、石膏30g、半夏10g、麦冬30g、党参30g、生姜10g、甘草10g、粳米1把、大枣10枚。

c.栀子豉汤证:少阳病,凡有发热而烦、胸中窒、虚烦不得眠、反复颠倒、心中懊憹,皆可用栀子豉汤清火除烦。

栀子豉汤方:栀子10g、豆豉10g。

d.黄连阿胶汤证:凡少阳病而见津亏液耗或热极生风之候,除"心中烦,不得卧"外,舌质必红绛、干燥少津、脉细数,宜用黄连阿胶汤清火救阴。《温病条辨》中的大小定风珠由此方启悟而成。

黄连阿胶汤方:黄连12g、黄芩10g、白芍10g、阿胶10g、鸡子黄2枚。

2)引法

a.葛根芩连汤证:少阳病,脉浮是少阳之热倾向于太阳病,有出表之势,应抓住时机,因势利导,用葛根芩连汤引火出表。

《伤寒论》第34条:"太阳病,桂枝证,医反下之,利遂不止,脉促者,表未解也,喘而汗出者,葛根黄芩黄连汤主之"。与第163条:"太阳病,外证未除,而数下之,遂协热而利,利下不止,心下痞硬,表里不解者,桂枝人参汤主之"。以上两条错简,应修改为:

厥阴病,桂枝证,医反下之,利遂不止,脉促者,表不解也,桂枝人参汤主之;太阳病,麻黄杏仁甘草石膏汤证,外证未除,而数下之,遂协热而利,利下不止,心下痞硬,汗出而喘,表里不解者,葛根黄芩黄连汤主之。

葛根黄芩黄连汤方:葛根30g、黄芩10g、黄连10g、甘草6g。

b.大黄黄连泻心汤证:少阳病,若见心下痞,按之濡,其脉关上浮,是少阳之热倾向于阳明病,其热有走里之势,宜用大黄黄连泻心汤引火出里。本方之妙在于煎服法,大黄小量清热,大量泻下,而此方不取煎而用麻沸汤渍之,取其轻清扬上之意,以泻心消痞,不使大下。

大黄黄连泻心汤方:大黄10g、黄连5g、黄芩5g。

c.麻黄杏仁甘草石膏汤证:少阳病,若无大热,兼见喘而汗出者,是少阳之热倾向于太阳病,有热欲走表之势,方用麻杏甘石汤引热出表。

麻黄杏仁甘草石膏汤方:麻黄10g、杏仁15g、甘草10g、石膏30g。

d.调胃承气汤证:凡少阳病,而见心下痞,烦满发热、谵语者,是热欲走里之势,宜调胃承气汤引热出里,假借胃肠道,微和胃气,导热下出。

调胃承气汤方:大黄10g、芒硝10g、甘草10g。

3)转法

a.白虎加人参汤证:少阳病,出现大汗、大热、大烦、大渴、脉洪大五大症是热极转阴的先兆,尤其是"背微恶寒"一症更为重要,是提示心衰最早的证候。白虎加人参汤,借人参之功,扭转向阴变化的病势。

白虎加人参汤方:石膏30g、知母15g、粳米1把、甘草10g、人参10g。

b.附子泻心汤证:少阳病,心下痞而见背恶寒者,是火极转阴的证候,宜附子泻心汤,借附子之力,温阳救逆扭转向阴转化的病势。

附子泻心汤方:大黄10g、黄连5g、黄芩5g、附子10g。

4.枢阴病论治

主方:附子人参汤。附子10g、人参10g、茯苓15g、白术15g、白芍15g、五味子15g、麦冬30g。

主药:附子、人参。

治则:强心回阳。

附子所治特征就是背恶寒,见其证,用其药,准确无误,为少阴病主药。人参兴奋心肌,使心肌收缩力增强,有类似洋地黄之功,而无洋地黄之毒,为副主药。心脏停搏时,不能用人参,因为人参兴奋心肌,抑制传导系统,加速病人死亡,用时须配用附子。茯苓、白术、白芍利水消肿,以减轻心脏负担,麦冬、五味子酸敛固气,可抑制附子之燥,而且有强化中枢作用,与人参配伍,取生脉散之义。

目证举例

a.真武汤证:凡少阴病,兼见小便不利者,用真武汤,温通心阳,逐水利湿。

真武汤方:附子10g、生姜10g、苍术10g、茯苓10g、白芍10g。

b.茯苓四逆汤证:凡少阴病,兼见手足逆冷,小便不利者,用茯苓四逆汤益阴固阳。

茯苓四逆汤方:茯苓30g、人参15g、附子10g、干姜10g、甘草5g。

c.四逆加人参汤证:凡少阴病,兼见心动悸和手足逆冷者,用四逆加人参汤回阳救逆,生津益血。

四逆加人参汤方:人参15g、附子10g、干姜10g、甘草5g。

d.炙甘草汤证:凡少阴病而兼见结代脉者,用炙甘草汤增加心力,协调传导系统,使心律趋向正常。

炙甘草汤方:炙甘草12g、生姜10g、桂枝10g、生地30g、麦冬15g、麻仁10g、大枣20枚、人参15g、阿胶10g。

5.里阳病论治

主方:大黄芒硝汤。大黄15g、芒硝10g、枳实10g、厚朴10g、白芍10g。

主药:大黄、芒硝。

治则:泻热除实。

阳明病是内热致实,实则气机不畅,故有热,有食、有气相互掺杂,治疗则必须针锋相对,一要凉药清热;二要排出蓄积之物;三要照顾机体的功能恢复。方选大承气汤,荡涤肠胃,推陈出新,泻热泻食,急下存阴。

目证举例

1)泻食

a.小承气汤证:阳明病,腹大满不通。小承气汤重点在除胀。

小承气汤方:大黄10g、枳实10g、厚朴10g。

b.调胃承气汤证:阳明病,发潮热,谵语。调胃承气汤重点在泻热。

调胃承气汤方：大黄 10g、芒硝 10g、甘草 10g。

三承气汤皆属下法，临床必须注意：第一，在有太阳未解时，决不可用下法。第二，遇不大便时，绝不可轻与大承气汤，可选用小承气汤做试验，转矢气者，是有燥屎，不转矢气者，是初头硬，非燥屎也，切不可攻下。第三，阳明病脉迟是对的，一旦出现疾脉是险证。若出现微脉，当温之以四逆辈，不可攻下。

2）泻血

a.桃仁承气汤证：本方为调胃承气汤加桂枝、桃仁而成，是泻热驱瘀之剂，临床上辨证要点为少腹急结，舌紫而暗。

桃仁承气汤方：桃仁 20g、桂枝 10g、大黄 10g、芒硝 10g、甘草 10g。

b.抵当汤证：阳明病，舌见紫斑，小便自利，其人喜忘，或如狂，小腹硬，屎虽硬，大便反易，其色必黑。抵当汤是行瘀逐血的峻剂，药力猛于桃仁承气汤。

抵当汤方：桃仁 20g、水蛭 10g、虻虫 3g、大黄 10g。

3）泻痰

a.大陷胸汤证：阳明病，结胸热实，脉沉而紧，心下痛，按之石硬。

大陷胸汤方：大黄 15g、芒硝 10g、甘遂 3g。

b.大陷胸丸证：阳明病，结胸热实，脉沉而紧，项亦强，如柔痉状，喘鸣迫塞，心下痛，按之石硬者。

大陷胸丸方：大黄、芒硝、杏仁、葶苈子、甘遂、蜂蜜。

4）泻水

十枣汤证：阳明病，胸腹腔积水。

十枣汤方：芫花、甘遂、大戟、大枣。

6.里阴病论治

主方：苍术干姜汤。苍术 15g、干姜 10g、茯苓 15g、甘草 10g。

主药：苍术、干姜。

治则：温里健中。

《伤寒论》第 277 条："自利不渴者，属太阴，以其脏有寒故也，当温之，宜服四逆辈"，没有提出方子。苍术干姜汤是以《金匮要略》里甘草干姜茯苓白术汤为基方。苍术建中燥湿，可增强肠道的吸水功能，干姜温中以加强温热力量，借茯苓的作用，通调水道，下输膀胱。

目证举例

a.旋覆代赭汤证：太阴病，兼见噫气不除者，病位在食道，膈肌。全方平痉温中，涤饮镇逆。

旋覆代赭汤方：旋覆花 10g、代赭石 15g、半夏 15g、党参 15g、甘草 10g、生姜 10g、大枣 10 枚。

b.吴茱萸汤证：太阴病，兼见呕吐及干呕，吐涎沫者，病位在胃。全方温胃平痉挛，对呕吐者有特效，临床中对于神经性呕吐亦有效。

吴茱萸汤方：吴茱萸 15g、生姜 15g、党参 15g、大枣 10 枚。

c.五苓散证：太阴病，兼见口渴、小便不利者，病位重点在升结肠。五苓散证的小便不利，微热消渴，是由于水蓄中焦，分化不利所致。水湿在里部停聚而不吸收，组织细胞缺水，通过条件反射，表现极度口渴，此时下丘脑支配的利尿中枢，高度抑制而不使小便外排，水份在肾小管被重吸收，这就是五苓散证口渴而不欲饮的病理机制。必须在提高吸收功能的前提下，用茯苓、猪苓、泽泻三药合力外排，才能达到利小便的作用。五苓散功在建中燥湿，化气行水。

五苓散方：猪苓 15g、泽泻 15g、茯苓 15g、苍术 15g、桂枝 10g。

d.桃花汤证：太阴病，兼见下利，便脓血者，病位重点在降结肠。本方作用在于制止分泌，是为久利，肠道滑脱而设，是温涩固脱之良剂。

桃花汤方：赤石脂 30g、干姜 10g、粳米 30g。

二、三 部 和 解

1.表部并病的论治

主方：葛根汤。葛根 30g、桂枝 10g、麻黄 10g、白芍 10g、甘草 10g、生姜 10g、大枣 10 枚。

治则：和营解肌。

葛根汤中桂枝汤、麻黄汤的汤性俱在。葛根、麻黄以治太阳，桂枝汤以治厥阴，葛根汤是表部合治之方。在表部难以辨清太阳、厥阴病时，就用葛根汤治疗。如类风湿性关节炎，表现出头项强痛、发热畏寒、手足冷、关节痛，只能定位，难定病性。选用葛根汤治疗，就能收到较好的效果，这就是表部统一性治疗的例证。

2.里部并病的论治

主方：生姜泻心汤。生姜 15g、干姜 10g、甘草 10g、黄芩 15g、黄连 10g、半夏 15g、党参 15g、大枣 10 枚。

治则：和中消痞。

柯韵伯说："寒热并举，攻补兼施，以和胃气，此本方之主治也。"生姜泻心汤是治疗慢性胃肠炎的总方，效果很好。

3.枢部并病的论治

主方：小柴胡汤。柴胡 24g、黄芩 10g、人参 10g、半夏 15g、生姜 10g、甘草 10g、大枣 12 枚。

治则：和解阴阳，调理枢机。

人体中，表在外和空气接触，实为表中之表。里在内和饮食物接触，为里中之表。枢部属表里二部之间，实系纯里，以气血的循行，沟通表里，濡养内外，贯通上下。枢部的变化，外对表、内对里都有影响，故枢部实为整体的中心部分，可以决定全身的变化。整体的协调实际上主要是枢部的协调。胸为至阳，接纳天阳之气，腹为至阴，受纳水谷之气，天阳之气与水谷之气并充气血，以维持人体的生存。胸为少阳之所，腹为太阴之地，二者的变化，是整体阴阳变化的主要因素，能影响到全身各个部位，选用小柴胡汤，不仅和调枢部，治中央以全四旁，更主要的是方中柴胡、黄芩以清疏少阳之实热，实有清泄三阳实热之功，人参、甘草、大枣、生姜、半夏温补太阴，更有温补三阴虚寒之效。所以《伤寒论》149 条涉及三部，头汗出是少阳证，微恶寒是太阳证，心下满是太阴证，手足冷是厥阴证，大便硬是阳明证，脉细是少阴证，六病的证候俱有，可见枢部影响及整体，故条文说："必有表，复有里，此为半在里半在外也"。在一身众证俱在时，仲景告诉我们，采用和法，抓住少阳与太阴以重点治疗，就能达到协调阴阳，和解整体的目的，以小柴胡汤为用，宣通上下，治疗内外，不愧为协调第一良方。

三、整 体 协 调

人类整体气血失调普遍存在，并且成为许多疾病的广泛内因。通过大量临床实践证明，气血的失调变见寸口，形成病理性特异脉，是整体失调最客观、最本质的指征，它如同航海家的指南针，可以冲破繁杂的病证所造成的迷雾，指明方向，救人之危。

1.协调疗法作用机制

协调疗法模拟饮食物进入人体后的消化、吸收、利用的过程，通过人体自身的自然疗能的恢复，来达到机体内部调控机制发挥作用。

2.协调方剂、药物的选择

自从人类产生以来，人不断对自己的食物进行筛选，最后从数以万计的动植物中保留下诸如小米、大米、白面、玉米等数种主食，完全满足了人类自身的需求。协调方剂的选择也要具备诸如大米、小米、白面等能够适应病理的各种需要。中医两千多年的临床实践，逐步掌握了各种病理下的有效药物。寒、热、补、泄、升、降、收、散四个本质八个方面构成了中药的基本属性，通过选择，只有小柴胡汤在配伍上具备了这个条件，在整体上达到了"和调五脏，洒陈六腑"的功能，如《伤寒论》第230条所说："上焦得通，津液得下，胃气因和，身濈然汗出而解"。

通过大量的临床实践体会，小柴胡汤以苏子代半夏，降而下气，利膈宽肠，可除半夏之燥弊。在非呕吐、恶心疾病中，以川椒代生姜，温中散寒，解郁温中，热而不伤津液，并有解痉缓急止痛之功。这样既不失原方剂的组方精神和临床疗效，又使得方剂更加平和，更名为"协调基方"。

协调基方：柴胡15g、黄芩15g、党参30g、苏子30g、川椒10g、甘草10g、大枣10枚。

3.协调疗法的功能

1）整体协调，主要是对自主神经功能调整。

2）恢复人体自身的自然疗能，主要是对免疫功能的调节。

3）补充营养，调节代谢。

4）排除人体蓄积的代谢产物。

5）完善机体的自组功能，恢复机体模型。

6）有病治病，无病防身的康复功能。

4.协调疗法的特点

1）治疗面广。

2）双向调控。

3）安全性高。

4）利于久服。

5.协调疗法的优越性

1）解决了医患不能分离的难题。

2）解决了医药分家、制剂落后的难题。

3）解决了中医治病定证、定方、定疗程的难题。

4）解决了多种病证缠身，顾此失彼的难题。

6.辨脉定方，以方定名

1）调神平亢汤：协调基方加石膏30g、牡蛎30g、桂枝10g、大黄10g、车前子30g。

本方是调整大脑皮层功能紊乱的代表方剂，主治溢脉证。它是根据《伤寒论》107条柴胡加龙骨牡蛎汤化裁而来，全方寒热并用、升降并举、收散兼施、补泻共济四方同调、八面共治，相反相成。

2）调心宽胸汤：协调基方加百合30g、乌药10g、丹参30g、郁金15g、瓜蒌30g、五味子15g、牡蛎30g。本方强心以健脑、宽胸以宣肺、疏肝以建中、安神而止悸，是治疗紊脉证的代表方剂。

3）调胃舒郁汤：协调基方加陈皮30g、白芍30g、大黄10g。

本方重点在平复自主神经功能紊乱，解除平滑肌痉挛，帮助消化，加强胃肠蠕动，推陈出新，是治疗聚脉证的代表方剂。

4）调肠解凝汤：协调基方加陈皮30g、白芍30g、川楝子15g、小茴香10g、大黄10g。

本方在调胃舒郁汤的基础上，加川楝子、小茴香而成，温中散寒、荡涤肠胃，使积聚之黏液可除，是治疗覆脉证的代表方剂。

四、辨病定方，以方定名

局部出现局限性病变，只需在局部使用各种疗法，就能达到治愈的目的，如对外伤、化脓清创伤口，使用膏药外敷，洗剂外洗以及针灸、拔火罐、按摩、切割等，传统医学在这方面的内容丰富多彩。目前现代医学中的外科手术学就集中地体现了局部病局部治疗的方法。我们临证所应用的攻坚汤、复健丸、除风利湿汤、解肌汤、决渎汤、排石汤等属于局部对症治疗的方剂，由于局部对症治疗涉及的范围很广，现仅举例说明。

（1）攻坚汤

组成：王不留30g、夏枯草30g、苏子30g、牡蛎30g。

主治：一切肿瘤，囊肿等肿块增生。

（2）鸡甲散

组成：鸡内金30g、炮甲珠30g、鳖甲30g。

主治：肝硬化、肿瘤、增生。

（3）团鱼丸

组成：团鱼2000g、蛤蚧一对、东参60g、鸡内金120g。

主治:一切局部组织萎缩、脏器虚损。

(4) 复健散

组成:黄芪 60g、东参 60g、鸡内金 120g、丹参 60g、郁金 30g、神曲 60g、当归 60g。

主治:溃疡不愈、组织虚损。

(5) 除风利湿汤

组成:浮萍 30g、苍耳子 30g、苦参 30g、土茯苓 30g。

主治:湿疹、荨麻疹等各种皮肤病。

(6) 解肌汤

组成:葛根 30g、党参 30g、黄芪 30g、丹参 30g、郁金 15g、银花 30g、丝瓜络 15g、车前子 30g。

主治:风湿性心肌病、结节性红斑、末梢神经炎、皮肌炎等肌结缔组织病变。

(7) 决渎汤

组成:黄芪 30g、郁金 15g、银花 30g、丝瓜络 15g、车前子 30g、白茅根 60g。

主治:一切水肿、小便不利、急慢性肾炎、泌尿系统感染等。

(8) 排石汤

组成:金钱草 120g、海金沙 30g、郁金 15g、车前子 30g、王不留 30g、元明粉 10g、鸡内金 20g。

主治:胆道结石、肾结石等。

(9) 利肠汤

组成:白芍 30g、甘草 30g、威灵仙 10g、芦荟 3~5g。

主治:习惯性便秘。

(10) 清喉汤

组成:葛根 30g、薄荷 10g、银花 30g、连翘 15g、桔梗 15g、元参 30g、郁金 15g、芦根 15g、甘草 10g。

主治:急慢性喉炎、白喉初期、扁桃体炎

(11) 三核二香汤

组成:川楝子 30g、橘核 30g、荔枝核 30g、小茴香 30g、木香 15g、大黄 10g。

主治:腹满寒疝、右脉长弦。

(12) 溃疡汤

组成:川楝子 30g、五灵脂 15g、败酱草 20g、枳实 15g、白芍 30g、大黄 10g。

主治:胃溃疡、十二指肠球部溃疡、结肠溃疡、应急性溃疡。

第四章　三部六病系统图解

一、三部六病系统结构图

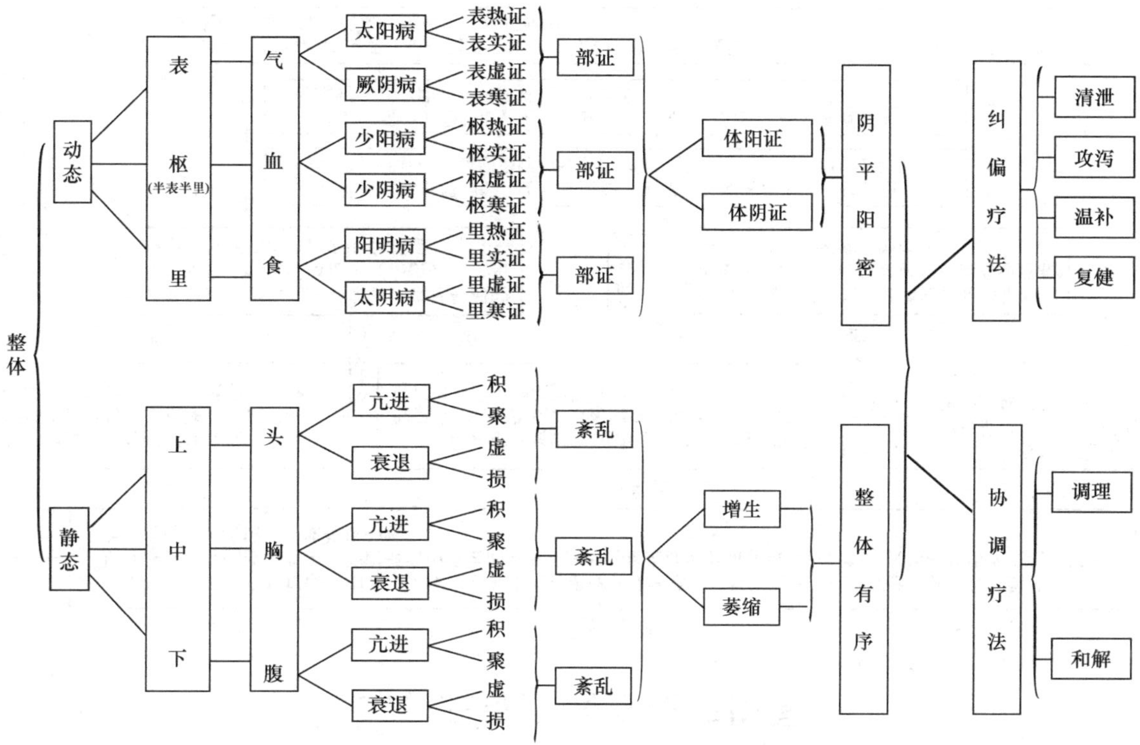

二、三部六病生理结构图

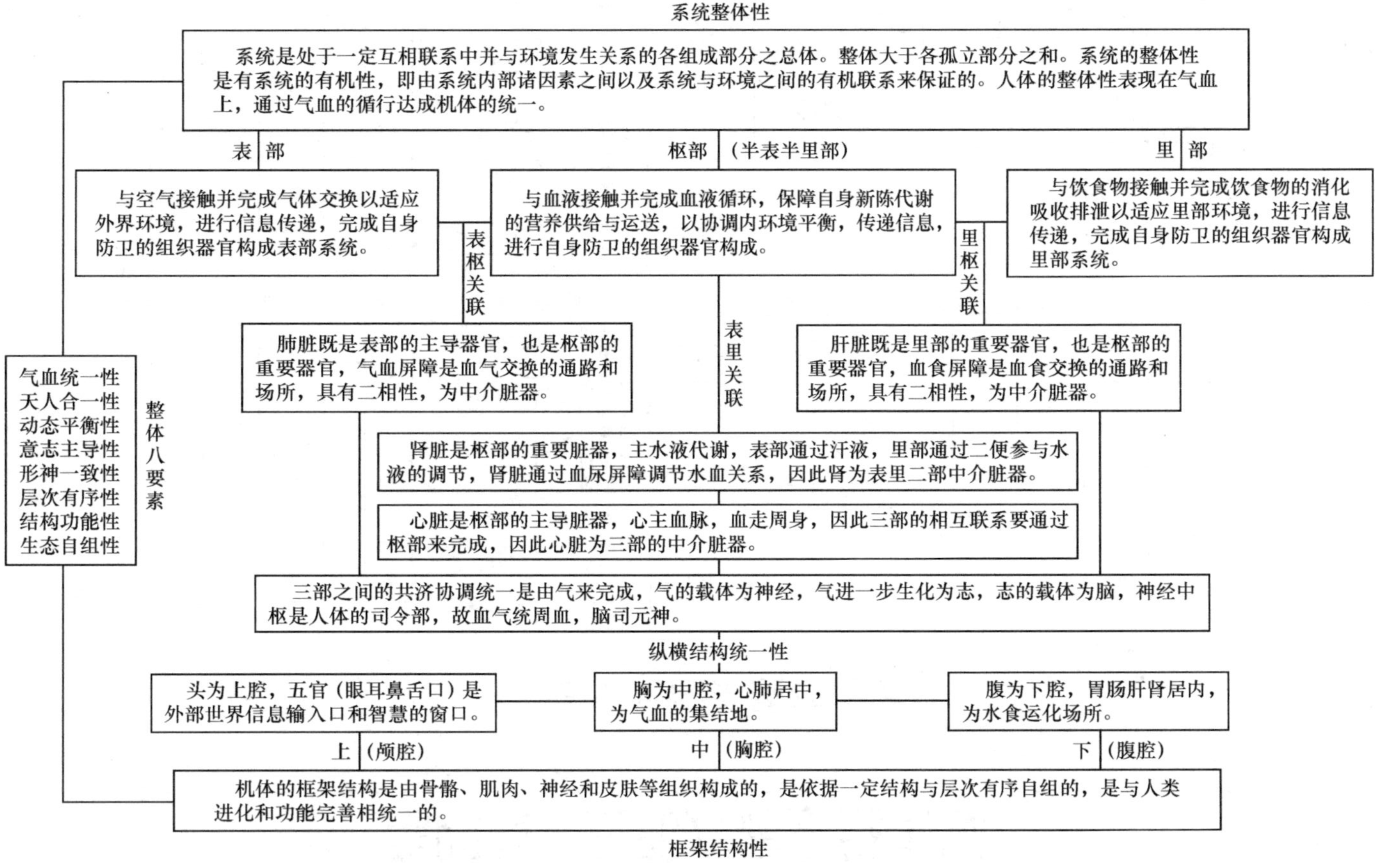

系统整体性
系统是处于一定互相联系中并与环境发生关系的各组成部分之总体。整体大于各孤立部分之和。系统的整体性是有系统的有机性，即由系统内部诸因素之间以及系统与环境之间的有机联系来保证的。人体的整体性表现在气血上，通过气血的循行达成机体的统一。
表部
枢部（半表半里部）
里部
与空气接触并完成气体交换以适应外界环境，进行信息传递，完成自身防卫的组织器官构成表部系统。
与血液接触并完成血液循环，保障自身新陈代谢的营养供给与运送，以协调内环境平衡，传递信息，进行自身防卫的组织器官构成。
与饮食物接触并完成饮食物的消化吸收排泄以适应里部环境，进行信息传递，完成自身防卫的组织器官构成里部系统。
表枢关联
表里关联
里枢关联
肺脏既是表部的主导器官，也是枢部的重要器官，气血屏障是血气交换的通路和场所，具有二相性，为中介脏器。
肝脏既是里部的重要器官，也是枢部的重要器官，血食屏障是血食交换的通路和场所，具有二相性，为中介脏器。
肾脏是枢部的重要脏器，主水液代谢，表部通过汗液，里部通过二便参与水液的调节，肾脏通过血尿屏障调节水血关系，因此肾为表里二部中介脏器。
心脏是枢部的主导脏器，心主血脉，血走周身，因此三部的相互联系要通过枢部来完成，因此心脏为三部的中介脏器。
气血统一性
天人合一性
动态平衡性
意志主导性
形神一致性
层次有序性
结构功能性
生态自组性
整体八要素
三部之间的共济协调统一是由气来完成，气的载体为神经，气进一步生化为志，志的载体为脑，神经中枢是人体的司令部，故血气统周血，脑司元神。
纵横结构统一性
头为上腔，五官（眼耳鼻舌口）是外部世界信息输入口和智慧的窗口。
胸为中腔，心肺居中，为气血的集结地。
腹为下腔，胃肠肝肾居内，为水食运化场所。
上（颅腔）
中（胸腔）
下（腹腔）
机体的框架结构是由骨骼、肌肉、神经和皮肤等组织构成的，是依据一定结构与层次有序自组的，是与人类进化和功能完善相统一的。
框架结构性

三、三部六病病理结构图

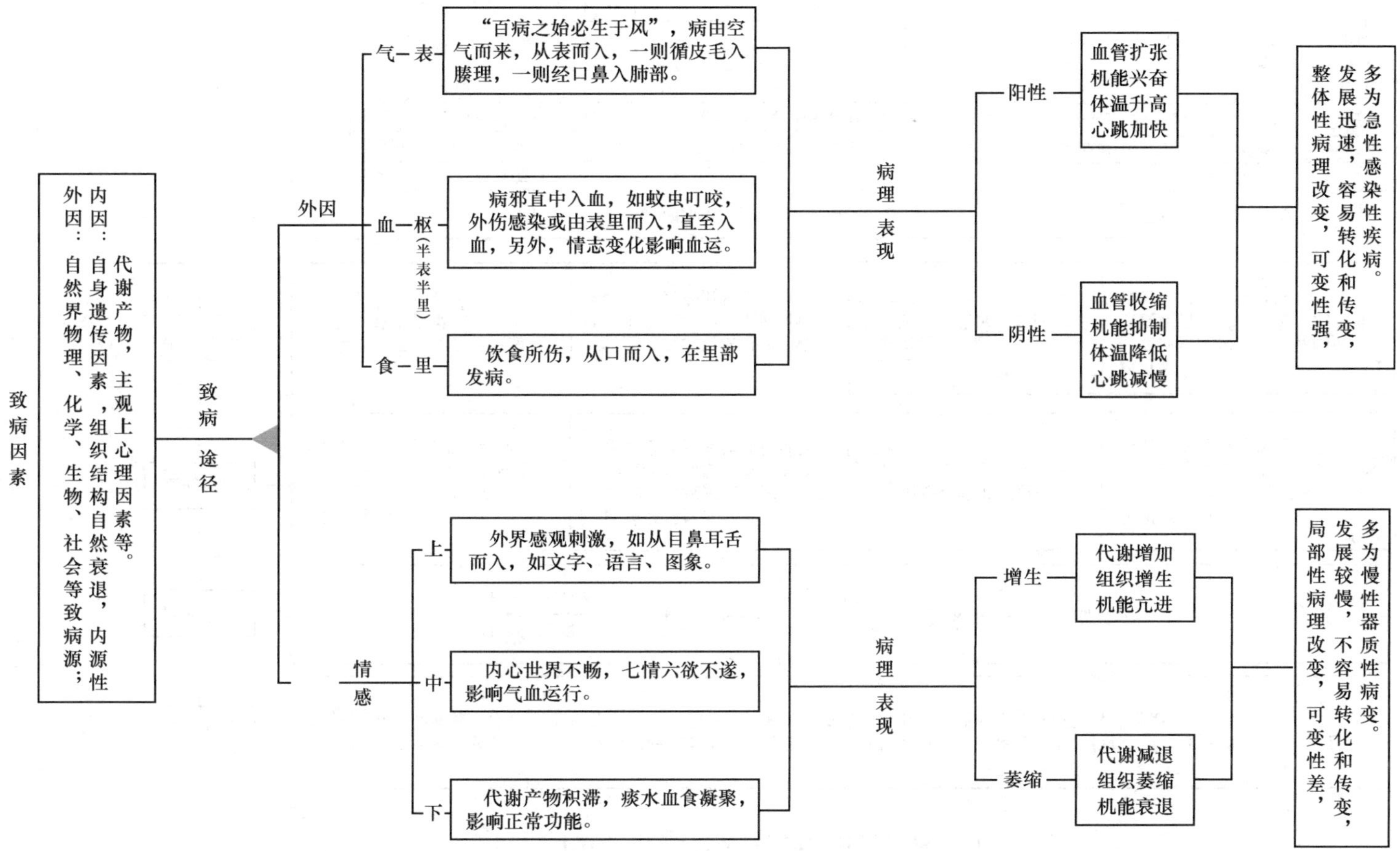

致病因素
内因：自身遗传因素，组织结构自然衰退，内源性
代谢产物，主观上心理因素等。
外因：自然界物理、化学、生物、社会等致病源；
致病途径
外因
气－表
“百病之始必生于风”，病由空气而来，从表而入，一则循皮毛入腠理，一则经口鼻入肺部。
血－枢（半表半里）
病邪直中入血，如蚊虫叮咬，外伤感染或由表里而入，直至入血，另外，情志变化影响血运。
食－里
饮食所伤，从口而入，在里部发病。
病理表现
阳性
血管扩张
机能兴奋
体温升高
心跳加快
阴性
血管收缩
机能抑制
体温降低
心跳减慢
多为急性感染性疾病。
发展迅速，容易转化和传变，
整体性病理改变，可变性强，
情感
上
外界感观刺激，如从目鼻耳舌而入，如文字、语言、图象。
中
内心世界不畅，七情六欲不遂，影响气血运行。
下
代谢产物积滞，痰水血食凝聚，影响正常功能。
病理表现
增生
代谢增加
组织增生
机能亢进
萎缩
代谢减退
组织萎缩
机能衰退
多为慢性器质性病变。
发展较慢，不容易转化和传变，
局部性病理改变，可变性差，

四、三部六病辨证结构图

证的概念

证是物质和能量在时空中分布不匀衡的表现，生理状态下，这种不匀衡是有一定限度，机体随时对这种偏差进行调整，系统外部无明显征象，病理状态下，这种稳态被打破，机体就表现出一系列不适应反应，这就是证。

证的产生

病源 —— 表／枢／里 —编码（质粒帮助）→ 病道(神经血管) —载体（转微子）→ 受体 ——→ 病证(效应)

证的特性

证的多样性：
同一疾病本质其表现形式是多种多样的，有许多证是间接的或非特异的。

证的多义性：
同一表现形式可由不同性质的疾病所产生，有许多证是非特异的共性证。

证的传变性：
证是疾病的信息传递，证的传变标志着疾病的传变。

证的复合性：
证的复合是多种多样的，有相关因果复合，有不相关复合，复合后多相互影响渗透。

辨证规程

按部定证：
辨证之初，首先辨证病位，病位不越表枢里三部，上中下三腔。

据证定性：
定位以后，次以定性，病性不出六病、十二单证及增生萎缩、兴奋抵制。

辨证定方：
定位定性之后，辨证定方，非此证不用此方，非此方不治此证。

以方定名：
众证相汇构成一个证的病性，数药相伍组成一个方济的汤性，以方定名，两相辉映。

辨证纲要

三部辨证纲要

体阳证						体阴证					
太阳病		少阳病		阳明病		厥阴病		少阴病		太阴病	
表热证	表实证	枢热证	枢实证	里热证	里实证	表寒证	表虚证	枢实证	枢虚证	里寒证	里虚证

合病				
三阳	阴一阳	二阳	二阴	一阴一阳
三阴	阴二阳	二阳	二阴	一阴一阳
二阳一阴	二阴一阳	二阳	一阳一阴	一阳一阴
二阳一阴	二阴一阳	二阴	二阳一阴	一阳一阴

兼证　　合证

杂病：$C_{12}^{1}+C_{12}^{2}+\cdots\cdots+C_{12}^{11}+C_{12}^{12}=4095$

整体局部辨证纲要

整体紊乱			
阳亢(溢)	气郁(聚)	痰凝(覆)	血瘀(紊)
五官病变	脏病	腑病	其他
眼 耳 口 鼻	心 肝 脾 胰 肾	胆 胃 小肠 大肠 三焦 膀胱	皮肤 骨骼 肌肉 神经
增生		萎缩	
恶性	良性	不可逆	可逆

五、三部六病论治结构图

论治观：医者所凭者，方药，处方所依者治则，对疾病的治疗也就是通过药物的激活，抑制，催化等作用，来对抗系统负熵增加，以协调气血统一性，促进生态自组性，恢复层次有序性，调整动态平衡性。

药物的作用：药源 —— 表／枢／里 —以口服为例→ 胃肠肝 —编码→ 药道(血管) —载体（红白细胞）→ 受体 ——→ 解除证

治疗大法：

- 纠偏疗法　对阴阳偏盛偏衰的病变，采取对抗的办法，使之恢复正常，重新达成阴平阳密。汗、吐、下、温、清、补、消等法是纠偏疗法的具体应用。
- 协调疗法　对机体的整体不协调，采用协调的办法，以恢复机体的自然疗能，进行双向调控，以达成机体协调，调理、和解是协调疗法的具体应用。

方证举例

白虎汤证 白虎加人参汤证　白虎加附子汤证	四逆汤证 通脉四逆汤证　四逆加猪胆汁汤证	小柴胡汤证 调神汤证　调心汤证　调胃汤证　调肠汤证
葛根麻黄汤证　银翘散证　麻黄石甘汤证　大青龙汤证　麻黄汤证 柴胡黄芩汤证　黄芩汤证　栀子豉汤证　麻杏石甘汤证　黄连阿胶汤证　葛根芩连汤证　大黄泻心汤证 大黄芒硝汤证　大承气汤证　小承气汤证　调胃承气汤证　桃仁承气汤证　抵当汤证　大胸陷汤证　大胸陷丸证	当归桂枝汤证　当归四逆汤证　桂枝汤证　桂枝加厚朴枣子汤证　桂枝麻黄各半汤证 人参附子汤证　附子汤证　真武汤证　茯苓四逆汤证　四逆加人参汤证　桂枝新加汤证　炙甘草汤证 苍术干姜汤证　旋复代赭汤证　吴茱萸汤证　五苓散证　桃花汤证　理中汤证　建中汤证　桂枝去桂加茯苓白术汤证	中枢汤证 理目汤证　理鼻汤证　健骨汤证 调肺汤证　调肝汤证　调肾汤证 溃疡汤证　理消汤证　调经汤证 决渎汤证　排石汤证　利肠汤证 解肌汤证　祛风补湿汤 消斑解毒汤　理心复脉汤　调滋汤 医黄丸　清喉汤　三核二香汤 攻坚汤　复健散　鸡甲散　团鱼丸

葛根汤证 桂枝加葛根汤 葛根加半夏汤	小柴胡汤证 柴胡桂枝干姜汤证 柴胡加龙牡汤证	生姜泻心汤证 半夏泻心汤证	甘草泻心汤证 黄连汤证

麻黄甘草汤、葛根甘草汤、茯苓甘草汤、四逆散、栀子豉汤、桂枝甘草汤、独参汤、甘草干姜汤、四逆汤

第二部分 三部六病初稿

□刘绍武 讲述
□郭维峰 整理
□胡连玺 增订
□马文辉 校编

郭　序

《三部六病》是我学习刘绍武老大夫临床经验的笔记。但写这部笔记是经过了一个饶有趣味的过程的。大约是在1974年的秋天，我身患神经衰弱，经久未治。有一天，凌医生告我说："明日请一位同志领你去找名医看病。"我只好听其安排，第一次见到了刘大夫。他问其病，诊其脉，述其理，很有独特风格。遂服其调神汤30剂病愈，留下了印象。

1976年春，我幸遇机会，参加了太原市卫生局委托中医研究所举办的西学中训练班。听课之余，以好奇之心，时到门诊"旁观"刘老等人的诊病。大家素多议论：有的赞赏他很有经验，善治难证怪病；有的批评他药量大，不辨证，一方到底。谁是谁非，一并入耳存疑，万望刘老讲课及其实习后再作定论。不巧，至时刘老重病，卧床休息，使设想未能实现。

7月中，刘老病势好转。此时求教之心又起，曾与宿明良、闫云科等医生商议，遂登门求教。刘老以十分的热情，带病卧椅解答了我们提出的问题，深受感动。之后，我等三人常往拜访，刘老总是毫不保守地讲述他的三部六病，我们曾多次展开极热烈而坦率的讨论。这种师生平等的讨论，都受益匪浅。授课后，我便趁热打铁，以二十天功夫，粗草成文。

通过听讲、讨论和整理，我初步了解了刘老五十年来在医学上走过的道路及其主要经验。特长是：一是，从整体观念出发，对于大热、大寒、大虚、大实一类病证，运用三部六病辨证，采取对抗的方法施治；"四大"病证之外，一切病证统统以协调疗法为主，协调整体，改善局部，叫做局部辨证施治。概括起来，就是：整体-三部六病-局部辨证论治。这个体系，纲目清楚，便于分析，便于施治，便于掌握，确有驭繁从简之功。二是，敢于破旧立新，大胆辨析，不但对《伤寒论》条文的研究有相当见解，而且还修订和新创了一整套方剂，用之多验。三是，临床辨证论治坚持准、稳、狠的原则，即临床重证据，重调查研究，无证不信，无由不舍，严格辨证；善于使用方药，对于方剂和主药的选择，力求疗效高，使用稳，治疗全面；认准病证后，施用方药狠，不但在量上多给病邪以打击，而且当病之主要矛盾未转化之前，绝不更动主方主药，一方到底。四是，药物剂量因病、量人、度时灵活掌握：凡体质较壮，病势较急，或初病之时，多用全量；体质较弱，病势较缓，或病减之时，多用半量；体质较弱，病势较轻，或善后之时，多用三分之一量。《三部六病》这一套辨证论治的方法，曾在西学中班介绍，受到称赞，临床实践，多获良效。

整理过程中，深得研究所医生胡连玺的指教，他亲自修订了文稿，并撰写增补了《浅论伤寒"六经"当为"六病"》论文一篇及《三部六病续述》一文增编于后，使材料臻于完善。某部军医宿明良和忻县医院奇村分院闫云科等同志也给予各种指教帮助。成文后，虽作了一些修改，但由于时间仓促，加之个人水平之低，不能深刻领会和恰当笔出，错误之处定所难免。为迎接老中医座谈会的召开，应太原市中医研究所赵影溪主任示嘱，抄写呈上，候多指教。

郭维峰

1978年8月1日于忻县

第一章　三部六病辨证论治

三部六病，是人体表部、半表半里部、里部阴阳失其平衡之后，发生的三阳三阴六组证候群的总称，导源于《伤寒论》。

毛主席说："事物的矛盾法则，即对立统一的法则，是唯物辩证法的最根本的法则。"三部六病，就是这个法则在医学上的具体运用。正如《素问·阴阳应象大论》所说："阴阳者，天地之道也，万物之纲纪，变化之父母，生杀之本始，神明之府也。治病必求于本。""本"是什么呢？即"本于阴阳"。祖国医学中的阴阳学说，是古代的朴素唯物主义思想和自然辩证思想这个哲学的理论和医学实践相结合的产物，是用来说明人体和自然界的关系，并统帅指导医学领域里的诸类问题的。所以，在中医的八纲辨证中，是以阴阳为总纲的。无论疾病多么复杂，只要善于从阴阳两个方面发现征象，循之规律，应以为治，就可以驭繁就简，事半功倍，力所从心。三部六病，就是根据阴阳两个不同性质的矛盾，以及发病部位之不同，进行辨证论治的一种方法，是八纲辨证的具体体现。它具有便于分辨、便于掌握、便于治疗的特点。

第一节　什么是三部六病

人体结构虽然很复杂，但笼统地看，好像是一个双层的圆桶。他有暴露在外的部分，有包裹在里的部分，也有介于里外之间的部分。整个圆桶里，装填着担负人体生命活动的极其精妙的各种系统、器官和组织。它们凭借着阴阳的相对平衡，维持着人体的正常功能，保持着生命。当人体内的阴阳平衡被某种原因打破之后，以上任何部位都有发生寒热虚实病理变化的可能。因此，对于发病部位及其性质的确定，在辨证施治上是十分重要的。汉代张仲景在《内经》理论指导下，积实践之经验，创造性地发展了辨证施治的规律。他根据疾病的征象、深浅、性质等把人体划分为表、里、半表半里三个部位，把疾病归纳为阴阳两种类型和六组证候群，我们把它概括为"三部六病"。

1.三部

三个部位的区划，是按照人体的深浅位置来规定的。它们是表部、里部和半表半里部。

1）表部：是人体的表面部分，也包括肺。《素问·五藏生成篇》说："肺之合皮也，其荣毛也。"说明肺与皮通。叶天士《温热篇》说："温邪上受，首先犯肺"，也认识到肺与表部的关系。据专家们计算，体表面积约3m²，而肺泡之面积约60m²，从这个统计学来看，肺不但应该划于表部，而且在表部还占有相当重要的位置。表部是人体的卫外防线，担负着御敌于外的重要任务，它经常与敌人（病邪）短兵相接，进行白刃战斗，因此，机体表部的功能强弱，对于健康有极其重要的作用。

2）里部：好似整个圆桶的里层，包括整个消化道。这一部分，在《伤寒论》里统称为"胃家”，它们担负着食物消化，营养吸收和排除糟粕的任务。因此，历来有“以通为顺”，“以塞为逆”，“以滑为病”之说。

3）半表半里部：是人体介于表、里之间的部位。这一部分是一个枢纽机关，既可以驱邪出表，又能够转邪入里，在人体中占有极其重要的位置，对于保持人体的健康，有很重要的作用。

2.六病

六病是处于三个部位上因阴阳病情的不同而呈现的六类证候群。它们是表部的太阳病、厥阴病；半表半里部的少阳病、少阴病；里部的阳明病和太阴病。疾病的性质取决于邪正双方力量之对比，正胜于邪，则呈现发热的、亢奋的、进行性的反应，这种反应统属于阳性病；邪胜于正，则呈现虚寒的、抑制的、衰退性的反应，这种反应统属于阴性病。由于发生部位之不同，临床上又可见到六类不同类型的证候群，称之为六病，即：

- 三部六病
  - 表部
    - 太阳病
    - 厥阴病
  - 半表
    - 少阳病
    - 少阴病
  - 里部
    - 阳明病
    - 太阴病

3.三部六病

“三部六病”是张仲景对汉以前医学成就的高度概括和总结。张仲景是一位很有实践的医家，他在《内经》理论的指导下，运用朴素的唯物辩证法，把他的丰富临床经验，总结为发生在三个部位上的六组证候群，写出了名著《伤寒论》，不但在当时影响很大，为许多医家口诵传抄，指导着实践，促进着医学的发展，并为历代医家所重视，中外先后有数百家为其《伤寒论》注解；就是对于具有高度科学发展的今日来说，仍然有着很大的实用价值，是祖国医学的宝贵遗产，应当努力研究提高。

第二节　三部六病的辨证论治

一、表 部 病 证

（一）太阳病

1.主证

核心证：头项强痛。

纲领证：头项强痛，发热恶寒，脉浮，或咳喘。

任何一个疾病，都有它的独特的表现，我们把这类证候，称之为纲领证。纲领证中有的证候是疾病主要矛盾的暴露，是对诊断起决定作用的症状，我们把它们称为核心证。六病辨证是对伤寒与杂病都适应的辨证法则。在急性热病中，有发热、恶寒等症，矛盾表现为对抗的形式。在杂病中,无这样明显的寒热症状,矛盾多为非对抗形式的,辨证中则依核心证为最主要的依据。故核心证是主导病证,无此证则诊断不能成立;纲领证是疾病诸症状的重要代表证,是伴随核心证而存在的。因此,临床辨证上,只要有核心证,即可确诊。如果纲领证俱在,则诊断更为全面。纲领证之外,往往还有许多其他症状,我们把这类症状叫做一般症状。

《伤寒论》第1条云:"太阳之为病,脉浮,头项强痛而恶寒。"历代医家多以此条作为太阳病的提纲。

第7条:"病有发热恶寒者,发于阳也;无热恶寒者,发于阴也。……"

综合上两条文可见,"恶寒"是阴病、阳病皆有之证,而"发热"则是阳病独有,故"恶寒"一症不能鉴别阴病和阳病,其"发热"才是鉴别之点。但是原太阳病提纲(第1条)却无"发热"一证,今依第7条"病有发热恶寒者,发于阳也",补入"发热"一症。

又据"肺与皮毛相表里","温邪上受,首先犯肺"之论点,将肺部主要病证"咳喘"补入太阳病的提纲。所以冠以"或"字者,是从临床观察太阳病多有咳喘,但咳喘并非必有之症。

2.诊断部位

头部。

3.治则

汗法:辛凉解表。

4.主方及主药、副主药

主方:葛根麻黄汤(即麻黄杏仁甘草石膏汤加葛根):葛根30g、麻黄9g、杏仁15g、石膏30g、甘草9g。

主药:葛根。

副主药:麻黄。

第12条:"太阳中风,阳浮而阴弱。阳浮者热自发,阴弱者汗自出。啬啬恶寒,淅淅恶风,翕翕发热,鼻鸣干呕者,桂枝汤主之。"

第35条:"太阳病,头痛发热,身疼腰痛,骨节疼痛,恶风,无汗而喘者,麻黄汤主之。"

一般认为太阳病的主要治疗方剂是桂枝汤、麻黄汤,这是不适宜的。太阳病是阳性病,部位在表,病性属热。热病之治则,应该是"热者寒之",宜清热解表,而不用热性方药。麻黄汤和桂枝汤皆属辛温之品,不宜用于热性病。由此而知,太阳病不应以麻黄汤、桂枝汤做主方,亦不能以麻黄、桂枝做太阳病方的主药。

第31条:"太阳病,项背强几几,无汗恶风,葛根汤主之。"此条中"项背强几几"与第1条"头项强痛"都是项部肌肉紧张挛拘的表现,它们本质上没有区别,只是后者较前者症状加重而已,故依第31条之意选用了葛根汤中之葛根做主药,并用麻杏石甘汤之辛凉剂组成太阳病之主方葛根麻杏石甘汤,仍按主药命名的惯例,定名新葛根汤。

为什么用葛根做主药呢?一味主药的选择,绝不是任意抽签的,而是有条件的。其条件有三:一是疗效高;二是用之稳妥;三是治疗全面。太阳病是表部的热病,需辛凉药以解表。辛凉解表药很多,依上述标准筛选,还是葛根比较理想。因葛根性凉,可以清热,且又有发汗作用，可以解表。解表药一般都有发汗作用，它们治太阳病虽都可收到一定的效果，但由于一些药发汗力大，易致汗多而损耗津液，一些药物发汗力小，又不能达到发汗的目的，葛根这味药则不然，它既可发汗解表，又清热生津此一特点，为它药所不及，故用葛根做太阳病方的主药。但事物都是一分为二的，葛根也有它的不足，即发汗力不及麻黄，对于重症太阳病的“无汗症”则嫌其力逊，故伍以麻黄以增强发汗力。二药伍用，共同完成治疗太阳病之任务。故以麻黄定为新葛根汤的副主药。

方中麻黄与石膏为伍，石膏可限制麻黄之过汗，共奏清热解表之功，石膏与麻黄之比，通常以三比一为宜。麻黄佐杏仁，可以宣肺气以定喘。甘草可以安胃和中。

葛根麻杏石甘汤经过临床的运用，证明它不但对太阳病可作治疗，而且也有预防的作用，可以用来防治感冒。

5.病例

梁某，男，24 岁，山西祁县人。

患者 73 年外出感受风热，遂感头痛如崩，项背强痛，发热恶寒，体温 39.7℃，无汗出，咳嗽吐粘白痰，周身乏力懒动，大小便如常，舌苔白尖红，脉浮数。诊为“上感”入院。先后用解热镇痛药物治疗，热仍不退，头痛不减。后改服中药葛根麻杏石甘汤，煎半小时，凉服，一剂热退，二剂而愈。

（二）厥阴病

1.主证

核心证：手足逆冷。

纲领证：手足逆冷，脉沉细，或肢节痹痛。

关于厥阴病问题，历来争论较多。

《伤寒论》第 326 条素被称为厥阴病之提纲。其云：“厥阴之为病，消渴，气上撞心，心中疼热，饥而不欲食，食则吐蚘，下之利不止。”

陆渊雷对以上条文曾予以驳斥，他根据书中原文辨析，不承认有厥阴病之存在。陆所谓：“假定本篇首条为仲景原文，为厥阴提纲，则厥阴无厥证，下文厥热诸条，虽若连类相及，实是望文生义耳。因病名厥阴，遂连类论厥，因证有心中疼热，食则吐蚘，下之利不止，遂连类论热吐利，复因吐而论哕，此等凑合，不知是仲景原文，抑后人所补缀。《玉函》以不称厥阴诸条，别为一篇”，“且篇中明称厥阴病者仅四条，除首条提纲有证候外，余三条，文略而理不莹，无可研索。蚘厥则是消化器之寄生虫病，脏厥是少阴病之剧者，二者迥殊，而经旨似皆以为厥阴，吾故少阴、太阴之外，更无厥阴也。”（《伤寒论评释》第 16 页）

陆氏关于对厥阴之提纲提出辩驳是有道理的，但依据对立统一的法则，不要厥阴病，只留下三阳二阴病，也不合适，不符合对立统一的规律。

另外，也有人把厥阴证列入里部，这样一来，里部就有阳明、太阴和厥阴三病，半表半里部有少阳、少阴二病，而唯独表部只有一个太阳病。此种划法，也不符合阴阳对立统一的规律。这就需要进一步研究解决。

首先要弄清的问题是原厥阴病提纲到底能否代表厥阴病。这一点，陆氏之辨明矣，说明它不够提纲的规格。

第337条云:“凡厥者,阴阳气不相顺接,便为厥。厥者,手足逆冷者是也。”

此条叙述了厥的病理。以通篇看,大部条文讲述了厥的证治。可把厥列为厥阴之主证。351条“手足厥寒,脉细欲绝者,当归四逆汤主之”,此条之厥显系阴证。但他不同于太阴、少阴之阴盛阳微之厥,仅血行不畅,不能荣于四末所致。此种厥别具一格,且病变不深,故列为表部之阴。又据351条补脉沉细,使三部中各有阴阳相对峙,符合了阴阳的对立统一规律。

这里需要注意的是,“手足逆冷”非厥阴病独有,故临床诊断中须与其他病的厥相鉴别。

2.诊断部位

四末。

3.治则

温通法:温通血脉。

4.主方及主药、副主药

主方:依第351条定为当归汤(即当归四逆汤):当归15g、桂枝10g、白芍10g、甘草10g、细辛5g、通草10g、大枣10枚。

主药:当归。

副主药:桂枝。

本方是桂枝汤去生姜加当归、细辛、通草而成。

当归是补血活血药,它一方面能疏通血脉,温煦四肢;一方面又有补血之功。故作为主药。

桂枝协助当归,温通经脉,以畅血行为方中副主药。

5.病例

薛某,男,40岁,解放军干部。

患者自1975年始感食欲不振,时有胃脘作痛,后渐周身畏寒,四肢尤甚。当时投医治胃,月余不效。遂四肢自感酸痛,凉如冰,上由腕至肘,下由踝至膝,冷日趋加重,直至夜眠不能去衣,甚而夜穿绒衣合被并用绳索捆足而卧,如此仍以四肢冷极而不得眠。患者曾多处就医均未确诊,治亦不验。1977年4月诊其脉沉细,断为厥阴病,投以当归汤,服四剂手足渐温,可入睡,再四剂,四肢转温如常。随访年余,未再发作。

6.鉴别证治

手足逆冷一证,既是厥阴病的核心证,又是一切厥证的共同证,而非属厥阴病的特异证,这就给诊断增加了难处。正如陈平伯在对第337条厥阴病提纲分析时指出的那样:“看用‘凡’字冠首,即知不独言三阴之厥,并赅寒热二厥在内矣。”由于引起手足逆冷的原因很多,而且又有着质的区别,因此,诊断厥阴病,最重要的是和各类厥证所引起的手足逆冷相鉴别。

(1) 热厥

热厥是由于邪热遏伏,阳不外达,致手足厥冷。其冷是现象,热才是本质。实为少阳病热极似阴。

第350条:"伤寒脉滑而厥者,里有热,白虎汤主之。"

第219条:"三阳合病,腹满身重,难以转侧,口不仁面垢,谵语遗尿。发汗则谵语。下之则额上生汗,手足厥冷。若自汗出者,白虎汤主之。"

白虎汤方:石膏30g、知母15g、粳米1把、甘草10g。

此证是阳气被遏,不能外达,致"阴阳气不相顺接",四肢出现厥冷。此证与厥阴病之鉴别要点,在于它有脉滑、谵语,自汗出三证。

(2)蚘厥

蚘厥是由于蛔虫寄生人体,又感胃肠寒热失调,蛔虫扰动而出现的腹痛和四肢厥冷的病证。

第338条:"伤寒脉微而厥,至七八日肤冷,其人躁无暂安时者,此为藏厥,非蚘厥也。蚘厥者,其人当吐蚘。今病者静,而复时烦者,此为藏寒,蚘上入其膈,故烦,须臾复止,得食而呕,又烦者,蚘闻食臭出,其人常自吐蚘。蚘厥者,乌梅丸主之。又主久利。"

乌梅丸方:乌梅5枚、细辛5g、黄连5g、黄柏6g、当归6g、川椒6g、熟附子6g、桂枝6g、干姜6g、党参10g。

乌梅丸证,是一个寒热错杂之证,当使用乌梅丸后,蚘安则厥愈。蚘厥诸证中,重点是复时烦躁,"须臾复止"和"常自吐蚘"三证,此乃鉴别之点。

乌梅丸乃寒热并用,为攻补兼施之剂,能益胃安蛔,兼治久利。古之:蚘得甘则动,闻酸则静,见辛则伏,遇苦则降。依此之说,方中以乌梅之酸,蜀椒、细辛之辛,以黄连、黄柏之苦安蚘杀虫。附子、干姜、细辛、桂枝可以温中散寒,党参、当归可以补脾益血,共奏温中散寒,杀虫平厥的功效。尤在泾曰:"故以乌梅之酸、连柏之苦、姜、辛、归、附、椒、桂之辛,以安蚘温脏而止其厥逆。加人参者,以蚘动中虚,故以之安中而止吐,且以御冷热诸药之悍耳。"(《伤寒贯珠集》卷八)

本方临床上用于治久痢和慢性腹泻,效果良好。

(3)痰厥

第166条:"病如桂枝证,头不痛,项不强,寸脉微浮,胸中痞硬,气上冲咽喉不得息者,此为胸有寒也。当吐之,宜瓜蒂散。"

第355条:"病人手足厥冷,脉乍紧者,邪结在胸中,心下满而烦,饥不能食者,病在胸中。当须吐之,宜瓜蒂散。"

瓜蒂散方:瓜蒂1.5g、赤小豆1.5g。共研细末,用豆豉15g煮水去渣,送服药末。

瓜蒂散证即痰饮为病,故文中之"胸有寒"之"寒"字应作"痰"解。剑突下是谓"心下",两胁之间,是谓"胸中"。本证之手足逆冷,是痰饮积于胃中所致。病属阳明,痰除则厥自愈。瓜蒂散证诸证之中,以"邪结在胸中","脉乍紧"是鉴别于厥阴病的要点。

方中瓜蒂味苦性涌吐,为主药;赤小豆泄湿为佐;配以淡豆豉宣解胸中气滞,共成涌吐痰涎宿食的方剂。曹颖甫曰:"用瓜蒂之苦泄,以涌其寒痰,香豉以散寒,赤小豆以泄湿,一吐而冲逆止矣。"他接着指出:"惟亡血家及体虚之人则为禁例,盖恐亡血家一吐之后,引动咯血,旧疾复发。虚羸者不胜震荡,正气将益不支也。"他特别告诫:"须知吐法在《伤寒论》中,惟此一条,仲师不得已而用之,故方治后,又垂戒如此。"(转引自《伤寒论新义》第132页)虽然此方奏功之捷胜于汗下之法,但用之确应慎重,吐法用之,以脉象滑者最适宜,迟脉问题也不大,但最忌数脉、失血、吐血证。此不可疏忽。

(4) 实厥

实厥是由于阳明热极而出现手足逆冷症状者。

第335条:"伤寒一二日至四五日,厥者必发热,前热者后必厥,厥深者热必深,厥微者热亦微。厥应下之,而反发汗者,必口伤烂赤。"

本证之厥,乃是热邪入里,结于阳明,邪热遏阻,阳不得伸,而现四肢逆冷之厥证。故热深厥亦深,热微厥亦微。本证重要表现是先热后厥,大便难,热极谵语,宜选用调胃承气汤或大承气汤。

调胃承气汤方:大黄10g、芒硝10g、甘草10g。

所谓调胃者,有调理承顺胃气之义,是一个缓攻的方剂。方中大黄泻热通便,荡涤肠胃,为主药;芒硝咸寒,软坚润燥,以助大黄泻热通便,为副主药;佐以甘草缓急和中,去邪而不伤正,且有缓和泻下力量的作用。

本方主治症状与大小承气汤证的身热汗出,不恶寒,谵语等症相同,但较之更轻,且不见痞满现象,而仅见燥实不大便者,故去枳实、厚朴。此方亦可用于胃肠燥热所引起的发斑、口齿喉痛、疮疡等证。

(5) 寒厥

《素问·厥论》说:"阳气衰于下,则为寒厥……"故阳气虚微是寒厥的原因。

第354条:"大汗,若大下利而厥冷者,四逆汤主之。"

四逆汤方:炙甘草10g、干姜10g、熟附子15g。

此条由于大汗大下损伤阳气,故有厥冷。陈亮斯说:"汗出云大,则阳气亡于表;下利云大,则阳气亡于里矣。"本条与第335条合看,与第330条"诸四逆厥者,不可下之,虚家亦然"合看,即知厥逆有虚寒与实热之分,其治法迥然不同。

寒厥乃是阳气衰微所致,宜当急温,故用四逆汤回阳救逆。阎德润说:"四逆汤之用,则曰:'急当救里','先温其里','手足厥冷,脉沉迟或欲绝',是证明有循环之障碍也,故略其他一切症状而不顾,急宜救其循环障碍者也。"(《伤寒论评释》第209页)方中附子温经回阳,干姜温中散寒,共奏回阳散寒之功,又配甘草,以其甘温益气补中的作用,既可扶助姜附生发阳气,又可缓和其辛温燥烈之弊,乃"从容筹画者也"。(陈念祖语)故三药相伍,共奏回阳之功。

本方对于因寒所致的厥逆,身疼腹痛,下利清谷,恶寒口不渴等证,多有良好的效果。

7.小结

热厥:手足逆冷,兼见热盛之候,如身热谵语、脉滑,自汗出,为少阳证,白虎汤主之。

实厥:手足逆冷,兼见阳明实热之候,如先热后厥,大便难,热极谵语,调胃承气汤主之。

蚘厥:手足逆冷,兼见蚘虫扰动之候,如复时烦躁,须臾复止,吐蚘,乌梅丸主之。

痰厥:手足逆冷,兼见邪结胸中,饥不欲食,脉乍紧之候者,瓜蒂散主之。

寒厥:手足逆冷,脉微欲绝,或下利清谷,四逆汤主之。

以上诸厥均须与厥阴病之厥相鉴别。

二、半表半里部病证

（一）少阳病

1.主证

核心证：胸中热烦。

纲领证：胸中热烦，身热或往来寒热，咽干口燥，小便黄赤。

少阳篇在《伤寒论》中占的最少，实际发病最多，临床最常见，是六病中的重点病。

凡可清之证皆属少阳，其所清之热不外两种类型，一为体温亢盛之邪热，一为蕴积局部之火毒，可用白虎汤证与栀子豉汤证作为此两种类型的代表。

关于栀子豉汤证的条文：

第76条："……发汗吐下后，虚烦不得眠，若剧者，必反复颠倒，心中懊侬，栀子豉汤主之。……"

第77条："发汗，若下之而烦热，胸中窒者，栀子豉汤主之。"

第78条："伤寒五六日，大下之后，身热不去，心中结痛者，未欲解也，栀子豉汤主之。"

第221条："……若下之，则胃中空虚，客气动膈，心中懊侬，舌上胎者，栀子豉汤主之。"

第228条："阳明病，下之，其外有热，手足温，不结胸，心中懊侬，饥不能食，但头汗出者，栀子豉汤主之。"

第375条："下利后更烦，按之心下濡者，为虚烦也，宜栀子豉汤。"

关于白虎汤证的条文：

第26条："服桂枝汤，大汗出后，大烦渴不解，脉洪大者，白虎加人参汤主之。"

第168条："伤寒若吐若下后，七八日不解，热结在里，表里俱热，时时恶风，大渴，舌上干燥而烦，欲饮水数升者，白虎加人参汤主之。"

第169条："伤寒，无大热，口燥渴，心烦，背微恶寒者，白虎加人参汤主之。"

综上各条看，其"虚烦"、"心烦"、"烦热"、"烦渴"、"更烦"和"胸中窒"、"心中结痛"、"心中懊侬"中的"热"与"烦"是共有的症状，而"心"和"胸"则是病证的共同部位。故将"胸中热烦"一证，列入少阳病提纲，并定为核心证。

"烦"是什么呢？烦者闷也。其解释有二：一说，烦是由热所致，有热闷之义。成无已即曰："烦者，热也。"《三因方》曰："外热曰燥，内热曰烦"。柯琴曰："热郁于心胸者，谓之烦，发于皮肉者，谓之热。"以上诸论，可见阳病之烦，由热所致，即热烦是也。一说，烦是由神乱所致，多系杂病之候，为苦恼难忍之貌，如烦痛、疼痛、虚烦、烦渴、烦满、烦躁、烦悸是也。这后类诸烦，三阴病亦可有之，不可但以热烦视之。

少阳病为阳热病，其烦以热为因，即属热烦。少阳之热煎灼津液，则出现小便黄赤，少阳病在半表半里，其热型可表现为寒热往来。故将"胸满热烦，身热或往来寒热，口燥咽干，小便黄赤"四证定为少阳病的纲领证。

2.诊断部位

胸胁。

3.治则

清法:清热解毒

4.主方及主药、副主药

主方:黄芩汤:黄芩30g、柴胡15g、白芍15g、甘草10g、大枣10枚。

主药:黄芩。

副主药:柴胡。

此方源自《伤寒论》第172条:“太阳与少阳合病,自下利者,与黄芩汤,……”原方无柴胡,柴胡是加上去的。

中医通常把全身体温升高称之为热,局部发炎称之为火。热宜清,火宜泄,这是总的原则。但是无论全身之热,或局部之火,同为热症,热就要伤津液,因此制热须扶阴。

少阳病是一个纯热证,治疗原则必须是清法。其方剂的组成和药物的选择,应该具备清热、泻火和扶阴三个条件。但是历代医家都把小柴胡汤作为少阳病主方,其为和解之为,这是不恰当的。现选用黄芩汤,方中黄芩清热泻火,柴胡枢转,以去郁热,芍药配甘草酸甘化阴,大枣和中,调和诸药。五味相配,而为清热泻火扶阴之方。

黄芩清热泻火为方中主药。

据现代研究,黄芩含有黄芩苷,有较广的抗菌谱,对于白喉杆菌、葡萄球菌、溶血性链球菌、肺炎双球菌、脑炎双球菌、伤寒杆菌、痢疾杆菌、百日咳杆菌以及皮肤真菌、流感病毒等都有抑制作用。黄芩苷水解后产生葡萄糖醛酸和黄芩苷原,前者有解毒作用,后者有利尿作用,这些对于治疗热性病都是十分有利的。

柴胡枢转为少阳要药,故方中加入柴胡,使邪有所去。

5.病例

张某,女,36岁,山西大同人。

患者是一个盲人,1972年5月因病赴并求医,自诉胸中满闷,烦躁,时有阵阵发热,全身烧灼难忍,咽痛口苦,小便黄赤,平素食冷则肚胀腹泻,食热则头昏失眠。曾先后在几个医院诊治,经检查均未发现异常变化。此次来诊时,检查舌质红绛,苔薄微黄,脉滑而数,诊为少阳病,处以黄芩汤。患者回旅馆后,他人告其方中仅有五味药,患者弃方不服,巧遇一大夫,劝其可试,勉强取药煎服。一剂症状大减,再剂胸烦消失,又服四剂,诸症尽退。数日后,患者欢欣面告而别。

6.鉴别证治

“研究事物发展过程中的各个发展阶段上的矛盾的特殊性,不但必须在其联结上,在其总体上去看,而且必须从各个阶段中矛盾的各个方面去看。必须对它们实行具体的分析。”(《矛盾论》)

对待居于半表半里的少阳病,必须把握各个阶段上的特点,灵活运用诸类清法,不可胶柱鼓瑟,关键是要掌握好“清”、“引”和“转”三个环节。

(1) 清

即清热清火。

1)清热:凡少阳病,脉浮而滑,自汗出者,此是里有热之象,宜用白虎汤清热。例如:

第176条:"伤寒脉浮滑,此表有热,里有寒,白虎汤主之。"

第350条:"伤寒脉滑而厥者,里有热,白虎汤主之。"

前一条是里有寒,后一条是里有热。当以后条为正,它是纠正前一条的。

第219条:"三阳合病,腹满身重,难以转侧,口不仁面垢,谵语遗尿,发汗则谵语。下之则额上生汗,手足逆冷。若自汗出者,白虎汤主之。"此条与第350条病证与性质相同,都是热极似阴之象。

白虎汤方:石膏30g、知母15g、粳米1把、甘草10g。

白虎汤证,为纯热证。脉浮滑,浮为热盛于外,滑是阳盛之脉,为热炽于里,是表里俱热之脉象。少阳证属纯热,热则以寒治之,白虎汤中石膏清热除烦,知母清热养阴,佐以粳米、甘草和中。本方甘寒并用,共奏清热除烦,止渴之功,为清热之良剂。

2)清热滋阴:凡少阳病兼见伤阴者,宜清热滋阴,予竹叶石膏汤。

第397条:"伤寒解后,虚羸少气,气逆欲吐,竹叶石膏汤主之。"

竹叶石膏汤方:竹叶10g、石膏30g、半夏10g、麦冬30g、党参30g、生姜10g、甘草10g、粳米1把、大枣10枚。

方中竹叶、石膏、甘草除热,缓脾而益气;麦冬、党参、粳米补不足;半夏制气逆。此方即易白虎大寒之剂为清补之剂,具有清热滋阴的功用。但本方滋阴作用逊于黄连阿胶汤,临床多用于阴虚有热之证,如肺结核、支气管扩张反复咯血等证。

3)清火:少阳病,凡有发热而烦,胸中窒,虚烦不得眠,反复颠倒,心中懊憹者,皆是胸膈郁热化火所致。

第76、77、228条(条文见前)都是栀子豉汤证。

栀子豉汤方:栀子10g、豆豉10g。

方中栀子味苦性寒,苦能泻热,寒能胜热,上可清热除烦,下泄在里之郁热。栀子效能类似黄芩,是胸腔之热最理想的一味药。豆豉味苦性甘平,有散郁作用(与柴胡相似),可轻浮上行,化浊为清,能清解在表之余热,佐栀子以宣透胸中余热,故治心中懊憹,两药配伍,一清一导,甚是得当。

栀子豉汤的应用,必须排除太阳病和阳明病。汗吐下三法用毕,表里证没有了,才可用栀子豉汤。

4)清火救阴:凡少阳病而见阴亏液耗或热极生风之候者,宜用黄连阿胶汤。

第303条:"少阴病,得之二三日以上,心中烦,不得卧,黄连阿胶汤主之。"

黄连阿胶汤方:黄连12g、黄芩10g、白芍10g、阿胶10g、鸡子黄2枚。

本方系一派凉药,绝非少阴方而应是少阳方。故文中"少阴病"应改为"少阳病"。本证亦绝非寒证,而是热证。是由于胸膈郁热之火,燔灼津液,心火独亢而出现"心中烦"、"不得卧"等证。本证中"心中烦,不得卧"之证,与栀子豉汤中的"虚烦不得眠"一证虽都属热,本质相同,但程度上是有差别的。栀子豉汤证,是郁热扰于胸膈,舌上有黄白相兼之苔,故宜栀子豉汤清散郁热。本证为阴虚阳亢,除了"心中烦,不得卧"外,舌质必红绛干燥少津,脉细数,为水涸火炎之象,故宜黄连阿胶汤滋阴降火。

黄连阿胶汤证，是阳亢液竭之证，应有颤抖证象。这种情况，既不可用参甘以助阳，亦不能用大黄而伤胃，只能是清火救液。故用黄芩、黄连以直折清火，阿胶、鸡子黄滋阴以熄风。芍药以敛消烁之心气，使心中烦，不得卧证而除。《温病条辨》中的大、小定风珠，亦是由此方启悟而成。

由于本方具有增液和营，清热除烦，止血平痉的作用，临床上多用于病后邪热未尽而津液亏损之证，心烦不得卧者用之尤当。

(2) 引

即引热引火外出。

当少阳之热邪有出表出里之趋势时，应抓住时机，因势利导引之出外。

1)引火出表：少阳病，若见脉浮，是倾向于太阳病，应因势利导，用葛根芩连汤引火外出。

第 34 条："太阳病，桂枝证，医反下之，利遂不止。脉促者，表未解也，喘而汗出者，葛根黄芩黄连汤主之。"

本条文应改为："太阳病，桂枝证，喘而汗出，医反下之，脉促者，表未解也；利遂不止者，葛根黄芩黄连汤主之。"

葛根黄芩黄连汤方：葛根 30g、黄芩 10g、黄连 10g、甘草 6g。

原太阳病桂枝证兼汗出而喘，则为麻杏石甘汤证，误用下法，若见脉促，主表邪未陷，仍当解表，若邪热内陷而成协热利，而表邪犹未退尽者，是少阳之热倾向于太阳，有出表之势，应抓住此一时机，因势利导，用葛根黄芩黄连汤导热外出。

葛根芩连汤为解肌清热之剂，有引火出表之功。方中葛根解肌，清热于表，芩连苦寒折热于中。

2)引火出里：少阳病，若见心下痞，是倾向于阳明病，其热有走里之势，宜用大黄黄连泻心汤导火出里。

第 154 条："心下痞，按之濡，其脉关上浮者，大黄黄连泻心汤主之。"

大黄黄连泻心汤方：大黄 10g、黄连 5g、黄芩 5g。

本条"心下痞"前，应冠以"少阳病"，以便健全条文。心下痞是邪热阻滞在胃脘部，按之濡，即按之软，说明是无形热邪聚积所致。所以，当少阳病但见心下痞时，是倾向于阳明病，有热向里走之势，宜用清法，可以大黄黄连泻心汤导热走里，使热由下夺。

此汤原只有大黄、黄连二味，医家多疑缺黄芩。如《千金翼方》注云："此方必有黄芩"。《金匮要略·惊悸吐衄篇》云："黄芩一两"。林亿、陆渊雷等亦谓此方中当有黄芩。诸说甚是当从。

本方之妙在于煎服之法。大黄小量清热，大量泻下。而此方不取煎而用麻沸汤渍之，取其轻扬清淡之意，以泻心消痞，不使大下。所谓"麻沸汤"者，即滚汤，一名百沸汤，一名太和汤。钱氏云：麻沸汤者，言汤沸时，泛沫之多，其乱如麻也。盖即今日之真正沸腾水也。（转引自《伤寒论评释》第 184 页）

3)引热出表：少阳病，若无大热，兼见喘而汗出者，是倾向于太阳病，有热欲走表之势，此时宜麻杏石甘汤引热出表。

第 63 条："发汗后，不可更行桂枝汤。汗出而喘，无大热者，可与麻黄杏仁甘草石膏汤。"

麻黄杏仁甘草石膏汤方：麻黄 10g、杏仁 15g、甘草 10g、石膏 30g。

本方证为太阳、少阳合病，是误用桂枝汤所致。发汗后，表邪未解，反增喘证，故不可更行桂枝汤。汗出而喘，无大热者，其邪不在肌腠，亦非桂枝所能发，故只能用麻杏石甘汤解表清里定喘。因热在胸腔，故用麻黄配石膏，清散相辅，以清宣肺中郁热，佐杏仁降肺气以定喘，甘草安胃和中，共奏清热宣肺之功。麻杏石甘四味同用，对于平肺家之喘，导清胸腔之热，引热出表，有很好的疗效。

4）引热出里：凡少阳病，而见心下痞烦满者，是热欲走里之势，宜调胃承气汤引热由消化道而除。

第70条："发汗后，恶寒者，虚故也；不恶寒，但热者，实也，当和胃气，与调胃承气汤。"

第105条："伤寒十三日，过经谵语者，以有热也，当以汤下之。若小便利者，大便当硬，而反下利，脉调和者，知医以丸药下之，非其治也。若自下利者，脉当微厥；今反和者，此为内实也，调胃承气汤主之。"

汗后，有虚实两种转变：若汗后恶寒，是由于汗后转虚，阳虚阴也不足，似属芍药甘草附子汤证；若汗后不恶寒但热，凡见心下痞满者，乃少阳之邪热将欲入里，可假道阳明与调胃承气汤以微和胃气导热下出则愈。105条虽有下利仍用调胃承气汤，并非燥屎硬结，仍是少阳之热，假道阳明之法。

(3) 转

即扭转热（火）极欲转阴的局势。

1）热极欲转阴：当少阳病，证见背恶寒时，此为少阳复合少阴病，宜用白虎加人参汤，借人参之功，扭转向阴变化的病势。

第26条："服桂枝汤，大汗出后，大烦渴不解，脉洪大者，白虎加人参汤主之。"

第168条："伤寒若吐若下后，七八日不解，热结在里，表里俱热，时时恶风，大渴，舌上干燥而烦，欲饮水数升者，白虎加人参汤主之。"

第169条："伤寒无大热，口燥渴，心烦，背微恶寒者，白虎加人参汤主之。"

第170条："伤寒脉浮，发热无汗，其表不解，不可与白虎汤；渴欲饮水，无表证者，白虎加人参汤主之。"

第222条："若渴欲饮水，口干舌燥者，白虎加人参汤主之。"

白虎加人参汤方：石膏30g、知母15g、粳米1把、甘草10g、党参30g。

第26条本是麻杏石甘汤证，由于它有汗，最易误为桂枝证。因为没有注意到口渴一证，误用了桂枝汤，大汗之后，大烦渴不解，脉洪大，变成了白虎加人参汤证。

第168条："伤寒若吐若下后，七八日不解，热结在里"，是说明经吐下阳明病除。"里"指的是少阳。

第170条"伤寒脉浮，发热无汗，其表不解，不可与白虎汤"，说明白虎汤不能治表证。

白虎证实为表里俱热之证。白虎人参汤证在体温方面，是达到了最高峰，在热证里没有能超过此证者。这是热由量变将要发生质变的关键时刻，而脉大、恶风、背微恶寒诸症，都是热极转阴的先兆。尤其"背微恶寒"一证更重要，它是心阳虚最早的证候。

古今都说白虎汤有四大证，实际上是大热、大汗、大烦、大渴、脉洪大五证。这五大证并非白虎证，而应是白虎加人参汤证。

矛盾着的双方，总是依据一定的条件，各向着相反的方向转化，这就是物极必反，正如冬至则阳生，夏至则阴长一样，是不可抗拒的规律。

2）火极欲转阴：少阳病而见背恶寒者，是火极转阴的征候，宜附子泻心汤救阳制火。

第155条："心下痞，而复恶寒汗出者，附子泻心汤主之。"

附子泻心汤方：大黄 10g、黄连 5g、黄芩 5g、附子 10g。

本方以三黄之苦寒，清热济阴，以附子之辛热，温经固阳，是寒热并用，攻补兼施之剂。李中梓说："此仲景妙用之入神也。"

上条文中"而复恶寒"不确当，宜改作"而背恶寒"，同时应在"心下痞"前冠以"少阳病"，以定病性。

"背恶寒"是火极转阴一个征兆。凡热性病出现此症，不管热象如何，都要加附子以复心阳。

（二）少阴病

1.主证

核心证：心动悸。

纲领证：心动悸，背恶寒，短气，或脉微细。

第 281 条，原定为少阴病之提纲。其曰："少阴之为病，脉微细，但欲寐也。"此条实由叙述太简，不能包括少阴病之主要症状。

少阴病和少阳病是同位异性的两种病证。它们虽都同居于胸中，但一热一寒，病证绝殊。少阴病变主要在血液循环，是既虚又寒的一组证候群。若虚寒甚，常可影响到心脏，出现心功衰竭，并易致死亡。陆渊雷说："少阴病者，乃全身机能衰退之病也。"章太炎说："少阴心疾也。"（转引自《伤寒论评释》第 15 页）各家认识大致相同，都认为本病是心机能衰退后呈现的一派虚象。它们的主病状都反映在附子汤、真武汤和复脉汤证里，应详加研究。

心，是少阴病的发病部位，"心动悸"是必见之证，故将其列入核心证。"背恶寒"是心阳虚的预兆。"短气"是心动悸后的必然反应。"脉微细"是少阴病的多见症状，非必有之证（亦有心衰而出现脉大和烦躁不眠者），表示阴阳俱虚，故在"脉微细"前冠以"或"字，上四症状构成了少阴病的纲领证。

2.诊断部位

重点在胸（心）。

3.治疗原则

温补：温阳补气。

4.主方及主药、副主药

主方：附子汤：附子 10g、人参 10g（党参 30g）、茯苓 15g、五味子 15g（去原方白术、白芍，加五味子）

主药：附子。

副主药：人参（党参）。

第 304 条："少阴病，得之一二日，口中和，其背恶寒者，当灸之，附子汤主之。"

阳病清泄，阴病温补，是治疗大法。少阴病本质属寒，附子汤本性属热，以热治寒是针锋相对。附子汤是真武汤去生姜，倍白术、附子加人参而成，其温补之力大于真武汤。

附子为方中主药。有强心作用，能使停跳的心脏重新恢复跳动，故有"起死回阳"之称。

日本小管卓夫，曾在附子里找到一种成分，是一种配糖体（苷），类似洋地黄，它能使停止心跳的青蛙的心脏重新跳动起来。附子由于强心温阳之力最强，定为方中主药。

人参"主补五脏，安精神，止惊悸，定魂魄，明目，清心益智"（《本草经》），为副主药。

茯苓利水，解决浮肿，减轻心脏负担。

五味子易白术、白芍。主要是白芍对传导不利，白术为太阴主药，不合并太阴证则不当用。五味子不但酸涩收敛，可以代白芍抑制附子之走表，而且有强壮中枢神经系统的作用。与人参配伍，又取生脉散之义。

总之，附子汤通过附子的强心壮阳，人参补虚安神，茯苓利水消肿，五味子的收敛，使少阴病的虚寒逐渐转温变强，从而达到"阴平阳秘，精神乃治"之目的。

5.病例

陈某，女，52岁，山西盂县农民。

患者早年曾有腰腿痛病史，后渐渐出现心悸、气短、乏力，动则尤甚。背部肩胛间总觉发凉，如洒冷水状。由于病情日趋加重，不能自理生活而求诊，医院多诊为"风心病"。在一个风雪天，突然气喘急促，口唇发绀，心跳加快，当地医生按急性左心衰竭、肺水肿予以抢救，病情有所缓解，然仍有心慌、气短、背冷诸症，遂按少阴病处以附子汤，四剂余证消失，十二剂后生活可以自理。

6.鉴别证治

附子汤是少阴病的代表方剂，但临床上附子汤证往往不是一齐出现的，而是以个别症状突出出来。如：四肢酸痛，手足逆冷，小便不利，脉结代等，这些症状和少阴病互相依存，又互相矛盾。这就需要具体问题，具体分析，具体对待。

（1）真武汤证

凡少阴病，兼见小便不利者，宜此汤主之。

第316条："少阴病，二三日不已，至四五日，腹痛，小便不利，四肢沉重疼痛，自下利者，此为有水气。其人或咳，或小便利，或下利，或呕者，真武汤主之。"

真武汤方：附子10g、生姜10g、苍术10g、茯苓10g、白芍10g。

"少阴病，二三日不已，至四五日"，多有此证，而见"腹痛，小便不利，四肢沉重疼痛，自下利者"，为阳气衰微，致水气浸淫内外。"腹痛"是寒盛于内。"小便不利"是水不下行。"四肢沉重疼痛"是湿浸于外，"重"是肿的苗头，"肿"是重的发展。"自下利"是水溢于内。以上这些症状，皆为阳虚所致。汤内不用人参，就是怕人参有补液作用而增加肿的程度。

本汤重点是治疗四肢疼痛，沉重，自下利，有水气之证。它和原附子汤只有生姜与人参之差。由于人参味甘性补，容易造成水分停留，故易之以生姜健脾温中，使水分得以健运而利出。苍术甘温燥湿。茯苓甘平，淡渗利水。附子辛热，壮阳散寒。白芍苦平，和血益阴。五味配合，共具温通心阳，逐水利湿之功用。

（2）茯苓四逆汤证

凡少阴病而兼见手足逆冷小便不利者，宜此汤主之。

第69条："发汗，若下之，病仍不解，烦躁者，茯苓四逆汤主之。"此条"发汗"前，应加上"少阴病，小便不利，手足逆冷"，以充实症状。

茯苓四逆汤方:茯苓30g、人参15g、附子10g、干姜10g、甘草5g。

本条为汗、下后所致之阴阳两虚证。汗后病不解,反而又增加了烦躁之证,说明病已转入少阴。"烦躁"是由于发汗造成外之阳气虚,下之造成内之阴液虚,阴阳俱虚,虚而生烦,所以在治疗上要扶阳救阴。

本方重点是治疗手足逆冷,小便不利,烦躁。方中附子、人参同用,以强心阴,壮心阳。重用茯苓,以安神利水。本方与附子汤只有甘草、白芍之别;除去白芍之收敛,使四逆汤得以温煦四肢。五味配用,使浮阳不得飞越,收到益阴固阳之效。临床上,只要少阴病有小便不利,手足逆冷或浮肿之症,即可用茯苓四逆汤主之。

(3) 四逆加人参汤证

凡少阴病兼见心动悸和手足逆冷者,宜此汤主之。

第385条:"恶寒脉微而复利,利止亡血也,四逆加人参汤主之。"

四逆加人参汤方:人参15g、附子10g、干姜10g、甘草5g。

本条前亦应加"少阴病,手足逆冷",以充实症状。

本方重点治疗手足逆冷,四肢厥逆之心力衰竭证。四逆汤温以祛寒,外走四肢,加人参以强壮心阴,阴阳俱补,四肢得温,心力得补,循环改善,则厥自除。

本方比茯苓四逆汤只少一味茯苓,因本汤证是亡阳又亡血的阴阳俱虚证,不必茯苓之渗湿,以免伤阴。

本方主要为回阳,兼生津养血。在临床上,凡少阴病,有手足逆冷,小便不利者,用茯苓四逆汤主之;若只有手足逆冷一证者,则用四逆加人参汤主之。

(4) 炙甘草汤证

凡少阴病而兼见结代脉者,以此汤主之。

第177条:"伤寒脉结代,心动悸,炙甘草汤主之。"

炙甘草汤方:甘草12g、生姜10g、桂枝10g、生地30g、麦冬15g、麻仁(枣仁)10g、大枣20枚、人参15g、阿胶10g。

本方又名复脉汤。主补心虚而长于治"脉结代",它能增加心力,协调传导系统,使心律趋向正常。炙甘草汤是滋阴补血之剂。以炙甘草为主,养脾胃,补中气;以人参、生地、阿胶、麦冬、枣仁(麻仁润下,下利于心动悸,故以枣仁代之)滋阴补血,以生姜、大枣调和脾胃。甘寒之药,必得阳而始能化育,故以桂枝通心阳,则脉道利,动悸自止。所谓"复脉汤"即由此而名。

临床上遇到结代脉,要慎加鉴别。例如,不过十岁的小孩有蛔虫者,常有此脉,但并没有心动悸。抵当汤证也有结代脉,也无心动悸。所以,有无心动悸,是鉴别复脉汤证的要点。

三、里部病证

里部病证,包括阳明病和太阴病。它们是同居于腹部的两种性质不同的证候群。阳明机能亢奋,燥结于里而热,太阴机能衰减,腹泻下利而寒。故阳明为实为热,太阴为虚为寒。

(一) 阳明病

1.主证

核心证:胃家实。

纲领证：胃家实，发潮热，自汗出，大便难。

第180条："阳明之为病，胃家实是也。"《灵枢·本输》云："小肠大肠皆属于胃"。"胃家"系指肠胃而言。"实"指病体为实，实有其物，并有一系列之实热症状，故"胃家实"是本病的核心症状。"发潮热"，是实有其物（包括食、水、痰、血）积而不去，其中会有热源物质，经肠黏膜吸收入血液后，引起刺激性发热。"自汗出"，是内部郁热，热蒸皮肤，腠理开泄，津液外泄的表现。汗出伤津，致使大便干结不下，而出现"大便难"。这些症状，均导源于"胃家实"，是胃家实的必然结果，故将"胃家实"列为纲领证。

阳明病，在三阳病中是最后的一个阶段，热由表入里，达到了最高峰。自然界中的一切都是发展变化的，但发展到了最后，都要采取外部冲破的形势去解决旧的矛盾。热达到了最高阶段，将对机体起破坏作用。这时矛盾极化，使机体功能障碍，形成食、痰、水、血四种有形物质的蓄留；物质的蓄留，是一种刺激，反过来又加重了机体功能障碍，造成恶性循环。这种激化的矛盾，靠机体自身的力量是不容易解决的，必须采取外部冲突的形式，通过泻法的强烈作用，使蓄留物质得以排除。此乃治疗阳明病之大法。对于阳明病，如果不采取这种暴力手段——下法，而且温和的清法汗法，是决然无能为力的。这就是不同性质的矛盾，要靠不同的方法去解决。

2.诊断部位

由于阳明之病在胃家，故重点诊腹。

3.治疗原则

下法：急下存阴，除旧生新。

4.主方及主药、副主药

主方：大黄汤（即大承气，因以主药命名而曰大黄汤）：大黄15g、芒硝10g、枳实10g、厚朴10g。

主药：大黄。

副主药：芒硝。

关于大承气汤之名，据《伤寒明理论》云："承者，顺也……"《本草》曰："通可去滞，泄可去邪，塞而不行，闭而不通，以汤荡涤，使塞者利，而闭者通，正气得以疏顺，是以承气名之"。

阳明病是内热致实，实则气机不畅，故有热，有食，有气相互掺杂，治疗则必须针锋相对：一要凉药清热；二要排除蓄积之物；三要照顾机体健康。此作用只有大黄汤担之得当，故以大黄汤做主方。

大黄性寒味苦，苦寒可以泄热，它具有较强的攻下作用，可以"荡涤肠胃，推陈致新"，泻实，泻热。大黄内含有蒽醌和鞣质。蒽醌能刺激大肠壁，引起肠管收缩增加蠕动，并使分泌增加，有泻下通便的作用。鞣质则是收敛的，又可阻止泻下。所以大黄具有敛和泻的作用，当然还是泻大于敛的。所以它可以担当起阳明病必须排的作用，这是其一。其二，大黄是苦寒药，它又能担负起阳明病必须泻热的作用。其三，本品经抗菌试验证明，它对金黄色葡萄球菌、霍乱弧菌、大肠杆菌、痢疾杆菌、绿脓杆菌、肺炎双球菌等。都有较强的抑制作用。而肠道病则多由致病菌引起，故用之更妥。由于大黄"性极猛烈，故有将军之名"（李士材称

“泻大肠猛将”——《笔花医镜》)。又因四川者地道,而被称为川军。

芒硝为副主药。大黄泻下之力虽大,然对于阳明病来说,泻下不仅需要肠管收缩之力,而且又需要大量的液体稀释蓄积物,此则大黄就嫌不足,必须有芒硝来帮助。芒硝含有硫酸钠、钙、钾等成分,它们是不易被肠壁吸收的物质,在肠内可形成高渗盐溶液,使肠道保持大量水分,以软坚排便,助大黄泻热。

枳实、厚朴为佐药,肠内容物蓄积,易发酵产气,故用其消胀除满。枳实主要成分是橙叶香油等,能增强肠胃节律蠕动,平痉挛健胃,厚朴含厚朴酚、挥发油等,可以排气消胀。

5.鉴别证治

毛主席说:“科学研究的区分,就是根据科学对象所具有的特殊的矛盾性。”阳明病为里热实病。它是由于消化道内有四种异源同性的有形物质障碍,而发热致实的,那么里热实证是其共性,而异源同性的异源(水、血、痰、食)则是个性。因此,在临床治疗上,必须在注意共性治疗的基础上,注重研究一个有形物质致病的个性,只有掌握了共性,又细察了个性,治疗才能单刀直入,针锋相对,收到良好的效果。

(1) 泻食

用三承气汤。

1)小承气汤的应用:重点在于除胀。

小承气汤方:大黄 10g、枳实 10g、厚朴 10g。

第 208 条:“若腹大满不通者,可与小承气汤,微和胃气,勿令致大泄下。”

第 209 条:“……若不大便六七日,恐有燥屎,欲知之法,少与小承气汤,汤入腹中,转矢气者,此有燥屎也,乃可攻之。若不转矢气者,此但初头硬,后必溏,不可攻之,攻之必胀满不能食也。欲饮水者,与水则哕。其后发热者,必大便复硬而少也,以小承气汤和之。不转矢气者,慎不可攻也。”

第 214 条:“阳明病,谵语发潮热,脉滑而疾者,小承气汤主之。因与小承气汤一升,腹中转气者,更服一升;若不转气者,勿更与之。明日又不大便,脉反微涩者,里虚也,为难治,不可更与承气汤也。”

2)大承气汤的应用:既可除胀又能泻热。

第 252 条:“伤寒六七日,目中不了了,睛不和,无表里证,大便难,身微热者,此为实也,急下之,宜大承气汤。”

第 320 条:“少阴病,得之二三日,口燥咽干者,急下之,宜大承气汤。”

3)调胃承气汤的应用:重点在于泻热。

调胃承气汤方:大黄 10g、芒硝 10g、甘草 10g。

第 70 条:“发汗后,恶寒者,虚故也;不恶寒,但热者,实也,当和胃气,与调胃承气汤。”

第 105 条:“伤寒十三日,过经谵语者,以有热也,当以汤下之。若小便利者,大便当硬,而反下利,脉调和者,知医以丸药下之,非其治也。若自下利者,脉当微厥,今反和者,此为内实也,调胃承气汤主之。”

第 248 条:“太阳病三日,发汗不解,蒸蒸发热者,属胃也,调胃承气汤主之。”

综上观之,三承气汤虽均为泻食之主方,貌虽相似,实则有异,临床上必须详加分辨,方不致误用。三承气汤之用法,医家多有论述:吴又可《温疫论》云:“三承气汤功用仿佛。热邪传里,但上焦痞满者,宜小承气汤。中有坚结者,加芒硝软坚而润燥,病久失下,虽不结粪,然多黏腻臭恶物,得芒硝,则大黄有荡涤之能。设无痞满,惟存宿结,而有瘀热者,调胃承气汤主之。三承气汤功效,具在大黄,余皆治标之品也。”陆渊雷云:“吴氏三承气汤之论,精覈可法。盖调胃承气,结实而腹不满,小承气腹满而不结实,大承气结实而且满,此腹诊之较也。”阎德润说:“大承气汤及调胃承气汤之所治,主为泻下,……小承气汤之作用,略同于大承气汤,不过因无芒硝,故其力缓于大承气汤。”

临床应用体会是:调胃承气汤以泻热为主,由于甘草协助芒硝能增津液,平痉挛,能消除大黄引起的腹痛,对于顽固口腔溃疡也有较好的效果。

小承气汤以消胀除满为主,同时也能排除燥屎,大承气汤是二者的综合,既可泻热,又能除满。

三承气皆属下法,临床必须注意:第一,在有太阳病或少阳病未解时,决不可用下法。第二,遇不大便时,绝不可轻与大承气汤,可先以小承气汤做试验,转矢气者,是有燥屎;不转矢气者,是初头硬,非燥屎也,切不可攻。第三,阳明病脉迟是对的,一旦出现疾脉是险证。若出现微脉(细而模糊为微),当温之以四逆辈,如四逆汤或理中汤。若遇见微涩脉,不可下之,而必须是先补后泻。

(2)泻血

用桃仁承气汤,抵当汤。

1)桃仁承气汤的应用:是瘀血证,舌紫而暗,用桃仁承气汤以活血。

第106条:“太阳病不解,热结膀胱,其人如狂,血自下,下者愈。其外不解者,尚未可攻,当先解其外,外解已,但少腹急结者,乃可攻之,宜桃核承气汤”。

桃核承气汤方:桃仁20g、桂枝10g、大黄10g、芒硝10g、甘草10g。

本条以“膀胱”代表下腹部。由于太阳病未解,虽内热郁结下腹部,亦不可攻,以防外邪内陷,可重用葛根汤发表,表解已,而少腹仍急结者,证明里证仍在,可攻之。且由于“其人如狂”是热盛血瘀所致,故宜桃仁承气汤攻之。桃仁承气汤系调胃承气汤加桂枝、桃仁而成,是泻热驱瘀之剂。方中以桃仁活血去瘀为主药,辅以桂枝温通血脉,以散蓄积,更合大黄、芒硝泻热下瘀,炙甘草调和诸药,合用共奏泻热去瘀之功。余无言特别告诫:“桃仁承气,非因热结膀胱,血自下而用,乃因热结膀胱,内有瘀血,少腹痛急而用之也”。这对于草草读书之人,或许有用。

桃仁承气汤在临床上广为应用,它可以治疗非风湿性腰疼(尤其是扭伤),胃下垂,脱肛、牙痛、头痛、妇科病之月经不调等。用之得当多获奇效。

2)抵当汤的应用:舌见紫斑,小便自利,是瘀血,用其化瘀。

第125条:“太阳病,身黄,脉沉结,少腹硬,小便不利者,为无血也。小便自利,其人如狂者,血证谛也,抵当汤主之。”

第237条:“阳明证,其人喜忘者,必有蓄血。所以然者,本久有瘀血,故令喜忘。屎虽硬,大便反易,其色必黑者,宜抵当汤下之。”

抵当汤方:桃仁20g、水蛭10g、虻虫3g、大黄10g。

第125条:是辨蓄血,蓄水证的。首云:“太阳病”,是说病由太阳而来。“身黄”可以是湿热,也可以是蓄血,均属瘀热,故脉应之以沉结。“少腹硬,小便不利者”,是内有蓄水,属湿热之黄。若“少腹硬”,“小便自利,其人如狂者”,是蓄血之黄,宜抵当汤下之。

抵当汤是行瘀逐血的峻剂，药力猛于桃仁承气汤。吴又可《温疫论》云："蓄血结甚者，在桃仁力所不及，宜抵当汤。盖非大毒猛厉之剂，不足以抵当，故名之。"方中水蛭咸苦微寒以胜血为主药，虻虫味苦微寒以破血为副主药，桃仁散血缓急为佐药，大黄苦泻荡血逐热为使药。

抵当汤与桃仁承气汤的临床应用有何区别？据吴又可说："血结不行者，宜抵当汤"。陆渊雷说："桃核承气之不效者，宜抵当汤。盖桃核承气主新瘀，抵当汤丸主久瘀，久瘀非桃核承气所能下也。"左季云说："二汤皆治热结膀胱之证，但桃核承气汤乃治瘀血将结之时，而抵当汤乃治瘀血已结之后，此其区别也。"

临床实践初步认识到：热性病发展到阳明，在高热的情况下，引起化合物的分解，使血、气、粪、黏液等物形成瘀结，影响正常人体的血液循环与新陈代谢。这些病理变化反过来又克制各部的正常机能，形成恶性循环。在这种情况下，如能准确辨证，恰当地运用桃仁承气汤或抵当汤，活血化瘀，借阳明之道，排除有形之物，以达到治愈之目的。如用桃仁承气汤治胃下垂、脱肛等症，即是依此道理。

（3）泻痰

用大陷胸汤，大陷胸丸。

1）大陷胸汤的应用：

第135条："伤寒六七日，结胸热实，脉沉而紧，心下痛，按之石硬者，大陷胸汤主之。"

大陷胸汤方：

大黄15g、芒硝10g、甘遂3g。

本条首云"伤寒"二字，应改为"阳明病"。本方之所主治为"结胸"。结胸症形成有两个原因：一是表证未解，热邪内陷，导致水积胸胁，痰饮结于胃中所致，此即由表证衍变而成。二是自然形成，可由某些疾病，导致胸腔积水。此即张令韶所说的"内因之水，结于胸胁，为大陷胸汤之所主也。"

大陷胸汤证，既是水邪结于胸胁，热邪实于肠胃，故用甘遂以逐积水，芒硝大黄以攻阳明之实热。

2）大陷胸丸的应用：即大陷胸汤证合葶苈子证。

第131条："结胸者，项亦强，如柔痓状，下之则和，宜大陷胸丸。"

大陷胸丸：大黄、芒硝、杏仁、葶苈子、甘遂、蜂蜜。

本条文应修订成为："阳明病，结胸热实，脉沉而紧，项亦强，如柔痉状，喘鸣迫塞，心下痛，按之石硬者，宜大陷胸丸。"

痓，音至，恶也。当为"痉"字之误，痉者，强直也。

左季云曰："水结因于气结，气结因于热结，故用杏仁以开胸中之气，气降则水自降矣。气结因于热邪，用葶苈以清气分之湿热，源清而流自洁矣。水结必成窠臼，佐甘遂之苦辛以直达之。太阳之气化不利，则阳明之胃府亦实，必假硝黄小其剂为丸，和白密以留恋胸中，过宿乃下，即解胸中之结滞矣。其捣丸而又纳蜜，盖又酸药下行，亦欲毒药不伤肠胃也。"（《伤寒论类方汇参》第197页）。

大陷胸汤、丸证之区别。余无言说"前条（137条）云，心下至少腹，硬满而痛。此条云，项亦强，如柔痉状。此程知先生所谓一为胸上结硬，势连甚于下者，一为胸上结硬，势连甚于上者。盖邪热内陷，与痰滞相搏于胸中，因之胀痛拒按，甚则颈项仰而不俯，有似柔痉之状，此乃邪盛上越之所致。似柔痉而实非柔痉也，致陷胸汤为丸者，丸之力缓，求其缓导以下行，下似邪之连甚于下者，可以一荡而肃清也。”（《伤寒论新义》第121页）。左季云说：“结胸从心下至少腹，硬满痛不可近，则其热甚于下者，治下宜急攻之，主以大陷胸汤。结胸从胸上硬满，项强如柔痉状，则其热甚于上者，治上宜缓攻之，主以大陷胸丸。直攻肺胃之邪，煮服倍蜜，峻治缓治，下而和之，以其病势缓急之形既殊，汤丸之制亦异也。”（《伤寒论类方汇参》第198页）

（4）泻水：用十枣汤（凡阳明病胸腹积水用之，脉数者不用）。

第152条：“太阳中风，下利呕逆，表解者，乃可攻之。其人漐漐汗出，发作有时，头痛，心下痞硬满，引胁下痛，干呕短气，汗出不恶寒者，此表解里未和也，十枣汤主之。”

十枣汤方：芫花、甘遂、大戟、大枣。

本汤为逐水之峻剂，重点治胸腹腔积水，且效果甚好。方中芫花、大戟、甘遂均能逐水而性峻，三味合用，其力尤猛，主以大枣健脾、和胃，并又制水，使邪去而不伤正。方中云：“平旦服”即空腹服，使药力速行。“下利后，糜粥自养”，是借谷气以养正气之意。如恐药力之峻，亦可以热粥送服，以减其药力之猛。本方虽效显著，用之宜慎。须在脉不数而和滑，或平脉，以及无心力衰竭，无心病的情况下用之。肝硬化腹水也可用，可加木香10g、沉香10g，一周服一次，一般虚证不可使用，阳明证本属实证，故可用十枣汤逐水。

（二）太阴病

1.主证

核心证：腹满（按之柔、自觉满、为满）。

纲领证：腹满，或吐或利，时腹冷痛。

第273条“太阴之为病，腹满而吐，食不下，自利益甚，时腹自痛。若下之，必胸下结硬。”

这一条是太阴病原有的提纲。太阴本质属寒。其主要病理是肠胃功能降低，致水液滞留于肠胃，故出现腹满，这是一个代表性的症状，是核心证。胃肠道水液潴留，就是中医称之的湿，湿重，则脾为湿困，黏液水分化之不能，留之不去，泛溢于上，就要产生呕吐；若濡滑于下，就要出现下利。且由于太阴虚寒，故常有“时腹冷痛”。

2.诊断部位

太阴虚寒，寒湿阻滞，脾郁湿困，而脾又主腹，脾失健运，则症状以腹部为多，故太阴病重点诊腹。

3.治疗原则

温健法：温里健中。

4.主方及主药、副主药

主方：苍术汤（即《金匮》甘草干姜茯苓白术汤）：苍术15g、干姜10g、茯苓15g、甘草10g。

主药：苍术。

副主药：干姜。

《伤寒论》叙述太阴病者共有八条,除第277条:“自利不渴者,属太阴,以其藏有寒故也,当温之,宜服四逆辈。”之外,没有提出方子来。苍术汤是从《金匮要略》里选来的。

《金匮要略·五脏风寒积聚病篇》云:“肾着之病,其人身体重,腰中冷,如坐水中,形如水状,反不渴,小便自利,饮食如故,病属下焦,身劳汗出,衣里冷湿,久久得之,腰以下冷痛,腰重如带五千钱,甘姜苓术汤主之。”

苍术:健中燥湿,太阴病以虚寒为中心,由于吸收功能降低而水湿积留,治当首先健中燥湿,健中燥湿以白术、苍术为好,尤以苍术之力最大,故将原方之白术改为苍术(古代苍白二术不分)作主要药。苍术芳香燥湿,长于健中燥湿,它的主要作用是增强肠道对水液的吸收功能,并借着茯苓的作用,通调水道,下输膀胱。

干姜:温中,苍术虽温,但由于太阴病属寒,而且常有吐利,使阳更虚,故仅靠苍术之温是不够的,必须配干姜以加强温热之力量。干姜温中之力最强,故用之为副主药。

茯苓:渗湿利水,茯苓含茯苓酸,β-茯苓糖等。它能抑制曲细尿管再吸收作用,并可阻止蛋白之排出,是最理想的渗湿药。

总之,本方是通过苍术的健中燥湿,茯苓的利水渗湿,干姜甘草的温中散寒的共同作用,使消化道机能减退向着正常化运转。由于方中苍术为主导药,故将原方更名为苍术汤。

5.鉴别证治

太阴病虽本质属寒,而且呈现出一系列的消化吸收功能减退的现象,这一点是肯定的。但是同一病在不同的发展阶段上,以及发病的部位不同,所表现的形式还是有差别的。所以,在临床上,不但要掌握总的原则,而且要分清病位、病证,分而治之。

(1)吴茱萸汤证

太阴病兼见呕吐及干呕吐涎沫者。

第243条:“食谷欲呕,属阳明也,吴茱萸汤主之。得汤反剧者,属上焦也。”

以吴茱萸汤是温中方,故本条属阳明是错误的,应改为属太阴。“食谷欲呕”虽有上焦中焦之分(心烦欲呕在上焦,食谷欲呕在中焦),但食谷欲呕者为太阴中寒之证,宜用吴茱萸汤温中降逆,若服后呕反加剧者,是上焦热邪未去,又宜施其他方剂。

第309条,“少阴病,吐利,手足逆冷,烦躁欲死者,吴茱萸汤主之。”

吴茱萸汤方:吴茱萸15g、生姜15g、党参15g、大枣10枚。

此条之少阴病辨证有误,应将“少阴病”改为太阴病。

第378条之干呕,吐涎沫是太阴寒邪上逆所致,头痛,也是阴寒上逆之证。故用吴茱萸汤散寒止呕,温中降逆。

总之,本方证之发病部位重点在胃,重点症状是呕,而吴茱萸汤的功能也重点是温胃平痉挛。方中吴茱萸、生姜温中散寒,以降逆气,党参、大枣扶助正气,以壮脾胃,脾胃和则胃纳正常。四药配合有温中、平痉、止痛、止吐之功。本方对于呕吐者,是一个最好的方子。曾有一胃痉挛者,每食遂吐,病情危重,用吴茱萸15g、生姜10g、党参30g,用后胃脘烧灼厉害,两剂即愈。本汤对于神经性呕吐,胃溃疡挟有水饮引起的胃脘疼痛,亦有效。

(2)旋覆代赭汤证

太阴病兼见噫气不除者。

第161条:“伤寒发汗,若吐若下,解后心下痞硬,噫气不除者,旋覆代赭汤主之。”

旋覆代赭汤方：旋覆花 10g、代赭石 15g、半夏 15g、党参 15g、甘草 10g、生姜 10g、大枣 10 枚。

伤寒经汗、吐、下表解之后，由于中阳气虚，痰饮内阻，产生心下痞硬，胃气上逆而有噫气不除。《景岳全书·杂证谟》谓："噫者，饱食之息，即嗳气也。"故以旋覆代赭汤补虚镇逆。

本汤证之发病部位应在食道、膈肌。旋覆代赭汤功用在于平痉挛。方中旋覆花散结气以制痉，代赭石含有氧化铁，重镇以平痉，党参、甘草扶助胃气，生姜、大枣健脾散寒。它是一个平痉温中，涤饮镇逆之剂。

(3) 五苓散证

太阴病兼见小便不利者。

第 71 条："太阳病，发汗后，大汗出，胃中干，烦躁不得眠，欲得饮水者，少少与饮之，令胃气和则愈。若脉浮，小便不利，微热消渴者，五苓散主之。"

五苓散方：猪苓 15g、泽泻 15g、苍术 15g、茯苓 15g、桂枝 10g。

"小便不利，微热消渴"，是由于水蓄中焦，分化不利所致。

临证认为：本证重点在于肠。五苓散功能健脾利水。方中猪苓、茯苓、泽泻淡渗利湿，苍术健脾燥湿，桂枝温运血行，使津液四布，下输膀胱。五药共奏健脾燥湿化气行水之功。

(4) 桃花汤证

太阴证兼见直肠下利，便脓血(其血，非痢疾)者。

第 306 条："少阴病，下利便脓血者，桃花汤主之。"

文中"少阴病"应为"太阴病"。

桃花汤方：赤石脂 30g、干姜 10g、粳米 1 把。

本汤证重点部位在于结肠。本方作用在于止下利。方中赤石脂"疗腹痛肠澼，下利赤白"。制止分泌，是为久利、肠道滑脱而设。干姜温中散寒，治肠澼下利，是为肠胃下利虚寒而设。粳米和胃气，是为肠中雷鸣，疼痛下利而设。三药组合，为温涩固脱之良剂。

第三节 合并病论治

临床上往往是许多病相杂并见的，而单一病证比较少见，因此掌握合并病之论治是很重要的。

所谓"合病"，即二病三病同时出现者。所谓"并病"，即一病未罢，又有一病出现者。合病治疗基本原则是有合病即用合方，有并病即并主药，副主药。当然合方可以二方相加，但从《伤寒论》中多是二病药物配伍为用。

一、厥阴与太阳合并病

脉管炎手足逆冷，是厥阴病，常可见全身拘急感身有微热者，是厥阴兼太阳病。治当温通血脉而兼清热解表。方用厥阴病之主方当归四逆汤加二花、元参、王不留、鸡血藤、牛膝(名为"理心复脉汤")。再合太阳病主药葛根即可。

二、太阳与太阴合并病

1.葛根汤证

第 32 条:“太阳与阳明合病者,必自下利,葛根汤主之。”

葛根汤方:葛根 30g、麻黄 10g、桂枝 10g、白芍 10g、甘草 10g、大枣 10 枚、生姜 10g。

本文“下利”是太阴之证,故“阳明”应改为“太阴”,即太阳和太阴合病。葛根汤方中葛根、麻黄以解太阳表邪,所余桂枝汤,能调和营卫,有祛寒止利之功。

2.葛根加半夏汤

第 33 条:“太阳与阳明合病,不下利但呕者,葛根加半夏汤主之。”

葛根加半夏汤方:葛根 30g、麻黄 10g、桂枝 10g、白芍 10g、生姜 10g、大枣 10 枚、半夏 15g、甘草 10g。

此汤系葛根汤加半夏,方用葛根、麻黄以解太阳之表热,桂枝汤调营卫而除里寒,加半夏合原方中生姜以温中降逆止呕。呕吐本属太阴,故本条亦当以太阳合并太阴论。

3.四逆汤证

第 91 条:“伤寒,医下之,续得下利,清谷不止,身疼痛者,急当救里,后身疼痛,清便自调者,急当救表。救里宜四逆汤。救表宜桂枝汤。”

四逆汤方:附子 10g、干姜 10g、甘草 10g。

此条“下利清谷不止”即完谷不化,是非常危险之证。虽为表里合病,但当分缓急,不可合治,所以先用了四逆汤救里,没有顾及身疼之表。待完谷止,大便自调后,再治其表。

三、太阴与阳明合并病

桂枝加大黄汤证

第 279 条:“本太阳病,医反下之,因尔腹满时痛者,属太阴也,桂枝加芍药汤主之;大实痛者,桂枝加大黄汤主之。”

桂枝加大黄汤方:桂枝 10g、大黄 10g、白芍 20g、甘草 10g、生姜 10g、大枣 10 枚。

大实者,乃肠中有滞留物,结而不下,刺激肠壁又可作痛。故加大黄荡涤肠中结实,此方温中而泻实,当为太阴阳明合病方。

四、太阳与少阴合并病

1.麻黄细辛附子汤证

第 301 条:“少阴病,始得之,反发热,脉沉者,麻黄细辛附子汤主之。”

麻黄细辛附子汤方:麻黄 10g、细辛 5g、附子 10g。

麻黄解表，附子温阳，细辛主枢，为太阳少阴两解之方。

2.麻黄附子甘草汤证

第302条："少阴病，得之二三日，麻黄附子甘草汤微发汗。以二三日无证，故微发汗也。"

麻黄附子甘草汤方：麻黄10g、附子10g、甘草10g。

此方亦为太阳与少阴合病而设。

五、太阳与少阳合并病

麻黄连轺赤小豆汤证

第262条："伤寒瘀热在里，身必黄，麻黄连轺赤小豆汤主之。"

麻黄连轺赤小豆汤方：麻黄10g、连翘15g、赤小豆30g、杏仁15g、生梓白皮（茵陈可代）15g、生姜5g、甘草5g、大枣10枚。

连轺即连翘根，现可用连翘。阎德润说："此方可谓汗溺两道并进，而攻其黄者矣。"总观此方，是使湿热之黄通过发汗和小便而排除，是表里双解之剂。方中麻黄、杏仁、连翘发汗以解太阳表热。连轺、赤小豆、梓皮清热利湿以除少阳之热，姜枣辛甘相合，健脾和中。

六、少阴与阳明合并病

大黄附子汤证

《金匮》云："胁下偏痛，发热，其脉紧弦，此寒也，以温药下之，宜大黄附子汤。"

大黄附子汤方：大黄10g、附子10g、细辛5g。

此方是一个温下剂。尤在泾曰："胁下偏痛，而脉紧弦，阴寒成聚，偏著一处，虽有发热，亦是阳气被郁所致，是以非温不能已其寒，非下不能去其结，故曰宜温药下之。"方中附子温以去寒，细辛散寒以止胁痛，大黄苦寒泻下，配附子、细辛大热之品，共奏温下之功。

七、厥阴与太阴合并病

当归四逆加吴茱萸生姜汤证

第352条："若其人内有久寒者，宜当归四逆加吴茱萸生姜汤。"

当归四逆加吴茱萸生姜汤方：当归10g、桂枝10g、白芍10g、细辛5g、通草10g、甘草10g、大枣10枚、吴茱萸10g、生姜10g。

此汤证是承第351条"手足厥寒，脉细欲绝者，当归四逆汤主之。"而言的，故应有手足厥寒，脉细欲绝，吐涎沫三症。柯韵伯说："此本是四逆，与吴茱萸相合，而为偶方也。"方应当为四逆汤除厥阴之手足厥冷，加吴茱萸生姜以去太阴之干呕吐涎沫。

八、少阳与太阴合并病

1.栀子干姜汤证

第 80 条:“伤寒,医以丸药大下之,身热不去,微烦者,栀子干姜汤主之。”

栀子干姜汤方:栀子 10g、干姜 10g。

这是太阴少阳最简单的合并形式,但短少干姜证,亦即太阴症状,如腹满,或呕或利。本汤栀子苦寒,清少阳之热。干姜辛热,温太阴之寒。

2.生姜泻心汤证

第 157 条:“伤寒汗出解之后,胃中不和,心下痞硬,干噫食臭,胁下有水气,腹中雷鸣下利者,生姜泻心汤主之。”

生姜泻心汤方:生姜 15g、半夏 15g、黄芩 15g、黄连 10g、甘草 10g、党参 15g、大枣 10 枚。

此方是治慢性胃肠炎的总方,效果很好。常见症状还有心烦,咽干,小便黄。柯韵伯说:“寒热并举,攻补兼施,以和胃气,此本方之主旨也。”阎德润说:“汤名冠以泻心,是泻胃痞者也。”方中芩连泻心胸之热,干姜散心下之寒,生姜、半夏止呕吐,参、甘补虚。共为攻补兼施,寒热互用之温清方剂。

九、少阳与阳明合并病

茵陈蒿汤证

第 236 条:“阳明病,发热汗出者,此为热越,不能发黄也。但头汗出,身无汗,剂颈而还,小便不利,渴饮水浆者,此为瘀热在里,身必发黄,茵陈蒿汤主之。”

茵陈蒿汤方:茵陈 30g、栀子 10g、大黄 10g。

第 260 条:“伤寒七八日,身黄如橘子色,小便不利,腹微满者,茵陈蒿汤主之。”

本汤证应有胃家实,大便难,胸中烦热,咽干,胁下满疼之症。本方是治急性传染性黄疸型肝炎的有效方剂。方中茵陈为主药,清利湿热以除黄,栀子清利湿热,大黄通泄瘀热,三药相配,使湿热之邪由清下而解。

十、多种复合病

1.麻黄升麻汤证

第 357 条:“伤寒六七日,大下后,寸脉沉而迟,手足厥逆,下部脉不至,喉咽不利,唾脓血,泄利不止者,为难治,麻黄升麻汤主之。”

麻黄升麻汤方:麻黄、升麻、当归、知母、白芍、天冬、桂枝、玉竹、云苓、甘草、生石膏、干姜。

本证原是太阳表证,误下后出现了一系列阴阳错杂,表里混淆的证状。其中“下部脉不至”即触不到脉，是一个危证。一般情况下，诊病切手脉，但在危证时必须诊足脉，手脉足脉相互参考。

从用药来分析：该方是四病的合方。

当归、桂枝是厥阴药；

麻黄、升麻是太阳药；

黄芩、石膏、知母、麦冬是少阳药；

苍术、干姜是太阴药。

本方是一个解表和里，清上温下，扶正益阴，发越郁阳的合方。

2.小柴胡汤证

第96条：“伤寒五六日中风，往来寒热，胸胁苦满，嘿嘿不欲饮食，心烦喜呕，或胸中烦而不呕，或渴，或腹中痛，或胁下痞硬，或心下悸、小便不利，或不渴、身有微热，或咳者，小柴胡汤主之。”

小柴胡汤方：柴胡15g、黄芩15g、半夏15g、人参15g、生姜10g、甘草10g、大枣10枚。

第148条：“伤寒五六日，头汗出，微恶寒，手足冷，心下满，口不欲食，大便硬，脉细者，此为阳微结，必有表，复有里也。脉沉，亦在里也。汗出为阳微。假令纯阴结，不得复有外证，悉入在里。此为半在里半在外也。脉虽沉紧，不得为少阴病，所以然者，阴不得有汗，今头汗出，故知非少阴也，可与小柴胡汤。设不了了者，得屎而解。”

第379条：“呕而发热者，小柴胡汤主之。”

第230条：“阳明病，胁下硬满，不大便而呕，舌上白苔者，可与小柴胡汤。上焦得通，津液得下，胃气因和，身濈然汗出而解。”

第101条：“伤寒中风，有柴胡证，但见一证便是，不必悉具。”

以上各条都论述了小柴胡汤的具体应用。其中第96条乃是论述小柴胡汤主证的。即通常所说的小柴胡汤四大证：往来寒热；胸胁苦满（核心）；嘿嘿不欲饮食；心烦喜呕。

第148条似为六病的合并病，其中：“头汗出”似少阳病；“微恶寒”似太阳病；“手足冷”似厥阴病；“心下满”似太阴病；“大便硬”似阳明病；“脉细”似少阴病。

在同一病人身上，同时出现了阴阳两性的六种病证，怎么办？用寒凉药，不可，因它只能对付阳性病；用温热药，不可，因它只能对付阴性病。既然寒、热、补、泄四大法不能用，那就只好用一个协调的方子即小柴胡汤来治疗。因为本方是一个少阳和少阴的合方，是和解的方剂。关于方中诸药的作用，见后局部辨证小柴胡汤条。

第379条、230和101条告诉我们，使用小柴胡汤并不一定要四大证都具备才能用，只要有三证、二证以至一证都可以用。

关于小柴胡汤的剂量问题，根据临床经验，以做如下的加减更妥善：

柴胡15g、黄芩15g、苏子（代半夏，降而不燥）30g、党参30g、川椒（代生姜，温中止痛胜于生姜，如有呕，仍用生姜为好）10g、甘草10g、大枣10枚。

在复合病时，主病用主方，并病不用主方而用其主方中的主药即可。如太阳病合并阳明病，用太阳病的主方新葛根汤加阳明病主药大黄；如少阳病合并太阴病，用少阳病的主方黄芩汤加太阴病的主药苍术。有时亦可把副主药也加进去。余此类推。

第四节　总　　结

1）三部六病，是指发生在人体表部（与大气直接接触的部位）、里部（整个消化道的内壁）和半表半里部（整个血液循环所达之处）的阴性和阳性两类不同性质的六组证候群，即太阳病、厥阴病、少阳病、少阴病、阳明病和太阴病。

2）三部六病辨证论治，是整体—三部六病—局部辨证这个辨证体系的核心，是八纲辨证的具体体现。它具有准确，方便，灵活的特点。三部六病的人为划分，体现着事物矛盾的对立法则，一目了然，有条不紊；六病的诊断部位，提示了各病的重点和致病原因之所在，便于针锋相对的立法施治；核心证和纲领证，反映着事物的本质，可以在复杂的情况下分辨真假，诊治无误。三部六病适用于大热大寒大虚大实的"四大"病证。

3）三阳病皆热皆实，临床上出现的证象是亢奋性的，进行性的，良性的。三阴病皆寒皆虚，临床上出现的证象是抑制性的，衰退性的，恶性的。三阳病的共性是发热，但其热型不同：太阳病是发热恶寒，重点诊头；少阳病是身热或寒热往来，重点诊胸；阳明病是日晡潮热，重点诊腹。三阴病的共性是发冷，但发冷的部位不同：太阴病是腹中冷，重点须诊腹；少阴病是背部恶寒，重点须诊心；厥阴病是四肢发冷，重点须诊四末。

4）辨证施治要采取"三突出"、"三部为主"的原则。

辨证中一要突出一般症状，要重证据，如太阳病的发热、恶寒、咳嗽等；二要突出纲领症状，如太阳病的头项强痛，发热恶寒，脉浮，或咳喘等；三要突出核心症状，如太阳病的头项强痛。这样才能从一般症状到代表性的纲领症状，再到独特性的核心症状，逐渐由繁到简，由一般到特殊，详加鉴别，才能做到辨证准确。

论治上要采取三为主，一为主是多证重治主证；二为主是多方重选主方；三为主是多药重用主药。只有抓住重点，才能做到治疗上的稳、准、狠，才有可能避免主证兼证不分，主方次方乱加，主药佐药乱用的毛病。

5）同一病证在其发展的过程中往往又有突出的一面，必须对症状加以鉴别，随证施以方剂，决不可固守主方，排斥其他。例如：

厥阴病要与热、蚘、痰、实四厥相鉴别，而其鉴别要点又是脉症：即热厥脉沉滑，蚘厥脉偶结，痰厥脉乍紧，实厥脉沉实。

少阳病中要掌握好"清"、"引"、"转"三个重要环节。清有清火清热两种，清火有救阴不救阴之别；清热有滋阴不滋阴之分；火与热是局部和整体的发热的异名，本质并无特殊差异。引，是因势利导一种逐邪方法，有引火出表，引火出里，引热出表，引热出里的区分。引法运用要掌握三点：一是先看热或火由何传来，表来出表，里来出里；二是看它介于半表半里部偏重于何部，偏表出表，偏里出里；三是看有无里证，有里证必定要引其出里。

少阴病的四个方证的运用，主要是鉴别其典型症状：真武汤证是自下利；茯苓四逆汤证是小便不利；四逆加人参汤证是手足逆冷；炙甘草汤证是脉结代。

阳明病主要是掌握食、血、痰、水四个病证的泻法的运用。泻食用三承气汤，即便硬而难者大承气汤，痞满不通者小承气汤，无痞满而有宿食瘀热者调胃承气汤。泻血重点是小便不利，以此做蓄血蓄水证之鉴别，蓄血新证用桃仁承气汤，久证用抵当汤。泻痰中，结胸在上者用大陷胸丸，在下者用大陷胸汤。泻水用十枣汤，但必须是脉平或滑的情况下才可应用。

太阴病四证的应用，主要看病的部位和病的症状。旋覆代赭汤重点是作用于食道和膈肌，主证为噫气不除；吴茱萸汤重点作用于胃，主证为呕吐；五苓散重点作用于肠，主证为小便不利；桃花汤重点作用于结肠，主证为下利频数，便脓血。

6）主方、主药和副主药是根据病情、方药、药性而确定的，都必须有其代表性。

主方是针对病情而设，如：

太阳病是表热证，宜汗法泄热，用葛根麻杏石甘汤主之。

厥阴病是表寒证，宜温法逐寒，用当归四逆汤主之。

阳明病是里热实证，宜下法泻热通便，用大承气汤主之。

太阴病是里寒虚证，宜温法燥湿，用苍术汤主之。

少阳病是半表半里热证，宜清法凉血散热，用黄芩汤主之。

少阴病是半表半里寒证，宜温法强心壮阳，用附子汤主之。

主药必须具备疗效高，使用稳，治疗全面三个条件。主要都有基本病的代表性。例如：

阳性病的主药都必须具有清泄作用，如葛根的发汗解表，黄芩的清热泻火，大黄的泻热攻下。阴性病的主药都有温补的作用，如当归的温经补血，附子的强心壮阳，苍术的温中健脾。

副主药的作用有二：一是增强主药疗效；二是免除主药的副作用。例如：

麻黄可以增强葛根的发汗作用，以弥补其发汗不足的弱点，为葛根麻杏石甘汤的副主药。

柴胡的转枢作用，以增强黄芩汤清热的功效，为黄芩汤的副主药。

芒硝弥补大黄贮液不足的缺陷，辅助大黄以攻下，为大承气汤的副主药。

桂枝能增强当归的温性，并可免除当归的泻下作用，为当归四逆汤的副主药。

党参增强附子的强心作用，与附子有相辅相成之效，为附子汤的副主药。

干姜有提高苍术燥湿健脾的功效，以增强温中作用，为苍术汤的副主药。

六病共有六个主方，十二味主药、副主药，虽方少药简，但都是在各类成队的大量药物中筛选出来的，都带有一定的偏重性亦即特殊性，这些特殊性正是它们的“一技之长”，由于这些特长，作用于它们的主病才能收到针锋相对的效果。方少药少，但变化无穷。因此，只要能辨明病证，据此立法，灵活选方用药，就一定能够收到立竿见影的效果。

第二章　局部辨病辨证论治

六病，是属于大热大寒，大虚大实的六组证候群。在这“四大”证候以外的所有病证，统统称之为局部病证，比如发生在表部的有皮肤病，眼病、气管炎；发生在半表半里部的有心、肝、脾、肺和肾病；发生在里部的有消化道溃疡病、消化道炎，等等。诸如上述病证，在祖国医籍里，有的已有阐述，有的没有阐述，有的虽有阐述，但述之过粗，这是由于受着当时社会条件和科学技术的发展情况所限制的。对于这些病证，现代医学通过解剖学、组织学、生理学、病理学，以及生物化学等科学的研究，记载详细，探讨精细，叙理明晰，这是较之中医有长处的。因此，对各系统的病证基本是采取以西医辨病和中医辨证相结合的方法，进行诊断治疗和组方施药的。

整体和局部是辨证的统一，是既密切联系而又有区别的。每一个局部都是整体的一部分，是受着整体的支配的。任何一个局部病证，无不是由于整个机体功能障碍（局部外伤例外）所引起。临床上无论治疗哪一种局部病证，必须首先考虑到整体的问题，如果没有整体的协调，就不可能有局部症状的改善。六病的“四大”证候，皆是对抗性的矛盾，其处置方法，必须是针锋相对：热则寒之，寒则热之，虚则补之，实则泻之。凡此“四大”以外之病证，是非对抗性的矛盾，其处置方法，是采取协调疗法，即以协调整体为主，最大限度地调动整体的积极性，增强其抗病能力，扶正以祛邪；同时又要突出局部症状的治疗，具体问题，具体对待，单刀直入，以求实效。只有充分发挥协调整体这个共性的作用，又十分注意改善局部这个特殊性的作用，才能既照顾到整体，又照顾到局部，才能使问题迎刃而解，这是局部辨证论治的基本原则。

第一节　协调局部病证的方剂组成和应用

一、小柴胡汤

【组成】

柴胡 15g、黄芩 15g、苏子（代半夏）30g、川椒（代生姜）10g、党参 30g、甘草 10g、大枣 10 枚。

【方义】

《伤寒论》里的小柴胡汤，是一个应用很广的方剂，是和法的典范。《伤寒论》里关于此方的论述所占的篇幅很多，说明本方的重要性。

方中药物可分为三类：

一类是苦味药，有柴胡、黄芩。它们是少阳病的药，是解除寒热往来，胸胁证和心烦的。其中，柴胡疏肝解郁，通利肠胃，善解寒热邪气，胸胁痞满，主治饮食积聚和肠胃中结气。黄芩清少阳热，利胸膈，治肠澼，对于肠胃有消炎作用。

二类是辛味药，有半夏、生姜。它们是太阴病药。都有解除胃肠痉挛的作用，故可治肠胃证，止呕，恢复食欲；另外，其性辛温表散，又可以协助第一类药物解除寒热证及胸胁证。本方以苏子代半夏，降而不燥，川椒代生姜，热不伤津，以用其利去其弊，更为稳妥。

三类是甘味药，有党参、甘草、大枣。它们有协助前两类药解除各项症状，补养元气，扶正固本（党参补力尤大），以及调和诸药的作用。

综上所述，本方虽药只七味，而配合得当，可以发挥药物的应有作用，确是和方之冠。

【适应证】

为协调整体的要方，适应于一切机能失调的病证。《伤寒论》第 96 条写道："伤寒五六日，中风，往来寒热，胸胁苦满，嘿嘿不欲饮食，心烦喜呕，或胸中烦而不呕，或渴，或腹中痛，或胁下痞硬，或心下悸、小便不利，或不渴、身有微热，或咳者，小柴胡汤主之。"

这一条归纳起来就是四大证：往来寒热、胸胁苦满、嘿嘿不欲饮食、心烦喜呕。

但是否必须四证俱全才能使用本方呢？在第 101 条作了明确的论述，即"伤寒中风，有柴胡证，但见一证便是，不必悉具。"就是说四大证只要有一者即可用之。

小柴胡汤在《伤寒论》里多处提及，可作为对此方的解释：

第 148 条："伤寒五六日，头汗出，微恶寒，手足冷，心下满，口不欲食，大便硬，脉细者，此为阳微结，必有表，复有里也。……"

此条是六病症状都有一点，其中"头汗出"是少阳证，"微恶寒"是太阳证，"手足冷"是厥阴证，"心下满"是太阴证，"大便硬"是阳明证，"脉细"是少阴证。在一个人身上同时存在六病之证，但又都不是全部的症状，这种情况下该怎么辨证，又怎么施治呢？当然无法定为某一病，只能是三阴三阳的复合病。病既如此，就不能用单独对付六病的大寒大热大虚大实的方法治疗，而只能用阴阳合方的小柴胡汤协调治疗。

第 379 条："呕而发热者，小柴胡汤主之。"

第 37 条："……设胸满胁痛者，与小柴胡汤……"

第 229 条："阳明病，发潮热，大便溏，小便自可，胸胁满不去者，与小柴胡汤。"

以上三条，都是根据小柴胡汤证之一个症状而用之者。

第 230 条："阳明病，胁下硬满，不大便而呕，舌上白胎者，可与小柴胡汤。……"

本条是具备两个小柴胡汤证而用之。

这许多条文都告诉我们：小柴胡汤证虽有四大证，但只要有一证者，即可使用，不必全具。另外，本方是和方，它作用于有病的机体，可以通过协调作用而把失调的机能恢复过来，使邪去体康；若用于健康者，由于机体功能正常，协调也不发生作用，无害于人。日本学者汤本求真认为，小柴胡汤只有诊断之错，而无治疗之误。亦此之义也。

【歌括】

小柴胡汤和解方，黄芩苏子川椒襄，党参甘草大枣配，协调整体功效彰。

二、调神汤（亦名柴膏汤）

【组成】

小柴胡汤加石膏 30g、牡蛎 30g、桂枝 10g、车前子 30g、大黄 5g。

【方义】

调神汤是《伤寒论》第107条的柴胡加龙骨牡蛎汤化裁而成。由于用石膏易龙骨并去了铅丹，故亦名曰柴膏汤。

原文是："伤寒八九日，下之，胸满烦惊，小便不利，谵语，一身尽重，不可转侧者，柴胡加龙骨牡蛎汤主之。"

林伯良在《小柴胡汤证的研究》一书中认为，这个病证的基本状态是柴胡主证及肝证：如胸满，烦惊，谵语之类。外部证及内部从证：如身重，小便不利之类。同时他根据以上基本状态，把症状进一步推广。他认为：

1）胸满方面，可以把胸腹膨胀，心下紧张，或往来寒热等，看做类似证。从惊烦来说，烦惊即烦闷易惊，常可兼胸腹动悸，气上冲而烦惊，精神受劳，因此，可发生失眠多梦，精神过敏，容易兴奋，或眩晕头痛耳鸣等。严重的可发生谵妄，发狂癫痫等。例如，《类聚方广义》称："本方治狂证，腹胸动甚，惊惧逼人，兀坐独语，日夜不眠，或多猜疑，或欲自死。又治痛症，时寒热交作，郁悲愁，多梦不寐，或恶接人，屏居暗室。"徐洄溪说："此方能下肝胆之惊痰，以之治癫痫必效。"

2）从外部及内部从证说，在上述柴胡主证及肝证的结合下，如麻痹、水肿、半身不遂，四肢倦重或疼痛或牵搐等，以及失精、阳痿、月事失常等，都可和身重，小便不利看做类似的症状。

"经过这样推广，就可使本方适用颇广的范围"，它不但可以主治自主神经功能紊乱，还可兼治其他许多病。

总观此方，它是一个互相拮抗的标准的复方。方中共十二味药物，是由四对矛盾八个矛盾面组成的，即包括寒热、补泻、升降和收敛八个方面：寒有黄芩、石膏；热有桂枝、川椒；补有党参；泻有大黄；升有柴胡；降有苏子；散有柴胡；敛有牡蛎。

由于本方的药性是四对矛盾的双方共存于一个统一体中，互相拮抗，互相牵制，保持着平衡状态，所以使方子变得既非热，亦非凉；既非补，亦非泻；既非升，亦非降；既非敛，亦非散。各药此时都不表现出其个体特性，而成了一个同一性的即协调性的方子了。因此，临床上选用它治疗自主神经功能失调，还是恰当的，实践证明，确实是行之有效的。

方中小柴胡汤针对胸满，协调整体，石膏、牡蛎针对心烦、心悸，车前子针对小便不利和身重，桂枝针对身重不可转侧，大黄针对谵语。

【组方特点】

本方既然是由四类互相矛盾的药物共处于统一体中，并保持着相对的平衡，以发挥其协调作用。那么，当矛盾向着相反方向转化的时候，平衡必然遭到破坏，而显示出寒热补泻的个性来。这就提示我们，只要变动方中任何一药的用量，就可以使方子的性能有所改变，这种改变，是一种灵活性。可以适应我们在临床上处理各种复杂情况的需要。比如：

石膏一两和川椒一钱这个比例基本上是保持凉热平衡的，若把石膏用量加大到一两半、二两、三两，而川椒量不变，方就变得偏凉了；反之，则又可变成偏热的了。至于加多少，减多少，则视病情而定。

桂枝、川椒同属热药，通常用量是三钱，若病证热重，用量就要减少，或只选用其中的一味即可；反之，若寒重，可有选择性的加大用量。例如，有畏寒肢冷者，还可用附子代桂枝，以加大温性。

以上这些灵活的变动，即是用药之妙处，这些妙处光靠抄死方是无用的。为什么有些方子在老医生们的手里能治好病，一抄到我们手里就不灵了呢？除了辨证问题外，就是不知灵活用药。作为一个临床医生，只有真正了解了组方原理，熟知药性，又善辨证，才能驾驭方药，运用自如，那时，无论是前人的方子，还是自己的组方，才能像神枪手中的武器一样，弹不虚发，百发百中。所谓“妙手回春”也只有在这时才能成为现实。

【适应证】

阳亢气滞类病证。自主神经功能紊乱（神经衰弱、神经官能症）、癔病、精神分裂症及梅尼埃综合征等。

【临床指征】

脉学上常提到“舍证从脉”的问题。而本证则是其例之一，临床上不论遇到的症状多么复杂，只要有聚关脉并上鱼际脉者，即可舍证从脉，使用调神汤治疗。

聚关脉：是寸关尺三部脉都集聚于关部，即独关脉显现有力，而寸尺脉弱或不见者之谓。此脉乃情志长期不舒，气久郁滞所致，非二三年不成。此脉不见于脉书，是临床多年摸索出来的。

聚关脉类似于短脉，多是阴阳失调，气郁之候。如《素问・脉要精微论》所说“短则气病。”又《脉说》云：“有过于悲哀之人，其脉多短者，于此可占气之病矣。”

上鱼际脉：医籍里有所论述，但均未详细其证治。本脉的特征，是脉过寸部而达腕之横纹上，甚至上溢于掌之大鱼际肌。轻则切之跳动，甚则可望见搏动。此脉从历代描述，认为是阴阳失调，情志激昂，气亢所致。

《灵枢・脉度篇》说：“阴气太盛则阳气不能荣也，故曰关。阳气太盛，则阴气弗荣也，故曰格。阴阳俱盛，不得相荣，故曰关格。”

《难经・三难》滑寿释曰：“阴气太盛，则阳气不得相营也，以阳气不得营于阴，阴遂上出而溢于鱼际之分为外关内格也，外关内格，谓阳外闭而不下，阴从而内出以格拒之，此阴乘阳位之脉也。”《三难》又曰：“脉有太过有不及，有阴阳相乘，有覆有溢，有关有格，何谓也？然关之前者，阳之动也，脉当九分而浮，过者，法曰太过，减者，法曰不及，遂上鱼为溢，为外关内格，此阴乘之脉也。”

清代冯兆张《锦囊秘录・脉诀》云：“上鱼者，脉上于鱼际者。世人常有此脉，脉同病异，不可以一例论也，有两手上鱼者，有一手上鱼者。若平人神色充实而有此脉者，此天禀之厚，元神充满上溢于鱼也，其人必寿。若人素无此脉，一旦上鱼者，此病脉也。”

清代陈修园《二十八脉纲目》曰：“……或鳏寡思色不遂，心肝两部则洪长而溢鱼际，此是七情为患，而非有邪之脉也。”

清代吴道远《女科切要・调经门》曰：“……若面黄肌瘦内热，是谓童痨。诊其肝脉弦，出寸口，上鱼际，非药所能治也。急与之成婚则阴阳和，自然经行而疾去矣，否则十死八九。……”

从以上引述看来，多认为上鱼际脉是阴阳失调的一种征象，为六欲七情所致，这和现代医学所说的自主神经功能紊乱相似。刘氏临床观察，凡见聚关和上鱼际脉者，多具有下列症状：

头部症状：多有头晕脑涨，记忆力减退，易怒易气，眠差多梦等。

心部症状：多有心烦嘈杂，心悸惊恐等。

胃肠部症状：多有胃脘满闷，消化不良等。

四肢症状：多有疲劳无力，甚或小腿肚痛，酸软，有的可有轻微浮肿等症状。

以上诸症状，可以同时都有，也可是侧重于一个部位，当由病之久短，素体好坏，病情轻重而定。

【用药反应】

医生开方，病人吃药，会发生什么反应呢？无非是好和坏两个方面。好的病人赞赏，坏的病人惊恐，往往要找上门来询问。这就迫使医生要懂得方药的反应。所谓坏的反应，通常有两种情况：一是用药不对路，把病治错了；一是用对了药，而药本身就有副作用，或是邪正斗争的必然反应。对于这些，都应该是胸中有数。正如毛主席所说"如果一切都是胸中无'数'，结果就不能不犯错误。"这种情况下，犯错误也有两个方面：一是误用了药，还固执不变，一错到底，贻害于人；一是用对了药，由于对药物的反应胸中无数，病人上门一找，就吓得赶快停药更方，使药数不达，同样贻误于人。这两种都是过错，都应尽力避免。调神汤服用后，可出现下列反应：

1）由于本方是治本为主，是协调显效，效果通常较缓。多是用药数服后症状才得以改善，二三十剂主要症状才有好转，故在辨证无误的情况下，不要因三两剂药不显效而更方。

2）通常都有缓泻。有的日便二三次，有的四五次不等。有的一周左右复常，有的时间更长一些。这些情况，是机体协调过程中推陈致新的反应。由于推之者陈，陈非体内应存之物，泻也不会影响身体健康，不必多虑。

3）少数人有头晕头昏。约30人中有一人开始服药即觉头昏头晕，是药物作用人体后正邪斗争的反应，多六七日自解，不必理睬。

4）极个别人有嗜睡。临床上碰到个别人服药后出现嗜睡，一连六七日，甚至唤不醒。有人往往为此惊慌多虑，怕致不良后果。这种现象可能是大脑矫枉过正的一种补偿性反应。由于原来失眠日久，欠下了账，大脑过于疲惫，用药后机体协调起来，转入恢复状态，欲补其亏空，是一种好现象。临床观察，凡出现欲睡嗜睡者，常是由病到恢复的转变标志，还可缩短疗程，使身体很快复原。

【临证加减】

凡具有本方证（聚关脉或上鱼际脉）者，不论兼有其他何证，均可用本方合兼病方或兼证药治疗之。例如：

1）癔病：本方合甘麦大枣汤（甘草10g、小麦60g、大枣30枚）；脉滑者，本方合白虎汤。

2）精神分裂症：本方加远志5g、菖蒲10g、郁金15g。

3）癫痫：本方加钩藤30g、远志5g、菖蒲10g、珍珠母30g、地龙10g、或加六神丸。有狂或瘀血者，本方合桃仁承气汤。

4）共济失调：本方加远志10g、郁金15g、王不留30g。

5）脊髓空洞症：本方加黄芪120g、葛根120g、王不留30g。

6）梅尼埃综合征：本方加六神丸。

7）高血压：本方加夏枯草30g。

8）失眠严重者：本方加朱砂2g、琥珀2g，吞服。

9）扭伤后肢体瘀血疼痛者：本方合桃仁承气汤。

10）慢性腰背关节疼痛者：本方合葛根汤（葛根、麻黄、桂枝、白芍、川椒、甘草、大枣）。

11）胃脘胀满者：本方合枳实芍药散。

12）腹胀痛者：本方合三核二香汤（橘核、荔枝核、川楝子、小茴香、木香）。

13）输卵管炎：本方加桃仁30g、王不留30g、当归15g。

14）卵巢囊肿：本方合攻坚汤，加桃仁30g、小茴香30g、川楝子15g。

15）牛皮癣：本方合祛风利湿汤，桃仁承气汤。

16）阴萎：本方合大黄附子汤（大黄10g、附子10g、细辛5g）。

17）再生障碍性贫血：本方合医黄丸加当归15g、黄芪30g。医黄丸方：硫酸亚铁50丸、白术30g、茵陈60g、黄芩15g、车前子30g、神曲60g、鸡内金60g、陈皮60g、山药30g、大枣10枚。

【病例】

王某，男，工人。

患者因半身不遂被抬来就诊。诊之脉聚关，双上鱼际，项痛。询问，述西医诊为蛛网膜下腔出血。此病中医称为"中风"。遂舍证从脉，以调神汤主之。并据半身不遂症，取王清任补阳还五汤中主药黄芪四两，据项僵痛取太阳病主方葛根麻杏石甘汤主药葛根四两。服1剂病人可爬床活动，2剂即可下地，6剂即能乘公共汽车自来门诊，共服18剂而愈。

【歌括】

调神汤用小柴胡，石膏牡蛎桂枝入，车前大黄十二味，神经失调此方主。

三、调　心　汤

【组成】

小柴胡汤加百合30g、乌药10g、丹参30g、郁金15g、瓜蒌30g、牡蛎30g。

【方义】

"身有多大，心有多大"。这里所说的心，不仅是指心脏本身，而是包括了整个循环系统。因为血液是流通全身的，所以治疗心病就要考虑到与心有关的各个部分，只有相互间都协调了，心病才能被征服。调心汤是从以下几个方面考虑组方的：

1）协调整体：心脏的活动直接受自主神经的支配。自主神经好似一个下级政府，是受着更高级的政府即大脑皮层来统帅的。"治病必求于本"，治心必理于脑。只有全体的协调，才有局部的改善。故方中选用小柴胡汤的协调整体。

2）照顾到肺：心和肺关系密切，不但血管直接相通，而且二脏共同担负着体内氧气和二氧化碳的交换任务。肺吸入的氧气由心输布于全身，心脏本身也需要有氧而保持有节律的跳动。《素问·灵兰秘典论》说："肺者，相辅之官，治节出焉。"这里的"相"是对"心者君主之官"而言的。心主血，肺主气，"气为血帅，血为气母"，"气行则血行，气滞则血滞"。可见气血关系密切。又知肺是帮助心治理和调节血液循环的，只有心肺互相协调，才能维持人体的正常生理状态。故中医是治血先治气，气行则血行。如果不首先把肺这个氧气的供应线路修好，不保障肺的正常功能，心就不可能得到充分的氧气供应，心病就难以铲除。心病输氧也是这个道理。所以，方中就先用了百合汤来解决这个问题。本方见于《时方妙用歌括》，陈修园说：是他"从海坛得来，用之多验。"原方只两味药：百合一两，乌药三钱，我们照用不变。百合轻清，能润肺止咳，清心安神，含淀粉、脂肪和微量生物碱，为神经的强壮滋养剂，百合固金汤用它养阴清肺。乌药有行气止痛的作用。

3）增强肝脾功能：心脏在人体内好似一个血泵，它靠着心肌的舒张作用和收缩作用，把含二氧化碳的血从全身接收回来，再把含氧的血由心脏打出去，遍布全身，这便是整个循环系统的主要功能。要改善这个功能，必须加强肝脾二脏的作用。中医认为，心主血，肝藏血，脾统血。肝脏是一个大血库，心血之充足与否，是和肝调节血量的能力以及藏血量多少有关系的。血液的生成又是和脾的运化功能分不开的，而血液所以能够不溢于脉道之外，是靠着脾的统摄作用。因此，不把肝脾的功能调整好，决不能保持循环的正常血容量。故方中选用了丹参和郁金。丹参活血，谚有“丹参一味，功同四物”之称。郁金是气中血药，可以为丹参行气开路，以达到“气行则血行”的目的。

4）宽胸：心肺二脏同居于胸腔之中，它们的功能又同受着胸腔这个外廓的影响。按物理学的观点，只有胸腔通畅开廓，心肺才得更大范围的舒张，从而完成更大的吸氧和排血量。因此，选用瓜蒌薤白汤中一味瓜蒌来宽胸。

5）止心悸：心病的共同症状是心烦，心动悸故选用了一味牡蛎重镇安神止心悸。

【适应证】

冠心病，心律失常，心肌炎，心包炎，心血管神经官能症等。

【病例】

倪某，男，52岁，解放军干部。

患者因胸痛，气短，时有昏厥年余而求治。自述1970年偶感心前区憋闷，时疼如刀绞，痛楚难忍，每发作一次约数分钟。发作时面色苍白，头出冷汗，曾昏厥过三次。北京等医院诊断为“冠心病心绞痛”，久治不效。据证处以调心汤，9剂心绞痛控制，62剂不再发作。

【歌括】

调心汤用小柴胡，百合乌药瓜蒌入，丹参郁金牡蛎配，心之疾患此方除。

四、降 压 汤

【组成】

黄芪50g、苏子30g、茺蔚子30g、夏枯草30g、黄芩15g、红花15g、槐花15g、车前子30g、牡蛎30g、川椒5g。

【方义】

黄芪：强壮中枢，降低血压。实验证明，黄芪能扩张冠状动脉及全身末梢血管，并有中度的降压作用，尤其治疗虚性高血压更好。

牡蛎：益阴潜阳，可治阴虚阳亢引起的烦躁、失眠、头晕、头痛、耳鸣、目眩等。它和黄芪是一对拮抗药，有协助黄芪降压的作用。

苏子：主降，治头痛眩晕之在上的症状。

茺蔚子：降压活血。

黄芩、夏枯草：性寒凉，具有清火泄肝降压的作用。

红花：活血，可调节血液的生新和分配，并可溶解栓子。

槐花：软化血管。

车前子：利尿降压。

川椒：温中止痛，无寒可不用。

【适应证】

高血压。

【歌括】

降压汤用芪苏子，茺蔚夏枯牡蛎适，红椒车前槐花芩，高血压病此方治。

五、解 肌 汤

【组成】

葛根 30g、党参 30g、黄芪 30g、丹参 30g、郁金 15g、银花 30g、丝瓜络 15g、车前子 30g。

【方义】

解肌汤即决渎汤去白茅根加葛根、党参、丹参而成。

1）葛根：解肌以除肌中之邪。《伤寒论》第 31 条之："太阳病，项背强几几，无汗恶风者，葛根汤主之。"这一条是作用于横纹肌的，可缓解肌肉的痉挛。第 34 条之："太阳病，桂枝证，医反下之，利遂不止，脉促者，表未解也，喘而汗出者，葛根芩连汤主之。"这一条是作用于平滑肌的。解肌汤则是取二方之义，合而用之，不但用其解横纹肌之作用，治风湿病有效，而且用解横纹肌、平滑肌之共同作用，治风湿性心脏病，亦有满意之效。这是用葛根的根据之一。

根据之二，从临床观察及报道材料看，风湿病与感冒有一定的关系。一是感冒后常罹患风湿性的心脏病，特别是心肌炎；二是原有风心病者，感冒后常加重病情。葛根这味药不但对感冒治疗有效，预防也有效。依同理，将葛根由太阳病的主方中移来治风心病，确也有效。

根据之三，本品经实验证明，它含有异黄酮类成分大豆素，能扩张脑及冠状血管，以治急性心肌缺血。风心病是一种心肌的炎性病变，扩张心肌血管，对于营养心脏，消除炎症也有相当的好处，故而用之。

关于葛根之用量问题，历代医家多认为不可多用，一般都在三钱左右，皆怕量大发汗伤津液。实际上葛根粉常作食品冲服，可见它并没有多么可怕的副作用。临床上曾用到五两，也没有发现副作用。

2）党参：强心补虚。中医认为"邪之所凑，其气必虚"。故选用了党参补虚。当然黄芪也有强心补气的作用。

3）丹参：活血，以去瘀郁。丹参对风心病的治疗，确实有明显的效果。例如：一位姓费的病人，男，成年。他患二尖瓣狭窄病，时晨起咯血，遂来求治。诊后令其买丹参 20 斤，加红糖熬成浸膏服，每日三次，每次一调羹，服完后咳血止，身体康复。有一位姓王的男性病人，也是咯血，西医诊为"风湿性心脏病，二尖瓣狭窄"。经八个月调治不效，遂来看中医。处以解肌汤治之，丹参用到二两，服 50 余剂，症状消失。

通过临床观察证明，解肌汤对于风湿性瓣膜病确实有较好的疗效，对改善症状非常显著。由远期疗效亦较好的情形来看，似乎对瓣膜有修复作用。

4）决渎汤：抗水肿。风湿病多数有渗出性环形红斑，以及循环障碍而出现肢体水肿，故以决渎汤来解决这个问题。

【适应证】

风湿病、风心病，末梢神经炎。

【临床经验】

急性风心病宜用解肌汤治之,其他心脏病统用调心汤治之。但风心病经解肌汤调治而将愈时,以调心汤合解肌汤治之尤善。

【歌括】

解肌汤中用葛根,黄芪郁金党丹参,双花车前丝瓜络,风湿病证此方珍。

六、理心复脉汤

【组成】

当归15g、桂枝10g、赤芍15g、细辛5g、川椒10g、通草10g、甘草10g、大枣10枚、元参30g、鸡血藤30g、银花30g、王不留30g、川牛膝15g。

【功效】

温经通脉。

【方义】

脉管炎主要症状是足趾冷疼痛,属厥阴病。它主要由血脉凝滞不能荣于四末所致。依《伤寒论》第351条"手足厥寒,脉细欲绝者,当归四逆汤主之"之理,以厥阴论治,故用当归四逆汤为底方,温通血脉;其色紫赤又为热毒蕴结所致,故又合《验方新编》的四妙勇安汤(玄参、当归、银花、甘草),加王不留、鸡血藤、川牛膝以清热解毒,活血祛瘀,通经止痛。因病在下肢,故用牛膝引药下行。共奏温经通脉,活血祛瘀,解毒止痛之功。

【适应证】

脉管炎。

七、调　肝　汤

【组成】

小柴胡汤加茵陈30g、大黄10g、陈皮30g、白芍30g、丹参30g、郁金15g、车前子30g。

【方义】

治疗肝病,必须掌握五大原则:调整自主神经功能紊乱,清热利湿,调整脾胃,活血行瘀,减轻肝脏肿大,通利大小便排毒。

1)小柴胡汤:协调整体,调整自主神经功能紊乱。

2)茵陈蒿汤:清利湿热,消除黄疸。

茵陈:清热利湿,疏通胆管,加强胆汁排泄,消除黄疸。

栀子:辅助茵陈清热利湿以除黄。

大黄:通泄瘀热,推陈致新。肝病对于机体蛋白的合成都发生一定的障碍,若白蛋白少于3g/dL(正常为4~5.5g/dL)时,表示肝合成蛋白的功能已有损害。在正常情况下,蛋白质首先被分解成蛋白膘、蛋白胨,再分解成氨基酸,最后被小肠黏膜吸收,通过血液而进入各组织和肝脏,在肝内一部分合成白蛋白,一部分进一步分解成为丙酮酸和氨。氨一部分在肝内合成尿素经尿排出,一部分与体内谷氨酸结合,变成无害的谷氨酰胺储存于肝。当肝有病时,肝合成尿素的能力降低,使氨堆积过多,变成有害的东西,影响脑细胞而产生昏迷。大黄则可通过肠道加速一些有害毒物的排泄,以减轻肝脏解毒的负担,从而保护肝脏。

3）枳实芍药散调理脾胃。肝是通过胆管排泄胆汁到小肠参与食物消化功能的。十二指肠最容易痉挛而阻塞胆汁的排泄，故用枳实芍药散以增强肠胃节律性的蠕动，增进消化功能。同时，由于枳实芍药散能够舒张平滑肌，改善幽门壶腹区，疏通胆汁排泄的道路，又有利胆的作用。

4）车前子利尿。氨在人体是一种毒物，总得给它一条出路，让它走掉。所以就用车前子增加它从尿中排出。

5）丹参、郁金活血祛瘀，缩小肿大的肝脏。

丹参：用其活血消肿止痛的作用，治疗肝大瘀血。实际上它是治心，使肝由下腔静脉回到右心的血流量加速，肝大自然缩小。

郁金：除有行气解郁、活血祛瘀的功能外，并有促进胆汁分泌，促使胆囊收缩而具有利胆的作用。据报道，大量应用郁金，还能增加血浆蛋白，纠正蛋白倒置，而达到营养保肝的目的。所以，郁金用于肝病是一药多得的。

【适应证】

急性肝炎、慢性肝炎、中毒性肝炎、肝肿大、肝硬化。

【临床经验】

如果肝大明显，可加大丹参用量，最大一剂可用至四两。或加用灵脂一两，王不留行一两。在急性期，亦可加用公英、板蓝根等。

肝硬化者，可加用行气药，如木香一钱左右，以使“气行则水行”。

本方治疗肝硬化，通常效果尚好，但下述两种情况疗效不佳：一是肝硬化放过腹水者，是否由于放腹水打破了体液原来的组织成分，机制尚不清楚；二是肝硬化经过治疗突然反复者。后一情况多和情志不畅及劳累有关。

【病例】

张某，女，19 岁，太原某工厂工人。

主因食欲不振，周身乏力，腹部膨大而求治。患者于 1969 年始感精神疲惫，纳呆，恶心，时有呕吐，继则腹部渐渐膨大，气短。曾赴几个医院就诊，诊为“肝硬化腹水”。经用多种西药进行治疗，不但无效，反而腹水日趋明显。遂求中医诊治，与以调肝汤治之。30 剂后腹水消失，又服 60 剂以善其后，共服 90 剂而愈，并参加工作，后随访未见复发。

王某，男，28 岁，太原郊区农民。

患者因腹部日渐膨大，体质消瘦而到医院就诊，经抽腹水等检查，诊为“腹水原因待查”。经各方调治不效，后要中医诊治，处以调肝汤加附子、小蓟、蒲黄、王不留、菖蒲等。6 剂腹水明显减少，18 剂腹水基本消失，且觉各种症状好转。此时患者因与其嫂吵架，大怒伤肝，腹水又急骤上涨，尽管随证加减，均无显效，遂别求他治。

【歌括】

调肝汤能治肝病，小柴胡汤枳芍容，茵陈蒿汤丹郁车，硬化灵脂不留行。

八、调胃汤（亦名柴芍汤）

【组成】

小柴胡汤加陈皮 30g、白芍 30g、大黄 5g。

【方义】

本方实际是大柴胡汤加党参、甘草而成。

1)《伤寒论》第103条云:"太阳病,过经十余日,反二三下之,后四五日,柴胡证仍在者,先与小柴胡汤;呕不止,心下急,郁郁微烦者,为未解也,与大柴胡汤下之则愈。"原方有柴胡、黄芩、芍药、半夏、生姜、枳实、大枣共七味。是一个和解少阳兼清阳明里热的双解方剂。是伤寒发热、汗出不解,心下痞硬,呕咕而下利者的主方。方中生姜、半夏和胃以平呕;黄芩、芍药抑邪热以止利;枳实用以消痞;枣以生津;然后使轻芳之柴胡策外,沉雄之大黄清内,使阳明、少阳之邪而解。所以名大柴胡者,乃由小柴胡加芍药、枳实、大黄扩大而称之。临床上为了解决发病多,适用面广的问题,仍用小柴胡汤以协调整体,调整自主神经功能紊乱。并取大柴胡汤中的枳实、芍药和大黄三味药,以解决胃病这个局部的问题。

2)枳实芍药散是《金匮》第316条中的方剂,是治"产后腹痛,烦满不得卧"的。芍药和小柴胡汤中的甘草相配名芍药甘草汤,出《伤寒论》第29条,在该证中是用来治"脚挛急"的。调胃汤使其缓解平滑肌紧张,以解除幽门痉挛而止痛止吐。

白芍:不仅是平肝缓急,解痉止痛的良药,又有养肝血、益脾阴之作用。

枳实:"有冲墙倒壁之力",增加力量,能够增强胃肠的紧张度,以助消化。由于此药较缺临床多以陈皮代之。陈皮、枳实成分相似,都含有黄酮苷,完全可以代起来。如无陈皮,还可用七爪红代之。

枳实芍药散,是一对药,合用效果好,若单用一味药就不行。单用芍药,其作用重点在结肠,对结肠的病变可以选择它。芍药配上枳实,作用就移至心下了,可治心下满痛(即胃痛)。

3)大黄:有推陈致新的作用。据药理研究,本品所含之结合性大黄酸类物质,能刺激大肠壁,引起肠管收缩,分泌增加,使大肠的内容物易于排出,达到泻下通便的作用。通便则陈除,陈除而新生。调胃汤中大黄用量不可过大,以钱半为宜,多用泻甚而喧宾夺主。只有在胃脘潴留多时,才加大其用量。另外,大黄内含有蒽醌衍生物和鞣质,前者泻下后者收敛。大黄生用或入煎后下清热泻下之力大,熟用或先下,由于蒽醌衍生物多被破坏而泻下之力小,又因所含之鞣质不被破坏,甚或有收敛的作用。服用大黄,可能引起腹痛,不可害怕。

【适应证】

慢性胃炎、消化不良。

【临证加减】

1)胃酸:加蛤粉30g。如不效,再加佐金丸(黄连、吴茱萸各5g)。

2)嗳气:加代赭石30g。

3)太息:是肝气不舒,加瓜蒌30g宽胸。

4)纳食即泻者合甘姜苓术汤,加黄连。

【病例】

杨某,男,47岁,山西盂县农民。

主因呕吐反酸,上腹时痛而就医。患者于1958年始有上腹部疼痛,食欲不振,时现心口窝烧灼感,体质渐渐消瘦,影响劳动。县医院多次诊为"慢性胃炎",常服胃舒平、乌贝散等药,不能根除。1973年改服调胃汤,8剂而愈。

李某,女,42岁,太原某菜站服务员。

自述胃痛十多年,常有反酸,遇热天加重。素食欲不振,常头昏,周身乏力。1977 年住院月余,当时由于胃痛彻背,恶心吐酸,疑为十二指肠球部溃疡,经造影未能证实。出院后改看中医,症状如上,并有聚关脉,遂处以调胃汤治疗,8 剂痛止,食欲增,继服此方,到 22 剂时,泻出大量黏液,诸证骤消。两月后体重增加 9 斤。随访未见再痛。

【歌括】

调胃亦名柴芍汤,枳实芍药加大黄,协调整体小柴胡,胃之疾患服之康。

九、溃疡一号汤(亦名柴灵芍汤)

【组成】

调胃汤加五灵脂 15g、川楝子 30g、败酱草 30g。

【方义】

本方实为小柴胡汤、枳实芍药散、芍药甘草汤、失笑散、金铃子散和大黄甘草汤六个方剂的合方。其取义是:

1)小柴胡汤:协调整体,调整自主神经失调。

2)金铃子散:消除局部炎症。消化性溃疡是发生在消化道的一种局部炎性改变。用什么药来解决这个问题呢?选用了金铃子散中的川楝子。本方原出《圣惠方》,由元胡(亦名延胡索、玄胡索)和川楝子组成。后经刘河间用出了经验,有疏肝泄热,理气止痛的作用。据陈修园说:此方是用“诸热药而不效宜之”,它的指征是心下热痛,即灼热感,说明此方的选择部位在胃脘部。为什么只取川楝子而不用元胡呢?因为元胡的作用远不如川椒。川椒辛热,温中止痛,适用于脾胃虚寒所致的腹中冷痛,有局部麻醉和止痛作用,是大建中汤中的主药。元胡辛苦温,有行气止痛的作用,多用于气滞胸腹诸痛,痛经和疝痛等,经药理实验,证明它是中枢的抑制剂。二药比较,用川椒比元胡恰当些,故不用元胡。

3)枳实芍药散:解痉以止痛。胃脘疼痛是胃及十二指肠溃疡的共有症状,是平滑肌痉挛所致。对付这个症状有用良附丸的,虽也能止痛,但其性热不可久服,久用则得热充血,不利于炎症的消失及溃疡的愈合。故本方不取良附丸而用了枳实芍药散,以解痉止痛。另外,方中甘草也具有抗酸消炎和解痉作用。芍药甘草汤更是平肝、解痉、止痛。

4)五灵脂:活血祛瘀,改善局部循环。溃疡多是由于局部血流不畅或小血管堵塞引起的,治疗溃疡一定要把堵塞疏通开。因此,选了宋《经验方》失笑散中的五灵脂,温通血脉,散瘀止痛。据报道,五灵脂不但可以解痉止痛,并可增加白细胞,用灵脂治溃疡病还是较理想的。

5)大黄:推陈致新。《金匮》第 250 条云:“食已即吐者,大黄甘草汤主之。”可见取此义而用之还是得当的。

6)败酱草:清热解毒,活血化瘀。溃疡病不宜过用苦寒,败酱草是一味微寒的清热解毒、活血祛瘀的药物,它既可消炎,又不凉人。对于有胃热者或是夏季,加用败酱草效果很好。

【适应证】

各种类型的消化性溃疡。

【疗程】

治病的疗程,犹如建设的计划,既是努力的目标,又是实践的总结。据临床观察,用本方治疗溃疡病通常都得服药 60~70 剂才能治愈。当然有的人长一些,有的人短一些;服药不认真的长一些,配合得好的短一些;服药期间病反复者长一些,不反复者短一些。所以,服药宁多几剂也不可任减,多则无害,减而效削。治疗跟行军走路一样,若一百里是目的地,走八十里不行,走九十九里也不行,非一百里不算完成任务。一个疗程若是70天,那就要按计划完成。当然计划总是个概数,不一定完全准确,到时还要修订,比如延服几剂、十几剂都是可能的,但不能因此而不要计划,不设疗程。

一个疗程治愈后,为了巩固疗效,还要服"复健散"一百天以善其后。

【用药反应】

1)绝大多数用药有腹泻。泻是机体推陈的一种现象,陈除而泻自止。通常日泻三四次,最多七八次,多是软便,少有稀水者。一般泻一周左右即止,但也有泻至一月,个别有泻至五十多天者。泻之久者,说明机体陈腐之物愈多,当泻之。陈尽新生,机体必然会有一个突然的转变:即食欲增进,身体长胖。

2)开始用药,一部分人有腹痛、腹胀、脘满、纳差。痛是大黄刺激肠壁所致,胀是用药充胃所致,都是正常现象,不必过虑。

3)胃痛症状消失缓慢。服药后只有当机体功能有较大转变时,诸证才能逐渐消失。胃痛多在40剂左右消失,随着胃痛的消失,食欲大增,精神显著好转。越在此时,越要告诫病人不可"犯禁",而要坚持到最后胜利。

【服药期间的禁忌】

1)绝对禁止吃肉类、蛋类、乳类、糖类、酒类、辛辣和生冷等食物,只宜吃馒头(或烤干)、稀饭和煮烂的蔬菜。

乳类:可刺激局部发炎,并可发酵致腹胀,若遇凝乳酶则凝结成乳块,甚难消化。

肉类:肥肉滋腻影响消化。瘦肉又难消化。因瘦肉多含蛋白质,进入胃后要由胃酸来消化,胃酸增加,势必腐蚀溃疡面,不利于溃疡的修复。

2)不可过度劳累,以防正在愈合中的溃疡面被撕裂。曾有一青年,患十二指肠球部溃疡,服溃疡汤40剂左右,胃痛消失,食欲大增,自以为无事了,打了一场篮球,立即又胃痛起来,延长了疗程,自己也悔恨不已。

3)避免动气,不可房事。

4)停服其他药物。

5)一疗程完毕后,若进行钡餐造影复查,在服药开始后100天左右为宜。因溃疡多在服药后40天左右开始愈合,70天左右痊愈。如造影过早,恐损伤娇嫩的新的愈合部。

【愈后保健】

溃疡在天冷、气滞大怒、过劳超重和饮食不宜四种情况下最易复发,应加注意。

【病例】

杨某,男,36岁,解放军某部电影队长。

主因胃脘疼痛反酸而就医,经钡餐造影,发现十二指肠球部有一黄豆粒龛影,诊为"十二指肠球部溃疡",经服中西药均无著效,后处以柴灵芍汤70剂,服后自觉症状消失,龛影不见。遂给予复健散以善其后。

【歌括】

柴灵芍汤溃疡治,小柴胡加五灵脂,陈芍大黄与川楝,夏季败酱再加之。

十、溃疡二号汤

【组成】

黄芪 30g、党参 30g、丹参 30g、郁金 15g、五灵脂 10g、仙鹤草 30g、陈皮 15g、神曲 15g、川楝子 30g、川椒 10g、甘草 10g

【方义】

本方是一个由太阴、少阴和少阳药物组成的同一性方剂，它非热非寒，是协调的方子，故临床可以长期服用。绝无“温久化热”或“凉久寒中”的弊病。

消化性溃疡是发生在消化道的内壁上的缺损，居于里部，属于太阴范畴，故选用太阴药川椒，以解决太阴之寒。并选用了陈皮和神曲，以助消化健胃。川椒是大建中汤的主药，其温性不亚于干姜；干姜有刺激性，不利于创面的愈合，而川椒不但温，而且有保护溃疡面的作用，故依太阴病方之义，以川椒代替干姜而用之。陈皮芳香健胃。神曲内含淀粉酶，可以消食和胃。

消化性溃疡多有局部小血管阻塞，故治疗中选用了五灵脂、丹参以行血祛瘀。五灵脂活血。该药的选择性是在心下，因此，治疗溃疡病用五灵脂较桃仁、红花好。丹参活血化瘀。

仙鹤草：止血。它含有仙鹤草素、大量鞣质和维生素 K 等，有收敛止血的作用，且性较平缓，用之较得当。

黄芪、党参：都有补气的作用，凡补多滞；故用郁金行气，“气行则血行”，通过理气而去壅滞。

阴阳是对立的统一，寒热是阴阳的激化。为了解决溃疡炎症的热痛，选用了少阳药物川楝子以清热消炎。为什么不用黄芩等少阳的寒凉之药呢？这就是利用同类药物既有共性又有个性这种区别来选择药物的。正如各种粮食都能磨成而粉，都能治饥，但只有豆面能够做成豆腐一样。所以，用药也有一个选择问题。川楝子这味药既能止痛又能消炎，选它对付消化性溃疡的炎症是最好的。

综上所述，方中太阴药之川椒是代表热的，少阳药之川楝子是代表凉的，少阴药之黄芪、党参基本是中性的，故整个方子是寒热并用的和解方。

如果从另一条路子分析，本方也是很严格的，它包含了下列四类药物：

一类是理气：如黄芪、党参补气，郁金、川楝子行气止痛。

一类是理血：如丹参活血补血，仙鹤草补血止血，五灵脂行血止痛。

一类是理脾：陈皮行气健胃，神曲消食除积。

一类是生肌止痛：如黄芪补气生肌，五灵脂活血生肌，川椒、川楝子温中止痛。

【适应证】

身体虚弱的消化性溃疡出血。

【歌括】

溃疡二号芪郁金，灵脂仙鹤党丹参，川椒川楝陈曲草，虚弱出血此方斟。

十一、复 健 散

【组成】

黄芪60g、党参60g、郁金30g、神曲60g、丹参30g、五灵脂30g、川楝子30g、陈皮60g、鸡内金120g、东参30g、甘草30g。

以上共成粉末，分300包，一日三次，一次一包口服。

【方义】

本方系溃疡二号去仙鹤草加东参、鸡内金而成。东参扶正，助气复健。鸡内金含胃激素，可促进新生，帮助消化。

【关于人参配五灵脂问题】

在《十九畏歌》里有“人参最怕五灵脂”的说法，因此，一些人总不敢把人参和五灵脂共用，而“复健散”二药共用犯不犯禁呢？不犯禁。

首先，从“相畏”论起。相畏是七情之一。是药物的互相抑制。这种抑制使一些有毒的药物通过配合应用免去有害作用，去其弊病，有相辅相成的一面。另外，也可能通过抑制，使一些药效降低，有坏的一面。但相畏在配方上并非是禁品。这是一。

其次，历代配方多有人参、五灵脂共用的。如名药“定坤丹”中就有人参、五灵脂；而此方又导源于《妇人大全良方》的“续嗣降生丹”。清·张路玉的“沉香丸子”里也用了人参和五灵脂。

最后，人参、五灵脂伍用有相助的作用。清·余听鸿的《外证医案汇编》里曾写道：“正虚血凝，灵脂遇人参，其攻瘀之力更速。瘀去正安，恐正气不接，故赖人参以续之。”河北新医大学主编的《中医学》也提到党参与五灵脂同用治疗胃痛，可以补脾胃止疼痛，而药效无损。

可见人参配灵脂，犹如热药和凉药共用一样，是有利而无弊的，不必惧忌。

【适应证】

消化性溃疡愈合后巩固疗效用。

【歌括】

复健散有芪郁金，灵脂东参党丹参，川椒川楝陈曲草，内金共末复康珍。

十二、调 肠 汤

【组成】

调胃汤大黄倍量(10g)加小茴香15g、川楝子30g。

【方义】

此方实系调胃汤加倍大黄用量再合“三核二香汤”组成。三核二香汤主要是对付下腹部怕冷、腹胀、时痛、即腹满寒疝的问题。原方有橘核、荔枝核、川楝子、小茴香和广木香共五味。经临床应用证明一味川楝子可以代替三核，一味小茴香可以代替二香的作用，故仅取方中二味，称为简化三核二香汤。

关于大黄用量为什么要加倍呢？肠道的慢性炎症日久，其分泌之黏液多积聚于肠之皱襞间，其至潴留于回盲部，覆盖于肠黏膜，影响吸收功能。功能低下，则出现食欲减退，身体消瘦，精神倦怠、腹胀时痛等症状；所以治疗慢性肠炎，推除这些积聚之黏液是很重要的，只有推陈而后才能生新，使局部症状得到改善。局部得到改善，全身症状也随之而变。大黄之用并加倍量就是解决积陈这一矛盾的。其机理是增强肠壁的蠕动之协助方中其他药物共同作用，推陈生新。

【适应证】

慢性肠炎、过敏性结肠炎。

【用药反应】

同柴灵芍汤1)，2)。但有时腹泻较调胃汤、柴灵芍汤为多。大便中常见有黏液，甚至呈黏条状者，是一种推陈致新的好现象。

临床上也常碰到用药的头几天并不腹泻，而在数天、甚至是十几天后才腹泻的。这种情况往往是由于病久陈凝，顽固而难化，药物之效力一下子还对付不了它；当药力达到了一定程度之时，正胜于邪，突然出现了腹部疼痛，甚至是很剧烈的疼痛，疼痛之后（或持续疼痛一两小时）便泻，泻中可见白色黏液成条，有的用棍挑之可长达尺许。黏液可一次排尽，也可能是数日排尽。当黏液排尽之后，病人全身轻松，精神欣快，腹泻随而渐止，机体日渐强壮，迅速复健。

【病例】

余某，女，49岁，太原工人家属。

患者因下腹部疼痛十余日而入院。追溯病史，于1960年有全身乏力，腹部胀满，时痛难眠，常抱枕而卧。经多方治疗，病仍日渐加重，体不负劳，被迫退职，在家养息。1976年7月5日，腹痛突然发作，状如刀绞，大汗淋漓收住工厂医院。因确诊不了而转院。经多种检查，除发现左下腹有一鸡蛋大小之包块、边界不清，触之则痛外，别无异常发现。调治月余，仍无著效。后处以调肠汤试治，服药后微觉痛减而舒适，服至8剂，始有黏液混裹干结大便而下，挑之黏液拔丝，日便三四次。待黏液除尽，则痛止块逝，病愈出院。

【歌括】

调肠导源调胃汤，再益川楝小茴香，大黄用量为十克，慢性肠炎宜此方。

十三、利 肠 汤

【组成】

白芍30g、芦荟3g、威灵仙10g、甘草10g。

【适应证】

习惯性便秘。

十四、利 胆 汤

【组成】

调肝汤加五灵脂15g、王不留30g、金钱草120g。

【适应证】

慢性胆囊炎。

十五、排 石 汤

【组成】

调胃汤(大黄倍量)加郁金 20g、芒硝 10g、金钱草 120g、海金沙 30g、车前子 30g、牛膝 10g。

【适应证】

泌尿系结石。

十六、调 肺 汤

【组成】

小柴胡汤加麻黄 10g、杏仁 15g、石膏 30g、甘草 10g、沙参 30g、五味子 10g、瓜蒌 30g、罂粟壳 5g。

【方义】

本方系小柴胡汤合麻杏石甘汤合生脉散加味而成。

1)小柴胡汤协调整体。

2)麻杏石甘汤加粟壳排痰定喘止咳。气管炎,均由炎症致气管分泌物增多刺激或阻塞支气管、气管,使之痉挛而咳嗽,甚至还出现喘息。“病久必虚”,咳嗽不除,久之即虚,虚则病又加重,形成恶性循环。因此,治肺病,在协调整体的前提下,首先要解决排痰止咳的问题。故选用了《伤寒论》第 63 条里的麻黄杏仁石膏甘草汤,还用了一味粟壳。

石膏:主要含硫酸钙,其性辛凉。它一方面有抑制体温中枢的亢进而具解热作用,可清肺之实热;一方面石膏经胃酸分解后,变成可溶性的钙盐,经小肠吸收而抑制神经肌肉的兴奋性,有镇静、镇痉以及减少血管的通透性,并抑制气管分泌物的产生,以减轻或解除气管的刺激,从根本上减少痰量并止咳。

麻黄:舒张毛细气管,缓解气管痉挛而宣肺平喘。

杏仁:苦能降泄肺气,协助麻黄平喘。

甘草:原方是协助诸药的。但据药理研究,对咳嗽中枢有抑制作用,并且服药时能覆盖咽部发炎的黏膜,减少刺激而镇咳。

粟壳:解痉镇咳。有的病人咳嗽频繁剧烈,不但痛苦,而且消耗体力。对付这种咳嗽,可选用粟壳,其量以 5g 即恰到好处。这个量既能缓解支气管痉挛而镇咳,又不妨碍排痰。如用量过大,气管极度扩张,虽然咳一时止了,但无力排痰,反而以利作弊,有害于人。

3)瓜蒌:宽胸。肺居胸腔之中,为了增强肺之呼吸功能,选用瓜蒌不但可宽胸,而且有润肺祛痰止咳的作用。

4)生脉散:加强心脏功能。肺和心共同完成人体氧和二氧化碳等物质的交换作用。因此,治心要治肺,治肺也要治心。从中医理论认为,气血的运行是保持着相互对立、相互依存的关系。气为阳,属于功能方面,是动力;血为阴,属于有形的物质,是基础。血液能够在脉管中周流不息,有赖于气的推动,即“气为血帅”,“气行则血行”;另一方面,气又必须依赖于营血作为物质基础，才能发挥其动力的作用，即“血为气母”。总之，气和血即肺和心的关系体现了“阴阳互根”的道理。因此，不把心力调整好，肺的功能也难以维持。所以选用了《内外伤辨惑论》中的生脉散以增强其心脏的功能。并以沙参易麦冬，兼有养阴润肺，生津止咳的作用。如在方中加半个梨煎服，润肺之力更佳。

小青龙汤加石膏治疗慢性气管炎效果也很好，但不宜长久服用是其缺陷。调肺汤则很平稳，可久服，效果又好。

【适应证】

支气管哮喘、肺气肿、肺大泡、肺心病、慢性气管炎。

【临床经验】

1）对于有心脏病，尤其是心律紊乱者，不可用麻黄，可用苏叶易之。

2）浸润性肺结核，可去麻黄。

3）五味子用量不可过大。

【病例】

丁某，男，62岁，太原市居民。

主因咳嗽气喘，胸憋不能平卧而求治。询患者于1962年始咳嗽，气喘，咳白色黏痰，每冬月加重，曾先后三次住院，均诊为“肺心病”。近心悸短气，微动即重，夜不能平卧，常倚枕而眠，且因诸证日趋加重而求治中医。遂处以调肺汤60剂。服4剂诸症减轻，信心倍增，服至48剂，诸症基本消失，可下床活动，生火做饭，生活自理。时嘱续服一段时间，以善其后。

【歌括】

调肺汤用小柴胡，麻杏石甘汤全入，沙参五味粟壳蒌，肺之疾患尽能除。

十七、团　鱼　丸

【组成】

柴胡30g、黄芩30g、苏子60g、党参120g、川椒30g、甘草30g、大枣20g、麻黄30g、桔梗30g、石膏120g、沙参60g、五味子60g、瓜蒌120g、东参60g、鸡内金120g、神曲60g、冬虫夏草30g、葶苈子15g、团鱼4斤蒸焙。

以上诸药共研末炼蜜为丸，每丸重9g，日服三次，每次一丸。

【适应证】

慢性气管炎，或气管炎服煎剂后的善后治疗。

十八、决　渎　汤

【组成】

黄芪30g、广郁金15g、银花30g、丝瓜络15g、车前子30g、白茅根15g。

【方义】

《素问·灵兰秘典论》云：“三焦者，决渎之官，水道出焉。”“决渎”即疏通水道之意。故由此而将此利水之方命名曰决渎汤。

银花、丝瓜络：民间验方，二药配伍有明显的利尿作用。据资料记载，仅知丝瓜络味苦除湿，性寒清热，除湿火之中善于宣通经络，常配银花藤治湿火伤络之痛。至于银花和丝瓜络配伍有什么药理作用，还不清楚。

车前子：味甘淡能渗利，性滑利能降泄，故能利水。据药理研究，车前子不仅能增加尿量的排泄，同时对尿素、氯化钠和尿酸的排泄也能增加。可见车前子利尿有保钾的作用，是一味理想的利尿药。

黄芪：具有强心作用，可行三焦之气以加强利尿作用。据贾氏报导黄芪对家兔实验性肾炎有帮助（上海中医学院1962年《科研论文汇编》）。另据《湖南医药杂志》1975年第4期报导，黄芪、白术对恢复肾功能，消除尿蛋白有一定作用。

郁金：行气，与黄芪共用可防止黄芪的壅滞。

白茅根：甘寒，能够凉血止血，清热利尿，尤以治热证尿血为佳。其利尿作用可能是与含有多量钾盐有关。本品的特点是甘而不腻，性寒而不伤胃，利水而不伤阴。

以上六药共用，具有强心利气，通调水道之功。

【适应证】

一切浮肿。

【临床经验】

1）本方可单独应用治疗水肿疾患，也可和其他方剂合用，如配小柴胡汤即是调肾汤。

2）本方和其他方剂合用时，往往取方中银花、丝瓜络和车前子三味，名曰半决渎汤，以其帮助利尿排毒。如半决渎汤与祛风利湿汤合用，即是消斑解毒汤，专治红斑狼疮。如果是配合它方通利小便时，仅取方中车前子一味即可。

【歌括】

决渎汤用芪郁金，银车丝络白茅根，取其三味半决渎，功奏利水肾病斟。

十九、调　肾　汤

【组成】

小柴胡汤（去甘草）加黄芪30g、白茅根30g、银花30g、丝瓜络15g、车前子30g。

【方义】

本方系小柴胡汤去甘草合决渎汤而成。

1）小柴胡汤协调整体。为什么要去甘草呢？据药理研究，甘草含有甘草甜素和甘草次酸（甘草酸分解产物）及其盐类，它们有明显的抗利尿作用。甘草酸又有肾上腺皮质激素样作用，故不用甘草，以防抗利尿的不利影响。

2）决渎汤通条水道。其中黄芪具有强心作用，可以加强利尿；银花、丝瓜络、车前子共有利尿作用；白茅根凉血止血，清热利尿治血尿。

【适应证】

急、慢性肾炎，泌尿系感染，肾结核等。

【服药反应】

有个别病人服药后一时浮肿加重，甚至面肿如瓜，眼留一隙。但肿达高潮迅即衰落，这可能是正邪斗争的一种反应。若正气达到了一定程度而压倒邪气之时，水肿即如落潮一退而去。

【病例】

王某,女,32岁,小学教员。

主因尿急、尿频、尿痛和浮肿而入院。患者于1972年始发现尿有异常,未加诊治,嗣后则腰背常有酸困,颜面浮肿,全身乏力,经服呋喃旦啶后症状缓解。1976年4月因浮肿明显和血尿而门诊,诊为“急性肾盂肾炎尿毒症”而住院。检查:NPN(非蛋白氮)104g/dL,PSP试验(酚红排泄试验)第1小时5%以下。即给予抗感染、利尿等疗法,无显著效果,且时有发热、呕吐。遂更中医治疗,处以调肾汤煎服。数剂后热退,诸症渐见好转,64剂时,诸症消失,观察数日而出院。

【歌括】

调肾汤用小柴胡,去草加芪茅根入,银花丝络车前子,肾病此方效显著。

二十、理 消 汤

【组成】

小柴胡汤(去甘草、大枣)加黄芪120g、茵陈30g、丹参30g、郁金15g、花粉30g、熟地30g、山药30g、石膏60g、车前子30g、五味子15g、猪胰脏半个(入药煎)。

【方义】

本方系小柴胡汤合六味地黄汤、白虎汤加减而成。取名理消汤者,理是调理,消是消渴病,即调理消渴病之方也。

糖尿病属于祖国医学的消渴病。我国记载远比外国早一千多年。远在公元前2世纪,《内经》即有“消渴”、“消瘅”的记载,以后又有详细的论述。

在论述病因方面的,如:

《素问·奇病论》云:“肥者,令人内热,甘者令人中满,故其气上溢,转为消渴。”

在论述症状方面的,如:

《金匮要略》云:“男子消渴,小便反多,饮一斗,小便亦一斗。”

《外台秘要》云:“消渴者原其发动,此则肾虚所致,每发即小便至甜”,“虽能食多,小便多,渐消瘦”。

在论述治疗方面的,有禁酒、面食、房室以及精神紧张等。如:

《外台秘要》云:“才不逮而强思之,伤也,悲哀憔悴,伤也。”

祖国医学对糖尿病的论述,是符合近代医学理论的。现代医学认为,大脑皮层,皮层下中枢、下视丘、第四脑室底之机能紊乱或器质性病变,均可引致或加剧糖代谢紊乱。高级神经影响糖代谢的途径有二:一是,通过下视丘、脑垂体及其周围腺体而影响糖代谢,这个作用是重要的。二是,通过皮层下自主神经中枢及自主神经作用于各脏器中的糖代谢过程。

本方即是依据以上原理组成的。

1)强壮中枢。由于大脑皮层失去对皮层下自主神经中枢的调节而致功能紊乱,所以,首先是重用黄芪120g,强壮中枢,使衰弱的中枢恢复正常。这个量源于补阳还五汤,是王清任先辈三代使用出来的经验,此则继承借用。

2)调整自主神经功能紊乱。用了小柴胡汤。所以去甘草、大枣,是为了减少糖的摄入。自主神经功能紊乱表现在两个方面:一是交感神经亢奋,使肝糖储存障碍,过多的糖入血形成高血糖。用了60g石膏来抑制它，是取白虎汤大渴一症之意，白虎汤原治上消症，可以降血糖。如果是新病，石膏量还可以加大用到120g。二是，迷走神经受抑，是抑制的，从而使胰岛素分泌减少，致分解糖的能力减弱。故要扶植它，用花粉生津液以解决口渴。

3）补肝胰二脏。肝胰二脏功能之所以减弱，是它们本身虚弱的表现，"正气存内，邪不可干"，故用茵陈清肝之湿热，丹参活肝血，用猪胰补胰健脾（方原出《千金方》），以恢复肝胰功能，促使糖原合成。

4）补肾。尿糖固然是由于糖原分解障碍所致，但与肾之重吸收和排泄功能也有一定的关系，故选用了钱乙《小儿药证直决》中的六味地黄汤以补肾。此方是金匮肾气丸去附子、肉桂而成，原治下消证。本方在借用时，以丹参代丹皮、车前子代茯苓和泽泻，五味子代山萸肉。

本病重在早治，本方要在恒服。只要认真服药，病还是可被治愈的，至少是症状得到满意的改善。如延误致久形成肾小动脉硬化，则治之晚矣。

【适应证】

糖尿病。

【病例】

张某，男，某医院医生。

患者罹患糖尿病四年，血糖180～300mg/dL，尿糖（+～++++）。并有室上性心动过速。先后在北京等地经中西方法治疗，均无满意的效果。对用胰岛素、甲苯磺丁脲（又称D860）又有反应，失去治愈信心。素仅服降糖灵维持，每当做手术劳累后，糖尿迅即（++++），休息数日后可降至（++）。

患者经同道的再三劝治下，接受了理消汤的治疗。服7剂尿糖减至（±），20剂尿糖消失。此时以治室上性心动过速为主，治尿糖为辅，加服了调心汤，即服调心汤3剂，服理消汤1剂，二方轮换使用，共服药60剂，病获基本痊愈。

【歌括】

理消（小）柴胡除枣甘，芪薯茵郁花粉丹，熟地膏车五味子，猪胰半个把糖减。

二十一、消斑解毒汤

【组成】

小柴胡汤加苍耳子30g、浮萍30g、苦参30g、银花30g、丝瓜络15g、车前子30g、石膏30g。

【适应证】

红斑狼疮。

二十二、利　目　汤

【组成】

小柴胡汤加知母15g、石膏30g、桃仁30g、桂枝10g、芒硝5g、大黄10g、白蒺藜30g、决明子30g、车前子30g。

【方义】

本方系由小柴胡汤、白虎汤、桃仁承气汤加味而成。

1)眼病多由肝火所致,首先要重用凉药,并占方中主导地位,故选用了白虎汤。

2)消除炎症,解除病变,很重要的方法是活血化瘀,以改善局部的代谢功能,故选用了桃仁承气汤,或根据情况而加用红花。

3)加速代谢,还要给代谢物以出路,故选用了车前子利尿。明目,选用了白蒺藜、决明子。

4)眼病是全身机能失调在局部的表现,且眼病多和精神受刺激,特别是大怒有关。所以治疗眼病协调整体非常重要,有时是占着决定性的地位,故选用了小柴胡汤。

【适应证】

一切眼内疾病,如青光眼,玻璃体混浊,视网膜炎,翼状胬肉,白内障等。

【临证加减】

1)角膜红赤者,可加公英。

2)若合并水肿者,可合半决渎。

3)瘀血严重者,加用红花活血祛瘀。

【歌括】

利目汤用小柴胡,桃仁承气合白虎,车前蒺藜决明子,眼内诸病此主除。

二十三、清 喉 汤

【组成】

葛根 30g、薄荷 10g、银花 15g、连翘 15g、桔梗 15g、元参 15g、郁金 10g、芦根 15g、甘草 10g。

【适应证】

急慢性喉炎、白喉初期,猩红热。

二十四、攻 坚 汤

【组成】

夏枯草 30g、苏子 30g、王不留 30g、牡蛎 30g。

【方义】

夏枯草:辛苦寒,为清肝火,散郁结的要药,配牡蛎等,可软坚散结,治瘰疬结核,近年临床又用其治疗肿瘤等肿物。

王不留:苦平,取其入血分而功专通利之长,以通经祛瘀消肿散结。

牡蛎:咸涩微寒,软坚散结。

【适应证】

一切肿瘤,结核,肿物。

二十五、祛风利湿汤

【组成】

浮萍 30g、苍耳子 30g、苦参 30g、土茯苓 30g。

【方义】

浮萍:辛寒。轻浮升散,善开毛窍,有发汗解表,泄热利水之功。借此祛风利湿消疹。

苍耳子:辛苦温。祛风化湿以止痒。其含毒成分为苍耳苷等。中毒症状为上腹胀闷,恶心呕吐,腹痛腹泻,乏力烦躁等。可以板蓝根120g煎服,或绿豆甘草汤内服解毒。中毒现象,应用多年未曾出现,又能由于囫囵不破应用之故。

苦参:苦寒。祛风化湿,清热利尿,杀虫止痒。对许多皮肤真菌有抑制作用,可治皮肤湿疹、搔痒等症。

土茯苓:甘淡平。能清热利湿解毒。据文献记载,服药时不可饮茶。

【适应证】

湿疹、荨麻疹。

二十六、调　经　汤

【组成】

小柴胡汤加白虎汤。

【方义】

1)月经不调,多系自主神经功能紊乱所致,故用小柴胡协调之。

2)此症多有心烦,烦热等症状,此乃少阳之征,用白虎汤治之,而白虎汤又有调整血液分配量的作用。

【适应证】

功能性子宫出血,月经不调属于血热妄行者。

第二节　各系统病证变方举例

临床上只要掌握辨证辨病的准则,方剂药物的性能,又遵循协调整体、改善局部的治疗大法,便能够在各种病证面前,做出恰当的处置,其方剂则可随证变化无穷。

现举例如下:

一、消化系统病证

1) 梅核气:调胃汤合旋覆代赭汤。

2) 急性咽炎:葛根芩连汤加桔梗、瓜蒌、元参。

3) 食道炎:调胃汤加银花、连翘。

4) 呕吐:热性呕吐:甘草泻心汤[甘草、黄芩、干姜、苏子(代半夏)大枣、黄连、党参];寒性呕吐:吴茱萸汤;干性呕吐:陈皮、枳壳。

5) 食道憩室:调胃汤合旋覆代赭汤,加黄芪、王不留、红花、车前子。

6) 贲门痉挛:调胃汤加瓜蒌。

7) 胃痉挛:旋覆代赭汤合枳实芍药散。

8) 慢性胃炎:调胃汤。

9）胃神经官能症：调胃汤。

10）胃下垂：小柴胡汤合桃仁承气汤，加升麻、黄芪、红花。

11）胃扭转：调胃汤加桃仁、红花、王不留。

12）急性肠炎：甘姜苓术汤（甘草、干姜、茯苓、白术）。

13）幽门痉挛：大柴胡汤。

14）急性菌痢：白头翁汤加白芍、大黄。

15）急性肠炎：五苓散；或黄芩汤，或葛根芩连汤。

16）溃疡性结肠炎：柴灵芍汤合复健散。

17）慢性结肠炎：调肠汤。

18）肠粘连：柴灵芍汤。

19）肠风下血：黄土汤（阿胶、黄芩、生地、苍术、川椒、甘草、灶心土）加槐花。

20）少腹冷痛：三核二香汤。

21）急性肝炎：小柴胡汤合茵陈蒿汤，加丹参、郁金、车前子。

22）慢性肝炎：调肝汤。

23）肝硬化：有水期，调肝汤合决渎汤，加王不留；腹水期，上方去甘草，加云苓皮，配服鸡甲散。

24）急性胆囊炎：小柴胡汤合茵陈蒿汤。

25）胆石症：调胃汤加金钱草、芒硝。

26）腹膜结核：小柴胡汤合攻坚汤、三核二香汤。

27）班替综合征：小柴胡汤合枳实芍药散，加丹参、郁金、王不留、车前子。

28）胃或十二指肠溃疡：健康状况佳者，柴灵芍汤；健康状况差者，溃疡二号汤。

29）蛔虫症：乌梅丸加槟榔、川楝子、苦楝皮、榧子。

二、呼吸系统病证

1）感冒：葛根麻杏石甘汤。

2）急性鼻炎：葛根麻杏石甘汤。

3）慢性鼻炎：小柴胡汤合白虎汤，加辛夷、苍耳子。

4）副鼻窦炎：葛根麻杏石甘汤合苍耳子散[《济生方》，苍耳子（不要捣破）、辛夷、白芷、薄荷]。

5）急性气管炎：麻杏石甘汤加瓜蒌。

6）慢性气管炎：调肺汤。

7）肺气肿：调肺汤。

8）支气管扩张：调肺汤加小蓟、桔梗、王不留、仙鹤草。

9）支气管哮喘：调肺汤。

10）大叶性肺炎：葛根麻杏石甘汤合黄芩汤。

11）肺结核：小柴胡汤合竹叶石膏汤，加沙参、五味子。

12）结核性胸膜炎：小柴胡汤合竹叶石膏汤，加丹参、花粉、陈皮、香附、小茴香。

13）胸膜粘连：小柴胡汤合攻坚汤，加瓜蒌、王不留。

三、泌尿生殖系统病证

1）急性泌尿系感染：猪苓汤；或决渎汤。

2）慢性肾炎：调肾汤。

3）尿崩症：人参白虎汤加黄芪。

4）老年性尿无力：黄芪甘草汤。

5）前列腺炎：小柴胡汤合桃仁承气汤、白虎汤、猪苓汤、半决渎汤。

6）附睾结核：小柴胡汤合攻坚汤、桃仁承气汤、半决渎汤。

7）男性不育症：大黄附子汤。

8）精索静脉曲张：理心复脉汤合三核二香汤。

四、造血系统病证

1）再生障碍性贫血：柴膏汤合医黄丸，加当归、黄芪；或用柴膏汤合白虎汤。

2）血小板减少症：小柴胡汤合桃仁承气汤。

五、循环系统病证

1）风湿病：解肌汤。

2）高血压：一般情况用降压汤，或用调心汤加夏枯草、茺蔚子；若脉滑者，用小柴胡汤合白虎汤，加夏枯草、槐花、车前子；若脉弦者，小柴胡汤合桃仁承气汤，加夏枯草、槐花。

3）冠心病：调心汤。

4）心律紊乱：调心汤，或复脉汤。

5）脑血栓形成：补阳还五汤。

6）脑血管痉挛：小柴胡汤加钩藤、决明子。

7）脑出血半身不遂者：补阳还五汤。

8）急性心力衰竭：新附子汤（附子、党参、茯苓、五味子）。

9）慢性静脉炎：理心复脉汤加葛根、王不留。

10）急性静脉炎：小柴胡汤加王不留、红花、连翘。

11）大动脉炎：小柴胡汤合桃仁承气汤、攻坚汤，加瓜蒌、葛根。

12）下肢静脉曲张：理心复脉汤加葛根；或用黄芪桂枝五物汤（黄芪、白芍、桂枝、川椒、大枣）加石膏。

13）脉管炎：理心复脉汤。

14）雷诺病：理心复脉汤。

六、内分泌代谢系统病证

1）甲状腺功能亢进：脉聚关者，小柴胡汤合攻坚汤；脉上鱼际者，柴膏汤（桂枝量尽量小或不用)合攻坚汤。

2) 糖尿病:理消汤。

七、运动系统病证

1) 急性风湿性关节炎:解肌汤或葛根汤;或葛根汤合白虎汤,加王不留;若得热关节疼痛加重者,葛根汤合桃仁承气汤;苦畏寒而疼痛者,桂枝附子汤加葛根、防己或葛根汤加附子。

2) 慢性风湿性关节炎:解肌汤。

3) 类风湿性关节炎:葛根汤合桃仁承气汤;或黄芪桂枝五物汤合下瘀血汤,加葛根;或葛根汤合桃仁承气汤、白虎汤。

4) 外伤性关节炎:小柴胡汤加葛根、牛膝、王不留、桃仁。

5) 急慢性扭伤:桃仁承气汤。

6) 椎间盘脱出症:柴膏汤合桃仁承气汤,加葛根、王不留;若尿不利者,再加云苓。

7) 骨折后局部循环障碍者:理心复脉汤加王不留。

8) 骨质增生症:小柴胡汤合桃仁承气汤,加葛根、王不留。

9) 骨结核:小柴胡汤合阳和汤(熟地、肉桂、鹿角胶、麻黄、白芥子、炮姜、甘草)。

10) 肋软骨炎:小柴胡汤合攻坚汤,加银花、连翘、瓜蒌。

11) 滑囊炎:解肌汤加葛根、王不留。

12) 腓肠肌痉挛:白芍、甘草。

13) 肢麻抽动、肌肉废用萎缩者:黄芪桂枝五物汤;或理心复脉汤加黄芪、石膏(无热可不用)。

14) 肢冷麻木者:黄芪五物汤加附子。

八、神经系统病证

1) 神经性头痛:小柴胡汤合桃仁承气汤,加葛根。

2) 神经性呕吐:吴茱萸汤。

3) 颜面神经麻痹:葛根汤加石膏、地龙。

4) 梅尼埃综合征:柴膏汤;或附子汤合白虎汤寒热并用以协调之。附子汤药味同真武汤,真武汤是治水的方剂,梅尼埃综合征系耳液平衡障碍,取其意而用之。

5) 坐骨神经痛:葛根汤合白虎汤、桃仁承气汤。

6) 多发性神经炎:小柴胡汤合桃仁承气汤,加葛根、黄芪。

7) 半身凉无汗症:小柴胡汤。

8) 癫痫:柴膏汤加郁金、远志、钩藤、菖蒲。

9) 脑震荡:柴膏汤合桃仁承气汤,加钩藤、菖蒲。

10) 脑膜炎后遗症:新病后,葛根汤(葛根120g)加黄芪60g、石膏60g。由于新病余邪未尽,故重用葛根去邪,大病后阴阳俱虚,故用黄芪和桂枝汤调和阴阳,久病后,可用小柴胡汤合桃仁承气汤加黄芪。

11) 偏瘫:补阳还五汤。

12) 脊髓蛛网膜炎:柴膏汤加葛根、黄芪、白芍、王不留。

13）脊髓空洞症：柴膏汤加葛根、黄芪、王不留、白芍、当归。

九、精神病证

1）神经官能症：柴膏汤。

2）癔病：柴膏汤合甘麦大枣汤（甘草、小麦、大枣）。

3）精神分裂症：柴膏汤合桃仁承气汤。

十、妇科病证

1）月经不调：提前者，小柴胡汤合白虎汤，加王不留；推后者，温经汤（吴茱萸、当归、川芎、赤芍、党参、桂枝、阿胶、丹皮、生姜、甘草、半夏、麦冬）；或前或后者，温经汤；淋漓不止者，加蒲黄。

2）痛经：小柴胡汤合三核二香汤或合桃仁承气汤。

3）功能性子宫出血：有胸中烦热者，小柴胡汤合白虎汤，加重石膏用量；有腹冷、手足冷、心动悸、脉弦细者，用温经汤。

4）白带：小柴胡汤加白果。

5）附件炎：小柴胡汤合三核二香汤、下瘀血汤。

6）盆腔炎：小柴胡汤合桂枝茯苓丸。

7）宫寒不孕症：温经汤。

8）少乳：小柴胡汤加王不留、穿山甲、漏芦、通草、猪蹄。

9）回乳：生麦芽。

10）乳腺炎：小柴胡汤加银花、连翘、公英、忍冬藤、王不留、乳香、没药。

十一、皮肤病证

1）湿疹：祛风利湿汤，脉上鱼际或聚关者，合小柴胡汤；面部湿疹严重，且体壮无他病者，可用大陷胸汤先突击，再与祛风利湿汤。

2）荨麻疹：葛根汤加苍耳子。

3）脱发：小柴胡汤合桃仁承气汤，加当归。

4）过敏性紫癜：解肌汤加小蓟。

5）过敏性水肿：黄芪、葛根、银花合祛风利湿汤。

6）脂溢性皮炎：祛风利湿汤。

7）多发性斑秃：桃仁承气汤加浮萍、苦参。

8）红斑狼疮：消斑解毒汤。

9）痤疮：桃仁承气汤，合小柴胡汤加王不留。

10）风湿性环形红斑：葛根汤合白虎汤。

11）风湿性结节：小柴胡汤合葛根汤、决渎汤，加王不留。

12）下肢结节性红斑：白虎加桂枝汤合决渎汤，加葛根、王不留。

13）下肢溃疡：理心复脉汤，加黄芪、升麻、银花。

14）白癜风：白蒺藜 120g、猪肝一具，蒸熟焙干研细末，每服三钱，一天三次。

15）牛皮癣：小柴胡汤合祛风利湿汤、桃仁承气汤。

十二、眼部病证

1）复视：小柴胡汤合旋覆代赭汤，加红花、白蒺藜、决明子。

2）白内障：小柴胡汤合桃仁承气汤，加石膏、白蒺藜、决明子、车前子、红花。

3）青光眼：上方加夏枯草。

4）中心性视网膜炎：利目汤。

5）眼外伤瞳孔散大：利目汤加茺蔚子。

6）翼状胬肉：利目汤加红花。

十三、耳　病

1）急性中耳炎：黄芩汤合调胃承气汤。

2）慢性中耳炎：调胃承气汤加王不留。

十四、鼻　病

1）急性鼻炎：葛根麻杏石甘汤。

2）慢性鼻炎：小柴胡汤合白虎汤，加辛夷、苍耳子。

3）鼻窦炎：葛根麻杏石甘汤加苍耳子。

4）酒渣鼻：小柴胡汤加苦参、栀子。

十五、口腔咽喉病证

1）急性咽炎：泻心汤加银花、连翘、元参。

2）急性扁桃体炎：葛根麻杏石甘汤，加银花、板蓝根。

3）喉炎：清喉汤。

4）声带麻痹：小柴胡汤加王不留、红花；脉滑者，合白虎汤；脉上鱼际者，以柴膏汤易小柴胡汤。

5）牙痛：葛根麻杏石甘汤合泻心汤。

6）顽固性口腔溃疡：调胃汤合竹叶石膏汤；或小柴胡汤合白虎汤、调胃承气汤、百合地黄汤。

十六、癌　症

癌症治疗必须掌握三大法则：调和整体，用小柴胡汤；清热凉血解毒，用银花、公英之类；攻坚散结，用攻坚汤。如：

1）乳腺癌：小柴胡汤合攻坚汤，加银花、连翘、公英。

2）甲状腺癌：柴膏汤合攻坚汤。

3）肺癌：调肺汤合攻坚汤。

4）消化道癌：调胃汤合攻坚汤。

5）泌尿系癌：调肾汤合攻坚汤。

6）其他癌肿：小柴胡汤合攻坚汤，随症灵活加减。

第三节　复健疗法

凡是日久之慢性病而用各种疗法无效者，都可以使用复健疗法；复健疗法还用于慢性病经服煎剂之后，作为善后。

复健疗法的基础方剂是团鱼丸。即团鱼四斤，去头蒸熟焙干（如无团鱼亦可不用），鸡内金四两焙干，东参三两烘干。其他药物可根据病情而加味。如：

心病：加调心汤；

肝病：加调肝汤；

肺病：加调肺汤；

肾病：加调肾汤；

胃病：加调胃汤等。

以上各调脏汤的用量，可在原方的基础上适当增加，与团鱼丸共成粉末，炼蜜为丸，每丸9g，早晚各服一丸。亦可制成散剂冲服。

第三章　临床用药随症加减举例

临床上通过证候观察,病史询问,脉舌诊视之后,即可通过辨病或辨证的手段得出正确或比较正确的诊断,并由此而选定主方来处方施治。但是临床上病情是很复杂的,往往一方不能包容,加之病情又是不断变化,这就需要灵活使用方剂,随证加减药物,力求做到辨病有方,见证有药;使药多而不乱,药少而不漏;加药而不动摇主方之旨,选用主方而不排斥灵活加减。总之,临证用药是很值得研究总结的一个问题。现将习惯用药举例如下,以供参考。

一、药对比例

1）石膏：麻黄=3：1
2）石膏：桂枝=10：1
3）石膏：川椒=3：1
4）丹参：郁金=2：1
5）黄芪：郁金=2：1
6）银花：丝瓜络=2：1

二、临证加减

1）吐酸:左金丸(吴茱萸、黄连)。
2）吐酸烧心:二黄汤(吴茱萸、川连、川军、干姜)。
3）噫气:枳实芍药散、旋覆代赭汤。
4）舌苔白腻:陈皮、草果、藿香、槟榔。
5）大便干:芦荟、瓜蒌。
6）大便稀:苍术。
7）便血:槐花。
8）蛔虫:槟榔、榧子、川椒、使君子。
9）脘痛:枳实芍药散、川楝子。
10）少腹冷痛:三核二香汤。
11）消化道出血:仙鹤草。
12）感冒:葛根。
13）鼻炎:葛根、薄荷。
14）咳嗽:瓜蒌、杏仁、桔梗,或加梨。
15）胸痛:瓜蒌。

16）血压高：夏枯草。
17）脉虚细：生脉散。
18）脉滑：白虎汤。
19）脉有散状：生脉散。
20）脉聚关、上鱼际：柴膏汤。
21）舌有瘀斑：桃仁承气汤（心功不好者勿用）。
22）心悸：牡蛎、五味子。
23）心烦：豆豉、栀子、牡蛎。
24）小便不利：车前子、滑石。
25）尿血：小蓟、生蒲黄。
26）浮肿：决渎汤、半决渎汤；或茯苓、车前子、或加冬瓜皮、西葫芦。
27）肢麻：黄芪、桑枝。
28）肢痛：葛根、王不留。
29）腰痛：葛根、川断。
30）扭伤：桃仁承气汤。
31）肿物、肿瘤：攻坚汤。
32）脏躁：甘麦大枣汤。
33）皮疹：祛风利湿汤。
34）瘀血：桃仁承气汤。
35）失眠：朱砂、珍珠母、炒枣仁。
36）畏冷：身冷加附子，肢冷加桂枝。
37）手足心热：地骨皮、白薇。
38）目昏：茺蔚子、决明子、白蒺藜。
39）耳鸣：磁石、代赭石。
40）色素沉着：红花、桃仁。
41）白带：白果。
42）月经淋漓不止：生蒲黄。
43）久病阴虚：竹叶石膏汤。
44）头项痛：葛根。

增篇　三部六病续述

辨证施治在祖国医学领域中占着很重要的地位,无论疾病的变化多么繁复,只要熟练地掌握了辨证的法则就不难从中理出头绪来,判断出它的癥结所在,从而采取相应的治疗措施。所以辨证论治就成为历代医学家尽毕生精力所精究钻研的主要部分,也成为我们继承发扬的重要内容。

黄帝内经奠定了辨证论治的基础,以后历代有发展。其中最杰出者当首推汉张仲景之六病辨证。为什么独尚六病学说呢?有以下几点理由。

首先,矛盾的对立统一的法则是宇宙间一切事物的根本法则。六病辨证正是用三阴与三阳的对立统一关系来作为识别和划分疾病类型的法则,这是符合唯物论辩证法的精神的。

其次,八纲辨证虽然也是按对立统一的法则而作出的辨证方法,但其中阴阳两纲是不能与其余六纲平列的。因为一切疾病均可以阴阳两揣加以概括,所以有的学者主张以阴阳为纲中之纲,即用阳以赅表、热、实,阴以赅里、虚、寒,原则上来说,这种配属关系是很对的,但习惯上并不这样应用,如阴阳在习惯上是用以说明病性的,若用在病位上,把表证叫做阳证,里证叫做阴证,必然会引起辨证上的混乱。另一方面,八纲所概括的内容是泛泛的,这充分体现了它的适应的广泛性和应用上的灵活性,正因如此,有时会影响辨证的准确性。如同一里虚寒证就有太阴与少阴的区别。六病辨证虽包含有八纲的内容,但它的所指已很具体。如阴阳的内容在辨证中来说,依据伤寒论第 7 条,它只代表疾病的寒热不同属性了。所以,可以把六病辨证看作是八纲的具体运用。

第三,清代叶天士所创之卫、气、营、血辨证法,他的论述只详于热性病的方面,而略于寒性病的方面,所以不能把它看作是全面的、普遍适应的辨证方法,只可看做是对六病辨证中某些部分的充实和发展。

至于三焦辨证中的阴阳是指的脏腑,不是病性,已失掉阴阳作为辨证纲领的意义。脏腑辨证中,其生理病理的概念与现代医学中解剖学的概念不尽相同,还是有待进一步研究解决的问题。

仅从这些简单的举例中,就可看出六病辨证的一些优点和长处。另一方面,对立统一的辨证法则不仅适用于中医,同样适用于西医,所以研究六病辨证欲使对中西医理论的结合提供一些线索。

仲景当时所著为《伤寒杂病论》可见六病辨证的法则不仅适用于急性热病,同样适用于一切杂病。但有一些局部的杂病如瘰疬、肿瘤、蛔虫证、跌扑损伤等,把这样一些局部的病变都归属到六病中是有一定困难的。因此,为了方便地应用六病辨证,把辨证的方法分为整体与局部两个部分。

- 三部六病辨证
  - 整体辨证
    - 六病辨证
    - 合病辨证
    - 杂病辨证
  - 局部辨证
    - 与六病或合病辨证相结合
    - 与杂病辨证相结合
    - 单纯局部辨证

在整体辨证中，凡疾病表现为或寒、或虚、或实的见证者多属六病，这一辨证方法既可用于急性病，也适用于杂病。对急性病的应用有纲领证可辨，无多大困难。对于杂病或慢性病因无明显的发热与恶寒等症状，应用上就会有不少困难，所列核心证就是为此而设的。这样对于杂病的应用上就提供了极大的方便，如一人病项强三年，曾多方治疗，寒温汗下杂投，均无少效，今依其有太阳病核心证，投以新订葛根汤，三贴而愈。当然还有好多证并不被核心证所概括，这时仍可依其病位、病性而定，如火毒所致之痈疖，由于火热本属一体，邪居半表半里，当从少阳论治。

在临证中，属于某一单纯类型的疾病是比较少的，而大多数是错综复杂的，或寒热互见，或表里同病，或虚实兼有，这就构成了合病，在杂病中，这样的情形尤多。把疾病分做若干类型本属人为的划分，所以疾病并不会只依划分的类型而单一出现，但是有了这种划分法，就会很容易地认识疾病，掌握疾病，改造疾病，使它向痊愈的方面转化。在掌握了单一病型辨证的基础上，对两病、三病、甚至四病的合病的认识也就很容易了。合病是同时有几种矛盾共存所组成的复杂状态，但它们所处的地位并不是均衡的，必定有一矛盾处于主导地位，这是辨证中的关键，在治疗中一定要突出主要矛盾的方面。如白虎加人参汤证，其虽为少阳与少阴合病，但主要的矛盾在少阳，所以治疗是有侧重面的。又如生姜泻心汤证，其为寒热错杂证，属少阳太阴合病，从处方的表面看来，两味凉药，两味热药，貌似对等应用，在实际应用中必须分辨其寒热之孰多孰少，而决定温清之孰轻孰重。这在合病的治疗中是非常重要的。在伤寒论中，已有不少对合病治疗的方剂，如桂枝麻黄各半汤，柴胡桂枝汤，桂枝人参汤等，或两方合用，或一方与另一方的主药合用，这是仲师给我们做的示范，依照其理，对于合病是不难做出解决办法的。

以上两种辨证，即六病中单一的类型和复合的类型，它们无论在病性寒热上或病体的虚实上都呈现出或为太过，或为不及的极端形式，矛盾的斗争是以对抗的形式存在的。但对抗并不是矛盾斗争的一切形式，所以有不少疾病在寒热虚实的问题上并没有突出的表现，对于这样的病证用以上两种辨证方法进行归纳就会感到非常困难，杂病辨证就是为此种类型的病变而设的。所谓杂病，是谓病之所及复杂，而难以用六病辨证归纳。关于这一问题仲景在伤寒论第 148 条举出了典型的范例，从这一条“头汗出，微恶寒，手足冷，心下满，口不欲食，大便硬，脉细者”证状的叙述，好似六病皆有，若按六病合病论治则很有困难，若能找出主要的矛盾，施治也就有法了，但这也是很不容易的。针对这种情况，仲师给我们指出了小柴胡汤的应用，因为它能使阴阳的乖舛重归协调，故称做和法，绍师则直称其为协调疗法。

协调疗法能使失调之阴阳重归协调，令无偏亢，各司其职，故除大寒，大热，大虚，大实的极端病证之外，是广为适应的治疗办法。小柴胡汤对慢性病的治疗只要应用如法，确实能起久病之沉疴；对于急性病，施用得当，同样能起危殆于顷刻。绍师悬壶于潞安时，值瘟疫大作，染者甚多，初时治邪热久稽，阴津欲竭，正气将败者，悉遵吴氏《温病条辨》下焦病复脉法，无不愤事者。退而思之，邪热未退，正气先伤，阴液将绝，能不虑阳无所附，而恣用甘寒，欲救阴津，助正气而不足，资邪热则有余，焉能不败。思得仲景小柴胡法固本而祛邪，助气而清热，且热集于表，必寒于里，彼盈则此绌，乃物化之常，生姜之性虽热，但散而不守，用其小量使微温于里而不助邪热，且能防亡阳于未然(若虑其恐有亡阳之变者，又当易为附子)，而更重要的是协调阴阳，唤起其自然疗能，犹如重整军威，尚可冀背水一战，诚安内攘外之良方。试诸临证，大多如仲景所说，出现“必蒸蒸而振，却复发热汗出而解”的情况。后遇此证，辄用此方，全活甚众。

在整体辨证中，还有一个须要说明的问题就是三部，三部即表、里与半表半里，辨证中用以识别病位。所谓病位并不是病灶所在部位的一个简单概念，而是取决于疾病的势态。只有识别病位，才能选择合适的因势利导的匡救措施。太阳病邪欲外达，辅之以汗，故为表证；阳明病邪结于里，攻之可去，故为里证；少阳病邪漫于中，汗之不可达，下之不可及，非寒凉直折不能刹其势，故为半表半里。三阴病中亦是如此，厥阴病血不外荣，温通而寒自退，故属于表；太阴病，里寒不运，温建而运化复，故属里证；少阴病阳馁于中，表失其温遂见厥，里失其煦而下利，舍辛热温阳何以为功，故属半表半里证。

就疾病变化的大体上说来，不出病性、病位、病体这几个内容，所以三部六病辨证的方法是适用于一切疾病的。但疾病的种类繁多，对于具体问题必须作具体分析，用简单的温清补泻的办法是不会完全解决的。如蛔虫证、出血证、瘀血证等，对它们必须施以杀虫、止血、行瘀的办法。这些治法虽仍属补泻范畴，但必须分清这是补泻中的特殊内容。对于特殊的病变要做特殊的认识，须采取特殊的治法，只有这样才能达到辨证上的准确性与治疗上的可靠性。这种辨证方法在三部六病的辨证中属于局部辨证法。

任何疾病都包括在阴阳这两类疾病中，所以在诊断中来说，阴阳是矛盾的普遍性；由于病位的不同，病体的差异而呈现出六种不同类型的疾病，即六病，六病对于阴阳来说就是矛盾的特殊性；在各科疾病中，由于每种疾病病源、病变的不同而形成多种不同的疾病，即局部病证，局部病证对六病来说也是矛盾的特殊性。对于局部病证虽各有其特殊的治法，但必须在六病辨证的指导之下方不致误。仍以蛔虫证为例，如虫证而兼里寒证，当于太阴中考虑，治当温里杀虫，如椒梅理中之类；虫证而兼寒热错杂，当于阴阳合病中考虑，治当寒热并用而兼杀虫，如乌梅丸之类；如证无寒热之偏胜，且体壮无虚，在这种情况下，可把虫看作实邪阳明论，也可不以六病论，只作对症治疗，杀虫驱下即可，这种对症治疗必须在六病辨证指导下，即必须对载体作全面分析，无寒热虚实之偏胜而后可。所以立局部辩证就是强调对于特殊的矛盾必须采取特殊的解决方法。

为了对局部辨证进一步认识，下面举几个具体例子。

例一 王某，患面部湿疹五年，满脸结着厚痂，有清水渗出，奇痒难当，而体格壮实，余无他症。治宜祛湿于表，投除风利湿汤(浮萍、苍耳子、苦参、土茯苓)四剂，面肿转甚，目只剩一隙，水由疹痂间涌出，患者持毛巾拭脸早已湿透，思得湿邪如此之胜，非逐湿峻剂不足以刹其势，乃疏大陷胸汤二帖，服后果渗水大减，复用除风利湿汤 60 帖痊愈。

按 此证并无寒热虚方面的见证，依其病位应列入表证，治疗方法则取决于疾病本身的特殊性而用祛风利湿。凡陈年之疾久治不愈，多有滞邪固着不去，邪不去则正难复，当审其邪之性质、类别、部位而选用适当方法攻之，邪既去则正易复，故绍师常谓“久治不愈者当取阳明”。此证湿邪久稽，故治疗之中间用逐湿之法，选用大陷胸汤则由大结胸证之“但头微汗出”悟出。

例二 王某，患鼻息肉，近年来鼻塞不通，张口呼吸，患者因不愿手术而求治中医。诊得患者除鼻塞脉弦之外，余无异常所见，遂疏理鼻攻坚汤（方用小柴胡汤加牡蛎、夏枯草、王不留、辛夷、苍耳子）与服，十二帖鼻塞除，经鼻科检查，息肉已失。

按 小柴胡汤具行气散结之功，故用以治疗淋巴结核及乳腺增生等证多具良效，实际上它是通过整体阴阳的协调后而由机体自身的调节机能使病向愈的。本证亦以小柴胡汤为治，加入软坚化结活血通窍之品以突出局部的治疗作用，故获效甚捷。

例三 李某，患肾盂及输尿管结石，投排石汤（川郁金、金钱草、海金沙、车前子、元明粉、鸡内金、王不留、怀牛膝）十余剂不效，后合入小柴胡汤，四帖痛减尿畅，十五帖后复查，原共有结石十三枚，现输尿管中已无结石，肾盂中只余三枚，其体积已缩小一半，继服十八帖痊愈。已十余年，未再发。

按 从本例可明显地看出整体的协调与局部治疗的关系问题。绍师常谓："若无整体的协调，则难获局部的改善"。使整体协调之方，唯小柴胡一法，其使用之最大眼目为脉象之聚关或非寒所致之脉弦者，本例脉弦，初未用小柴胡竟致不效，可见协调整体对于治疗局部病变的重要性。

例四 孙某，患胆道蛔虫症，发作已二日，疼痛剧烈，透肩彻背，经某医院诊为是病，脉弦甚，投调胃扫虫汤（小柴胡汤生姜易为川椒合枳实芍药散加乌梅、使君子、槟榔），服后约 20 分钟疼痛缓解。日服一帖，痛未再作，共服六帖而止。后又治此证三例，方剂相同，情况仿佛。

按 胆道蛔虫证疼痛主要在心下，故用调胃汤，其中枳实芍药散可除心下急而缓急止痛，去生姜入川椒者以其止痛作用较好，更主要的是合使君子，槟榔而具杀虫之功。

例五 杨某，患急性风湿性关节炎，双膝肿大，外表发红，足难履地，舌尖红赤，六脉皆滑，方用桂枝白虎汤加葛根、防已半月而瘥。

按 脉滑舌红，肿处发赤，一派火热之象，病属少阳，故用白虎撤其热，加葛根、防已、合桂枝祛风胜湿止痛以疗局部。此例是六病与局部相结合的治法。

从以上简单的举例可以看出，局部辨证必须在整体辨证的指导下，这样就会有三种情况：①六病或合病与局部辨证相结合；②协调整体与治疗局部相结合；③单纯局部的辨证治疗。第三种情况是针对不存在整体病变，亦即六病症状完全缺如的情形下使用的，如第一例即是。

对于局部的病证，完全可借助于内、妇、儿、外、五官各科的诊治办法。尤其是现代医学的知识对我们在病灶部位和病理变化的认识上有很大帮助，相应地在辨证和治疗上就又增加了新的内容。比如溃疡病，中医对于此病的认识是不够明确的，只笼统地称作胃脘痛或胃气痛。现在我们不但了解了溃疡病灶的存在，而且明了了胃及十二指肠黏膜血管痉挛收缩，使局部黏膜缺血，发生营养障碍是溃疡病形成和难愈的重要因素，给我们提示了活血行瘀药物的使用，因此我们对溃疡病的治疗，不论其有无瘀血的征象而行血药则始终应用，溃疡方中的五灵脂就是这样加入的。类似的例子很多，就不一一列举了。

三部六病的辨证方法是继承了伤寒论的辨证方法而依据唯物论辩证法的精神而加以重新整理的。根据《伤寒杂病论》原作的精神，它仍是对一切疾病普遍适用的辨证方法。但由于我们水平所限，这一继承整理工作只是一个雏形罢了，其中一定存在着错误和缺点，仍有不少问题尚有待于通过大量的临床实践来进一步认识和提高。

第三部分 三部六病讲稿（修订）

□刘绍武 讲述
□宿明良 整理
□马文辉 修订

贾 序

《三部六病》一书是山西著名老中医、太原市中医研究所主任医师刘绍武数十年医疗实践经验的结晶。最初由郭维峰同志在 1976 年着手整理,1979 年由太原市中医研究所内部印刷进行交流。现经宿明良同志重新整理,约 20 万字,经三部六病研究室编辑修订,使此书得以刊行。

目前,抢救老中医学术思想和实践经验的工作势在必行。刘绍武年近八旬,行医六十余载。他酷爱中医事业,几十年勤奋钻研,是我省中医界学识渊博、经验丰富的名老中医之一。他长于思考、勤于实践,在中医理论研究方面有独特的见解。虽然中医有学派之分,各家学说纷纭,学术上有不同见解,这是符合我党“百花齐放”、“百家争鸣”方针的。允许各抒己见,允许学术争鸣,只有这样才能达到共同提高的目的。

三部六病学说的交流,必将引起国内外更多学者的关切和重视。希望读者能对本书提出宝贵意见,以使本书更加充实完善。

贾 琳

1985 年 4 月于太原

郭　序

吾师业医六十载,深知《灵枢》、《素问》,精通《伤寒》、《金匮》,旁触历代百家,纵观现代医学。素重哲理之识,更好文史艺术,是一个学识渊博,经验丰富的医家。他临床诊察,不分亲疏,不厌其烦;论病说理,亲切相待。有感恩于师而赠礼者,师皆婉言拒绝,此一规矩,数十年不破一例。其医术之高明,医德之高尚,尽人皆知,并酿成佳话,传布开来,无不为之敬佩也。

"绣出鸳鸯从君看,乐将金针度于人"。吾师虽年高名大,但平易近人。无论是对学徒,还是登门求教者,不分男女老幼,职位高低,医资深浅,皆一视同仁,以礼相待,毫不保守地把自己的学术思想,临床经验,教授他人。师精于哲理,善于论证,语言生动,敢破敢立,听课之后,回味无穷。凡从学者,无不为师金针度人而称赞。也正由此,门生日多,其学术思想亦广为众人所收集传播。有概为《仲景学术观》者;有集为《刘绍武医案》者;有编为《刘绍武经验集》者,等等。1976 年,我有幸从师学习,在病榻之侧,听师亲授其说半年,启蒙受益匪浅。遂在明良同志等人的大力支持下,写成了《三部六病》约 8 万字初稿。后经修改,于 1979 年由太原市中医研究所铅印,作为内部资料,在医界交流,并引起了重视。至今,历时九年,吾师的学术思想,迅速飞跃,日趋完善,已臻成熟。了解该学说的人很多,但首推明良同志,他不但过去曾随师实践,取得了第一手资料,而且近两年来,又随堂听讲,临证面授,领悟更深。他以对师尊诚之心,对学术争鸣之志,以其才智和魄力,遵师学说之准绳,纂师实践之经验,在短短的时间里,完成了 20 余万字的稿本,确是集吾师学术思想之大成者也。他自己虽以为文笔不逮,但资料可贵,难得之有。

吾师创立的三部六病学说,依据《伤寒论》六病辨证为基础,参阅《内经》和有关经典著述,把人体划分为表部、里部、半表半里部,称之"三部",每部以实热或虚寒的不同病性,划分为六大证候群,谓之"六病",机体病证范围虽广,不超三部,病情变化多端,不越六病,真实地反映了整体辨证,并创立了与三部六病学说相适应的理、法、方、药体系,丰富和发展了辨证施治的具体内容。

整个体系,立论明确,论据充分,理论联系实际,使人能很清楚地看到:人之整体,分为三部;每部有病,病分阴阳;每病有证,证列主次;每证有法,法系方药;每药有类,量当伍宜。这样,便达到了病、证、方、药高度统一。临床采取定证、定方、定疗程的"三定"原则,不但在施治上可以做到多证首定主证,多方首用主方,多药先选主药,执简驭繁,便于掌握,而且便于重复实验,便于剂型改革,便于输入软件,便于科学研究,为中医的现代化,中西医结合提供了重要的线索。

三部六病学说,将会引起更多学者们的关切和重视,把读者带入医学的新境地,使之对于中医理论的探讨、整理、发展以至现代化,有所启悟。三部六病学说的推广和应用,必将给整个中医界带来一个新的飞跃。

郭维峰

1985 年 3 月于太原

前　　言

“三部六病”学说是刘绍武老师一生研读《伤寒论》从事医疗生涯的经验结晶，是指导三部六病研究室活跃学术思想，探索中医现代化的途径。

“三部六病”学说以《伤寒论》为依据，以辩证唯物主义理论作指导，遵循对立统一规律，运用病证归类方法，临证进行分析综合，推理判断，正确认识现象与本质，局部与整体，共性与个性，内因与外因的辩证统一，依整体划分三部，把每部阴阳不同属性的病证概括于六病之中，形成理、法、方、药初步具备的系统理论学说。

刘老师已年近八旬，抢救其学术思想和临床宝贵经验，继承、发扬“三部六病”学说，责无旁贷，更需要无私的奉献。我们运用“三部六病”学说指导实践，在临床取得了不同程度的进展，现着手理论整理和中药剂型改革，进而发展科学实验，打破千年来医药分家的旧习，这一工作的开展，得到医界领导的帮助和广大患者的欢迎。

在太原市卫生局和中医学会的支持下，应广大医界同道要求，经宿明良同志整理，现将刘老师的学术思想付梓刊出，以供学术探讨研究，错漏之处在所难免，诚望批评指正，以致谢意。

太原市三部六病研究室

1985 年 7 月

第一章 “三部六病”的起源

“三部六病”学说是我数十年来，研习《伤寒论》的学术观点。其内容不受传统文献的束缚，重点是活跃自己的主观能动思维，做到古为今用。“三部六病”学说的研究是我要走的路。研究一门学术，思想路线正确与否，是研究课题能否成功的关键。本章就“三部六病”的思路和理论基础分别加以叙述。

第一节 “三部六病”学说的提出

早年读医书有《陈修园医书七十种》、《伤寒论浅注》和张令韶、张隐庵注解的《伤寒论》。当时，他们注解《伤寒论》应用了一个公式，就是本标中气图。我对以本标中气图为工具论说的《伤寒论》用于临床，感到很困难，寒、热、虚、实均可见于太阳病，难以分清各病的性质，这样一直徘徊了十余年。

1928年中华书局翻译出版的《皇汉医学》一书，使我受益匪浅。从中启发最大的是日本用《伤寒论》方药治病，临证有合病用合方。认识到这一点，回头再读《伤寒论》原文，始发现仲景早就应用桂枝麻黄各半汤于医疗实践，解决了临床治杂病难的问题。汤本求真是日本一位研究《伤寒论》的医学家，他对《伤寒论》的研究颇具独到见解，随师十余载，写出了《皇汉医学》这部名著。故近代文学家章太炎说：“仲景若在，则必曰：我道东矣。”

搞医学要学以致用，学习医学不同于搞历史、考古研究。医学应用于实际，要做到两点：一是准确诊断，二是有效治疗。张仲景就是重视诊断、强调治疗的先驱和典范。历代注释家多坐在书房搞注释，许多理论和实际脱离。本人当时虽读过《伤寒论》，但对四物、八珍诸方的临床取舍，一直踌躇不定。经历了1928年至1933年五年的时间，通过对《伤寒论》方剂的不断应用，路子越走越光明，尔后下决心将原学方剂一齐抛弃，忍痛割爱，改用《伤寒论》方剂，开始了一病一方、合病合方的实践阶段。

早年事医，住在长治南门外经坊煤矿，周围四十里无医生。时值瘟疫流行，求医者络绎不绝。吾登门医治，昼夜不息。加之当地贫苦，伤寒方价廉，这为我学习实践《伤寒论》提供了极好的机会。历经十余年的实践，方剂越用越多，思路越来越广。逐渐对《伤寒论》方剂有了一个全面的了解，随着《伤寒论》方剂应用与理论的研究，“三部六病”的学术思想也在萌发之中。

1939年家乡沦陷，到西安行医谋生。转迁到天水，1940年的天水，是当时文学界、医学界各方逃难汇集的地方，各界名流集中于此。在此行医期间，恢复了在长治创办的“友仁医社”，首次讲述“三部六病”学说。由原山西大学理化系主任张辅轩作记录。根据讲稿整理出张仲景的学术观。

在数十年的医疗实践中，“三部六病”学说经过了一个逐步健全的过程。如少阳病的主方,开始选用栀子豉汤,但解决不了少阳病的胸满,必须加用柴胡,直至后来改用黄芩汤加柴胡等确定了少阳病的主方。还有太阳病的原主方是葛根汤,葛根、麻黄治太阳病无可疑虑,但葛根汤是以桂枝汤为基础的,太阳病是表部实热之证,桂枝阳热,下咽则毙,用桂枝治太阳病效果不理想。1972 年将桂枝汤易为麻杏石甘汤作葛根汤的基础,一试成功,疗效大增,创立了太阳病的理想主方。医疗实践给三部六病的主证、主方、主药提供了逐步完善的条件。

中医在学术上还没有过关,这个关是什么呢?就是现代科学关。学术要经得起实践的检验,理论上符合辩证唯物论,临床上有明确的诊断和确切的疗效,别人运用重复性好才能说明它的正确性。祖国医学若要在今日科坛上站稳脚跟,自立于民族之林,为人类造福,必须如此。这是从走过的路上认识到的一个道理。"三部六病"学说要经过一个长时间的发展完善过程,但已不是大海捞针,并不渺茫,现在我们看到的已是黎明前的曙光。

祖国医学理论体系至今还不够完备。这就要求我们必须刻苦读书,认真实践,经过探讨逐步摸索出一整套带规律性的东西来,以便古为今用,承先启后,推陈出新。"三部六病"学说是我读《伤寒论》逐渐总结出的一个带规律性的体会。现在还不足以形成体系,但可给后人提供学习的思路。祖国医学的理论水平不能停留在原始阶段,既要继承古人,又要有所创造。只有有所创新,才能有所前进。医学要为群众服务,就需要和群众有共同的语言。在每天的门诊中,患者常常自己就说出:"胃溃疡"、"扁桃腺炎"、"痢疾"等许多诊断性的病名。陆渊雷曾说:"老百姓已经用了现代的病名"。诸如此类的病名和诊断结果,古书上没有记载,这就迫使广大中医去学习、去创新。面对现实和浩如烟海的古典医籍,要求我们创立一个古今兼备的理论,来和现代患者的要求统一起来,建立共同的语言。

医学怎样创新?毛泽东同志曾为医学界指出个模式。1956 年 8 月 24 日他对中西医指出:"中西医的问题应当结合,最好的榜样是效法鲁迅,鲁迅的光彩不在于翻译,而在于他的创新,既不同于外国的,也不同于中国古式的,但是中国的。"我们要学习鲁迅,将中外知识进行融合,创造具有民族形式、民族风格的艺术,这就是我们开创祖国新医学的道路。我们必须向这个方面去努力。不然的话,用原来的理论去解释、解决患者提出的许多新问题,你就会无法应付,甚至束手无策。

"三部六病"学说就是从既符合现代医学科学理论,又符合祖国医学传统的哲学理论的愿望出发,创造具有民族形式和民族风格的理论体系。举一病者为例,帮助理解"三部六病"学说的路线。患者是一位高中生,自诉腹满,检查肝脾大平脐,数月之内,进出省城各大医院,均未做出明确诊断,既不是肝炎、肝硬化,也不是班替综合征,又未患过疟症,诊断不明,治疗无法,身体日趋衰弱,被迫休学。1983 年 11 月登门求医,切脉时则见涩脉,涩脉者,脉象大小不等,快慢不等,有力无力不等也。据此推理判断,涩脉的产生是右心房的窦房结,因中间受交感神经支配,两旁受迷走神经支配,由于自主神经的功能紊乱,影响了交感神经和迷走神经的功能,使窦房结的起搏节律发生改变,导致心脏排血功能的改变,引起血液循环的一系列变化。此种病证摸脉能评出,心电图则测不到。要知道,人体含血十斤左右,一分钟在体内循环一周,心脏每天要射出五吨左右的血液。体内血液参加循环的约占 70%,有 30%的血液不参加循环,储藏于肝脾之中,故有肝藏血之称。肝藏血、脾统血,在出现涩脉时则提示右心回血不足,血储于肝脾二脏,淤血逐步增多,肝脾则逐渐增大,这既是假设性的推理,又是肯定性的诊断。令其服用调心汤 120 剂,以协调整体,提高心脏功能,进而活血化瘀,疏通脉道,改善循环,服至 80 剂肝脏恢复正常,脾在左肋下 1 厘米,吃至 100 剂,加用一料复健散，应期而愈。疗效是检验辨证施治的尺度，在运用现代医学的基础上，根据中医的辨证施治，以此立法用药，就能征服许多疑难病证。如何发挥中西医之所长，将现代医学从哲学的角度去研究，创造一个新的具有中华民族特色的理论体系，是一个值得深思的问题。

第二节 祖国医学的整体观

祖国医学发展至今，统一的中医理论体系还未确立。没有正确的理论作指导，实践就带有盲目性。一位中医学者，应当既是实践者，又是理论家，应该具备一整套理论。否则中医的医疗实践就带有一定程度的随意性。中医的辨证核心就是整体观念，整体观是一个抽象的概念名词，其内容是什么应当清楚。

纵观医学，一是哲学医，一是科学医。西医是用科学方法研究而逐步形成，中医是用哲学分析综合推理判断的方法研究人体的。综合分析性越大，科学性就越强。二者是平等的还是有主次呢？首先要知道，对一个整体要做科学实验，须通过三个阶段：一是把活的物体变成死的，二是把动的变成静的，三是把变化的变成非变化的。从此可想而知，得到的实验结果和运动着的活体相比，就有距离，其中只有70%的正确性。恩格斯在《自然辩证法》中指出：“不管自然科学家采取什么样的态度，他们还得受哲学的支配，问题只在于他们是愿意受某种坏的时髦哲学的支配，还是愿意受一种建立在通晓思维的历史和成就的基础上的理论思维的支配”，所以说，一个活生生的机体不能用微观和实验来最终解决其理论问题。对立统一规律是宇宙间的基本规律，也是一切事物的根本法则。中医理论运用阴阳二性阐述疾病的本质，运用八纲辨证是符合哲学的。它具有数千年的实践，经过动态的观察和综合分析以辨证施治。所以，哲学医和科学医是不平等的，从哲学的角度看，祖国医学的辨证施治是领先的。

再看现代医学在工具上的弱点。药物是医者用来战胜疾病的武器，亦是临床随手应用的工具。目前，美国淘汰西药350种，我国淘汰127种，剩下的药物就是好的吗？当然不是。如红霉素，在美国经试验，100个应用红霉素的患者中就有52人得黄疸，其中42人为隐性黄疸，可见其对肝脏损害之大。另外，激素有六个方面的弱点：一、抑制抗体产生；二、溶解淋巴细胞；三、抑制纤溶细胞；四、抑制溶菌素；五、抑制干扰素；六、引起菌群失调。诸如青霉素的过敏反应，链霉素对听神经的损害，以及众多药物对肝肾的损害等副作用，真是不胜枚举。“医得眼前疮，剜却心头肉。”随着时代的发展，人类认识的提高，许多药物将陆续淘汰，这是无可否认的事实。无怪乎，国外一些医学家断言，今后20年内草药将占统治地位。中药应用的大部分为植物药，每味药中有多种成分，一个方剂由多味药物有机结合，具有综合治疗的作用。致病原只能对某一种药物产生抗药性，对成分复杂的汤剂则无法产生抗药性，中药的抗药性和耐药性是微乎其微的。并按寒、热、温、凉划分药性，根据整体状况，对证治疗。

现代医学主张搞动物实验。虽然是很科学的，但终不如活着的人体反映的准确切实。如马钱子，人未至中毒量，而狗食之立死，巴豆人食到中毒致死量时，按比例给老鼠食之则肥。人与动物各具有特异性，人的生理功能绝不是动物的生理功能，只能从中得到启示。祖国医学经过两千年的人体具体实践，其科学性是毋庸置疑的。研究中医理论推动祖国医学发展势在必行，必须认真研究祖国医学的整体观，发展中华民族的医术，使祖国医学走在世界各国的前头。

一、整体的概念

辩证法认为,机体在自然界中是一个具有无穷无尽联系的结合体,也是一个纵横交错、多层次、有本质和现象、局部与整体、内容与形式等等罗网式的客体,其中每一部分都与整体密切相关,不能分割。正如黑格尔所说:"割下来的手,就失去了它的独立存在,就不像原来在身体上的那样,它的灵活性,运动形态、颜色都改变,而且它就腐烂起来,它的整个存在,只有作为机体的一部分,手才获得它的地位。"恩格斯在批评形而上学时指出:"无论骨、血、软骨、肌肉、纤维等等,不论就机械的组合或是各种元素的化学组合,都不能造成一个动物"。运用哲学道理来论证问题、辨别是非是有力量的。

列宁说:"身体的各部分,只有在其联系中才是它们本来的那样,脱离身体的手,只是名誉上的手,机体只有联系在一起,才具有活生生的意义。"整体是由部分构成,但它不是各个部分机械的综合。因为整体是由相互联系着的各个部分按着一定的结构形成的。它一旦形成,就产生了整体的性质。而整体的特性体现了质的飞跃,绝非组成它各个部分的特性的相加,这种性质就是整体性。由于整体性的存在,使机体的一切活动统帅到高度意识的指挥下,受中枢神经系统支配调节。支配调节受阻,局部就会发生病变,反之,任何局部发生病变同样影响整体的功能。

张颖清在论述《生物全息论》时,经过动植物的实验证实,"每个独立的部分都是整体成比例的缩小"。每个局部和整体取得联系,都有整体的性质在其内部存在,但都有其特定的条件。多年的医疗实践也证实了这个道理。即每个局部都服从整体,只有整体的协调,才有局部的改善。以此为依据,我在临床上创立的许多方剂,均系协调方。都是以小柴胡汤作调整整体的基础,在此基础上突出局部治疗,构成许多有良好疗效的方剂。

在整体与局部的关系中,局部固然不能脱离整体而独立存在,而整体的特性绝不是各个部分性质的简单相加,人体的整体性联络各个局部,使机体得到有机的联系和统一。局部是整体的依托,整体的概念必须包括局部。但是,如果按整体概念包括部分来理解整体,整体就会解离。黑格尔说:"全体的要领必定包含部分,但如果按照全体的概念所包含的部分来理解全体,将全体分裂为许多部分,则全体就会停止其为全体。"(《小逻辑》)。局部贯穿着整体性,构成了整体性的所属。当然,整体与局部的区分也是相对的,在一定的条件下可以互相影响。整体中每一部分的变化都可引起由量到质的变化。如破伤风、毒蛇咬伤都是由局部到整体的变化,流感的周身不适、高热,到关节酸痛,是由整体到局部的变化。恩格斯就曾指出:"关于自然界所有过程都处于一个系统联系中"。在祖国医学的辨证施治过程中,根据从局部到整体的有机联系,给予处方用药,这就是我们的整体观念。

二、构成机体的各要素及其相互关系

人体之所以能够生存、生长、繁殖,是因为有维持整体生活的内部各因素的密切联系,这些重要因素之间相互制约、相互依存,共同维持机体新陈代谢和动态平衡。其表现形式有八个方面。

机体的组织性。由于机体内部受到各种理化因素和酶的影响,在体内进行着复杂的分解和化合的变化。由复杂的有机化合物分解为较简单的物质被人体利用,并放出能量,这个过程称异化过程。由简单的分子形成复杂的化合物,这个过程称同化过程。同化和异化维持着人体的生理活动,这些都是通过机体的组织性实现的。生命只有在同化作用和异化作用两种过程经常不断地、相互联系的情况下,才能得以生存,这种组织性一旦打破,机体就会死亡。

机体的层次性。机体的层次有系统、器官、组织、细胞、分子、原子。在机体内不同形态的细胞,构成不同的组织,不同的组织形成不同功能的器官,几个形状不同的器官组成一个系统,数种系统综合起来才是一个完整的机体。这些层次结构中间都有它们的规律性和法则性,每个层次之间都在互相区别、互相联系中存在。

机体结构的功能性。对机体结构的功能性过去一直存在着模糊认识。美国普里戈金通过研究给结构的功能性下了定义,即“耗散结构”,得出“负熵是正常的,正熵是异常的”结论。熵是一个科学名词,是物质系统状态量度出现的程度。物质的系统都出现一个量度,如大小、硬度、结合形式等等,都是物质的量度。机体的结构必须耗散,消耗能量是正常的,如不消耗能量就会出现正熵,表示异常。对于人体来讲,就会出现病变。能量的正常消耗形成负熵,出现功能作用,这就是通过科学实验得出的结论。

机体的稳态性。即平衡性。法国大医学家伯尔纳说:“所有生命机制尽管多种多样,但是只有一个目的,就是保持内环境的稳定。”恩格斯亦说:“我们看到最小的部分和较大的器官,在不断运动和正常生活时期是整个机体持续平衡为其结果”,平衡论就是稳定性,机体必须保持动态的平衡,才能维持正常的生存。否则就会出现病变,一切治疗的目的实际上都在于维持机体的平衡。

机体的有序性。机体的组织功能是在相互制约、相互促进的基础上井然有序地向前发展。这是机体的一个特性。虽然组成机体组织的细胞分子不同,但都是有次序的运动。在功能上,心脏的收缩与舒张、肺脏的呼吸、胃肠的蠕动,都是有节律地进行。

机体的机械性。机体的骨骼、肌肉、血管、神经和内脏组织器官都有其固定的位置和特有的性质、功能和构造,不可更动和改变。这给予临床上根据证候出现的部位,表现的形式而诊断疾病带来了有利的条件,并为现代医学的外科手术提供了重要条件。如无机械性的固定存在,外科手术就无所实施。

机体的能动性。毛主席说:“我们承认总的发展中,物质的东西决定着精神的东西,但也承认精神的反作用”。这个反作用就是主观能动性,许多疾病的发展预后和人的主观能动性密切相关,许多患癌症、心脏病、肺空洞的患者,根据医学断定为“不治之症”,由于患者发挥主观能动性,配合正确治疗,最后终于战胜病魔,恢复健康。巴甫洛夫就曾做过这方面的探讨。一次一位自认是“癌症”的患者请巴甫洛夫医治,手术探查根本无癌肿,就用一块狗肉充癌肿,告其癌肿切除,病者疑证全消,安然无恙。时隔六年之后,该患者又请巴甫洛夫治感冒,一位护士私下窃语说:“这就是六年前的假癌症患者……”,被患者听到后记在心中,疑虑不解,四十天竟死去。后来,巴甫洛夫把医务人员不许向患者私报病情作为一条院规固定下来。由此可见,主观因素致病的严重性。主观能动性和病情的转化机理值得研究。

机体的天人合一性。人不是一个独立存在体,而是和自然界有着密切联系的整体,《内经·气交变大论》说:“善言天者,必应于人”,《伤寒论》亦有“日晡所发潮热”的记载。下午的申酉二时,叫“日晡”。传染病流行,多在下午发烧,此种情况,过去更是多见。根据天文学家的测定证实,申酉二时,太阳释放的电能明显增高,这亦可谓天人相应。再如,风湿性关节炎天气变化时疼痛加重,病危患者朝轻暮重的现象,都与自然界的变化有联系。《伤寒论》第61条就记述了阴寒证在气候影响下的变化。阴寒证病人大都晚上加重,不安静,不得眠,多于夜间死。在白天有日光照射,增添阳气,故轻。自然界为一大天地,人为一小天地,有病之身在风雨阴晴、昼夜、四季均有感应,故而人与天地参,称为三才。

构成机体的重要因素,互相关联,互相渗透,互相依赖,组成一个有机的整体。那么整体观与气血及三部的整体性又是怎样的一种关系呢?辩证法认为:自然界是由无穷无尽的相互联系和制约的整体及过程组成的结合体,在主体面前处在一个纵横交错的具有多层次结构的主体网络系统之中的客体。

列宁说:“人的思维由现象到本质,由所谓初级的本质到二级的本质,这样的不断加深下去以至无穷”。认识事物及过程应运用不同质的概念和范畴。例如构成人的躯体,露于外部的有眼、耳、鼻、舌、身等,藏于体内的有心、肝、脾、肺、肾等脏器,这些实际都是表达概念的。通过思维,可以抽象出身体各部分,再将它有机地结合起来,抽象为整体,整体与局部在相互连接上反映有六个方面:

本质与现象反映着客观事物(疾病)和过程的内部联系与外部表现的相互关系;整体与部分反映着事物(疾病)和过程的包含与组合的相互关系;内容与形式反映着事物(疾病)内在要素和外部结构方式的相互关系;原因与结果反映着事物(疾病)和过程先后相继互相制约着的普遍联系;必然性和偶然性揭示事物(疾病)发展过程中的稳定和偏离的趋向;可能性与现实性揭示事物(疾病)在发展过程中实现转化的根据、条件及其结合关系。这些反映都是客观机体最一般的本质,最普遍的矛盾关系的概括和反映及共同特点。

列宁曾拿河流与水滴的关系打比喻,说明整体与局部的概念,他说:“概念是运动的各个方面、各个水滴、各个河流等等的总计”,又说:“任何比较都不会十全十美”。要科学确定整体与局部在辩证法成对范畴体系中的地位,要在差别中求同一,从繁复中求同类。在我们了解到机体各重要因素及其机体相互之间的关系后,就可以了解到人体的正常生理活动和异常的病理变化,掌握局部,纵观整体,对整体观就有了全面的认识,我们就有了辨证的基础。

三、整体的范畴和统一性

整体的范畴就是三部。三部综合为整体,三部是整体的子系统。表部接触大自然的空气,里部接触从自然界摄取的饮食,半表半里部接触由饮食和空气所产生的气血。饮食的进出、空气的呼吸、气血的运行是构成人体生命的重要环节。人类的生、老、病、死无不与此息息相关,这在后文将详细论述。

我们认为,人体的整体性表现在气血上,通过气血的循环达成机体的统一。气血在辨证上通过阴阳二性的失调,呈现出寒热虚实来。其表现在脉象上见于寸口,在三部中形成六病。我们把气血阴阳、脉象表现都概括于三部六病之中。

我们知道,神经、肌肉、骨骼和各组织脏器都有各自固定的位置,有其机械性,是一个有机的支架。气血在体内周而复始的循环,不足一分钟在体内就可循环一周。在机体中,谁也不能给气血划界限。时而在此,时而在彼,此刻是体表之血,彼刻就是胃肠之血。气血运行的部位不同,所表现出的功能则不同。脑得血能思,目得血能视,手得血能握,足得血能行,这就是整体的质。机体各部分都是通过气血联系为一个整体的。如果大脑缺血,则可以使人昏厥,三分钟后可以致死。将大脑离体,心脏供血正常则能活七天。故古人曰:“心者,君主之官,神明出焉”。所以,我们认为,在人体中,心脏第一而不是大脑第一,因心脏是整体生存的物质基础,思维是气血在大脑反映出的一种功能,故有“神明出焉”。

在日常生活中,空气和饮食是维持人体生命的基本条件。细菌和病毒等可通过空气进入人体,引起疾病,病原微生物可通过饮食进入人体,引起疾病。表里二部的各种变化通过气血反映出寒、热、虚、实不同的病理变化,在三部中表现出阴阳不同属性的六组证候群,称之“六病”。由于“六病”的发展转化和临床的辨证施治顺逆,人体皆可由此而生,由此而死。

第三节 中医辨证的探讨

辨证论治在祖国医学领域中占有重要的地位。疾病的脉证纷繁,只有熟练地掌握辨证法则,才能准确地判断疾病的本质,从而采取针锋相对的治疗。辨证论治是历代医家尽毕生精力研究的课题,也是我们今天继承的重要内容,在本章节中就辨证的问题,作一粗浅探讨,以求推动祖国医学的发展。

一、关于“证”的概念

在讨论“证”的概念之前,首先商讨一下八纲辨证。八纲是指导辨证的核心,八纲辨证是中医辨证的高度概括,因是高度概括,故在唯物辩证法中是合理合法的。八纲辨证运用了一分为二的辩证方法,这是唯物辩证法的核心。商讨的目的就是看八纲辨证在医疗实践中如何应用,在具体应用上有无困难,困难在什么地方,这是需要弄明白的问题。要学以致用,否则就会落空。

在八纲辨证中先谈阴阳。什么叫阴?什么叫阳?在八纲辨证的具体介绍中,不但阴阳没有下定义,在阴阳之间的分界也不清楚。既然叫八纲,就是独立的八个纲目,八个系统方面,它们之间理应平列。张景岳认为,八纲不是平行的,应以阴阳为纲,表里寒热虚实为目。对于八纲之间的关系不能模糊,我们同意张景岳的看法。阳盛则热,阴盛则寒,寒热由阴阳生,故不能平行对待。阴阳如母,寒热如子,划分平行则不妥,如不平行就不能同为其纲。

八纲中的表里,表为阳,是阳的派生,里为阴,是阴的派生,那么表部有无阴证、里部有无阳证呢?表里是指不同的部位,在每一部位上同样是孤阴不生,独阳不长。显然,表里二部都具有阴阳二证,所以说阴阳同样不能概括表里二部。

八纲中的虚实。实为阳,虚为阴,亦讲不通。虚中有虚热、虚寒之分,实中有寒实、实热之别,不能以虚实论阴阳。八纲辨证是中医说理的工具,所以要有清楚的认识。我提出这样的论点和同道商讨,八纲辨证是中医的高度概括,三部六病辨证是中医辨证的具体实践。必须看到,《内经》的阴阳是广义的阴阳,是哲学的阴阳,《伤寒论》的阴阳是狭义的阴阳,是医学的阴阳。《内经》、《易经》之阴阳,和欧洲一分为二的哲学思想相呼应。自然界中无处不存在阴阳,无处不存在对立统一。《内经》的阴阳是研究宇宙观的,一阴一阳之为道,要把《内经》的阴阳用到医学上,具体说来就有一定的困难。张仲景学习《内经》,是把《内经》的阴阳抽出应用于临床,变成《伤寒论》的阴阳。“病有发热恶寒者,发于阳也,无热恶寒者,发于阴也”,指出有热为阳证,无热为阴证,这是阴阳在医学上的高度概括,符合临床的辨证实践。由此而论,张仲景可谓辨证施治的始祖。在哲学上概念越抽象,概括性就越强,在医学上概念越具体,施治的效果就越好。

张仲景从阴阳中衍生出寒热。在具体辨证上,寒证有三,热证有三,表部一个热,里部一个热,半表半里部一个热。每部的热均与本部实证相合,都有自己的表现形式和具体辨证,通过三部热实的不同特点解决了辨证的问题。在施治中,表热用汗法,里热用下法,半表半里之热则用清法。根据实热部位的不同,采取三种不同的治疗方式,这就是具体辨证、具体治疗的例证。在寒证中,表部、里部、半表半里部各有寒证与本部虚证结合,表现形式亦不同。在施治中,表寒温通血脉,里寒温胃健脾,半表半里之寒则用强心壮阳。通过三部六病的划分,张仲景具体解决了临床阴阳、表里、寒热、虚实的辨证问题。

另外,八纲辨证与三部六病辨证之间,有两个问题需要说明。一是表里两部的问题,恩格斯说:“一切差异都在中间阶段融合,一切对立都经过中间环节而互相过渡,辩证法不知道什么是绝对分明和固定不变的界限”。事物的差异在中间融合,其对立在中间过渡,故毛主席用“斗争性”、“同一性”作了说明,这就是对立统一规律。一切事物如果单纯只讲对立,不讲统一,就不会存在。脉象上的关部就是寸、尺二部的中间过渡,关部是寸尺部的同一部。没有同一性就没有事物,事物通过互相对立、互相斗争、互相渗透,达到生存的目的。仲景在临床辨证中应用了半表半里部。半表半里部是表里二部的中间过渡,表里二部在半表半里部融合。没有半表半里部,表里二部就不存在。任何独立的事物不通过中间环节,就不成其为对立。通过三部的论说,从哲学的角度解决了医学上的困难,值得深思。二是虚实问题,祖国医学传统的说法,令人费解,“邪之所凑,其气必虚”,“邪气盛则实,精气夺则虚”。我总觉得这几句话难懂,尤其是在临床难以兑现。“邪之所凑,其气必虚”,虚则补之,难道无实证?凡人得病,抵抗力都下降,这是普遍现象和规律。但是,在医学上讲虚实,是把所出现症状分为虚实,而非一律以虚证论之。“邪气盛则实,精气夺则虚”,这是一个整体的两个方面。邪气盛指病邪,正气夺指机体,邪气盛才能使精气夺,不夺正气则显不出邪气盛。这是论说正气与邪气的关系、而不是邪气盛必然见实证、正气虚必然见虚证。任何邪气进入人体,人体会出现两种反应:一是被邪气折服,一是与邪气拼搏。证的产生,一种是防御功能上的缺陷,使病者致死,一种是机体迫使病邪经过正邪分争后定位。这两种反应,阳性反应叫三阳病,以实热为其表现;阴性反应叫三阴病,以虚寒为其表现。所以说,虚实的病情是正邪相争的变化,而不是邪正开始斗争阶段的形式。“三阳皆实,三阴皆虚”,既分三部,每部各有虚实,而成为六病。从三部六病中找虚实,分毫不差,而且是具体的虚实。所以说“三部六病”是八纲辨证论治的具体体现,要把八纲辨证应用到医疗实践,必须从三部六病着手。

《内经》最显著的著述是针灸疗法,它运用十二条经络将全身腧穴作了归纳,每条经络各有寒、热、虚、实之证。以经论治,什么经出现什么证,就取何穴、用何法。经络学说具体地解决了针灸的临床应用问题,但是用汤方则无从着手。经络学说是针灸必须依据的准则,通过数百穴位的感传现象,勾划出十二条经线,把它们联系起来形成完整的针灸理论体系。而仲景通过勤求古训著述了《伤寒杂病论》,在他写的全文中,很难看出以经络学说为基础的线索来。他以辨证论治为主,通过药物的吸收和扩散作用,创立了三部六病整体阴阳学说,把汤方的运用全部概括起来,形成一个用汤方辨证论治的理论体系。从以上的两个系统来看,一个是用针灸为治疗的手段,一个是用方剂为治疗手段;从辩证的部位来说,一个是以线为主，一个是以面为主，这是截然不同的理论体系，不应混淆。所以“证”是疾病在人体的反映，每个证都有具体的病位、病势、病性，都有它应有的归属。只有这样，我们在衡量各家辨证方法时才有一个准确的尺度。

学说要百家争鸣，只求一个“实”字，它是公诸世界，议论是非的科学问题。研究学问，要去掉形而上学，不要学空洞理论，要有实践价值。学说就是将实践的感性认识上升为理论，这就需要有一定的理论水平和技术水平。真正技术的得来，都要经过艰苦的实践、思索、考察、总结，技术的取得不是短时间的，其路径必须是经过传授和实践而后心领神会。一个医生熟读外科全书，不一定就能登台做手术。所以说，医学不仅是学识，而且是技术。“三部六病”学说来源于医疗实践，是学识、技术并茂的学术。“三部六病”的辨证论治对中西医的诊断均无难处，从理论到实践都能解决。在理论上符合辩证法，在临床有确切的疗效，是一个古今医学、中外医学理论和技术相结合的综合学说。

二、关于“证”的机理

“证”是中医论治的依据，究竟什么是证？证有什么特征？其发生机理是什么？应该有一个明确的概念。

疾病是人类在自然界中伴随着宇宙间一切过程而发生的。也就是说，证是疾病存在的方式和运动发展的状态，以及这种方式或状态的直接间接的表达，同时也是机体具有实质性改变或功能失调的表现，因而“证”就是疾病本质的反应。但它不是疾病本身，而是表征疾病，并由它所包含的内容为疾病发出的信息通过它的真实记载和描述，人们可以作为当时及后来的借鉴。

“证”的描述作为借鉴，首先应该知道，“证”是疾病物质和能量形态的表象，“证”通过物质能量的表象而存在，不是空洞无物的。例如：寒与热，寒证发冷，热证发烧，都有一个物质基础在起作用。机体的致热物质使血管扩张，机能兴奋，体温升高而出现热的表象。同理寒则使血管收缩，机能抑制，体温下降而表现寒证，也是由致寒物质作基础。根据其表现，在治疗上就采取“寒则热之，热则寒之”的原则。明白这个道理，临床组方用药时，就可以把药物归类。无论哪种热药都具有扩张血管、兴奋机能、升高体温的作用；反之，任何一种寒凉药都具有程度不同的收缩血管、抑制机能、降低体温的作用，这是药理上的共性。列宁说：“类概念是本质的、是规律的”，不同性质的药物能解决不同质的疾病。所以临床不要为配方缺药而犯愁，临床选药，效价虽有不同，但具有其本质，总能达到一个目的，解决一个共性问题。切记：临证施治是用方而不是用药。在临床处方用药时，同一药证，我们用麻黄，并不反对他人用荆芥、防风，只要药性相类，不求药名一致。但是治疗原则不能变，汗法不可用清法之药，下法不可用汗法之品，否则就会差之毫厘，谬之千里。

结构和功能是一致的。有其结构必有其功能，只是在功能的强弱程度上有区别。眼无自身结构则不能视，耳无自身结构则不能听。同理，方剂都是由多种药物组成的有机结构，无结构则无功能，二者是相伴随的。如小柴胡汤的作用不在于七味药，而在于它有了特有的结构，才能达到“上焦得通，津液得下，胃气因和，身濈然汗出而解”的疗效。我在医疗实践中体会到，小柴胡汤是协调整体中最好的方剂，以小柴胡汤作基础在制剂上具有双向调控的作用。调心汤在临床经过协调整体和对心血管系统的重点治疗，可使高血压下降，低血压上升。证实协调疗法的双向调控作用,这一作用也是祖国医药学的一个特征。现代医学所使用的药物则无此作用。双向调控的重要性就在结构,绝不是凑几味药就是方剂。日本研究柴胡,柴胡含柴胡酮,去滓再煎则其疗效增高。这就进一步说明了处方的调配和煎服法的严格性。

疾病在体内发生急剧变化的证候,称"急变证",急性传染病等属此类。积于体内多年的慢性病变,时好时坏,多年少变,称"顽固证",慢性气管炎、胆囊炎就属此类。对急变证须及时辨证施治,审时度势,随证用药,二至三剂则愈。对顽固证则须打持久战,临床不变方是针对顽固证而言。顽证不愈,方不可更。如大同市一患"胆结石"的患者,初来就诊,定疗程120剂,本人服至80剂时,症状全消,胆囊造影,结石仍原封未动,令其坚持用药120剂,再造影,结石全无。这样的病例在临床屡见不鲜,使我们逐渐认识到,任何一种病变,都有其致病的本质因素决定着疗程的始终,非到该证本质的消除之日,疾病是不会根本治愈的。如同走路,全程十里,走九里也不能到达目的地,甚至差一步也不算到达。治疗疾病疗程与路程同样含有这样的哲理,不过疗程是大致的估计,不够准确,但能指出一般规律性的时间作预定期,使病人建立起治愈疾病的信心,治病有望,以便发挥其主观能动性。三部六病的基础是实践,实践的路子是三定,即定证、定方、定疗程。临床诊断首先定证,然后据证定方,再根据病情定疗程。定疗程是根据多年的经验而预计,虽不确切,但具有参考价值,80%病例在预计范围。一切事物都有一般性、特殊性,有必然性、偶然性,故疗程的估计是相对而言,其估计不准的原因有二:一是对顽固性疾病的程度测定不准,属水平问题;二是外来干扰,情绪刺激,不遵守禁忌,工作劳累,间断用药等,都可影响到对疗程的估计。所以在定疗程时要考虑到患者的各个方面,定下切合实际的疗程,以减轻患者的重重忧虑,防止四处求医,八方奔波,胸中无数,治无头绪,进而丧失治病信心。

"证"与疾病物质和能量的关系。"证"源于疾病的物质和能量。但不是物质能量本身,往往"证"的获得需要介体,如同过河需要桥,桥就是两岸之间的介体。通过介体才能得出整体之证。《伤寒论》第209条"阳明病、潮热,大便微硬者,可与承气汤,不硬者,不可与之,若不大便六七日,恐有燥屎,欲知之法,少与小承气汤,汤入腹中转矢气者,此有燥屎也,乃可攻之,若不转矢气者,此但初头硬,后必溏,不可攻之,攻之必腹满不能食也……",由此,燥屎证的发现是通过介体小承气汤,这种正确"证"的获得过程,就是以"证"测"证"的过程。起初不大便六七日,是"证"的感性认识阶段,通过服小承气汤这个介体,而出现转矢气,确知腹中有燥屎,或初硬后溏,以是否转矢气来决定大承气汤的用否,通过小承气汤的介体就对大承气汤的"证"由感性认识上升到理性认识,才算完成了"证"的认识过程。

"证"的获得是通过感觉器官。但是由于人类感觉器官观察的范围有限,所以单凭直觉获得的"证"也有限。西方医学工业革命后扩大了辨证能力,为辨证创造了条件。如听诊器、体温计、血压计、显微镜、X光机、心电图机等。这些无疑比人类的视觉辨证范围要扩大的多。祖国医学要采用先进的辅助诊断工具,扩大辨证论治的视野。列宁说:"通过直接观察,通过思维和实践是认识真理和认识世界的途径",中医的理论应当是先进的,辅助的医疗工具也应当是先进的。中国能够把火车、飞机、轮船引进,为什么祖国医学就不能把西医的先进医疗工具用到中医的实践中来呢?要洋为中用,必须克服保守观念,要吸收各方面的精华,来发展祖国医学。例如溃疡病这个病名在中医书上找不到,对溃疡病的诊断开始用胃肠造影拍片,目前用内窥镜检查,由间接至直接观察,从检查的角度看是先进的,对"证"的认识是确切的，中医应该吸取。如果对“证”的获得不能扩大，就会对某些疾病的认识不足，治疗就不会全面。

三、关于具体辨证

临床治疗疾病，首先对病邪要进行细致的分析，机体受到哪些致病因素的干扰，出现哪些相应的病理变化，采取何种治法，这就是中医辨证论治的基本内容。在运用《内经》作理论基础，指导治病的时代，主要的治疗措施是针灸。《灵枢经》重点论述了经络学说，以适应针灸在临床的辨证论治。运用汤方进行辨证施治，始于仲景。在此之前，在古籍中虽有汤方的出现，但叙述不详。张仲景在《伤寒论》中奠定了运用汤方辨证施治的基础，形成了理法方药俱全的一整套医疗体系。

《伤寒论》第16条载：“观其脉证，知犯何逆，随证治之”，概述了仲景辨证施治内容。其言词虽然简短，但在临床却要经过一个艰苦思维的过程，通过进行抽象的思维，从证候想到理论，从理论考虑到实践，需要反复多次的验证才能完成。不仅要观察一种脉证，还要观察多种脉证，从各种不同的病证中找出它们的个性和本质。这是一个综合分析的辨证过程。

根据《伤寒论》的观点，在辨证上首先注意观察表证、里证、半表半里证。认识三个部位上的证候，这是辨证施治的第一步。部证不是独立的证候群，在每一部上都具有阴阳二性的反应，表现阳性反应的为三阳证，表现阴性反应的叫三阴证。这样根据不同证候的表现形式，在三个不同的部位上，依据截然不同的两种病性，划分出六种证候群，这就是六病的“病证”。在病证中，联想到一个大的证候群中有不同的反应，找出它的个性，这就是“汤证”，它隶属在每个病证之下。这样，在辨证时，从整体分出部证，由部证划出病证，由病证列出汤证，构成了一个完整的辨证论治系统。对临证各式各样的证候根据不同属性划分出部证、病证、汤证，使临证所用方剂各归其类，这样一来，病位分明，病性明确，施治有方，具体疾病，具体治疗，有条不紊，纲举目张，这是思维所必需的过程。不同病位的部证，不同性质的病证，不同个性的汤证，三者明确，辨证施治才能准确无误。否则就会贻误病情。

在辨证时观其脉证，要知道证有阴极似阳，阳极似阴，脉有常脉、奇脉。必须认真观察，方能断其真伪。四十年前，吾在经坊煤矿就遇到一少年患者，表现头项强痛，发热恶寒，一派太阳病证，似觉辨证容易。随用辛凉解表药，三剂后，热象增重体温不减，引起我的思索。观其证是太阳病，为何用治太阳病的方剂无效呢？再详细观察时，始见患者两眼瞳孔散大至角膜边缘，这是真阳外现的假太阳病。瞳孔散大指出判断路线。随即用四逆汤加山萸肉二两，一剂而脉静身凉，后服三剂而愈。此病例提示我们，三阳皆热，三阴皆寒是一般规律；亦有三阴之热的特殊现象，必须认真分辨。三阳皆热是邪热，三阴证之热是真阳外越的现象。在《伤寒论》中第12条：“……啬啬恶寒，淅淅恶风，翕翕发热，鼻鸣干呕者，桂枝汤主之”，此翕翕发热系厥阴病发热。第82条：“太阳病发汗，汗出不解，其人仍发热，心下悸，头眩，身瞤动，振振欲擗地者，真武汤主之”此条发热是真武汤证的少阴病发热。第225条：“脉浮而迟，表热里寒，下利清谷者，四逆汤主之”，此表热里寒的发热是太阴病的发热。三阴的发热临床医者并不易遇到，遇见也不易辨识，必须经过临床长期观察体会才能知道。病人有三个危险证候：脑死、心死、肺绝，均不容忽视。瞳孔散大是脑死先兆，脉微欲绝是心死之象，呼吸短促是肺绝之候，这都关乎病人的生死存亡，必须认真诊治，否则祸不旋踵。

1984年3月,山西洪洞县一女性青年患者来太原就诊。表现为惊疑不定,哭笑无常,头痛如裂,胡言乱语,周身无力,彻夜难眠,时有恶心呕吐。在本籍多方求医无效,病情日趋加重,春节后始来太原。接诊时精神倦怠,表情淡漠。平脉时,脉现“动脉”,关前关后呈游走性的跳动。动脉提示了诊断依据,以脉定证。经询问诉说前情,曾于1983年3月在本村行至树下,忽然一条蛇从树落至肩上,大吃一惊,继之于同年11月外出逢狼,复受惊,嗣后病致此状。诊后,处以调心汤,服药6剂,症状明显好转。嗜睡,一日睡十余小时,连续三日不欲醒,醒后自觉精神爽快。后又服12剂而愈,脉搏恢复如常。脉搏在寸口出现动脉,患者大多有受大的惊吓的病史。受惊吓者,长时间带有此脉。这是由于惊吓之后,刺激了大脑皮层,直接影响了心,由心在脑录像,一直出现条件反射,因心脏窦房结处有四个神经结,直接接收大脑皮层产生的冲动,引起心血管系统产生一系列的动态变化。目前现代医学的诊断工具固然高级,但无法从脉象上得知,做不出切合实际的诊断。这就体现出祖国医学中脉学的独到之处。通过此例证,也提示我们在辨证时要注意脉学的一般现象和奇特表现,以利舍证从脉而正确地诊治。

知其脉证,不一定知犯何逆,不知犯何逆,就无法随证治之。临床掌握部证、病证、汤证的辨证施治,是由学说向实际操作转化的重要过程。学说、理论可以通过读书得到,但技术不是凭读书就能学到的,许多技术性的东西,不能转之于书,亦不能喻之于口,只有目不舍色,耳不失声,手不释脉,才能心领神会而得。要让现代医学承认祖国医学的伟大,必须把技术学好,才有说服力,“善战者,征心为上”。

(一) 辨部证

谈到辨部证,先看《伤寒论》第61条:“下之后,复发汗,昼日烦躁不得眠,夜而安静,不呕,不渴,无表证,脉沉微,身无大热者,干姜附子汤主之”,本条可帮助我们学会辨部证。部是大方向,顺次逐查,以利辨证,抓住重点,带动全面。“则其疑处方成悟”,那么第61条的干姜附子汤证究属何部,根据是什么呢?不能看出问题则不能疑,无释疑则不能悟,无认识则不能进步。我说第61条干姜附子汤应属半表半里部,其根据有三:一是不呕,是无太阴病,里部有二证,虚寒太阴,实热阳明;二是不渴,是无阳明病,口渴是阳明里热的典型症状;三是无表证,是指无太阳病和厥阴病。这样第61条的干姜附子汤证在排除表部、里部证之外,剩下就是半表半里部证了。由此就可决定病位、辨出部证。

半表半里部证有阴阳二性,少阳病与少阴病。在条文中,第61条有脉沉微一证,则可诊为少阴病。微脉是少阴病最危险的证候。诊微脉,首先平出细脉,然后再平出涩脉,微脉是细与涩的复合脉。实际有三方面:一是沉,关乎表里;二是细,指示宽窄;三是涩,说明节律。这就又进一步肯定是少阴病而不是少阳病。另外无大热,说明有小热,少阴本无热,为何有小热。前已述及,三阴发热是真阳外脱,叫阳浮,需用热药回阳。在治疗上选用干姜附子大热剂,以回阳救逆。通过第61条告诉我们,可以沿着辨病位(部位)、病性(阴阳)和治疗这条线索一直推演,得出辨部证的具体方法。

机体具有自动调控的特殊功能,迫使进入体内的病邪,根据不同的来源和形式到一定的位置。病邪侵及人体,并非随意定位,也非尽是“邪之所凑,其气必虚”,正邪是要进行一番斗争的。对立统一是自然界一切事物发展的规律,也是正邪相争的必然趋势。

定位有两个条件:一是部位的亲和力,二是病邪的选择性。机体各部对病邪具有不同程度的亲和力和病邪对各部有不同的选择性，具备这两个条件才能达到定位。美国纽约医学研究所所长诺维克在有关这方面的研究中发现“质粒”和“转位子”。他说：质粒具有帮助病邪损害自体的作用，病邪侵入机体后，在“质粒”的帮助下，在局部扩大影响，使病邪的致病力高出原来的十几倍；“转位子”起一种载体作用，帮助病邪在体内转移，二者的作用相结合，一是扩大病邪，一是转移病邪。这样就把来自六淫、饮食、血液不同类型的病邪转化移动到不同的位置。《伤寒论》第124条：“太阳病六七日，表证仍在，脉微而沉，反不结胸，其人发狂者，以热在下焦，少腹当硬满，小便自利者，下血乃愈，所以然者，以太阳随经瘀热在里故也，抵当汤主之”，本条文就是一个病邪转位的例证，仅从传经就可找出这种线索。转位子是随着一定的路线转移，这就是径路，中医叫“传”。定位后，质粒帮助病邪扩大势力，必然对机体产生作用而出现不同性质的症状。根据这些症状的不同病位，不同病性来辨别病证，划分六病。

（二）辨病证

病邪定位后出现不同的症状，所表现的性质只有两类，阴性病、阳性病各有其特征，证候的表现完全不一样，根据在各部的证候不同以辨别病证。在《伤寒论》一书中，许多条文的记载说明，在某些部位必须暴露其证候才能定其病证，不应以日推演而人为划分，要根据客观实际辨别。如《伤寒论》第5条：“伤寒二三日，阳明、少阳证不见者，为不传也”，从本条文中可见张仲景否定了《内经》所谓的一日太阳，二日阳明，三日少阳的传变，认为传与不传，应该以证为凭，哪个证候不出现就不能定哪个证。阳明、少阳证不见者，说明还没有出现阳明病，少阳病的证候，仍为原来的太阳病。《伤寒论》第46条接着说：“太阳病脉浮紧，无汗，发热，身疼痛，八九日不解，表证仍在，此当发其汗……”，此条仲景告诉我们以辨证为主，无论病多少天，只要太阳病证还在，仍要发汗，要以证辨病，不以八九日的天数来辨病。阴阳之为首，“孤阴不生，独阳不长”。没有矛盾就没有宇宙，病只有阴阳二性。每部只存在两种病性，不论多少天，甚至若干年，只要证在，治法就不改变。如有一吴姓患者，太阳病后，头项强痛，九年不愈，据证用方，处以葛根汤，9剂而愈。说明证的本质不变，治法亦不能变。另有一患者，左手诊脉时，近一分钟无脉，时而复至，一直持续7年。询问病史，含羞而言，梦与鬼交。处以调心汤，服用120剂而症状消失。3年后复发，病之本质仍在，复处以调心汤而治愈。这种脉弱而停，时而复至，过去叫“鬼脉”，是一种幻想刺激大脑，而波及心脏的反应。

综上可见，根据病位出现的不同性质的证候群而划分出三阳病、三阴病，合为六病，这就是病证。质不变，证亦不变，针对其本质而治，而不以时间的推移进行辨证，这就是辨病证的法则。

（三）辨汤证

病证有阴阳二性，病证是指一个部位上阴性或阳性的证候群，是一类病证的共性、代表性。汤证则是一个病证中的个性、特殊性，共性由无数个性组成，无个性就无共性。一个病证中包含着许多汤证。汤证的分类固然很多，但本质只有一个，那就是汤性。汤证的性质，或阴或阳，或阴阳相合，构成每个汤证的特性。不了解汤证就不能全面了解六病的具体治疗。麻黄汤、桂枝汤、柴胡汤、大承气汤证等都属汤证的范围。《伤寒论》中一百一十二方，除被六病用作主方的方剂外，都可以看作是汤方。现以小柴胡汤为例，叙说汤证的辨证方法。《伤寒论》第149条:“伤寒五六日,呕而发热者,柴胡汤证具,而以他药下之,柴胡证仍在者,复与柴胡汤”,第101条:“伤寒中风,有柴胡证,但见一证便是,不必悉具,凡柴胡汤病证而下之,若柴胡证不罢者,复与柴胡汤”,从两条原文可以看出,证不变,方亦不变,证变则方变。不仅柴胡汤证如此,凡《伤寒论》诸方,均系证不变、方不变。在具体临证时,都一证一方,针锋相对收效甚速,切不可中途变方。我们平素的舍证从脉和一方到底就贯穿着这个道理。只有这样才有说服力,才能打消对祖国医学不明者的非议。在汤证的具体运用上除汤证不变、方剂不变之外,一个汤证有时包括若干个症,在这种情况下,但见一证便是,不必悉具。小柴胡汤的呕而发热、胸胁苦满、往来寒热、咽干口苦等,治疗时见一证就可用此方,这就是医学上的概括性。

“观其脉证,知犯何逆,随证治之”是指导我们辨证施治的总纲,对于病犯何逆,知道后应作总结、归类。类的概念是自然界的本质和规律,把证候各按其类便于抓住重点,带动全面,随证治之。证是最后归类的证候,经过反复观察分析得出,具有施治分明、纲举目张的特点。

“证”的得出,是将众多的证候先按部位划分出表部、里部、半表半里部三部系统的部证,再按每个部证区分出阴阳二性,分别出六种病证。再根据每个病证中的个性,找出和其针锋相对的汤证,构成一个辨证的体系,将所有证候概括进去。部证、病证、汤证一顺而下,据其证,定其方,然后按“三定”的指导原则给予施治,便可一目了然。

第四节 系统论与“三部六病”辨证的关系

系统论即系统方法论,是近三十年代的产物,是一种新型的科学方法论,因发展迅速,引起了现代科学家的普遍重视。中医理论的现代化,也要借助这种方法论。下面就系统论的观点和中医辨证的联系方面,做一些探索性的阐述,与同道商榷。

系统论认为,系统是由相互联系、相互作用的若干要素所组成的,它具有一定的整体综合功能和属性。系统方法就是从组成系统的整体和各要素的相互联系和相互作用中,揭示被研究对象的本质及其规律性。系统方法论起源于三十年代奥地利理论生物学家贝特朗菲的《有机论》,它本是一门生命科学的系统方法论。按其性质来说,应当被医学界所重视,只因近代西方医学重视微观分析,而忽视整体联系,因此,对系统方法论不予重视,以致系统论与医学颇为绝缘。

事实上,系统方法论是医学和哲学的“中介环节”,类似中医辨证的观点。贝特朗菲在《有机论》中说:“生物体不是一个部件杂乱无章的堆积物,而是一个有机的统一体,这种有机体具有一种新质,即系统质。”如三部的自动组合,它不同于各部分质的相加,而是系统各要素集成化的产物,它在结构上可以没有具体的物质形态,可能只作为系统状态的一般特征而存在。因此,往往不能直接观察到,只有借助系统分析,才能揭示它。如表部肺与皮毛的自动组合,以适应外界的空气;里部食道、胃肠等的自动组合,以适应饮食;半表半里部,心胸、静脉、动脉、淋巴管的自动组合,以适应血液循环。三部从系统论的观点来看,它是整体中的子系统,因此,不能从整体中孤立开来研究。

三部在机体中遵循着一定的顺序性和动态平衡性向前发展,保持各部特有的功能。三部不是哪一部占优势,而是全面的、协调的、均衡的保持各自的生理规律。表部肺的节律性呼吸,皮毛的机动性舒缩,里部的顺序性消化吸收和扩散,半表半里部规律性的周而复始的循环，凡此种种，都可表明三部的系统顺序性和平衡性。西德理论物理学家哈肯，在他写的《协同论》中称此为：“目的点”，或“目的环”，认为大系统功能结构特征，是各系统功能结构协同作用的结果，系统只有在“目的点”或“目的环”上才能显示它的稳定性。在表部、肺与皮毛的功能是适应空气，它们的一切生理活动都为了达到正常适应和利用空气，否则就会呈现病态，这就是表部的目的点。有节律的呼吸，呼出二氧化碳，吸进氧气，皮肤以热开泄，冷闭缩，以调节体温，共同司理表部新陈代谢为其目的环。在里部，食道、胃、小肠、大肠的功能是适应饮食，一切生理功能都为适应饮食而存在，否则会出现吐、泻，这是里部的目的点。胃肠有节律的蠕动，以吸收水谷精微，排出糟粕，保证里部的正常新陈代谢是其目的环。在半表半里部，心脏、血管的一切功能是适应血液循环，它们的动态活动都是以达到血液正常循环为目的点。心血管的功能通过血液向各组织器官输送营养，载走组织代谢产物，以保证半表半里部的新陈代谢为目的环。机体中只有目的点的正常适应，目的环的正常运行，才能体现出整体的稳定性。

法国生理学家伯尔纳说：“所有的生命机构尽管多种多样，只有一个目的，就是保持内环境中生活条件的稳定”，伯尔纳发表他的观点前四年，恩格斯就写到：“在活的机体中，我们看到一切最小的部分和较大的器官的继续不断的运动，这种运动在正常的生活时期，是以整个机体的持续平衡为其结果”。我们祖国医学倡导的“阴平阳秘，精神乃治”，正是机体平衡稳定学说的高度概括。

医圣张仲景通过他临证的生动直观和抽象思维，在“勤求古训”的基础上悟出了三部辨证。三部是组成人体的三大系统，在整个机体上既互相联系，又各自区别。而仲景在他的长期临证实践中，证实了这一点。因此在当时已有的经络学说和藏象学说的基础上，用三部学说观点扩大了辨证范围，并提高了论治效率；树立了理、法、方、药的典范，从而达到了整体系统辨证论治的目的，在当时来说，《伤寒论》是一个创举，仲景也当为系统方法论的一个伟大先驱。

《伤寒论》的辨证方法如同种地，在古代用人力或畜力所耕种的面积是较小的，所收获的果实是较少的，现在用机械耕种，所耕种的面积是较大的所收获的果实是较多的。以此为喻，在中医经络学说的理论体系是一个独立的系统，针灸治病是循经取穴，脏腑定位所治的面积较窄，而治愈的范围也较小。仲景通过深思熟虑，认清了这种情况，创出了系统性大面积的汤方治疗，通过汤液的吸收和扩散，可使药力由上及下，由里达表，使药效沟通上下，网络全身，达到整体治疗的目的，从而提高治愈率。由此而见，经络学说和《伤寒论》显然是两种不同的学说，其概念和辨证方法有着质的区别。

机体划分三部六病是在三部上表现出不同质的证候群。以里部而论，里部是由平滑肌组成的一个系统，是由多种脏器组成的一个部，是人体不可分割、不可缺少的一个部。病邪侵入时，同一部会出现两种不同性质的反应，虚则太阴，实则阳明。阳明病是里部表现热力增高，吸收功能亢进，大便秘结的阳性反应，反之，热力降低，吸收减退，大便溏泻的阴性反应则叫太阴病，这种不同质的病理变化是客观存在的，所以说，阳明病，太阴病是里部的两种不同质的病理表现名称，代表着不同质的两组证候群，而不是经，更不是经络。如果病邪在表，则为太阳病、厥阴病，而与太阳经、厥阴经就毫无关系。讲系统论，三部就是三个系统，不是单纯的几个脏器的简单相加，也不是几个脏器的自身功能，而是通过互相连接，互相渗透，互相贯通，互相促进，互相制约，互相依存，构成统一的机体，不可分割，这就叫做系统性。系统新质和系统性就是把许多功能构成一个整体功能,没有这个系统新质和系统性,在里部就不可能出现太阴病和阳明病,只有连成系统,才会出现实则阳明,虚则太阴。里部这个系统,是一条线连起来的整体,《伤寒论》讲"胃家"是讲家而不是讲单个器官,消化系统的活动是相关联,相一致的,是系统的功能,而不是消化器官的单摆。三部在体内组成三个系统,表部太阳病、厥阴病,里部阳明病、太阴病,半表半里部少阳病、少阴病,分别代表每个系统病性的寒、热、虚、实。六病不是经络,不是六经,它们之间有着根本不同,不能指鹿为马。自宋以后,朱肱首先以六经解释《伤寒论》,一直沿续至今,仲师本无此义,后人却别出心裁,另立新说,实不知其理由何在。《伤寒论》全书371处言病,而不言经,可明其义。不言六病,言六经,实为千年之错,误人不浅。

仲景经过临床生动的直观和抽象的思维,而悟出三部六病这个富有哲理和系统性的辨证方法,扩大了辨证的视野。在临证具体实践中,三部体现了系统论,六病反映的证候体现了信息论,方剂的治疗体现了控制论的理论思想,令人耳目一新。正如贝特朗菲所说:"孤立的各组成部分的活动的性质和方式加起来不能说明高一级水平的活动的性质和方式,不过,如果我们知道各组成部分以及它们之间存在的关系的全部情况,则高一级水平就能从各组成部分推导出来"。有关"三论"在"三部六病"学说中的具体体现,后文将逐步述出。"三论"是目前科学领域中新兴的思想方法,和祖国医学的辨证方法相结合,深思之后,颇受启发。

第二章　三部六病学说

三部六病学说是根据《伤寒论》一书中张仲景的学术思想，结合吾六十年学习《伤寒论》，从事医学实践而总结出的切身体会。其中包括整体、三部、单证、合病、并病、兼证、合证几个方面的内容。下面将一一叙出。

第一节　整体辨证论治

人体是一个有机整体，由骨骼、肌肉、气血、神经、经络等等不同的组织构成。互相制约、互相依存、协调一致，体现着人的生理功能，维持着人体的新陈代谢。这种有机体的结构虽然很复杂，但从整体的观念看，人体如同一个圆桶样的模式结构，有暴露于自然界的外层，有包裹在里的内层，有介于内外之间的实质层。由于内外两层都与外界相通，故外层为表部，实为表中之表；内层为里部，实为里中之表；中间的实质层，实际上才是纯里。这三部分构成了三个系统，分别担负着气体的呼吸、饮食的出入、血液的循环三大功能。人体就赖此以生存。在人体这个圆桶结构内，装填着担负人体生命活动的极其微妙的各个系统、器官和组织，它们凭借着阴阳的相对平衡，保持着人体的正常功能，维持着正常的生命活动。当人体受到病邪的侵袭、体内的阴阳平衡被打破之后，各部都会发生寒、热、虚、实不同的病理变化。为此先了解整体中三部的生理活动和整体气血的功能，才能知道整体辨证的真正含义，并且对于发病部位及其性质的确定也有十分重要的意义。

一、整体与三部的功能

身体是由三部构成整体，整体是三部的共性，各部是整体的个性。没有个性就没有共性。个性是指特殊性，共性是指普遍性。由于机体各部的特殊性，所接受的病邪也不相同。必须了解每部的个性，才能知道各部在辨证施治中的特殊地位。

（一）表部

表部在整体中，不但在结构上，而且在功能上都有独特性。这种特殊性就是和大自然的空气发生密切关系。凡是和空气相接触的部位都属表部的范畴。以空气的呼出吸入作为生理活动的条件，又以空气中的病邪作为致病因素。表部的生理、病理变化，一切都围绕着空气展开。这就是表部不同于其他部的特殊点。

在机体，把接触大气层的地方都算作表部的面积。表现在两个方面，一是体表和皮毛，与外界接触面为 $2.5\sim3.5m^2$；二是肺，肺脏由四亿左右个肺泡组成，与气体接触面积约为$60\sim100m^2$。从面积来看，肺脏的接触面积大，祖国医学所讲的“肺与皮毛相表里”是十分有道理的。

有关体温。正常人体每天通过辐射、对流,占总散热的73%;蒸发散热,占14.5%;呼吸散热占10.7%;二便散热占1.8%。从上述数据看,散热主要集中于体表,二便所带热量仅占散热总量的1.8%,散热甚微。如果体表不能将这些热散出,必然集中到肺去代偿,通过进行多方面的生物学研究证明,青蛙将肺叶切除可以活六天,而将皮肤剥去则很快死亡。另外许多节肢动物无肺,靠体表与外界进行体温对流,由此可见肺与皮毛关系密切,功能相连。肺与皮毛间的主导作用,以肺为主。在《素问·六节藏象论》上说:"肺者,气之本。其华在毛,其充在皮。"《五藏生成篇》也说"诸气者皆属肺,肺之合皮也,其荣毛也。"而在《咳论》和《痿论》也有类似的介绍"肺主身之皮毛,皮毛者,肺之合也。"以上《内经》中的记载,有几个主要的字,即本、属、合、主、应。本是根本,属是系属,合是联合,主是主导,应是感应。通过这几个字,可以具体地描绘出肺与皮毛的关系来。

关于肺与皮毛营养的来源,仍然离不开三焦。《灵枢·决气》上说:"上焦开发,宣五谷味,熏肤充身泽毛,若雾露之溉是谓气,"又在《经脉别论》上说:"肺朝百脉,输精于皮毛。"说明大气对肺与皮毛的影响。肺与皮毛对大气来说,空气是一个接触因子,那就是《金匮要略》所介绍的那样:"夫人禀五常,因风气而生长。风气虽能生万物,亦能害万物,如水能浮舟,亦能覆舟。"故《皮部论》上说:"风者,百病之始也。风从外入,是故百病之始生,必先于皮毛;邪中之则腠理开,开则入于络脉;留而不去,传入于经;留而不去,传入于腑,廪于肠胃。"而在《汤液醪醴论》上也说:"夫病之始生也,极精极微,必先结于皮肤。"在治则上《阴阳大论》上说:"邪风之至,疾如风雨。故善治者治皮毛。"以上所述,也有几个重要的字值得记取,即始、生、伤、结、治。始是起始,生是产生,伤是损伤,结是瘀结,治是求治。

肺为气之本,是诸气之源。熏肤充身,荣皮泽毛,若雾露之溉,都是气的功能,气是一种能量。例如气功师发起功来,刀枪不入。上海运用气功的作用施行甲状腺手术,相隔数米,可使患者任意翻身,而手术无痛苦。这就说明气不仅散在体表,而且可以到达体表一定的距离之外。气无微不入,内源肺脏,外连体表,使其成为一体。在三部中,里部由平滑肌连成一体,半表半里由血液连成一体,表部肺与皮毛由气连成一体。三部在整体中所以能构成三个子系统的原因,都是通过气、血液、饮食方能实现。

《皮部论》说:"风者,百病之始也,是故百病之始生,必先于皮毛。"风者乃空气也,表部接触空气,故表部诸病皆从风来。风作用于人体,一是作用在体表,二是作用在肺部。这一病因,中医属于"六淫"的范畴。风、寒、暑、湿、燥、火谓之六淫。现代医学把细菌、病毒、立克次体、原虫等作为致病原因来研究。中西医的病因谁对谁谬,还是两者都正确呢?中医倡导的六淫病因学说有无道理呢?讨论这个问题有一点必须明白,我们的目的是为患者服务。过去讲六淫,现在讲病原微生物。六淫大部是从体表受病,这样就给我们提出了一个问题,在古代无显微镜,是无法知道细菌、病毒等病原微生物的形体的,但有一个概念性的认识,任何细菌、病毒、原虫都有其适应的生活环境和条件,这些病原微生物都是通过风、寒、暑、湿、燥、火这六种不同的环境条件而致病。古人从这个感性认识出发,治疗时就从改变病原微生物这个生活条件入手,消除其孳生地,自然就治愈了疾病。如同鱼在水中生活,将水淘干,也就必然结束了鱼的生命。任何病原微生物使人致病,都是利用空气中一定的条件,不然就无法生长繁殖。所谓的"三因论"就是指病邪、病体、适应病邪繁殖而不适合人的生活环境,这三种基本致病因素。病邪就是指细菌、病毒等,病体就是指"邪之所凑,其气必虚"的机体,适应病邪繁殖就是具备一定的条件和环境。

美国培登考夫斯基认为:光细菌则不能致病。他曾做过试验,在身体素质健康时,服用五百单位的霍乱弧菌而不致病。再如伤寒痊愈后肠道内仍有伤寒杆菌存在而不发病。所以说,一个人得病并不单纯是细菌所为。现代医学在治疗上也不是“唯菌论”者。青霉素有抑制转肽酶的药理作用,使转肽酶不能产生,起到灭菌的作用,同样是改变环境。古人利用改变条件,消灭细菌,效力大,又安全。针对六淫致病的原理,改变细菌的生活环境,使其有利于人体,不利于菌体,这就是治疗表部病邪的大法。所以说运用“六淫”的病因学说改变病原生存条件,以达到治病的目的,从这一点讲是符合科学的外因论的。

(二) 里部

在人体,上自口腔、下至肛门,由平滑肌组织构成一条粗细不匀,弯曲不等的空腔器官,而形成里部一个有机的整体。其特点是适应饮食。食物经口腔、食道、胃、小肠、大肠,由肛门排出,形成饮食的摄取、消化、吸收、排泄的里部系统。在本系统中,胃是中心,起主导作用。其他器官起辅助作用,处在次要和服从的地位。故《素问・五藏别论》上说:“胃者,水谷之海,六腑之源也。”《灵枢・师传》上说:“六腑者,胃之为海”,《灵枢・玉版》上也说“胃者,水谷气血之海。”胃肠道在脏腑中是一个最绵长的器官,其总作用如《灵枢・本藏》所说:“六腑者,所以化水谷而行津液者也。”为气血之源泉,精神之根本,故有“纳谷者昌、失谷者亡”之说。而在脉诊上也有“脉弱以滑是有胃气,命曰易治”的垂训。

六腑的功能,从目前报道来看,已有四十多种胃肠激素的分泌,而且许多是有生物活性的多肽物质,这些物质通过彼此促进,彼此制约而构成功能上的合胞体。胃所分泌的胃泌素分泌胃酸、蛋白酶、胰酶、胆汁、胰岛素等,起到明显增强消化功能的作用。这样就很符合中医所说的胃主“腐熟水谷”,这些物质同时又能增加食管下的张力,松弛幽门、胆道、回盲部的括约肌,从而有助于胃内容物的排空过程。食物经幽门入肠,水 10 分钟排空,糖类 2 小时排空,蛋白 3~4 小时排空。平常食用的混合食物,一般须 3~4 时排空,但反馈可使排空暂停和排空时间缩短,这一有规律的排空下降,符合“胃主降”的说法。从营养物质的消化吸收过程来看,符合“脾主运化”之说。

里部与其他脏器的关系也很密切,里部又称中焦,《内经》中有“中焦受气,变化而赤,是为血”,《素问・玉机真藏论》上说:“五脏者,皆禀气于胃,胃者,五脏之本也”,《素问・六节藏象论》也说:“脾胃、大肠、小肠、三焦、膀胱、仓廪之本……能化糟粕,转味出入者也”,“五味入口,藏于肠胃,味有所藏,以养五气,气和而生,津液相成,神乃自生”。在分工方面,《素问・灵兰秘典论》上曾说:“脾胃者,仓廪之官,五味出焉。大肠者,传导之官,变化出焉。小肠者,受盛之官,化物出焉。”对于水谷输布情况,在《素问・经脉别论》上有较次序的叙述:“食入于胃,散精于肝,淫气于筋,饮入于胃,游溢精气,上输于脾,脾气散精,上归于肺,通调水道,下输膀胱,水津四布,五精并行。”《奇病论》也说:“夫五味入口,藏于胃,脾为之行其精气,”统观以上诸说,通过以胃为主导,从食道至肛门,形成了一个完整的里部体系。

饮食在里部的腐熟消化过程是由食道入胃,经过胃的初步受纳腐熟。胃气主降,将食糜送入小肠,吸收在小肠的中段,经过一系列的催化作用,淀粉经麦芽糖转化为葡萄糖,储存于肝而供给机体能量。故有“食之于胃,散精于肝”之说。脂肪转变为甘油和脂肪酸,储于体内,一部分则异化为葡萄糖以供应能量,蛋白质则转化成多种氨基酸,以供应机体各组织的再生作用,机体的酶类、激素、抗体等都需要蛋白质的参与才能合成。

脾主运化。西医从直观的角度,认为脾与消化无关,这具有一定的片面性。所指不同,求之亦异。实际上小肠中段的吸收作用,就是脾的运化作用,“饮入于胃,游溢精气,上输于脾,脾气散精,上归于肺,通调水道,下输膀胱,水精四布,五精并行”从这段精辟的论述看,中医把吸收功能归于脾,而不是解剖学上的脾脏。我们认为这种吸收功能与脾的运化作用不无关系。如同作战的指挥员,运筹于帷幄之中,决胜于千里之外,指挥地点与战场虽分两地,实则相连,指挥的正确与否,决定着战争的胜负。脾的运化功能表现在小肠中段同样是一个作用的两个方面。祖国医学运用“游溢”二字在此形容吸收作用甚为恰当。“游溢”一词比弥散形象,游指小肠的动态,慢慢而有节奏的蠕动,似鱼在水中游动,溢指由于运动使肠腔内的压力增大,促进水谷精微进入乳糜管的过程,肠腔内的压力高于肠壁乳糜管内的压力,则出现溢的现象。游溢形象地说明脾的吸收运化功能。

中药苍术、白术具有健脾燥湿的作用。之所以有此药理功效,主要是苍、白二术性温。从物理的角度看,热胀冷缩,热可以提高肠道压力,促进食物水分吸收,提高运化功能。从药理学角度来讲,热性药可以提高胃肠道酶的活性,促进食物的腐熟而易于吸收,故有健脾燥湿之效。这样看来,健脾燥湿就是使肠腔内产生一定的压力,建立起脾脏的游溢功能,所以健脾药多具有温热之性。所谓湿的概念,就是指停留在机体某一部位而不能被支配的水分,机体内有湿轻则感觉体重乏力,重则水肿出现。在临床上身重与水肿是一个本质,两种现象。脾的吸收功能不足以支配这些水分的运化,就叫脾被湿困。湿在里部积聚,上逆则呕,下利则泻,运用苍、白二术,促进水分吸收的作用就叫做健脾燥湿。在中药2600余种药中,只有苍术、白术健脾燥湿的功能较好。

谈完里部的生理功能,再谈一点里部的外在表现,那就是胃脉。里部以胃为主导。古人有“有胃气则生,无胃气则死”之说,在临证治疗危重病人,诊脉评其胃气是一个重要的手段,也是一个决生死的重要依据。脉弱以滑是有胃气,为易治。反之则难。人的先天之本为肾,后天之本为脾胃。病之后期,能否向愈,胃脉有无是一个关键。

胃脉,脉弱以滑,平脉时脉细小软弱带滑象,滑脉是一个复合脉。首先平出弱脉的柔软度,加上中心搏动有力,才是胃脉的真象。不仅脉柔软,而且中心按之有力,故曰脉弱以滑。如果脉硬,加之脉管中心有力,叫紧脉,又称弦脉,标志里部病程长。所以临床诊治危证,平脉辨有胃气与否是一项过硬的本领。临床诊脉时,必须弄清脉象的长短度、深浅度、宽窄度、软硬度、数率、节律、充盈度这七个方面的内容,才能辨明胃脉及其他各种脉象。这需要在实践中认真地摸索,始能得到真知,掌握里部病变的转归。

(三)半表半里部

半表半里部是以气血为中心,以心脏为主导,经过心脏的动力作用,使血液循环全身,灌注四肢百骸、五脏六腑。人体中没有一个关节、一块肌肉、一个细胞不受气血的灌注,不然就会发生缺血、坏死,失去其特有的功能。《素问·五藏生成篇》说:“肝受血而能视,足受血而能步,掌受血而能握,指受血而能摄。”说明血液无处不到,是各种机能活动的物质基础。维生素A缺乏时则造成夜盲,服用动物肝脏就可使夜盲守复,就是这个道理。

半表半里部,血液的作用固然很大,但起主导作用的还是心脏。《灵枢·师传》上说:“五脏六腑心为之主。”《口问》也说:“心者,五脏六腑之主也,心动者,五脏六腑皆摇。”而在《素问·灵兰秘典论》更突出心的主导作用,“心者,君主之官,神明出焉。”以上阐述都说明了心的主导作用。血液在心脏的作用下,灌注全身。

在三部中有三个脏腑作主导,表部以肺为主,里部以胃为主,半表半里则以心脏作主导。学会抓主要矛盾,是治学的一个重要方法。治学,如果找不到中心和主导,结果就会概念糊涂,是非不清,纲目混淆。将整体根据客观实际,列出三部,找出三个主导脏腑,设立三部的中心,解决了从理论到医疗的一系列问题。

一种学术,如果立论正确,则辨证的方法越简练越好。这其中的关键是解决辨证的准确性。我们在临床上根据血液在脉管中流动和机体之间发生的变化情况,以脉定证,以脉处方就是一例。如,涩脉处以调心汤,上鱼际脉处以调神汤,聚关脉处以调胃汤,弦脉处以调肠汤。有其脉必有其证。通过数千例病员统计,不论证候多么纷繁、复杂,只要抓住脉象这一本质,舍证从脉,择方用药,就能做到准确无误。十三冶金公司有一个下肢瘫痪病人,久治无效,平脉时为上鱼际脉,处以调神汤,2 剂后即能下床站立,6 剂后来门诊治疗,计 30 剂而愈,至今随访仍很健康。以脉定证是辨证上一种执简驭繁的方法,是一个由繁而约的提炼过程。

在半表半里部,首推心脏的主导作用,其次是血液中的营卫问题。血中有两种精华,一个叫营,一个叫卫,均出中焦。对其来源、动态、性质应作一个解释。《灵枢·营卫生会》上说:"人受气于谷,谷入于胃,以传于肺,五藏六腑,皆以受气,其清者为营,浊者为卫,营在脉中,卫在脉外,营周不休。"在《灵枢·营气》上也说:"营气之道,内谷为宝,谷入于胃,传之于肺,流溢于中,布散于外,精气者,行于经髓,常营不已,终而复始。"又在《素问·痹论》上说:"营者,水谷之精气也,和调于五脏,洒陈于六腑,乃能入于脉也,故循脉上下,贯五藏,络六腑也。卫者,水谷之悍气也,其气慓疾滑利,不能入于脉,故循皮肤之中,分肉之间,薰于肓膜,散于胸腹。"

营卫的来源,为什么提到传之于肺呢?水谷精微由中焦入血,到肺与天阳之气相合,即与氧气结合,不经氧化而营不得成。经肺与氧结合的营气从里达表,表里相关,相互作用而生成营卫。据古人论述,营卫的体积不同。营的体积大,卫的体积小,营只能行于脉中,卫因体积小而可行于脉外,不受脉道的限制。从清者为营,浊者为卫来看,卫虽小而浊,营虽大而清。卫起保卫作用,对侵入体内的细菌、病毒和代谢物质具有吞噬作用,在完成其保卫功能中而变浊,营则具有营养滋润之意,是通过血液供给机体各组织器官的营养物质。营者营养,卫者保卫,这两种精华物质共同组成机体正常活动的基础。

《素问·痹论》对营的功能作论述,营的功能在于"和调于五脏,洒陈于六腑。"祖先对营卫的功能从其概念出发,所作的定论与现代医学基本相符。和调五脏犹如做菜,厨师的技艺在于将辛、甘、酸、苦、咸等各种味道根据每道菜的不同,分别配以不同的比例,达到食之可口,别具风味,是很不容易的。各味多少,比重大小,如何调剂才能达到适中,这是一个复杂的有机和调过程。机体各组织器官产生出各种有机物质,如酶、激毒等,有机物和无机物交织在一起,光体内的化学元素就有 60 余种。虽证明了 19 种元素的作用和效果,但要把这些维持生命不可少的物质和调一致被机体利用,谈何容易?虽然体内产生的胰岛素,胰高血糖素、甲状腺素、肾上腺素等多种激素,只能产生而不能和调。据研究体内各种酶类就有二千余种,甚至有人提出气化就是酶化,我认为这种提法不准确。酶化是气化中的一部分,是气化的一种表现形式,把二者等同看待是不对的。体内多么多复杂的物质没有一和调功能掌握,是达不到动态平衡的。如肾脏产生肾素作用于肺脏加压素,前列腺素又控制肾素,这其中的相互制约、相互促进,必须有一个和调发生的方面。和调就是不多不少,恰到好处。和调就是为了生长生存。在和调五脏,使人体得以正常发育中,体内会有代谢产物不断地排出。洒陈六腑,洒就是均匀一致的向外喷洒,具有一定的密度,陈就是体内无用的代谢产物,通过洒陈的功能由六腑排出体外。这就是和调五脏,洒陈六腑的本意,充分体现营的正常功用。

二是卫。卫是悍气。用现代的话讲就是"勇敢战斗"之意。在表现形态上是慓急滑利,"慓"就是勇猛无畏,"急"就是迅速果断,"滑"就是不固定、善动,"利"就是擅长战斗,各处都能到,循于皮肤,肌肉之间,薰于肓膜。肓膜是人体不易到达之处,通过熏蒸而产生布散。卫的总功能就是保卫,保卫是一个事物的两个方面,如同军队,平时有防御之功,战时有攻坚之效,只有能攻能防才是善战的军队。同理,病邪侵及机体,卫则慓急滑利而善战,无邪则防卫机体而保安康,有病则治以达无虞。现代医学提倡提高机体免疫力,就是这个本意。我们的祖先在两千年前就根据其功能给"卫"作了命名。因此在机体内,必须有这样的保卫者,才能保护身体不受影响,这种保卫功能无论在皮肤之中,分肉之间,或是盲膜胸腹之间,因卫的体积小,所以能无处不入而达到护卫的目的。通过"营行脉中,卫行脉外,营周不息,终而复始"的运行,形成半表半里的有机循环,联系内外,沟通表里,使差距能在中间阶段融合,使对立通过中间环节而互相过渡,使表里部连成一体。

恩格斯说:"我们所面对着的整个自然界形成一个体系,即各种物体相互联系的总体。"系统是一个标志,在时间和空间中,永恒运动着的基本属性和存在方式的哲学范畴,系统性属是物质存在所具有的整体性、结构性和层次性的表现。系统是由特定的、相互作用的方式联结着的若干要素所构成的,具有新质类型,并于周围脏器发生联系的有机统一体。一方面是由组成整体的部分所构成,另一方面,不等于各要素的简单的相加和各组成部分的总和。系就是联系,统就是统一。也就是说,通过联系构成统一的有机体,它的功能必须通过各要素间组成一个相对稳定的结构后,系统性才会出现,系统才能成为一个统一的整体,才能发挥出整体的功能。结构越合理,结构信息量就越大,系统的组织化、有序化程度就越高,各要素间相互联系,相互作用就越强,系统在整体上才能达到最优。因此,结构是构成系统的矛盾特殊性的重要依据。

二、整体的具体辨证论治

事物的矛盾法则,即对立统一的法则,是唯物辩证法的最根本的法则。整体的辨证就是研究人体的本身的矛盾,这是辨证的本质和核心。《素问・阴阳应象大论》说:"阴阳者,天地之道也,万物之纲纪,变化之父母,生杀之本始,神明之府也,治病必求于本。"治病之本是什么呢? 就是本于阴阳,故《阴阳应象大论》接着说:"善诊者,察色按脉,先别阴阳。"阴阳就是指自身中的矛盾,指事物的对立统一性,是辨证论治中的总纲,没有阴阳的对立,一切事物就失去其存在的前提。那么在医学方面,具体到病邪作用于人身所表现的阴阳是什么呢?《伤寒论》第 7 条说:"病有发热恶寒者,发于阳也,无热恶寒者,发于阴也,"这就明确而具体地告诉我们:发热恶寒者属阳,无热恶寒者属阴。整体的阴阳是以寒热为其主要表现形式,这也是我们整体辨证的根本出发点。

前已述及,机体是由骨骼、肌肉、神经、经络、气血等组织构成,其中骨骼、肌肉经过神经、经络和结缔组织联络编织在一起,构成机体的框架,经过气血的周流,为各组织脏器提供生理活动的基础,发挥各自的功能,组成了在大脑统一指挥下的有机整体,根据机体各组织器官的功能不同,列分为三部,形成表部、里部、半表半里部三个自然子系统。表部通过肺的呼吸,吸取天阳之气(氧气),和里部通过胃肠道消化吸收的水谷精微都进入半表半里部化为气血。表、里二部是为机体提供气血的基本营养的场所,其功能仍然需要气血的充养,所以说三部以半表半里部为中心。半表半里以心脏为主导,推动气血周流,使各个组织器官都处在气血濡养的内环境中,各自发挥着它们的作用,气血在半表半里这个实质体中,无处不到,无处不包,故有"人有多大,心有多大"的说法。

气血循行周身,供应能量,体现出各种生理功能,从这个角度讲,整体的功能是以气血的循行状况为主要表现的,气血与各组织脏器的生理效应息息相关。脑也在血的供应下方能发挥其指挥、协调的作用。病邪侵及机体,在未定位之前,整体是以气血的反应为主要表现形式,通过实践观察,机体体现出三方面的反映:一是阳性反应,机体主要表现出亢奋性的、良性的、进行性的证候;一种是阴性反应,机体主要表现出抑制性的,恶性的,衰退性的证候;一种是中性反应,机体主要表现出阴阳互见,寒热错杂,症状纷繁的紊乱现象,呈现出过渡性证候。

无论整体的病变属何种反应,都是以来势较急,变化迅速,症状明显为其特征。现将三种反应的具体表现分述于下,简述其辨证施治的依据。

(一) 热证

主证 发热、脉滑、自汗出、口渴。

治则 清三阳之热。

主方 白虎汤。石膏60g、知母30g、粳米1把、甘草10g。

煎服法 上4味,以水500ml,煮米熟,汤成,去滓。一日分3次温服下。忌食油腻。

按语 阳证的主证,根据《伤寒论》176条,"伤寒脉浮滑,此以表有热,里有寒(热)也,白虎汤主之。"

《伤寒论》第219条:"三阳合病,腹满,身重,难以转侧,口不仁面垢,谵语遗尿,发汗则谵语。下之则额上生汗,手足逆冷。若自汗出者,白虎汤主之。"

《伤寒论》第350条:"伤寒脉滑而厥者,里有热,白虎汤主之。"

上述三条文分别列叙了阳证的症状和证候,值得指出的是,176条的"表有热,里有寒"一证,根据第168条的"热结在里,表里俱热"和350条的"里有热"来看,176条当为"表有热,里有热"证,"寒"似错简,当予更正,原文照例,现仅提出自己的看法。

条文中"里有热和热结在里"的里,实指半表半里的纯里,因病邪从表部或里部入侵,都是进入半表半里的气血之中。病邪在体内尚未定位之前,正邪相争,在阳证则表现阳性反应,呈一派热象。原文219条所述的"三阳合病,腹满,身重,难以转侧,口不仁面垢,谵语遗尿"均属阳证的典型症状。病邪在体内的斗争,主要表现在气血上。热蕴于内,正邪分争,机体动员大量的血液参与对抗病邪,一时血流量增加,血流增速,脉管呈现充盈饱满状态,故在脉象上见滑脉。脉滑是机体气血旺盛,抵抗病邪有力的一种外在表现。发热则是机体抗邪的一种反应。机体抗邪,有欲驱邪外出之势,故可见自汗出的证候,同时表明,表证已解。内热炽盛,热于内而伤耗津液,津伤则口渴。更有甚者,热极转阴而呈现手足逆冷,厥深热亦深的真阳假阴证。根据阳证这些实质性的反应,我们把发热、脉滑,自汗出,口渴或手足逆冷五证列为阳证的主要证候，以利辨证施治，其他则列为类证的范围，不再赘述。

阳证的实质乃白虎汤证，对于机体的阳证，既不能用汗法，也不能用下法。正如《伤寒论》219条所说："发汗则谵语，下之则额上生汗，手足逆冷。"为什么呢？因汗为心之液，汗液未出表之前，与血液同源，故而发汗则使阴液损伤。正气损则使病邪益盛，热极伤脑则神昏谵语，热极生风则抽搐昏厥。若下之则使胃气损伤，阴液被伐，使热积于里，阳气不得外达以温煦肌表，而出现额上生汗，手足逆冷，使病情逆转，这是一个值得注意的危险证候。

阳证发热，三阳虽俱热，但实以半表半里的气血为本，欲治之法，选用白虎汤清热凉血，以治阳证之本。石膏、知母、粳米、甘草四药为伍，组成清热重剂，具有清热凉血、降温散热、生津止渴、镇静安神之功。使热邪去而胃气不伤，病邪清而阴液不损，利用白虎威摄肃杀之势，建清热滋阴之功，使邪热得除，正气得复。白虎汤堪称清热主方，临床沿用千余年而经久不衰，在众清热方中无与伦比，可见仲景组方之妙。

(二) 寒证

主证　恶寒，手足厥冷，下利清谷，脉沉微。

治则　温三阴之寒。

主方　四逆汤。附子10g、干姜15g、甘草10g。

煎服法　上3味，以水500ml，煮取200ml，去滓，分温再服。强人可大附子一枚，干姜30g。

按语　寒证的主证，根据《伤寒论》下列原文择出：

第91条："伤寒，医下之，续得下利清谷不止，身疼痛者，急当救里；……救里宜四逆汤。"

第92条："病发热，头痛，脉反沉，若不差，身体疼痛，当救其里，宜四逆汤。"

第225条："脉浮而迟，表热里寒，下利清谷者，四逆汤主之。"

第324条："少阴病，饮食入口则吐，心中愠愠欲吐，复不能吐。始得之，手足寒，脉弦迟者，此胸中实，不可下也，当吐之。若膈上有寒饮，干呕者，不可吐也，当温之，宜四逆汤。"

第352条："大汗出，热不去，内拘急，四肢疼，又下利厥逆而恶寒者，四逆汤主之。"

第353条："大汗，若大下利而厥冷者，四逆汤主之。"

第371条："下利腹胀满，身体疼痛者，先温其里，乃攻其表，温里宜四逆汤，攻表宜桂枝汤。"

第376条："呕而脉弱，小便复利，身有微热，见厥者难治，四逆汤主之。"

第387条："吐利汗出，发热恶寒，四肢拘急，手足厥冷者，四逆汤主之。"

第388条："既吐且利，小便复利而大汗出，下利清谷，内寒外热，脉微欲绝者，四逆汤主之。"

第317条："少阴病，下利清谷，里寒外热，手足厥逆，脉微欲绝，身反不恶寒，其人面色赤，或腹痛，或干呕，或咽痛，或利止脉不出者，通脉四逆汤主之。"

第369条："下利清谷，里寒外热，汗出而厥者，通脉四逆汤主之。"

在《伤寒论》一书中，连同通脉四逆汤二条在内，一共有十五条分别论述了四逆汤证的病状及证候。机体阴证的出现，标志着正气被夺，精血被损而出现的一系列虚寒证候。体内各组织器官，心为五脏六腑之主。无论外袭之寒，还是内生之寒，整体的阴寒之证，仍以心脏的功能变化为其决定因素，所以整体的阴证仍以半表半里部的变化为其主要表现。

病邪与正气相争，正气低下，精气被夺，机体呈现出阴寒的病态和证候。我们必须知道，表部为表中之表，直接和外界接触；里部为里中之表，间接和外界接触；表、里二部病邪产生的结果都会影响到半表半里部去，使病邪进入气血之中，表现出整体的功能低下。首先表现出心脏这个主导脏器的功能低下，才会出现涉及三部的一系列阴寒证候。在表部由于心功能的下降，加之外来病邪侵袭，气血在体表周流不利，肌肤和四末得不到气血的温通，营养供给障碍，而出现以手足厥逆为主的一系列证候。在里部心功能低下后，或加之内生之寒的共同作用，使胃肠道平滑肌供血供减少。血管收缩，体内温度下降，脾胃得不到气血的温煦，而形成脾胃虚寒。胃气不降，脾气不升，运化失职，水谷不得腐熟运化，而出现以下利清谷为主的一派脾胃虚寒的证候。半表半里实乃人身的实质体，以心脏为主导，气血循行机体上下内外，五脏六腑，四肢百骸。其背恶寒是心阳衰弱的预兆，心功能下降则整体出现恶寒，脉微欲绝是气血供应不足的一个明证。伴随而来的就是以机体抵抗力下降，诸证蜂起的一片少阴虚寒证候。在临床上脉管炎和慢性胃肠炎患者，多见涩脉，这就是标志心阳衰弱、气血周流不利的一个证明。以此理论治，涩脉消则病证愈，说明机体气血的运行与身体健康状况息息相关。

体内阴寒过盛，格阳于外，使阳气向外浮越，而如225条所述："脉浮而迟，表热里寒，"出现发热，其人不恶寒，面反见赤色者，实为阴极似阳，是阴证的一个危险证候，必须认真辨别，方不致误，所以在《伤寒论》上317条说："少阴病，下利清谷，里寒外热，手足厥逆，脉微欲绝，身反不恶寒，其人面色赤，"对阴寒证作了概括性的表述，并告诫我们：既要注意到阴证的正常表现，又要注意到阴证的反常状态，知常知变，方能为良医。

恶寒，是心阳虚的外在表现，也是寒证的普遍现象。手足逆冷是表部虚寒的集中表现，原文中有五条述及。下利清谷是里部虚寒的代表见证，原文中也有五条记述。脉沉细微欲绝，是半表半里部虚寒的核心证候。根据92条："脉反沉"，323条："脉沉"，389条："脉微欲绝"，317条："脉微欲绝"四条原文的记载，将脉沉微列为寒证主证之一。关于阴盛格阳，真寒假热的证候，根据《伤寒论》原文92条："病发热"，225条："表热里寒"，353条："热不去"，377条："身有微热"，388条"发热"，389两条："内寒外热"，317条："里寒外热"，370条："里寒外热"的记载，所述这些热证，都不是真正的热证，而是阴寒内盛，真阳浮越的危候表现。所以我们将其不恶寒，面反有赤色一证，不加入寒证之中。综上所述，就将恶寒，手足厥逆，下利清谷，脉沉微，定为寒证的主证。

"正气存内，邪不可干，邪之所凑，其气必虚。"整体的虚寒主要表现在半表半里的虚寒，心脏是其中的关键，心功能的盛衰是机体盛衰的重要标志。所以说，在治疗上，要扶助正气，首先要温补心阳，欲治之法，首选四逆，微脉得消，阴寒得除。所以说寒证乃四逆汤证。四逆汤由附子、干姜、甘草组成，方中附子、甘草以强心壮阳，使少阴之寒得治，心阳旺盛，心搏有力，血循环通畅，脉道充盈，五脏得充，正气得扶，脉微欲绝自消，恶寒自解。表部血脉得以温通，肌肤得到气血的充养，而手足厥得自除。干姜、甘草相合以温运脾阳，祛太阴之寒，太阴之寒消溶，脾胃之阳得复，而腐熟运化功能健旺，水谷精微得以吸收入血，以补充营养，使气血有得以健旺的基础，三药相互为用，疗效快而收效大，此方沿用千余年，不失为治阴寒证的良方。

（三）体证

主证　微恶寒，心下满，口不欲食，大便硬，手足冷，脉细，头汗出。

治则 协调整体。

主方 小柴胡汤。柴胡24g、黄芩10g、人参10g、半夏15g、生姜15g、甘草10g、大枣12枚。

煎服法 上七味,以水1000ml,煮取500ml,去滓,再煎取300ml,温服100ml,日三服。

按语 体证的主证根据148条择出。

《伤寒论》148条:“伤寒五六日,头汗出,微恶寒,手足冷,心下满,口不欲食,大便硬,脉细者,此为阳微结,必有表,复有里也。脉沉,亦在里也。汗出,为阳微。假令纯阴结,不得复有外证,悉入在里,此为半在里半在外也。脉虽沉紧,不得为少阴病,所以然者,阴不得有汗,今头汗出,故知非少阴也,可与小柴胡汤。”

整体证有其特殊性和复杂性。其病性是以机体的正邪斗争即统一性的特征存在。正如恩格斯在《自然辩证法》一书中指出:“一切差异,都在中间阶段融合;一切对立,都经过中间环节过渡。辩证法不知道什么是绝对分明的和固定不变的界限。”体证就是病邪侵及机体,在体内出现虚实并见,寒热错杂的证候,证候遍及表部、里部、半表半里部,有寒、有热、有虚、有实。错综复杂的证候遍于全身,形成阴阳证俱见的综合,难以具体说明病位,病性,构成机体疾病的同一性,体现着病邪在中间阶段上的融合和过渡过程,体现着病邪与机体之间斗争的相互转化。

我们知道,一切事物都是由渐变到突变,由量变到质变。在向自己的对方转化的过程中,有一个中间阶段。在这个中间过渡阶段,事物的矛盾性并不突出,而表现出它的同一性。疾病也是这样,病邪侵及机体,正邪分争,出现了病邪既不足以压制机体的正气而呈现阴性反应,正气又不能立即驱除病邪而呈现阳性反应,而出现模糊性。由于机体的不协调,而在三部,出现阳性反应和阴性反应,这就是病体在未定性之前,机体与病邪斗争的中间环节,出现寒、热、虚、实错杂的机体统一性病态,它们依一定条件处于一个统一体中,从148条可以看出,头汗出,证属少阳;微恶寒,证属太阳;心下满,口不欲食,证属太阴;大便硬,证属阳明,手足冷,证属厥阴;脉细,证属少阴。病证在机体分于三部,遍及六病。从整体的观念看,难以确定病性。其病体是以整体的不协调为其主要表现的。那么,整体不协调的病因是什么呢?根据祖国医学的病因学说,是内伤七情,外感六淫。由于人体生存在自然界,自然界的各种变化无不对机体产生影响,以致机体经常接受来自内外不同的刺激,这其中主要的是内在因素。毛主席曾说:“外因是变化的条件,内因是变化的根据,外因通过内因而起作用。”人体的内在因素,主要指人体的素质状况和精神状况,这是人体能否发挥主观能动性,抵抗外邪战胜疾病的决定因素。

气血在人体的正常循行,是保证生命活动的基础,思维功能是气血作用于脑的具体体现。“脑得血能思”但大脑皮层的功能活动可以支配一切脏器的功能活动达到协调一致,在整体中同样起着决定作用。大脑皮层以下有许多生命活动中枢,通过运动神经和自主神经直接或间接地对人体的各种活动,如语言、心跳、呼吸、消化、运动等产生着重要的影响,自主神经主要支配着内脏的机能活动,自主神经又分交感神经和迷走神经,分别担负着兴奋和抑制的不同机能,维持调节着整个机体的动态平衡。如果机体经常受到过度的悲、喜、哀、乐的精神刺激,就会导致大脑皮层的思维机能和支配功能障碍,出现偏盛偏衰的表现,这样所支配下的神经系统就会发生紊乱,出现运动功能和内脏活动的不协调,规律性被打破。加之外界条件的作用,使整个机体就会呈现混乱状态,诸证蜂起,身体无有舒适之处。病者自感百病加身。由于是一种功能上的紊乱现象,到医院检查,没有器质性改变,又难以作出明确诊断,病人仅感到很痛苦。这是我们在门诊中经常遇到的情况。医者对此证有时则显得束手无策,不知从何处着手,经过临证多年,摸索出聚关脉和上鱼际脉后,解决了体证的诊断和治疗中的一系列难题,其中微妙的病理变化有待探讨。

聚关脉是我经过数千例病者的脉象变化,结合多年临床实践总结出的一种脉象。脉象聚关者,患者多数性格内向,心中有隐曲之事,不愿言之于口,告之于人,而隐藏于心中。长期的忧愁思虑,导致大脑皮层的功能紊乱,引起迷走神经张力增高,平滑肌收缩,腺体分泌增加等一系列连锁反应。这些变化首先压制心脏,使窦房结的兴奋性、心肌传导系统的传导性减低,使心律紊乱,心率变慢,气血周流不畅,血流灌注量减少,导致以大脑为主的重要脏器缺血,进一步出现恶性循环,加重病情。同时,平滑肌收缩,腺体分泌增加,胃肠道平滑肌收缩,蠕动变慢,加之胃酸分泌增加,运化不利,积聚胃中而继发胃、十二指肠溃疡等病变。长期的迷走神经兴奋,血管平滑肌长期处于收缩痉挛状态,长此下去,滴水穿石,使寸口脉聚于关部,关部平之独大,更有甚者,如豆状,我们称此脉象为“聚关脉”,可以根据关脉聚结的程度,推断病程,聚关脉多提示胸膈部的病变、肝和胆的病变、心血管病变、胃肠道病变,症现头晕,记忆减退,心烦胸闷,腹满,周身乏力一系列抑制性反应。

经过多年实践认定,上鱼际脉的出现,一般提示患者性格外向,脾气急躁,争强好胜,具备这些并不足以形成上鱼际脉,关键是自己对自己固有的秉性有认识,有自知之明,处理问题,善于用理智克制冲动;或者见于客观的实际情况不允许本人按着自己的性格和意志行事。违心地同意别人,天长日久,事与愿违,在思虑与克制并存的条件下,导致大脑皮层的功能紊乱,引起交感神经的机能亢奋,出现心跳加快,血管扩张,血流加快,平滑肌松弛,脉管充盈度增加,由于处在兴奋状态,加之主观意志压抑两个方面的复杂病理变化,使寸口脉经过长时间的作用向上移位,脉管搏动突向腕横纹以上,有时肉眼直观就可见到脉管的搏动。我们称此脉象为“上鱼际”脉。临床上高血压、动脉硬化、脑血管意外等病变多见此脉象,病证主要表现失眠、多梦、易怒、心慌、多食善饥等一派兴奋性反应。

“聚关脉”和“上鱼际脉”在古籍无或不明确,但它又是客观存在。有时患者聚关脉与上鱼际脉并见,标志着患者整体的机能紊乱,必然出现寒热错杂、上下内外不协调的证候。西医称之“神经官能症”,中医则为肝阳上亢,肝气郁滞的范畴。我们根据脉象的特征,提纲挈领,辨证施治,对体证的治疗均能收到令人满意的效果。

根据多年临床实践得出结论,整体的不协调主要是大脑皮层的功能紊乱,出现神经系统的功能改变,使机体各组织器官不能各司其职,而是各行其是所致。治疗之法,我们采取了协调疗法,因体证的性质是疾病的统一性,即疾病以一定的条件共处于机体这个统一体中,单纯采取攻补温清的方法,都不能达到治疗目的,必须选用整体的协调疗法,将紊乱的机能变化,低于正常水平的,扶到正常水平;高于正常水平的,压到正常水平。使整体趋于一个平衡稳定的状态,促进机体恢复正常的功能活动。对立是矛盾的一种形式,而不是一切形式,疾病的治疗同样是这个道理。对于大寒、大热、大虚、大实的证候,必须采取寒则热之,热则寒之,虚则补之,实则泻之,针锋相对的原则。但对于非寒、非热、非虚、非实的错杂证候,病的性质并不显著的病体,必须采取协调方法,否则会顾此失彼,取不到理想的效果。

体证的选方,先后试用过越鞠丸、逍遥散、小柴胡汤,通过实践,前后筛选,还是《伤寒论》的小柴胡汤为佳。因为在整体,半表半里部代表着整体的本质,心与脑同居半表半里部,这两个重要器官是人体物质与精神的具体表象,二者之间发生变化,首先在半表半里部出现反应,然后影响到全身,在三部发生不同的反应。要把整体调整好,心与脑是调治的根本,一切治疗都在围绕着心脑进行。

机体功能的紊乱,阴阳证候互见,这阴阳证的协调,从何处着手呢?这需要找出整体的主要矛盾和矛盾的主要方面。在整体中,少阳为至阳,太阴为至阴,体内热不过胸中少阳,寒不过腹中太阴,这二病是整体阴阳的代表,整体阴阳的协调,也就是少阳与太阴的协调,"治中央以令四旁",抓住病证代表的核心,以小柴胡汤作为协调体证的代表方。首先协调好少阳与太阴,其他伴随病证就会迎刃而解,使机体"阴平阳秘"。

方中黄芩清少阳之热,柴胡散少阳之实,以建清热除满舒肝解郁之功,生姜、半夏以温燥太阴之寒,人参、甘草、大枣又治太阴少阴,共奏温中健脾、强心补气之效。七药为用,寒热同方,升降并举,补散齐发,使紊乱的整体中热得清,实得泻,寒得温而虚得补,后天之本得固,气血之源得充,脑髓得补,正气得健,气血通畅,精力充沛,而诸证消失。古人有谓"小柴胡汤证有诊断之误,无治疗之误",正此谓也。小柴胡汤虽七味,却胜于众方,可见仲景以取少阳、太阴之治,调整整体的组方之法,胜人一筹。小柴胡汤的临床应用,经久不衰,妙在方义之中。

第二节 三部六病辨证论治

三部是整体的三个子系统,按每部病的不同属性,分表部的太阳病、厥阴病;里部的阳明病、太阴病;半表半里部的少阳病、少阴病;同时它还有并病。为了明确三部六病的辨证论治起见,本章内容分六病的产生机理、六病不同于六经、六病的建立三部分一一叙述。

一、六病产生的机理

论及六病,首先要明白,六病的机理是什么,是如何产生的。人体受病,致病的因素很多,医者亦感到很复杂,必须对这些致病的内外因素作归纳,斯普伦斯基氏根据他的学说,将致病因素概括为四个方面:机械性的、理化性的、生物性的、第二信号,通过这样的归纳,疾病无论千变万化,病因的来源逃不出这四个范畴,四类致病因素对机体产生刺激,作用于神经系统,引起机体不同组织细胞发生一系列的反应,组织细胞对四种病因发生程度不同的生理效应作为机体的内在刺激,又反作用于神经系统,在体内形成周而复始的恶性循环。

导致机体各种各样的病变的因素,一般不超过机械因素、理化因素、生物因素和第二信号四个范畴。各种致病因素进入体内而刺激机体,出现不同的病理变化,呈现出各种各样的证候群。同一刺激为什么会出现许许多多的证候呢?这其中的变化过程、反应规律是需要认真考虑的。吴又可的一段论述加深我们的认识,他说,同一致病因素要产生无数的现象,因为既然要产生无数的现象,你就必须按着这无数的现象来论治,叫"同病异治",病邪到达人体,如同喝酒,喝醉有气高身热、面目俱赤者;有醉后面白而反寡言者;有应萎靡而胆壮者;应发热而战寒;有醉后妄言妄为,醒后全然不知者;有沉醉而神不乱者;有易醉易醒者;有难醉难醒者;有哈欠喷嚏者;有头晕头痛者;有狂言乱语不识人者;有流泪哭泣者,凡此种种,因气血虚实不同,脏腑禀赋各异,故出现各种变化。吴氏以醉酒为例,论述了一种致病因素作用于机体而出现的各种反应，举例确实，论说精当，提示了在辨证论治中“同病异治、异病同治”的原理，加深了对病邪与机体之间相互作用，相互变化机理的认识。

吴又可著《温疫论》一书，通过大量客观事实观察，论证了传染病的致病因素，提出空气中有另外的东西使人感受瘟疫，称之为“杂气”，某些杂气具有侵犯某些脏腑器官组织引起疾患的特性，感染杂气不同，病各有异。虽然当时不可能认识致病的杂气是细菌、原虫或病毒，但事实上把许多致病微生物方面的若干发生规律及微生物的某些特性作了揭示，这使我们认识到，同一致病因子可以出现若干不同的证，同一证又可源于许多致病因素，这就是同病异治，异病同治的理论基础，病邪与组织之间的变化机理，取决于机体正气的盛衰，以及机体对病邪的反应敏感程度。在临证辨证论治时，只有知常知变，才能把握病因与病证的认识和治疗，不致泥于常法，耽误病情，我们的六病分类论治就是根据机体各部不同的反应而区别病性的。

同一致病因素，作用于机体三部，可以产生六病，广而论之，无论多少致病因素，都是产生六病，也只能产生六病。大家知道各种致病因素作用于机体，形成刺激，其反应只有两种，即阳性反应和阴性反应，别无其他。故善诊者，察色按脉，先别阴阳。治学要讲方法论，学术忌烦琐，要善于抓住要点，知其要者一言而终，不知其要，流散无穷。中医学是哲学的概念，哲学具有高度的概括性，阴阳二性就是高度概括的主导。张景岳说：“凡诊病施治，必须先审阴阳，乃为医道之纲领，阴阳无谬，治焉有差，医道虽繁，然阴阳一言以蔽之，阴阳者，一分为二也。”阴阳二性的产生机理是什么？巴甫洛夫的老师维金斯基说：“同一组织所施加同一刺激，一方面由于强度不同，频率不同，另一方面由于效应器灵活性不同，有时呈兴奋作用，有时呈抑制作用。”从两个方面叙出了阴阳二性产生的机理。致病因素的强度和频率是机体产生阴阳二性反应的外在条件，机体的灵活性则是产生阴阳二性反应的内在因素。无论是机械的、理化的、生物的，还是第二信号的致病因子作用于机体，只要刺激的强度和频率不超过机体的灵活性，就会出现兴奋性证候，呈现阳性反应，反之，刺激的强度、频率超过机体的灵活性，表现一系列抑制性证候，则呈现阴性反应。刺激有强弱，频率有快慢，在机体三部，只要不压制机体的正常反应，则表现为三阳证，超过其正常反应则出现三阴证，这就是病邪与机体之间的变化规律。

三阳证和三阴证的反应都有其物质基础，阳性反应可使血管扩张，机能兴奋，体温升高；阴性反应则使血管收缩，机能抑制，体温降低，二者的表现形式相反。我们讲阴阳，不是空洞无物，是用实际的物质基础形成高度的抽象，阴阳二性的表现就是从抽象中得来，是实实在在的。维金斯基认为的阴阳的不同反应是以刺激是否超出机体的灵活性，张公让在中医界曾介绍过。谈到双相反应，其第一相、第二相的反应在血液中就可以测出。第一相反应表现血压升高，白细胞数目增加，骨髓细胞增生活跃，细胞核左移，酸度升高，新陈代谢旺盛，血糖升高，血红蛋白反应亢进，血中胆汁量减少；第二相的反应则与此相反。机体以气血周流来反应各种病理变化，所以通过观察血液的变化，可以明显地看到阴性、阳性不同质的变化，亦可作为探讨阴阳的依据。说明阴阳二性是客观现实的反映。

机体所分三部，组成表部、里部、半表半里部三个子系统，每个系统都具有它的特殊性和独立性，在每个系统与致病因素的相互反应中都有阴阳二性，表现出两组性质不同的证候群，尽管证候多变，但终不超出阴阳二性这个范畴，这样三个系统必然出现六个不同的证候群，按照《伤寒论》的原义，分别命名，在表部分别称为太阳病，厥阴病；里部分别称为阳明病、太阴病;半表半里部分别称为少阳病及少阴病。无论同病异治还是异病同治,都是以三部六病为根据,任何疾病,病位不超越三部,病性不离六病。所以说,三部六病对疾病的高度概括,是八纲辨证的具体体现,知道了六病产生的机理,就认识掌握了三部辨证的根本。

二、六病的建立

张仲景在《内经》理论的指导下,集实践之经验,创造性地提出了辨证论治的体系,根据疾病的征象、深浅、性质等把人体划分为表、里、半表半里三个部位,根据阴阳属性的原则,把疾病归纳为两种类型的六组证候群,概括于《伤寒论》之中。

机体三部的划分是按着人体的深浅位置和独特的功能而划分的。

表部,概括地讲,就是与空气相接触的部位,根据《内经》"肺与皮毛相表里"的理论,把体表和肺列为表部的范畴,表部是人体的卫外防线,是御邪之藩篱,经常与外界病邪直接接触,具有抗病于外的功能,因此机体表部功能的强弱,对于健康有极其重要的作用。

里部指机体的内层,是由平滑肌组成的消化系统,主要和饮食接触,间接地和外界相通,担负着食物的消化、营养的吸收、糟粕的排泄等任务,保证机体生存的物质来源,具有以通为顺、以寒为逆、以滑为病的特点,里部的机能状态对人体各种生理活动有着密切的关系,有"后天之本"之称。

半表半里部介于表里之间,实为纯里,和气血直接接触,以心脏为主导,通过心血管系统将气血周流全身,半表半里部接受表部天阳之气,吸收里部水谷精微,构成气血的基本来源,气血营养各个组织器官以维持其生理功能,同理,外来之邪通过表部和里部,都可进入半表半里部,通过气血的周流波及整体。半表半里部的病邪亦可通过肌表,利用汗法祛邪外出,通过里部利用下法和吐法使邪排出,它是一个枢纽机关,在人体占有极其重要的位置。

机体感受病邪,病证的性质取决于邪正双方力量的对比,正邪相争,在各部定位后,正胜于邪,则出现发热的、亢奋的、进行性的反映,这种反映统属阳性病。邪盛正衰,则呈现虚寒的,抑制的、衰退性的反映,这种反映统属于阴性病,由于发生的部位不同,临床上则出现六种不同类型的证候群,按其部位与病性的不同,表部出现太阳病、厥阴病,里部出现阳明病、太阴病,半表半里部出现少阳病、少阴病,统称为"六病"。

根据临床实践,六病辨证的原则,一是采取三突出的原则,即突出核心证,突出纲领证,突出一般证,临证看病,证候纷繁,首先要注意采集证候,治病要重证据,无证而不信,将与各病有关的证候做一划分归类,称之突出一般证候。然后在一般证的基础上选出几个典型证候,具有独特的代表意义或代表某一方面,作为本病的主导证,称之为纲领证。在突出纲领证的前提下,从纲领证中选出具有统帅意义的证候,具有病位与病性的概括性,一见此证,就可确认此病,称之为核心证。在重视证的基础上,突出纲领证,核心证,具有纲举目张之效,辨证分明,治而不乱,便于认识,便于掌握,便于应用,对于每一病,核心证是主导病证,是一病的重点,无此证则诊断不能成立,纲领证是伴随核心证而存在的,是病的重要代表证,在临床辨证时,见核心证就可确认此病,如果纲领证俱在,则诊断就更为全面。

临床辨证的另一原则,就是对立统一的原则,三部是整体的三个子系统,各有独特的结构与功能,在辨证论治过程中,既要想到它的对立性,又要想到它的统一性,在每部既有其对立的证候,又有统一的证候,此两种情况往往交替出现,由对立向统一过渡,由统一向对立发展，这样在每部的阴阳两病之间，有一个过渡性的融合阶段，两个对立病的证候，似是而非，出现统一性（同一性）的病理变化，我们称之为并病，每部都有一个并病存在，所以在施治过程中，每部的阳性病，病性实热，治予清泄；阴性病，病性虚寒，治予温补，这是阵线分明，对抗性的治疗，并病则采取协同治疗，只要一调整，每部的各种并证都能得到全面的治疗，这就是施治中的“三部六病九治法”，从病的两个方面去辨证施治，这是一个具有哲理的认识。

在施治过程中，采取“多方重选主方，多药重用主药”的原则，一病当前，根据病情，可以列举许多方剂，要选用最佳方剂为主方，组方时，针对病性的众多治疗药物，要选出代表性的药物以重用，以便突出治疗的重点。方药的筛选原则根据“疗效高，治疗全面，使用稳妥”三个方面配方选药。首先要求方剂与药物要疗效高。当然这需要经过多年临床实践才能得知，再是治疗全面。每个主要方药的选出最起码对病位、病性、病势，都要有一个全面的治疗才能胜任，治疗不全则无代表性。三是治疗稳妥，无副作用。无论用量大，还是疗程长，久服多服均无不良反应。以上三点是选主方、主药所慎记的，因为每个病是一组证候群，有其代表性，选方用药必须突出重点，在治疗上才有代表意义，我们根据这些辨证论治的要点，对三部六病九治法的证、方、药作了系统的归结，构成一个辨证的体系，其中有些内容有待完善、修改、补充，但基本理论和内容已经具备，下面将各部分别叙出：

（一）表部

1. 太阳病

主证　头项强痛，发热恶寒，无汗，脉浮，或咳喘。

治则　发汗解表。

主方　葛根麻黄汤。葛根 60g、麻黄 10g、石膏 30g、杏仁 15g、甘草 10g。

主药　葛根。

副主药　麻黄。

煎服法　上药五味，加水 500ml，煎取 150ml，温顿服，取微似有汗为佳。小儿酌减。忌辛、温之品。

诊断部位　头部。

按　太阳病的主证根据《伤寒论》以下原文择出：

第 1 条：“太阳之为病，脉浮，头项强痛而恶寒。”

第 7 条：“病有发热恶寒者，发于阳也，无热恶寒者，发于阴也……”

第 31 条：“太阳病，项背强几几，无汗，恶风，葛根汤主之。”

我们知道，太阳病是表部的阳性病，其病的本质有实有热。历代医家注解《伤寒论》多以第 1 条作为太阳病的提纲，但从太阳病的病性来看，本条提纲概述不全，应当予以补充为妥，阳病必发热，由于病位不同，热型亦各有异，第 7 条作了提纲条文的补充“病有发热恶寒，发于阳也，无热恶寒，发于阴也。”表部太阳病的病性特点之一应是发热恶寒，单纯讲恶寒，不能说明是太阳病，发热恶寒是太阳病特有的发热类型，再是第 1 条中缺乏太阳实证的表现，太阳病在表，自汗为表虚，无汗为表实，故选用第 31 条的“无汗”一证列入，其项背强几几是头项强痛在程度上增重的表现，证同而量别，另外在表部，肺与皮毛相表里，肺接触空气的面积比体表大 20~30 倍，同属一个系统，根据“温邪上受，首先犯肺”的论点，将肺部的主要证候咳喘列入主证当中更为妥当,从临床看,患太阳病者并非人人皆见咳喘,故而在咳喘之前加“或”字以示说明。

在临床实践中,以头项强痛为太阳病的必见证候。头为诸阳之会,各种阳邪多向上波及头部,以致太阳表部阳邪侵及肌表,首先表现在头面,故有“太阳诊头”之说。从病的好发部位和病证的表现特点,将头项强痛列为太阳病的核心证,作为本病的代表性证候,以利临床诊断,但见头项强痛一证,即可以太阳论治,脉浮提示病发于表,发热恶寒提示病性属阳,无汗提示病势为实,咳喘是病邪犯肺的必见证候,各自代表一个方面,这样把脉浮、发热、恶寒、无汗或咳喘列为纲领证。

病邪从体内驱除有三条途径,一是发汗,二是利小便,三是通大便。太阳病,病邪在表,正邪相争,实热并见,欲攻之法,必须发汗以解表,通过发汗将病邪排出体外,热随汗解,实随汗泄,实热双清,病证自愈。故太阳治则发汗解表,误用他法,则使病邪内陷,反为误治,切记勿误。

太阳病的主方用葛根麻黄汤,是在实践中逐步确定的。过去,一般认为桂枝汤和麻黄汤是太阳病的治疗方剂,从实际临床应用的结果看是不适宜的,为什么呢?因为太阳病是表部的阳性病,病性属热,病势属实,热病的治则应该是“热则寒之”、“实则泻之”,宜发汗解表以驱表部实热,而不应该用热性方剂,麻黄汤、桂枝汤均属辛温之剂,不宜治热性病,王叔和曾说:“桂枝阳盛,下咽则毙,”桂枝汤实乃厥阴表虚之治方,而非太阳病所能用,热证以热治,乃“火上浇油,抱薪救焚”。反使其热益盛,病更加剧。《伤寒论》第 12 条:“太阳中风,阳浮而阴弱,阳浮者热自发,阴弱者汗自出,啬啬恶寒,淅淅恶风,翕翕发热,鼻鸣干呕者,桂枝汤主之。”本条是表虚寒证,其热非太阳之热,乃阳虚之热,桂枝汤中,桂枝、甘草辛甘以化阳,芍药、甘草酸甘以化阴,阴阳共调,表虚治而诸证皆消,桂枝汤乃温经散寒之剂,用于发汗解表,显然相差悬殊,不宜为用,再者,第 35 条:“太阳病,头痛发热,身痛腰痛,骨节疼痛,恶风、无汗而喘者,麻黄汤主之。”其条文是治表实与表寒的合证方,其身痛腰痛、骨节疼痛、恶风为表寒的表现,用桂枝甘草汤温经散寒而止痛,乃是以热胜寒之治,岂能以热治热。方中麻黄、甘草可治表实,在太阳病中可取,但治疗不全面,不足以担任主方,我们通过实践,根据原文第 31 条“太阳病,项背强几几,无汗,恶风者,葛根汤主之”作提示,曾用葛根汤作主方,认为项背强几几与头项强痛都是项部肌肉紧张挛拘的表现,本质上没有区别,只是在程度上有轻重之分,依第 31 条之意选定葛根汤中葛根作主药,麻黄作副主药,开始应用,但是终因其葛根汤是以桂枝汤为基础方,疗效仍不理想,根据“热则寒之”的原则,将其内桂枝汤更为麻杏石甘汤,1973 年用于临床,结果一试成功,大大扩大了治疗面,提高了疗效,故取名葛根麻黄汤作主方,并和原方以示区别。

葛根麻黄汤中,以葛根作主药,以麻黄作副主药是有条件的,主药的选择不是任意抽签,是根据疗效高、治疗全面、使用稳妥三原则确立的,太阳病代表着表邪的实热,需以辛凉药解表,辛以发散,凉以治热,治疗是针锋相对,辛凉药类很多,依三原则筛选,葛根比较理想,因葛根性凉,又有发汗作用,可以解表,解表药都有发汗作用,治太阳病可收到一定的效果,但是由于一些药发汗力大,易致大量出汗而耗损津液,一些药发汗力小,又不能达到发汗驱邪的目的,葛根这味药则不然,它既可发汗解表,又清热生津,久服无副作用(有以葛粉代藕粉食者),根据这一特点,故选用葛根作太阳病主药。但葛根亦有其不足,发汗之力不及麻黄,对于无汗之实证,则嫌其力逊,选用麻黄作副主药以治太阳之实,取其发汗,驱邪外出,二药伍用，共同完成治疗太阳病的实热之证。

方中五药，葛根辛凉以散太阳之热，麻黄辛温以驱太阳之实，麻杏石甘四药合用，宣通肺气以清泄肺中之热，肺与皮毛相表里，葛根麻黄汤五药并用，体表与肺内之热可俱解，有病可治，无病可防，共同担负着表部太阳病的防治，十余年来应用千余例，无一不见其功。曾有一患者，头项强痛九年不愈，多方求医，治疗无效，来自门诊，诉说其苦不休。头项强痛乃太阳病之核心证，证不移而方不变，遂处以葛根汤，四剂而愈。由此说明，在治疗中掌握主要矛盾，只要头项强痛证俱，即可用主方治之，应用葛根麻黄汤，治疗外感高热不退者，亦每每收到奇功。实践说明，葛根麻黄汤是目前防治太阳病的代表性方剂。

2. 厥阴病

主证　手足逆冷、脉细、恶寒、肢节痹痛。

治则　温通血脉。

主方　当归桂枝汤。当归 15g、桂枝 10g、赤芍 10g、细辛 10g、木通 10g、甘草 10g、大枣 10 枚。

主药　当归。

副主药　桂枝。

煎服法　上七味，以水 800ml，煮取 300ml，去滓，温服 100ml，日三服，忌食肉类，戒房事。

诊断部位　手足。

按　本病主证，根据《伤寒论》以下原文择出。

第 351 条：“手足厥寒，脉细欲绝者，当归四逆汤主之。”

第 337 条：“凡厥者，阴阳气不相顺接，便为厥，厥者，手足逆冷者是也。”

一般认为：《伤寒论》原文第 326 条，是厥阴病的提纲条文。从文义上看，显然有误。第 326 条说：“厥阴之为病，消渴，气上撞心，心中疼热，饥而不欲食，食则吐蛔，下之利不止。”从本条文所述诸证来论，均属里部病候，里部所表现的证候只有阴阳之分，阴证有太阴，阳证有阳明，而不能出现一阳二阴，在里部实热则阳明，虚寒则太阴，同一里部不会出现太阴与厥阴。通过辩证可以看出，第 326 条所列诸证都是太阴病的证候，运用一分为二的辨证方法就会看清楚，里部吸收功能亢奋，则出现胃家实，发潮热，大便硬，为阳明病的表现；吸收功能低下，则病在太阴，有腹满，或吐或利，时腹自痛等证候，所以说，就是将《伤寒论》统篇背诵，亦不能辨别分清第 326 条就是厥阴病的提纲，道理就在于此。近代医学家陆渊雷在《伤寒论评释》中说：“假定本篇首条，为仲景原文，为厥阴提纲，则厥阴无厥证，下文厥热诸条，虽若连类相及，实是照文生义耳，因病名厥阴，遂连类论厥，因证有心中疼热，食则吐蛔，下之利不止，遂连类论热吐利，复因吐而论哕，此等凑合，不知是仲景原文，拟后人所补缀。《玉函》从不称厥阴病诸条，别为一篇。”并说：“且篇中明称厥阴病者四条，除首条提纲有证候外，余三条，文略而理不莹，无可研禀。蛔厥则是消化器之寄生虫病，脏厥是少阴病之剧者，二者迥殊，而经旨似皆以为厥阴，吾提少阴、太阴之外，更无厥阴也。”从上看出，陆氏根据书中原文辨析，不承认厥阴病存在，对厥阴病的提纲提出的辩驳，具有一定的道理，但是人体三部，按照对立统一的法则，不要厥阴，只有三阳二阴是不符合客观现实的，如果把厥阴划归里部。在里部具有阳明、太阴、厥阴三病，半表半里具有少阳、少阴二病，表部仅有太阳一病，这样划分，同样不符合阴阳对立统一的规律，需要全面看待厥阴篇原文，以研究解决。第 326 条不能作为厥阴病的提纲条文,那么还有没有呢?我们说,厥阴病是客观存在的,条文的论述也是有的,请看《伤寒论》原文第337条:“凡厥者,阴阳气不相顺接,便为厥,厥者,手足逆冷是也。”和第351条:“手足厥寒,脉细欲绝者,当归四逆汤主之。”此条文论述了厥阴的病理和对厥的证治,“凡厥者”的“凡”是指一切,是说一切厥证的病变均因阴阳气不相顺接,阴阳气者,末梢动静脉也,动为阳,静为阴,末梢微循环障碍,以致手足逆冷,这是其病理过程,但是厥证中有热厥、寒厥、痰厥、蛔厥之分,必须予以区别。第351条之厥显系阴证,它不同于太阴,少阴之阳微之厥,也不同于少阳的阳盛格阴之厥,它是因表部虚寒,血行不畅,气血不能荣于四末所致,病变主要位于表部,是真正的厥阴之厥,厥阴病应是表部的阴性病,其伴随手足逆冷而来的恶寒、脉细、肢节痹痛等证候表现,与其他厥有本质的区别,其表现形式亦别具一格,表部虚寒,其平素表现多恶寒而无热,表部气血周流不畅而脉细欲绝,气血循行不畅则现瘀闭,瘀塞不通则痛,闭而不通则痹,故肢节多见痹痛,这是厥阴病的常见证候,也是区别于其他厥证的标志。这样把厥阴病列为表部的阴性病,使三部各有阴阳相对,符合对立统一法则,从实践和原文记载的角度看,厥阴证病现于表,有其病理反应,有其证候相随,是一个病位、病性、病势俱在的证候群,既不是没有,也不属里部,而是表部阴性病的现实存在,无可非议。临床常见的脉管炎、雷诺病,就属于厥阴病的范畴,据理处以当归四逆汤,收到了可观的疗效,就是有力的证据。

足为至阴,距离心最远,循环阻力大,表部虚寒时,手足逆冷首先出现。大家知道机体任何部位,血多则热,血少则寒,寒证过腕踝为厥,超肘膝为逆,厥证末寒,故将手足逆冷列为厥阴病的核心证,故有“厥阴诊四末”之说。手足逆冷一证标志着厥阴病的病位和病理,恶寒是阴证的属性,脉细欲绝是厥阴的本质反应,肢节痹痛是厥阴的虚寒证候,三者有别于其他厥证,故列为厥阴病的纲领证。

阴阳二性的划分,必须在同一部位才能具体的辨出,头为诸阳之会,足为至阴之所,表部的辨证先从这两个部位辨,上为阳,下为阴,就比较清楚,太阳发热,厥阴恶寒。学习《伤寒》要学以致用,用就要准确的应用,不能有误差,推陈以出新,提纲以挈领,辨证时心中自明。

厥阴病的基本病理是阴阳气不相顺接,造成四肢末梢和肌肤的气血循行障碍,体表得不到气血的濡养,而出现表部的虚寒征象,治疗之法必须温通血脉,表部血脉得以温通,气血周流通畅,肌肤得以气血温养,关节通利,则脉自现,寒自消,肢节痹痛自解。

治疗主方根据原文第351条的当归四逆汤,通过实践而确定,当归四逆汤是以桂枝汤作基础,去生姜加当归、细辛、通草而组成。桂枝汤是协调阴阳,治疗表虚的方剂,桂枝汤中桂枝、甘草相合辛甘以化阳补气,芍药、甘草相合酸甘以化阴补血,当归活血补血,细辛作为沟通上下联络表里的枢药,通草以通经活络,七药共用,使脉络得通,气血得充,表部虚寒去而厥阴诸证尽消。

当归是补血活血药,它既能流通血脉,温煦四肢,又具有补血之功,桂枝性温,协助当归温通血脉,使气血通畅,故二药为厥阴病的主药、副主药。阴病虚寒,治以温补,部位不同,治各有异,厥阴病的治疗中选用当归之补,桂枝之温,共建治疗表部虚寒之功,方中为突出主药的作用,故而将当归四逆汤更名为当归桂枝汤。

驻军某部有一男性患者,薛某,40岁,自1974年始感食欲不振,时有胃脘不适,后渐周身畏寒,四肢尤甚,当时投医治胃,月余无效,遂四肢自感酸痛,凉如冰,上由腕至肘,下由踝至膝,肢冷日趋加重,直至睡眠不能脱衣,甚而身着绒衣,合被而卧,并用绳索捆住足端被头,如此仍然四肢冷极不得眠，患者多处求医均未确诊，治亦不验，1977 年 4 月观其脉证，诊为厥阴病，投以此汤，服 4 剂手足渐温，可入睡，再 4 剂，四肢转温如常，随访数月，未再发作。类似此证，治验多例，不一一详述。

手足逆冷一证是厥阴病的核心证，又是一切厥证的共同证，而非属厥阴病的特异证，正如陈平伯在对第 337 条厥阴病提纲分析时，指出的那样："看用'凡'字冠首，即知不独言三阴之厥，并赅寒热之厥在内矣。"由于引起手足逆冷的原因很多，这就给辨证增加了困难，对于这些有着本质区别的证候，除发病的本部呈现一定证候之外，在其他部也表现反常证候的病证叫"越部证"，其他部位寒热虚实的变化，反应在表部的手足逆冷，都属越部证的范畴，因此，在论述厥阴病的同时，应把其他病证引起的厥证加以鉴别，以利辨证论治。

（1）热厥

由于邪热炽盛，遏伏于内，阳不外达，肌肤不得阳气温煦而致手足逆冷，其冷是假象，热是本质，实为少阳病的热极似阴。《伤寒论》中第 350 条："伤寒，脉滑而厥者，里有热，白虎汤主之。"第 219 条："三阳合病，腹满身重，难于转侧，口不仁面垢，谵语遗尿，发汗则谵语。下之则额上生汗，手足逆冷，若自汗出者，白虎汤主之。"上述两条叙出白虎汤证的证候，实乃阳病实热之象，热极转阴，使阳气被遏，而不能外达，误治使病情发生逆转，导致表部阴阳气不相顺接，四肢出现逆冷，手足逆冷虽然证同厥阴，但脉滑、自汗出、谵语、口渴诸证和厥阴病相鉴别，此乃热厥也，方用白虎汤，取其威慑肃杀之势，直清阳热，使其热清而厥愈，诸证自愈。方中石膏辛寒，辛能解肌热，寒能胜胃火，寒能沉内，辛能走外，此药两擅内外之能，故为主，知母苦润，苦以泻火，润以滋燥，甘草、粳米调和于胃，且能泻火，寒剂得之保其寒，苦剂行之护其苦，虽大寒大苦之品，无伤损脾胃之虑，四药相合，大渴大热可除。

（2）蛔厥

蛔厥是蛔虫寄生人体，加之素体寒湿较重，致使胃肠道寒热失调，从现代医学角度看，蛔虫寄生肠道，扰乱了消化系统的正常功能，致使消化系统功能紊乱，引起支配消化系统的迷走神经亢奋，出现平滑肌的痉挛现象，胃肠平滑肌痉挛而出现腹痛，血管平滑肌痉挛收缩则出现脉微而厥、肢冷，加之素体湿重，寒湿黏滞积于肠中，更有益于蛔虫繁殖，二者相互为患，致脾胃被困，脾气不升，阳气不能温煦，水谷精微不能濡养四末，进而出现手足厥冷，此常见证也，但蛔厥者，其人常吐蛔，今病者静，复时烦，得食而呕等证可与厥阴病相鉴别。《伤寒论》原文第 338 条："伤寒，脉微而厥，至七八日肤冷，其人躁无暂安时者，此为脏厥，非蛔厥也。蛔厥者，其人当吐蛔，今病者静而复时烦者，此为脏寒，蛔上入其膈，故烦，须臾复止，得食而呕又烦者，蛔闻食臭出，其人常自吐蛔，蛔厥者，乌梅丸主之，又主久利。"叙述蛔厥证的病状和脏厥的联系，并列出乌梅丸以治蛔厥。

乌梅丸证是一个寒热错杂之证，使用乌梅丸后，蛔安则厥愈，乌梅丸乃寒热并用、攻补兼施之剂，能益胃安蛔，健脾除湿，兼治久利，古有"蛔得甘则动，闻酸则静，见辛则伏，遇苦则降"，依此之说，方中以乌梅之酸，蜀椒、细辛之辛，黄连、黄柏之苦，安蛔杀虫，附子、干姜、桂枝以温中散寒，党参、当归健脾补气，共奏温中散寒，燥温健脾、杀虫平厥之功，故用乌梅丸之方兼治慢性腹泻，久利不止，胃肠道湿热之故也，湿能生虫，湿去则虫灭，二证皆出一理矣。

（3）痰厥

痰厥乃痰饮为病，郁结胃中，使气机不得畅通，血不得以运行，气血不能温于肌肤而见手足厥冷，《伤寒论》原文第 166 条："病如桂枝证，头不痛，项不强，寸脉微浮，胸中痞硬，气上冲咽喉不得息者,此为胸有寒也,当吐之,宜瓜蒂散。”第354条:“病人手足厥冷,脉乍紧者,邪结在胸中,心下满而烦,以不能食者,病在胸中,当须吐之,宜瓜蒂散。”文中“胸中有寒”之“寒”,应作“痰”字解,汉以前书中无痰字,以寒读痰,并以剑突下是谓“心下”,两肺之间是谓“胸中”,实际上其部位皆在胃,如若不然,胸中之邪岂有能吐出之理,故本证手足厥冷,是痰饮积于胃中所致,病属阳明,痰除则厥自愈。瓜蒂散证的痰厥,多见脉紧,邪结胸中,心下满而烦,饥不能食等证候,是与厥阴病相鉴别的要点。

瓜蒂散中,瓜蒂味苦性涌吐,为主药,赤小豆泄湿为佐,配以淡豆豉宽解胸中气滞,共成涌吐痰涎宿食的方剂。曹颖甫曾说:“用瓜蒂散之苦泄,以涌其寒痰,香豉以散寒,赤小豆以泄湿,一吐而冲逆止矣。”并说:“惟亡血家及体虚之人则为禁例,盖恐亡血家一吐之后,引为咯血,旧病复发。虚羸者不胜震荡,正气将益不支也。”仲景运用瓜蒂散涌吐之剂,意在将胃中痰饮以吐除之,在上者因而越之,此方奏功之捷胜于汗下之法,但用之却应慎重,吐法用之,以脉象滑者最适宜,迟脉亦可用,但最忌数脉,失血、吐血证,此不可疏忽,以防不测。

(4)实厥

多由于阳明热实而出现手足逆冷症状者,阳明实热,热灼伤津,使实热之邪结于里,遏阻阳气不得伸,阳气不得四布,故出现四肢逆冷之厥证。《伤寒论》第335条:“伤寒一、二日至四、五日,厥者必发热,前热者,后必厥,厥深者热亦深,厥微者热亦微。厥应下之,而反发汗者,必口伤烂赤。”从条文可以看出是阳明实热发生逆转的证候,故热深厥亦深,热微厥亦微,厥随热变,遇此证不下不足以泻实热,故说厥应下之,与厥阴病之厥有质的区别,此证是先热后厥,热深厥亦深,而无其他寒象。认真观察,诊断不难,欲治之法,方选用调胃承气汤,以泻阳明实热,所谓调胃者,有调理承顺胃气之意,是一个引热出里的缓攻方剂,方中大黄苦寒,泻热通便,荡涤胃腑;芒硝咸寒,软坚润燥,以助大黄泻热通便、增液,佐甘草缓急和中,去邪而不伤正,除病而不伐气,调胃承气汤三味为用,实厥之证尽消。

(二)里部

1. 阳明病

主证 胃家实,发潮热,自汗出,大便难。

治则 泻热除实。

主方 大黄芒硝汤:大黄15g、芒硝10g、枳实30g、厚朴20g、白芍30g。

主药 大黄。

副主药 芒硝。

煎服法 上五味,以水1000ml,先煎厚朴、枳实、芍药三药,取500ml,去滓,纳大黄,再煎取300ml,去滓,纳芒硝,更上微火一两沸,分温再服,得下,余勿服,以病愈为期。

诊断部位 胃肠。

按 阳明病主证根据《伤寒论》原文第180条:“阳明之为病,胃家实是也。”第208条:“阳明病,脉迟,虽汗出,不恶寒者,其身必重,短气,腹满而喘,有潮热者,此外欲解,可攻里也,手足濈然汗出者,此大便已硬也,大承气汤主之。”第212条:“伤寒,若吐若下后,不解,不大便五六日,上至十余日,日晡所发潮热,不恶寒,独语如见鬼状,若剧者,发则不识人,循衣摸床,惕而不安,微喘直视,脉弦者生,涩者死。微者,但发谵语者,大承气汤主之。”第215

条:“阳明病谵语,有潮热,反不能食者,胃中必有燥屎五六枚也,若能食者,但硬耳,宜大承气汤下之。”在《伤寒论》书中所列条文中,阳明病的条文较多,不一一列出,从条文看,阳明内容很符合里部实热的真象,涉猎条文较多,阳明病为里部实热证,里部比较好理解,上自食道,下至肛门,由平滑肌组成,从组织结构上看,可以自成一个系统,适应饮食,担负着食物的腐熟、消化、吸收,整个消化系统以胃为主,故称“胃家”,阳明实热,其首先表现消化系统的热邪壅盛,饮食积滞,故以胃家实为其核心证,以说明病位与病势,热实盛于内,协热外出,而发潮热,津液随热而散故自汗出,有别于表实无汗,津液随热外泄,加之里热炽盛必大便秘结,这是阳明实热的必然见证和本质性的病理反映,因而将发潮热、汗自出、大便硬列为纲领证,以说明阳明病的病位、病性、病势,便于临床辨证施治。

胃家实作为阳明病的核心证,有两点需要弄明白,首先是张仲景说的胃在什么地方。《伤寒论》第215条:“阳明病,谵语,有潮热,反不能食者,胃中必有燥屎五六枚也……”胃中怎么会有燥屎呢?燥屎一般都在降结肠,阳明热盛如逐渐加重,则燥屎延及横结肠,到达肚脐部则表现为腹痛,横结肠在解剖位置上和胃相邻近,一前一后,故古人在触及燥屎在横结肠时,触及在胃中,燥屎如结至升结肠时,则腹痛剧烈而痛不欲生,胃家实多在降结肠,“实”指实有其物,一是讲实证,二是讲充实,内有有形之物,中医讲腹诊,是顺着结肠的升、横、降不同部位而触,大肠内如有燥屎,从乙状结肠开始沿着降结肠,横结肠顺序而触,大便燥结的部位越高,腹痛则愈明显。《灵枢·本输》说:“小肠大肠皆属胃”,胃家系指肠胃而言,实指实有其物和一系列实热证候,痰、水、血、食积而不去,其中热源物质,从肠黏膜吸收入血,引起刺激性发热,而见日晡所发潮热,内部郁结,热蒸皮肤,腠理开泄,津液外发而自汗出,汗出伤津致使大便郁结,出现大便硬,这些症状均导源于胃家实,是胃家实的必然结果。

再就是阳明病的“自利清水,色纯青”的证候问题,原文第321条:“少阴病,自利清水,色纯青,心下痛,口干燥者可下之,宜大承气汤。”此证在现在由于医疗条件的改善,难以再见到,在过去,传染病流行,患伤寒病后,持续高热,神志朦胧,不欲食,口中黏腻,如原文第212条所述病状,实热内结,先欲饮水,水饮入胃,流经十二指肠和胆汁混合,此时肠道吸收功能减低,沿干结粪便间隙顺流而下,出现热结旁流,便出清水,色纯青,如洗菠菜水样,这种情况多在瘟疫流行,发热十余日后出现,虽便出清水,体内燥屎仍不除,故仍须用大承气汤治之。阳明病胃家实的重点在大肠,大便干结日久,摸着清楚如棋子,故而腹胀排气不利。在此须将痞与胀作一区别,单纯胃部充气,气积在胃底贲门处,称痞,指局部积气而致,大肠小肠同时积气遍及全腹,叫胀,指整个腹部而言,阳明病的治疗重点是选用三承气汤,因升结肠内有黏液和粪便贮积,形成热源,吸收入血而表现腹胀、高热。腹部触之柔软者用小承气汤,以发热为主者用调胃承气汤,腹胀、发热、大便秘结同时存在,则选用大承气汤。大承气汤的功能是小承气汤和调胃承气汤的综合,诊治阳明病时,根据不同的表现,合理应用三承气汤,会收到立竿见影的效果。阳明病是三阳病中的最后一个阶段,热由表入里,实热达到了最高峰,自然界中一切事物都是发展变化的,但发展到最后,都要采取外部突破的形式去解决行将激化的矛盾。实热达到了最高阶段,将对机体起破坏作用,使机体功能发生障碍,形成痰、水、血、食四种有形物质的蓄留,有形物质滞而不去,是一种刺激,反过来又加重了机体功能障碍,造成恶性循环,影响新陈代谢的正常进行,在这种情况下,靠机体自身的力量是不容易解决的必须来采取外部冲突的形式,通过泻法的强烈作用,泻热存阴,使蓄留物质得以排除,正气的运行得以恢复,这是治疗阳明病的大法。

阳明病是内热致实,实则气机不畅,故有热、有食、有气相互掺杂,治疗必须针锋相对,一要凉药清热,二要排出蓄积之物,三要照顾机体的功能恢复,方选大承气汤,通过大黄、芒硝、枳实、厚朴等药的共同作用,达到荡涤肠胃、推陈出新、泻热泻实、急下而存阴的治疗目的,故选用大承气汤为基方,以建泻热除积、消胀除满、软坚通便之功。有时,肠处痉挛状态故加入白芍,缓解之,而促进泻下,主方名为大黄芒硝汤。

方中大黄性寒,味苦,苦寒可以泻热,具有较强的攻下作用,大黄内含蒽醌和鞣质,既有泻下通便,又有收敛止泻的作用,泻敛同存,攻补同施,具备先泻后敛,先攻后补的特性,可使阳明实热得排得泻,又不致大损正气。此外,大黄苦寒,除排泻阳明实热外,还有较强的抑菌作用,对于因肠道感染而引起的里部实热证,用之更妥,由于大黄性极猛烈,故有将军之称,治阳明者,以其为主,故将大承气汤更名。但大黄泻下之力虽大,然对于阳明病来说,泻下不仅需要肠道收缩之力,而且又需要大量的液体稀释蓄积物,故此大黄就嫌不足,必须用芒硝以助,芒硝含有硫酸镁、硫酸钠、硫酸钙等成分,不易被肠壁吸收,在肠中形成高渗溶液,使肠道保持大量水分,以软坚排便,助大黄泻热,故为副主药,芍药、枳实、厚朴增强肠胃节律性蠕动,平痉挛、健脾胃,消胀排气,共同组成泻实热之重剂。同院有一患者,外感后十余日不愈,持续高热,下午尤甚,自汗出,脉滑,七八日不大便,腹胀满,不欲食,诊为阳明病,处以该汤,一剂,服药后3小时开始下泻,15分钟显效,体温由39.5℃下降至37.7℃,至黎明而愈,此例说明,阳明之热必须用下法才能解决,体内有热源物质刺激,不排不足以降温。

毛主席说:"科学研究的区分,就是根据对象所具有的特殊的矛盾性。"阳明病为里部实热证,它是由于消化道四种异源同性的有形物质障碍,而发热致实的。其实热是本病的共性,而不同源的痰、水、血、食则是个性,构成实证,因此在临床治疗上,必须在共性治疗的前提下,着重研究各有形物质致病的特殊性,只有这样才能有针对性的进行治疗,方可收到良好效果。痰、水、血、食四种实证的泻下,各有其独特的条件和泻下的方法,从证候表现到选方用药都有其特异性,现分叙之。

(1)泻痰

痰证指痰饮在里部积聚,在体内有两个地方有痰,一在肠胃,一在肺部,故有:"脾为生痰之源,肺为贮痰之器"之说,水饮积聚,久而化痰,哪里有黏液,哪里就生痰,无黏液则无痰,痰多见于消化道和肺部,此外妇女之白带亦属痰的范围。在里部黏液的贮留处多在升结肠,有时贮留达十年之久,表现腹中雷鸣,漉漉有声等证候,体内痰饮结聚,在上则表现为舌苔黏腻,在下则表现时下利带黏液,由此可确定肠道内有黏液蓄积,在辨证上观察舌苔是关键,如果诊断准确无误,就可选用大陷胸汤或大陷胸丸治疗,根据痰饮积蓄部位不同,丸和汤的运用有区别,大陷胸汤直接清除脾胃之痰饮,大陷胸丸则含有葶苈子、杏仁宣肺利水,连同肺中痰饮并治,如肺中无痰则用大陷胸汤治疗为宜。

《伤寒论》第135条:"伤寒六七日,结胸热实,脉沉而紧,心下痛,按之石硬者,大陷胸汤主之。"论述了大陷胸汤的应用,本条指出的"伤寒"二字,应改为"阳明病"为妥。结胸证的形成有两个原因:一是表证未解,热邪内陷,水津不得四布,导致水积胸胁,痰饮结于胃中所致,此即由表证衍变而成。二是由某些疾病引起机体内气血津液运化失职,导致胸腔积水,逐步形成结胸证,如张令韶所说:"内因之水,结于胸胁,为大陷胸汤之所主也。"大陷胸汤由大黄、芒硝、甘遂组成。甘遂"泻十二种水痰,治心腹坚满,下水,去痰水,去皮肤浮肿"(《药性赋》)用以逐积水,大黄、芒硝攻阳明之实热,使结于胸胁水邪可去,积于肠胃热邪可扫,结胸热实之证尽消。

《伤寒论》第131条："结胸者，项亦强，如柔痉状，下之则和，宜大陷胸丸。"论述了大陷胸丸的应用，以方测证，本条文应修订为"阳明病，结胸热实，脉沉而紧，项亦强，如柔痉状，喘鸣迫塞，心下痛按之石硬者宜大陷胸丸。"大陷胸丸证热邪均伤津液，使运化中的津液被劫而滞留于上，水饮化为痰，结于胸中而出现项亦强，如柔痉状，喘鸣迫塞，心下痛诸证，欲治之法，正如余无言在《伤寒论新义》中所说："前条（第137条）云，心下至少腹，硬满而痛，此条云项亦强，如柔痉状，此程知先生所谓，一为胸上结硬，势连甚于下者，一为胸下结硬，势连甚于上者，盖邪热内陷，与痰滞相持于胸中，因之腹胀拒按，甚则颈项仰而不俯，有似柔痉之状此乃邪盛，上越之所致，似柔痉而实非柔痉也，致陷胸汤为丸者，丸之力缓，求其缓导以下行，不致邪之甚于下者，可以一荡而肃清也，"由此而知丸、汤方药有异，治法有别，对于大陷胸丸的用法，左季云曾说："水结因于气结，气结因于热结，故用杏仁以开胸之气，气降则痰自降矣，气结因于热邪，用葶苈子以清气分之温热，源清而流自洁矣，水结必成窠臼，佐甘遂之苦辛以直达之，太阳之气化不利，则阳明之胃府亦实，必假硝黄，小其剂为丸，和白蜜以留恋胸中，过宿乃下，即解肠中之结滞矣。其捣丸而又纳蜜，盖又取药下行，亦饮毒药不伤脾胃也。"治上治以慢，对于痰饮滞于胸中者，宜缓攻，峻中有缓，根据痰饮滞聚位置高低，或汤或丸，以分快、慢、缓、急。

(2) 泻水

但凡里部蓄水，不但胃肠道内有水，大部分人腹腔亦有，其表现有二：一是必须有小便不利，二是胸胁满痛，里部腹腔积水，通过腹部叩诊、触诊，均可作出诊断。蓄水证的出现，多因阳明热实。阻碍脾胃的气化运行，气机不畅，气滞则水滞而不去，不得四布而存于肠胃之间，渗至腹腔之内，其实不去，则气机不通，故须选用十枣汤以泻阳明胸腹腔之积水，诸证可消。《伤寒论》第152条："太阳中风，下利呕逆，表解者，乃可攻之，其人漐漐汗出，发作有时，头痛，心下痞硬满，引胁下痛，干呕短气，汗出不恶寒者，此表解里未和也，十枣汤主之。"从条文看，阳明实热，水饮运化不利，而积聚腹中，故见心下痞硬满，引胁下痛，干呕短气，汗出不恶寒，一派水饮积聚腹腔的表现。欲治阳明之蓄水，方选十枣汤，本汤为逐水之峻剂，重点治胸腹腔积水，且效果甚好，方中芫花、大戟、甘遂均为水之峻药，三味合用，共力尤强，辅以大枣健脾、和胃，使邪去而正不伤。方中云："平旦服"，即空腹服，使药力速行。"下利后，糜粥自养"，是借谷气以养正气之意。如恐药力之峻，亦可以热粥送服，以减其药力之猛。本方虽效力显著，用之宜慎，须在脉不数而和滑或平脉，无心功能不全者可用，肝硬化腹水亦可用，体质弱不耐泻者，不可用，本汤主要适应阳明实证，水去则停服，不可过剂，以恐损伤正气而使机体由实转虚，病情逆转。

(3) 泻血

血指里部有瘀血停留，较少见，大部分见于发烧月余后出现。辨证血证时，必须和水证鉴别，其特点有二：一是小便利，二是大便黑，便时容易。体内瘀血者，多选用桃核承气汤治疗，原文见《伤寒论》第106条："太阳病不解，热结膀胱，其人如狂，血自下，下者愈，其外不解者，尚未可攻，当先解其外，外解已，但少腹急结者，乃可攻之，宜桃核承气汤。"桃核承气汤证乃阳明实热，灼伤津液，热盛血枯，使气血滞而不畅，瘀积里部，而出现少腹急结，本条文以"热结膀胱"指明热结在下腹部，内热郁结下腹部，先解表，表不解不可攻，以防外邪内陷，用葛根麻黄汤发表，表解已少腹仍急结者，说明里证仍在，可攻之，"其人如狂"是热盛血瘀所致，故宜桃仁承气汤攻之，是一泻热逐瘀之利，方中桃仁活血化瘀为主，辅以桂枝温通血脉，以散瘀积，更合调胃承气汤引热出里，五药相合，共奏泻热去瘀之功。运用阳明泻血之理,在临床上治疗腰痛、胃下垂、脱发、脱肛、牙痛、头痛、妇科之月经不调,应用多例,用之得当,多获奇功,欲用本方多以脉弦细,舌质紫暗为辨证指征,以示阳明久瘀而实。

抵当汤的应用,以舌见紫斑,小便自利,其人喜忘为辨证,提示内有瘀血较桃仁承气汤者更深更久,须用抵当汤化瘀去实,《伤寒论》第125条:"太阳病,身黄,脉沉结,少腹硬,小便不利者,为无血也;小便自利,其人如狂者,血证谛也,抵当汤主之。"第237条:"阳明证其人喜忘者,必有蓄血,所以然者,本有久瘀血,故令喜忘,屎虽硬大便反易,其色必黑者,宜抵当汤下之。"从条文看,第125条首云"太阳病",是说病由太阳而来,身黄可以是湿热,也可以是蓄血,均属瘀热,故脉应之沉结,"少腹硬,小便不利者",是内有蓄水,属湿热之黄,若"少腹硬,小便自利,其人如狂者"是蓄血之黄,以此辨别蓄血蓄水证。抵当汤是行瘀逐血的峻剂,药力猛于桃仁承气汤,吴又可在《温疫论》中说:"蓄血结甚者,在桃仁力所不及。宜抵当汤,盖非大毒猛厚之剂,不足以抵当,故名之。"方中水蛭咸苦微寒以泻血为主,虻虫味苦微寒以破血为辅,桃仁散血缓急,大黄苦泻荡血逐热,共建破血逐瘀之功。抵当汤和桃仁承气汤在临床上有所区别,桃仁承气汤主新瘀,治瘀用在血将结之时,抵当汤治久瘀,治瘀用在血已结之后。

临床实践初步认识到,里部消化系统与气血有着密切的联系,每日饮2500ml水,肠道却会有8100ml水的循环量,说明肠道与血液循行有着密切联系,肠道实可直接导致气血瘀滞,反之,调理肠道亦有利于气血的运行和代谢,热性病发展到阳明,在高热的情况下引起统一物的分解,使气、血、粪、黏液等物形成瘀结,影响正常人体的血液循环与新陈代谢,这些病理变化反过来又克制各部的机能,形成恶性循环,在这种情况下,如能准确辨证,恰当地运用桃仁承气汤或抵当汤活血化瘀借胃肠之道,排除有形之物,则可达到治愈的目的。

(4)泻食

本证多因阳明热实,使饮食、黏液等物混结肠内,热灼津液而使大便干结于里。欲治之法,由于食结形成的时间、程度有异,在治疗上有大承气汤、小承气汤、调胃承气汤三承气之别。在临床治疗上调胃承气汤,以泻热为主,《伤寒论》第70条:"发汗后,恶寒者,虚故也,不恶寒,但热者,实也,当和胃气,与调胃承气汤。"第248条:"太阳病三日,发汗不解,蒸蒸发热者,属胃也,调胃承气汤主之。"小承气汤以除胀满为主,见《伤寒论》原文第208条:"若腹大满不通者,可与小承气汤微和胃气,勿令致大泄下。"大承气汤既能泻热,又能除胀满,见原文第252条:"伤寒六七日,目中不了了,睛不和,无表里证,大便难,身微热者,此为实也,急下之,宜大承气汤。"第320条:"少阴病,得之二三日,口燥咽干者,急下之,宜大承气汤。"三承气汤均为泻食之方,貌虽相似,实则有异,临床必须详加分辨,方不致误用,对于三承气汤的用法,吴又可在《温疫论》中曾说:"三承气汤功用仿佛,热邪结里,但上结痞满者,宜小承气汤。中有坚结者,加芒硝软坚以润燥,痞久失下,虽不结粪,然多粘腻臭恶物,得芒硝,则大黄有荡涤之能,设无痞满,惟存宿结,而有瘀血者,调胃承气汤主之,三承气汤效具在大黄,余皆治标之品也。"陆渊雷亦云:"吴氏三承气汤之论,精覈可法,益调胃承气,结实而腹不满,小承气腹满而不结实,大承气结实而且满,此腹诊比较也。"据临床体会,调胃承气汤以泻热为主,方中甘草协芒硝能增津液,平痉挛,其大黄苦寒以泻热,咸寒以软坚,三药为用,引热以出里,小承气汤以消胀除满为主,同时兼排燥屎其力逊于大承气汤。大承气汤则为泻热除满,兼具二者之能。

治疗阳明病包括以上四个方面,阳明病有实、有热,必须通过消化道,将痰、水、血、食四种有形物质,通过不同方法,从肠道排出。在治阳明病时有三点值得注意:一是在太阳病和少阳病未解时,决不可用下法,以防热邪内陷。二是遇不大便时,不可轻易与大承气汤,可先以小承气汤作试验，不转矢气者，慎不可攻，三是阳明病，脉迟可攻，一旦出现疾脉是险证，若出现微脉，当温之四逆辈，若见微涩脉，不可下之，必须先补后泻，这是必须记取之处，临证如见“脉滑而疾”是最忌讳的脉象，如不能很好地掌握，往往治疗就会出问题，引起虚脱。泻痰、泻水、泻血、泻食和催吐之法皆不可用，仲景见此脉亦很慎重，最平和的办法是用小承气汤测证，方为上策，滑脉是阳明病的真脉，疾脉则是阳明病的危脉，一息八数为疾，提示危候，阳明欲治最好见迟脉，《伤寒论》第208条：“阳明病，脉迟，虽汗出不恶寒者，其身必重，短气，腹满而喘，有潮热者，此外欲解，可攻里也。……”此条文明示脉迟可攻里，从现代医学的角度看，胃肠道由自主神经支配，其中又以迷走神经作主导，身体健康时，脉缓而迟，表明迷走神经的功能正常，病情逆转，迷走神经衰败，使交感神经占优势，失去平衡则表现疾脉，患胃肠道疾病的人临终前都现数脉，就是明证。所以阳明病出现疾脉，必须认真观察，用药慎重，方不致误。

2. 太阴病

主证　腹满，或吐，或利，时腹自痛。

治则　温胃健脾。

主方　苍术干姜汤：苍术30g、干姜10g、茯苓30g、甘草10g。

主药　苍术。

副主药　干姜。

煎服法　上四味，加水800ml，煮取300ml，分三服，忌食生冷。

诊断部位　腹。

按　太阴病主证是根据《伤寒论》第273条择出。

第273条：“太阴之为病，腹满而吐，食不下，自利益甚，时腹自痛，若下之，必胸下结硬。”

这是一条太阴病的原有提纲。在里部实则阳明，虚则太阴，阳明的实热主要表现在大肠，太阴的虚证主要表现在小肠，小肠的吸收功能降低，中医称之为“脾虚”，其表现病者自述腹满，而医者按之柔软，病者自觉满闷，是脾胃虚寒的集中表现，太阴本质属寒，其主要病理变化是胃肠吸收功能降低，脾不运化，水饮滞于肠胃，故出现腹满，这是一个病位、病性具备的代表性证候，所以选作太阴病的核心证，胃肠道水液贮留，称之为“湿”，湿重则困脾，脾失健运则黏液、水分化之不能，留之不去，就会产生两大证候，上吐与下泻，在太阴病中，胃幽门以上逆蠕动，排空不利，泛溢于上则呕吐，胃幽门以下，小肠吸收功能降低则濡滑于下，而出现下利。太阴本质虚寒，寒湿阻碍气机，脾胃运化不通，不通则痛，故出现时腹自痛，以致将原文第273条的吐、利、时腹自痛，列为纲领证，由于吐、利不一定同时并见，故在每字前加一“或”字，以示说明。这样四个证候从不同的角度叙出太阴病的病位、病性、病势组成主证。临床辨证，太阴虚寒，寒湿阻滞，脾郁湿困，健运失司，而脾又主腹，太阴证候多以腹部为最，故有“太阴诊腹”之说，由于太阴病系里部虚寒性的证候群，其病变表现在里部这个系统中的不同环节，病位不同，证候有异，施治有别。

阳病清泄，阴病温补，里部太阴虚寒，病在脾胃，治疗原则由于病位不同，立法有异，故将温胃健脾列为太阴病的治疗大法。

治太阴病主方，因《伤寒论》叙述太阴病者共8条，除第277条：“自利不渴者，属太阴，以其脏有寒故也,当温之,宜服四逆辈。”之外,没有提出治疗太阴病的方剂,本主方是由《金匮要略》选来,《金匮要略·五脏风寒积聚病篇》云:“肾着之病,其人身体重、腰中冷,如坐水中,形如水状,反不渴,小便自利,饮食如故,病属下焦。身劳出汗,衣里冷湿,久久得之,腰以下冷痛腰重如带五千钱,甘姜苓术汤主之。”太阴病的主要病理变化就是小肠吸收功能降低,中医称为“脾虚证”。在中药二千六百味中,只有苍术、白术促进小肠吸收,苍术比白术的功效大三倍,在古方中,苍白二术不分,以“术”为名,苍术生长在安徽黄山居多,白术生长在浙江一带,张仲景居住南阳,据考证,书中之术,当是苍术,而不是白术,故在太阴病的主方中更为苍术,以苍术的健脾燥湿之功,促进小肠吸收,通过“脾气散精,上归于肺”。吸收功能实乃脾上升作用,用苍术解决了吸收功能之后,水进入组织增多,需用茯苓、一吸一排,共同完成燥湿利水之功。故临床多苓术同用,如果水分在体内只吸收不排泄,就会出现身重,水肿,故在太阴虚寒应用苍术健脾燥湿,茯苓健脾利水,用干姜、甘草以温补脾胃,提高里部温度,增加吸收能力,四药共用,担负着太阴病的主治。

苍术芳香燥湿,长于健脾温中,亦温亦补,故为太阴主药,苍术虽温,但由于太阴虚寒且常有吐利,使阳更虚,仅靠苍术之温是不足的,必须配体干姜加强温热力量,干姜温中之功最强,故用之为副主药,二药相互为用,在里部既有物理的提高温度,增强吸收作用,又有药理的增强酶的活性,提高吸收力的作用。组方后,为突出术姜的作用,将甘姜苓术汤更名为苍术干姜汤,通过苍术健脾燥湿,茯苓利水渗湿,干姜甘草的温中散寒,使消化减退的虚寒证候,向正常运转。

太阴病本质虚寒,呈现一系列消化吸收功能减退的现象,但是太阴病在不同的发展阶段上,以及不同的发病的部位,所表现的证候还是有差别的,所以在肯定它的共性和治疗原则的基础上,临床要根据具体病位、病证,辨证治之,以达到具体病变具体治疗的目的,以下分叙:

(1)旋覆代赭汤证

病位食道。主证:太阴证兼见噫气不除者。

《伤寒论》第161条:“伤寒发汗,若吐若下,解后,心下痞硬,噫气不除者,旋覆代赭汤主之。”从条文看,伤寒至汗、吐、下及表解之后,由于中阳气虚,痰饮内阻,胃脘充气而心下痞硬,胃气上逆而有噫气不除,本汤证的发病部位在食道、膈肌,多由贲门蠕动下排不利,形成逆蠕动,而表现噫气不除,这是太阴病初始阶段的特征性反应,方用旋覆代赭汤,通过旋覆花散结以治痞,代赭石重镇以降逆,党参、甘草健脾补气,生姜大枣温胃散寒,是一个温补太阴虚寒,消痞和中,涤饮降逆的有效方剂。

(2)吴茱萸汤证

病位在胃。主证:太阳证兼见呕吐或干呕吐涎沫。

《伤寒论》第243条:“食谷欲呕,属阳明也,吴茱萸汤主之,得汤反剧者,属上焦也。”第309条:“少阴病,吐利,手足逆冷,烦躁欲死者,吴茱萸汤主之。”378条:“干呕,吐涎沫,头痛者,吴茱萸汤主之。”从条文看,吴茱萸汤是温中方,主治在胃脘虚寒,证属太阴,若列为阳明病,少阳病则辨证有误,食谷欲呕虽有上中之别,但其实为太阴中寒之证,心烦欲呕则病在上焦,得汤反剧者是上焦邪热未去,宜施他方。第378条的干呕、吐涎沫是太阴寒邪上逆所致,故见头痛,见太阴中寒者,应以吴茱萸汤温中散寒,降逆止呕。本汤证病位在胃,由于胃幽门蠕动下排不利。食物通过幽门下排困难,故见食谷欲呕,应用吴茱萸汤的功能就是温胃、平痉挛,方中吴茱萸,生姜温中散寒,以降上逆之气,党参、大枣健脾补气,以壮脾胃,脾胃和则胃纳正常,四药相合温补太阴之虚寒,和胃平痉,止痛止吐,是一良方。曾治一老妇,食谷欲呕,心下痛,滴水不能入,处以吴茱萸汤,胃幽门痉挛立解,自诉汤到何处,就舒服到何处,直抵肛门,排气而愈。

(3) 五苓散证

病位在升结肠。主证:太阴证兼见小便不利,消渴者。

《伤寒论》第71条:"太阳病,发汗后,大汗出,胃中干,烦躁不得眠,欲得饮水者,少少与饮之,令胃气和则愈,若脉浮,小便不利,微热消渴者,五苓散主之。"第156条:"本以下之,故心下痞,与泻心汤,痞不解,其人渴而口燥烦,小便不利者,五苓散主之。"五苓散证以方测证,实为太阴病,病位在升结肠,前已述及苍术汤作为主方解决小肠的吸收功能,升结肠的吸收功能降低水吸收减少,水分得不到吸收,组织间津液缺乏,故出现微热消渴,渴而躁烦,小便不利,水饮不被吸收则时时腹泻,方选用五苓散,其作用是用白术以提高肠道吸收功能,辅以桂枝活血行气,然其中更重要的是把水分排出去,故散中选用了茯苓、猪苓、泽泻三味共同利湿,以加强其吸水功能。我们知道,因太阴虚寒,水湿在里部停聚而不吸收,组织细胞缺水,通过条件反射,表现极度口渴,此时下丘脑支配的利尿中枢,高度抑制而不使小便外排,水分在肾小管内99%重吸收,故具五苓散证者,口渴而不欲饮,必须在提高吸收功能的前提下,用茯苓、猪苓、泽泻三药合力外排,才能达到利小便的作用,五苓散功在健脾利水,方中猪苓、茯苓、泽泻淡渗利湿,白术健脾燥湿,桂枝温阳化气,使津液四布,下输膀胱,五药共奏健脾燥湿,化气行水之功。太阴虚寒,治以温热,有斯证者均宜用五苓散。

(4) 桃花汤证

病位在降结肠,主证:太阴证兼见下利,便脓血者。

《伤寒论》第306条:"少阴病,下利便脓血者,桃花汤主之。"太阴证性虚寒,直肠功能低下,则表现下利、便脓血,证在里部,条之首列"少阴病"当为"太阴病",因结肠末段,寒湿郁滞,功能低下,结肠不吸收水分反见其分泌增加,致使下利便脓血,方选桃花汤,作用在于止下利,方中赤石脂"疗腹痛肠澼,下利赤白",制止分泌,是为久利、肠道滑脱而设,干姜温中散寒,治肠澼下利,是为肠道虚寒下利而设,粳米和胃气,是为肠中雷鸣,疼痛下利而设,三药相合,共建温补太阴,涩肠固脱之功。

太阴病,上自食道,下至肛门,按里部系统不同的病位,有规律的顺序进行辨证施治,具体病情,具体分析,根据不同表现用不同方剂,有合有分,完成了整个太阴病的治疗。

(三) 半表半里部

1. 少阳病

主证　胸中热烦,胸满,身热或寒热往来,咽干口苦,小便黄赤。

治则　清热除满。

主方　黄芩柴胡汤:黄芩30g、柴胡15g、白芍15g、石膏30g、竹叶10g、知母30g、甘草10g、大枣10枚。

主药　黄芩。

副主药　柴胡。

煎服法 上八味以水1000ml,煮取500ml,去渣,温服150ml,日三服。

诊断部位 胸。

按 少阳病篇幅在《伤寒论》中占的最少,实际发病最多,最常见,是六病中的重点病,从少阳病的属性看,凡可清之证,皆属少阳,由于半表半里以气血为主,以气血在周身循行的角度,其所清之热不外两种类型,一是波及全身的亢盛之热,一是蕴积局部的火毒,白虎汤证和栀子豉汤证的表现可作为此两种类型的代表,少阳病的主证就是根据《伤寒论》原文第263条:"少阳之为病,口苦、咽干、目眩也。"第264条:"少阳中风,耳无所闻,目赤,胸中满而烦者,不可吐下,吐下则悸而惊。"和栀子豉汤证的条文第76条:"……发汗吐下后,虚烦不得眠,若剧者,必反复颠倒,心中懊侬,栀子豉汤主之。"第77条:"发汗,若下之,而烦热胸中窒者,栀子豉汤主之。"第78条:"伤寒五六日,大下之后,身热不去,心中结痛者,未欲解也,栀子豉汤主之。"第221条:"……若下之,则胃中空虚,客气动膈,心中懊侬,舌上胎者,栀子豉汤主之。"第228条:阳明病下之,其外有热,手足温,不结胸,心中懊侬,饥不能食,但头汗出者,栀子豉汤主之。"第374条:"下利后,更烦,按之心下濡者,为虚烦也,宜栀子豉汤。"白虎汤证条文第176条:"伤寒脉浮滑,此以表有热,里有热也,白虎汤主之。"第350条:"伤寒脉滑而厥者,里有热,白虎汤主之。"

综上各条可以看出,少阳病是半表半里的实热证,第264条的"胸中满而烦"道出少阳病的病位、病性和病势,烦是少阳热的重要见证,从各条叙述的"虚烦"、"心烦"、"烦热"、"烦渴"、"更烦"、"胸中窒"、"心中结痛"、"心中懊侬"等证候看,烦热是常见症状,而"心与胸"是病证的共同病位,故将胸中热烦列为少阳病的核心证。烦者,闷也,其解释有二:一说,烦由热所致,有热闷之义。成无已曰:"烦者,热也。"《三因方》曰:"外热曰燥,内热曰烦。"柯琴曰:"热郁于心胸者,谓之烦,发于皮肉者,谓之热,以上诸证,可见阳病之烦,由热所致,即热烦是也。"一说烦是由神经所致,多系杂病之候,有苦恼难忍之意,如烦痛、疼烦、虚烦、烦渴、烦躁,这后类诸烦,三阴病亦可有之,不可单以热烦视之。

少阳病为半表半里之实热证,其烦以热为因,即属热烦,是少阳之热的外在反应,热郁胸中,阻遏气机,气血滞涩不畅而见胸满是少阳之实的表现,少阳之热顺血运波及周身,故见身热,热邪有出表走里之势而见寒热往来,热邪煎灼津液,在上则出现口苦咽干,在下则表现小便黄赤,皆少阳特征性表现,故结合原条文,将胸中热烦,胸满,身热或寒热往来、口苦咽干、小便黄赤,列为少阳病纲领证,以利辨证施治。

半表半里部的病候重点主要在胸腔,胸部的中心是心脏,胸腔内的肺循环,均属于中心地带,在这个部位上出现的阳性表现为少阳病,阴性反应为少阴病。少阳病在《伤寒论》辨少阳病脉证并治中只有10条,无一个少阳方,小柴胡汤不是少阳病的主方,而是一个合方,方中半夏、生姜属小半夏汤,人参、大枣、甘草均属太阴病方药,黄芩、柴胡才是治少阳之药,从本质上讲,小柴胡汤是一个少阳太阴的合方,少阳欲治之法,必须明确,少阳病位在胸中,人体最热,热不过胸,因胸中血多,气血旺而体温高,胸是血的集中点,也是热的集合部。同理,体内任何部位血流增多,则产热增加,体温升高而发热,血流和温度呈正比,中医通常把全身体温升高,称之为热,局部发炎称之为火,热宜清,火宜泄,满宜疏,这是总的原则,故少阳病的大法是清法,在《伤寒论》少阳篇中无一方,究竟有无治少阳病的方呢?方剂还是有的,只是散乱在其他篇中,栀子豉汤和白虎汤就是治少阳病方,因少阳病用汗、吐、下三法都不能治疗,说明体内有这样一个地带,用汗、吐、下三法都不能直达病所,汗法只解表部之邪,吐法只治胃中之证，下法只疗阳明之疾，解救不了病者的少阳之苦，心中懊侬必须用栀子豉汤，直泻其火，胸中热烦要首选白虎汤，直清其热，机体方得其要。少阳病的主方，开始选用栀子豉汤。实践证明，治疗不全面，不能充当主方，后改用黄芩汤，亦只能解决其清热、扶阴，又对胸满一证无法，少阳病中的胸满是实的表现，疏导胸中，经过临床探索，柴胡为首选药物，是解决胸满的唯一良药，故把黄芩汤中补入柴胡，共建清疏之功。另外，无论全身之热，还是局部之火，同为热证，热就要灼伤津液，因此清热疏满的同时要注意扶阴，以确立清、降、散、滋的原则。

少阳病是一个实热证，治疗原则必须是清热除满，其方剂的组成和药物的选择，应该具备清热、降温、除满、扶阴四个条件，选用黄芩汤作基方，方中黄芩清热泻火以治热，柴胡枢转疏满以治实，石膏、竹叶、知母清心火以降温，芍药配甘草酸甘化阴，大枣健脾和中，调和诸药，八味相配，担少阳主方之使命，共建清、降、散、滋之功。清热药中首选黄芩，李时珍少年时曾患咳嗽，胸中烦热数年，其父久治不愈，后用黄芩二两，连服数剂而愈，目前研究，黄芩可对十余种细菌有杀菌、抑菌的作用，并有解毒、利尿的功效，这些对于治疗热性病都是有利的，故列为少阳主药，柴胡转枢为少阳要药，有疏满解郁之功，可治少阳之实，方中补入柴胡，使邪可速去，故列为副主药。

少阳实热，清泄是治疗的总则，具体论治要根据实热证的不同反应，区别对待。少阳之热，在体内产生高温，要降温，最有效的降温方是白虎汤，石膏的作用重点是抑制体内的产热中枢的兴奋作用，其有效成分硫氧氢钙（含水硫酸钙）通过作用下丘脑而抑制产热中枢而发挥降温作用，故有“一钱石膏，三桶凉水”之称，其作用不是消炎，而是降温。治少阳之热必须借用白虎汤中的知母、石膏之力。此外，热久要伤阴，津液缺乏，要注意滋阴，张仲景为少阳病的治疗制定了一套治疗方法，温热派攻击少阳不能治温热，请看是不是这样，温热派用方，上焦热闭用麻杏石甘汤治疗，下焦热用黄连阿胶汤治疗，都是《伤寒论》所载之方，温热派以治温病擅长，而形成一派，其缺陷就是认为有温病而无伤寒，病邪都是互相转化的，温病难道就一直是温病？我们运用三部六病施治，三阳病中，太阳病用汗法，阳明病用下法，少阳病用清法，皆能方到病除，但是温热病用银翘散则不易退热，过去本人曾治许多温热病患者，因银翘散药量小，很难奏效，最后用麻杏石甘汤治愈。可以说，古往今来，用清法治温热病，谁也超不过张仲景。少阳病火亢阴虚，用黄连阿胶汤救治，热盛伤阴用竹叶石膏汤救治，方剂简单，大法俱备，治少阳，清为主，散为辅，掌握好清、降、散、滋四大法，根据病情转归，随证治之，少阳之病尽可治愈，现将具体治疗分述于后，以资辨证。关键是把握好各个阶段上的特点，灵活运用清类诸法，不可胶柱鼓瑟，掌握好“清”、“引”、“转”三个环节。

（1）清

1）清热：方用白虎汤。

《伤寒论》第176条：“伤寒，脉浮滑，自汗出者，里有寒，白虎汤主之。”第350条：“伤寒，脉滑而厥者，里有热，白虎汤主之。”第219条：“三阳合病，腹满身重，难以转侧，口不仁面垢，谵语遗尿，发汗则谵语。下之则额上生汗，手足逆冷，若自汗出者，白虎汤主之。”从条文看，第176条的“里有寒”、第350条的“里有热”，当以后条为正，三条叙出少阳热证的证候和热极似阴的表现，凡少阳病，见脉浮而滑、口渴、自汗出者，是少阳之热本质的表现，宜用白虎汤清热。

白虎证为纯热证，脉现浮滑，浮为热盛于外，滑是气血旺于里，热炽于半表半里，呈现表里俱热的脉象。少阳之热，治之以寒，白虎汤中，石膏清热除烦，知母清热养阴，佐以粳米、甘草和中,以助胃气,甘寒并用,共奏清热除烦,凉血止渴之功,为清热之良剂。

2) 清热滋阴:方用竹叶石膏汤。

《伤寒论》第396条:“伤寒解后,虚羸少气,气逆欲吐,竹叶石膏汤主之。”本条叙出少阳热邪伤阴,气血俱耗,而表现的虚羸少气,气逆欲吐的证候。见此少阳热伤阴液者,宜清热滋阴,方选竹叶石膏汤。

竹叶石膏汤证,治以清热滋阴,方中竹叶、石膏疗心火,清胸热;人参、麦冬、甘草、粳米、大枣、缓脾而益阴,健胃以和中,补心阴不足;半夏、生姜制逆气。此方即易白虎汤大寒之剂为清补之剂,具有清热滋阴的功用,但本方滋阴作用逊于黄连阿胶汤,临床多用于阴虚有热之证,如肺结核、支气管扩张症反复咯血者。

3) 清火:方用栀子豉汤。

《伤寒论》中,有关栀子豉汤的条文有6条,前已叙述,不累述。少阳病机有发热而烦,胸中窒,虚烦不得眠,反复颠倒,心中懊侬者,皆是胸膈郁热化火所致。欲清少阳火热,方用栀子豉汤以清其火。

方中栀子味苦性寒,苦能泻热,寒能胜热,上可清热除烦,下泄在里之郁热,栀子效能类似黄芩,是清胸腔火热最理想的一味药。豆豉味苦,性甘平,有类似柴胡之散郁作用,可轻浮上行,化浊为清,能清解在表之余热,佐栀子以宣透胸中之火,故治心中懊侬诸火证,两药配伍,一清一导,甚是得当。

4) 清火救阴:方用黄连阿胶汤。

《伤寒论》原文第303条:“少阴病,得之二三日以上,心中烦,不得卧,黄连阿胶汤主之。”从条文看,黄连阿胶汤证绝非寒证,而是热证,是由于胸膈郁热之火,燔灼津液,心火独亢而出现心中烦、不得卧等证,所治之方亦一派凉药,热则寒之,绝非少阴方而是少阳方,故文首“少阴病”应改为“少阳病”。本证中“心中烦,不得卧”之证,与栀子豉汤中的“虚烦不得眠”证都属热,本质相同,但在程度上是有差别的,栀子豉汤证是郁热扰于胸膈,舌上有黄白相兼之苔,故宜栀子豉汤清热泄火,本证为阴虚阳亢,火极阴伤,除“心中烦,不得卧”外,舌质必红绛干燥少津,脉细数,为水涸火炎之象,故用黄连阿胶汤滋阴降火。

黄连阿胶汤证,是阴竭阳亢之证,病者多有战栗的证候,这种情况,既不可用参甘以助阳,亦不能用大黄而伤胃,只能是清火救阴,方中黄连、黄芩清热降火,阿胶、鸡子黄滋阴以熄风,补血以平阳,芍药以敛消烁之心气,使心中烦,不得卧得以除。由于本方具有增液和营,清热除烦,止痉平火的作用,临床多用于病后邪热未尽,而津液已损之证,心烦不得卧者,首用之尤当,《温病条辨》中的大小定风珠,亦是由此方启悟而成。

(2) 引

1) 引火出表:方用葛根芩连汤。

《伤寒论》原文第34条:“太阳病,桂枝证,医反下之,利遂不止,脉促者,表未解也,喘而汗出者,葛根黄芩黄连汤主之。”本条文以方测证应修订为:“太阳病,桂枝证,喘而汗出,医反下之,脉促者,表未解也;利遂不止者,葛根黄芩黄连汤主之。”原太阳病亦见桂枝证有汗而喘,则为麻杏石甘汤证,误用下法,若见脉促,主表邪未陷,仍当解表,若邪热内陷,而成协热利,而表邪犹未退者,是少阳之热倾向于太阳,有出表之势,应抓住这一时机,因势利导,用葛根芩连汤导热外出。

葛根芩连汤为解肌清热之剂,葛根为太阳病主药,性味辛凉,解热于表,为少阳之热外散敞开了肌表之门，黄芩、黄连苦寒，清热于中，使热有所清，病有所出，甘草和中以护胃气，四药相合，共建引热出表之功。

2）引火出里：方用大黄黄连泻心汤。

《伤寒论》第154条："心下痞，按之濡，其脉关上浮者，大黄黄连泻心汤主之。"本条文"心下痞"之前，应冠以"少阳病"，以便健全条文，心下痞是邪热阻滞在胃脘部，按之濡即按之软，说明有无形热邪聚积所致，所以，当少阳病但见心下痞时，是少阳之热波及里部，倾向于阳明病发展，有热向里走之势，宜用清法的同时，借用阳明病主药大黄为导，用大黄黄连泻心汤导热走里，使少阳之热由里下夺。

大黄黄连泻心汤，原只有大黄、黄连二味，医家多认为缺黄芩，林亿在整理《伤寒论》时，在本条下曾说："臣亿等看详大黄黄连泻心汤，诸本皆二味，又后附子泻心汤，用大黄、黄连、黄芩、附子，想是前方中亦有黄芩，后但加附子也。"《千金翼方》亦注云："此方必有黄芩"。诸证有理，甚是当从，三药相合，本方之妙在于煎服法，大黄小量清热，大量泻下，而本方不取煎而用麻沸汤渍之，取其轻扬清淡之意，以泻心消痞，不使大下，所谓麻沸汤者，即滚汤，钱氏云："麻沸汤者言汤沸时，泛沫之多，其乱如麻也，盖即今日之真正沸腾水也。"方中黄连、黄芩直接清少阳之热，麻沸汤渍大黄以轻开阳明之门，使邪热走里，清下并用，病热可除。

3）引热出表：方用麻杏石甘汤。

《伤寒论》第63条："发汗后，不可更行桂枝汤，汗出而喘，无大热者，可与麻黄杏仁石膏甘草汤"。从条文看，本方证是太阳病转化而形成太阳、少阳合病，是误用桂枝汤所致，病本太阳热证，反与桂枝汤，以热治热，其热益甚，致发汗后而表邪未解，反增喘证，故不可更行桂枝汤，汗出而喘，无大热者，是热邪不在肌表而已入少阳，欲治之法，须在清热之中兼开泄汗腺，使由表入少阳之邪再由表解，故方选麻黄杏仁甘草石膏汤治之。

麻杏石甘汤解表清热而定喘，因热在胸中，用石膏以清热降温，麻黄为太阳副主药，发汗解表之功最捷，打开太阳之门，让胸中少阳之热能由表而散，麻黄、杏仁、甘草以清宣肺中郁热、降肺气以定喘，麻杏石甘汤四味共用，开太阳之门，对平肺家之喘，清胸腔之热，引热出表有很好的功效，临床多用，不愧为解表宣肺清热之良剂。

4）引热出里：方用调胃承气汤。

《伤寒论》第70条："发汗后，恶寒者，虚故也，不恶寒，但热者，实也，当和胃气，与调胃承气汤。"第105条："伤寒十三日，过经谵语者，以有热也，当以汤下之。若小便利者，大便当硬，而反利，脉调和者，知医以丸药下之，非其治也，若自下利者，脉当微厥，今反和者，此为内实也，调胃承气汤主之。"以条文和临证观察，汗后，有虚实两种转变，若汗后恶寒，是由于汗后体较虚，阴也不足，似属芍药甘草附子汤证；若汗后不恶寒，但热，凡见心下痞者，乃少阳之邪将欲入里，可假道阳明与调胃承气汤以微和胃气，导热下出则愈。第105条虽有下利，仍用调胃承气汤，并非燥屎硬结，仍是少阳之热，借道阳明之法。凡少阳病，而见心下痞，烦满者，是热欲走里之势，宜用调胃承气汤引热从里而除，方中大黄苦寒，苦以清热，寒以泻热，芒硝咸寒以增液，甘草清热解毒以和中，三药为用，使少阳之趋于里部之热清泄并举，实热尽除。

（3）转

1）热极欲转阴：方用白虎加人参汤。

《伤寒论》第26条："服桂枝汤，大汗出后，大烦渴不解，脉洪大者，白虎加人参汤主之。"

第168条:“伤寒若吐若下后,七八日不解,热结在里,表里俱热,时时恶风,大渴,舌上干燥而烦,欲饮水数升者,白虎加人参汤主之。”第169条:“伤寒无大热,口燥渴,心烦,背微恶寒者,白虎加人参汤主之。”第170条:“伤寒脉浮,发热无汗。其表不解,不可与白虎汤,渴欲饮水,无表证者,白虎加人参汤主之。”第222条:“若渴欲饮水,口干舌燥者,白虎加人参汤主之”。从条文看,第26条本是麻杏石甘汤证,由于有汗,最易误为桂枝证,因为没有注意到口渴一证,误用了桂枝汤,大汗之后,大烦渴不解,脉洪大,变成了白虎加人参汤证。第168条的“若吐若下后,七八日不解,热结在里”说明经吐下后,阳明病当除,热结在里,实为少阳纯里。第170条:“脉浮,发热无汗,其表不解者,不可与白虎汤”。说明白虎汤不治表部太阳病,白虎汤实为表里俱热之证。白虎加人参汤证在体温方面是达到了最高峰,在热证中热度没有超过此证者,此时是热由量变到质变的关键时刻,而脉大、恶风、背微恶寒诸证都是热极似阴的先兆,尤其是“背微恶寒”一证更重要,这是提示心阴虚最早的证候。古今都谓白虎汤有四大证候,实际上有大汗、大热、大烦、大渴、脉洪大五证,这五大证并非白虎汤证,实际上应是白虎加人参汤证。

少阳病证见背微恶寒时,此为热极欲转阴,少阳病复有少阴证,宜用白虎加人参汤,借助人参之功,扭转向阴转化的病势,方中白虎汤清少阳之热,使热势得平,热极伤阴,致使心阴不足,导致心阳衰微,方中加用少阴病副主药人参,以补气益阴,五药为用,热得清,阴得补,而阳自复,背微恶寒可去,五大证候可解。

2)火极欲转阴:方用附子泻心汤。

《伤寒论》第155条:“心下痞,而复恶寒,汗出者,附子泻心汤主之”。条文中“而复恶寒”不确切。宜更作“而背恶寒”,同时应在心下痞前冠以“少阳病”,以定病性,“背恶寒”是火极转阴的一个征兆,凡热性病出现此证,不管热象如何,都要加附子以复心阳,不然就会使火邪之热发生逆转。矛盾着的双方,总是依据一定的条件,各向着其相反的方向转化,正如“冬至一阳生,夏至一阴长”一样,是物极必反的一条规律。

附子泻心汤以三黄之苦寒,直清少阳之火,加附子以复其心阳,附子为少阴主药,有强心壮阳之功,四药为用,清热济阴,温补心阳,寒热并用,攻补兼施,共为少阳欲转阴的良剂,故李中梓说:“此仲景之妙用之入神也”。附子泻心汤之功用在清热泻火,救逆复阳也。

2. 少阴病

主证 心动悸,背恶寒,短气,或脉微细。

治则 强心壮阳。

主方 人参附子汤。人参10g、附子15g、茯苓15g、五味子15g、麦冬30g。

主药 人参。

副主药 附子。

煎服法 上药五味,以水800ml,煮取300ml,去滓,温服100ml,日三服。

诊断部位 心背。

按 少阴病的主证,根据《伤寒论》以下原文择出。

第281条:“少阴之为病,脉微细,但欲寐也。”

第177条:“伤寒,脉结代,心动悸,炙甘草汤主之。”

原文第281条叙证太简,不能包括少阴病之主要证候,因少阴病与少阳病是同位异性的两组病证，同居胸中，一寒一热，病证绝殊。少阴病的主要病变是心功能不全的一种表现。心功能不全，有效循环血量减少，表现出既虚又寒的一组证候群。陆渊雷曰："少阴病者，乃全身机能衰退之病也。"章太炎说："少阴心疾也。"对于少阴病的认识，各家评说略同，都认为本病是心机能衰退后呈现的一派虚寒象，其主要病状反映在附子汤、真武汤和复脉汤证中。

心脏是少阴病的主要发病部位，从第177条看，"心动悸"是少阴病的必见之证，正常心脏无心跳之感，有病变才有所觉。动者，心慌心跳也，悸者，惊悸、惕惕不安也，均为少阴虚寒的典型的征象。故将"心动悸"列为核心证，以概括少阴之病位、病性。心衰后，背恶寒是心阳虚的预兆，也是诊断心衰的可靠指征，甚至在高热的情况下，出现背恶寒(背后发冷，范围局限在后心处必须用参附以温心阳)心衰后，肺部瘀血，组织缺氧，故见"短气无力"，"脉微细"是少阴病的多见症状，但非必有之证，因单纯脉微细，三阴病皆可见，非少阴病所独有，亦有心衰而出现脉大而烦躁不眠者，故在"脉微细"前冠以"或"字，以示说明，这背恶寒、短气或脉微细，组成少阴病的纲领证，为少阴病的辨证施治提供了证候依据，由于少阴病位在胸中，表现在心脏，心动悸是其核心证，故有"少阴诊心"之说。

少阴病由心阳衰微而引起半表半里部的虚寒证，波及整体，心动悸，短气以观其虚，背恶寒，口中和以察其寒，虚寒治以温补，少阴之虚寒，皆由心功能低下所致，故治疗大法为强心壮阳。

少阴本质虚寒，治以温补，方选人参附子汤以胜其任，该汤由人参、附子、茯苓、五味子等药组成，温补齐备，以补济虚，以热治寒。少阴病中数方，以人参附子汤温补为最佳，故列为主方，方中人参补益心阴以济少阴之虚，附子强心温阳以驱少阴之寒，茯苓健脾利水，消除浮肿，以减轻心脏负担，麦冬、五味子不但酸敛固气可以抑制附子之燥，而且有强壮中枢神经系统的作用，与人参配伍，又取生脉散之义。

附子强心壮阳，可使心衰恢复，其效力显著，日本小营卓夫曾做过试验，使蛙心停跳，再将从附子中提取的配糖体(苷)给予注射，蛙心可重新恢复跳动，足可见其效力，临床所治特征就是背恶寒，见其证，用其药，准确无误，故列为少阴病副主药。人参兴奋心肌，使心肌收缩力增强，可以起死回生，有类似详地黄之功，但无详地黄之毒。《本草经》载人参"主补五脏，安精神，止惊悸，定魂魄，明目，清心益智。"故为少阴病主药，人参经过一百三十年的研究，没有结果，研究认为人参含配糖体，实际应用配糖体则无效，说明人参的有效成分不是配糖体，有效成分尚未研究出来，目前提神用人参，而不用配糖体，但应用人参有一点要切记，心脏将停跳时，休用人参，因人参兴奋心肌，有类似详地黄作用，抑制传导系统，加速病人死亡，用时须配用附子。

山西盂县藉，一陈姓，女性患者，早年曾有腰腿痛病史，后至中年，渐渐出现心悸，气短、乏力、动则尤甚、背部肩胛间总觉发凉，如洒冷水状，病情日趋严重，生活不能自理而四处求治，医院多诊为"风湿性心脏病"，在一个风雪天，突然气喘急促，口唇发绀，心跳加快，当地医院按急性肺水肿予以抢救，病情缓解，然心慌、气短、背冷诸证仍在，遂按少阴病处以该汤，四剂余证消失，十二剂后生活可以自理。

人参附子汤是少阴病的代表方剂，但临床上少阴病的证候并不齐备，而是以个别证状突出表现出来，如四肢酸痛，手足逆冷，小便不利，脉结代等，这些症状是组成少阴病的重要方面，体现着病情的特殊性，所以在谈到少阴病的证治时，既要掌握少阴病的一般治疗，又要掌握少阴病的特殊证候突出的治疗，只有这样才能对复杂的病情，具体对待，具体分析，有的放矢。

《伤寒论》的附子汤与本主方作用相近,不再另述。

(1) 真武汤证

少阴病兼见小便不利,四肢沉重明显者。

《伤寒论》原文第316条:“少阴病二三日不已,至四五日,腹痛,小便不利,四肢沉重疼痛,自下利者,此为有水气,其人或咳,或小便利,或下利,或呕者,真武汤主之。”根据临床实践看,“少阴病二三日不已,至四五日,”多有此证,而见腹痛,小便不利,四肢沉重疼痛,自下利者为阳气衰微,“气行则水行,气虚则水聚”致水气浸淫内外,腹痛是寒甚于内,寒凝气滞,不通则痛,小便不利是阳虚而水不化,滞而不下行;四肢沉重疼痛,是湿浸于外,聚于肌肤,重是肿的先兆,肿是重的发展,二者只是程度上轻重之区别,自下利是水溢于内,脾气不升而滑利下行,以上这些证候,均系少阴虚寒所致,真武汤由附子、生姜、苍术、茯苓、白芍五药组成,汤内与附子汤相比较,以生姜易去人参,是因为人参有补阴益液的作用,味甘性补,容易造成水分停留,加重肿的程度,真武汤的重点是治疗肢体沉重疼痛,小便不利,自下利,有水气诸证。

真武汤中,附子辛热,壮阳散寒,以生姜易人参,取生姜健脾温中,温运中气,使水得以健运而利,苍术甘温燥湿,茯苓、甘草淡渗利湿,白芍酸平,和血敛阴以固气,五药配合,温阳化气,补虚利水,共建温通心阳,逐水利湿之功。

(2) 茯苓四逆汤证

少阴病兼见手足逆冷,烦躁明显者。

《伤寒论》第69条:“发汗、若下之,病仍不解,烦躁者,茯苓四逆汤主之。”从条文实际意义看,以方测证,此条“发汗”前加上“少阴病,小便不利,手足逆冷。”以充实症状为妥,本条为汗、下后所致的阴阳两虚证,汗后,病不解,反而又加增了烦躁之证,说明病已转入少阴,发汗则造成外之亡阳,下之则造成内之阴液损耗,阴阳俱虚,虚而生烦,阳气不得输布四末,必有四肢逆冷,气虚水不运化,必有水液停留,所以在治疗上必须扶阳救阴。

茯苓四逆汤,由茯苓、人参、附子、干姜、甘草组成,重点治疗手足逆冷,小便不利、烦躁者。方中附子、人参同用,以强心阴,壮心阳,重用茯苓以安神利尿,本方与附子汤相较,除去白芍之收敛,使四逆汤得以温煦四肢,使手足逆冷可愈,参附为用,烦躁可除,茯苓居首而小便自利,五药配用,使浮阳不得外越,阳气得扶,阴液得益,水聚得消,收以益阴固阳之效。

(3) 四逆加人参汤证

少阴病兼见手足逆冷,心动悸明显者。

《伤寒论》第384条:“恶寒,脉微而复利,利止亡血也,四逆加人参汤主之。”从方证的实际应用看,本条之应补入“少阴病,手足逆冷,心动悸”为妥,以充实其证状,四逆加人参汤必治四逆证,手足逆冷必见,手足逆冷乃心阳衰微所致,其心必见动悸,这是恶寒、脉微的具体表现。

四逆加人参汤由附子、干姜、甘草、人参组成,重点治疗手足逆冷、心动悸证,少阴病的四肢厥逆是心动衰竭的一种表现,四逆汤温以祛寒,外走四肢,加人参以强壮心阴,阴阳俱补,而心悸自消,四肢得温,心力得补,循环改善,则厥逆自除,本方比茯苓四逆汤只少一味茯苓,因本汤证是亡阳又下利亡血的阴阳俱虚证,不必茯苓之淡渗利水,以免伤阴,四药为用,主要为回阳、兼生津养血,在临床上,凡少阴病兼见手足逆冷,心动悸明显者,用四逆加人参即可。

(4) 炙甘草汤证

少阴病兼见脉结代,心动悸明显者。

《伤寒论》第177条:“伤寒,脉结代,心动悸,炙甘草汤主之。”从条文看,少阴虚寒,寒凝气滞，心阳受阻，故脉见结代，虚则气衰，则心动悸，故治之之法，首选炙甘草汤，温通心阳，滋心阴，治虚治寒，以消其证。

炙甘草汤由甘草、生姜、桂枝、生地、麦冬、麻仁、大枣、人参、阿胶九药组成，本方又名“复脉汤”。主补心虚，而长于治脉结代，它能增强心力，以协调传导系统，使心律趋向正常，炙甘草汤是滋阴补血之剂，以炙甘草为主，养脾胃、补中气，以培补气血之本，以人参、生地、阿胶、麦冬、麻仁滋阴补血，麻仁润下，利于心动悸的治疗，大枣、生姜调和脾胃，甘寒之药，必得阳而始能化育，故以桂枝通心阳，则脉通利，动悸自止，结代自消，“复脉汤”由此而得名。

临床遇到结代脉，要慎重加以鉴别，例如，不过十岁小儿有蛔虫证者，常见脉结代。抵当汤证者，也有结代脉，但均无心动悸，有无心动悸，是鉴别施用“复脉汤”的要点。

三、三部的并病

疾病的表现形式和自然界的其他事物相同，不是那么简单，不是孤立不变的证候组合，而是具有独立性和混合性，机体的病状有的以独立的形式表现出来，有的则是以混合形式表现于临床，这是宇宙间一切事物的对立统一性，疾病也不例外，同样具有单独性和复合性的证候表现，三部是整体成比例的缩小，是整体的子系统，在每个部构成特定的功能，所表现的病理反应同样有独立性的反应，也有统一性的反应，并病就是指同一部位（系统）感受同一病邪而表现的寒热虚实错综复杂的证候反映，这样的反映有一定的条件做前提，病邪和同一部位相作用，而表现出病证的复杂性。亢奋的表现和抑制的表现因一定的条件，一方面互相对立，另一方面又互相渗透，两种病性不同的证候相互作用，表现出混合性的局面，并存于同一部位，这就是各部的病理反应所呈现的部性（混合性），部病的性质和阳性病、阴性病的性质都有所区别，呈现非寒非热非虚非实的混合性，称之为“并病”。

在同一部位上，众证纷繁，寒热并存，虚实互见，难以辨清属性，可以不必强辨，在逻辑学上有模糊逻辑，天下许多事物有时只能用模糊逻辑去看待，去处理，想强行区分，往往不准确，达不到预期的目的，如鸡蛋中有血，有肉，有骨，经孵化可以变成鸡雏，此时，血、肉、骨可显而易见，在未经孵化之前，鸡蛋内是无法区分血、肉、骨的，只呈现近似胶状物，鸡蛋内确实有骨头，但又是无法挑出的，必须用模糊逻辑看待这一事实，疾病有时同样具有此理。疾病的发生和发展，具有两种状态，两种状态的变动都是由致病原作用于机体后，正邪相争所引起，疾病在相互静止状态中，在表现上只有量的变化，只是某些证候的表现，并没有发生激变，经过进一步的发展，就会达到显著的变动状态，出现了由量变到质变的转化，显现出病证的阴阳属性，或以阳的形式，或以阴的形式表现出来，前面讲的六病就是指疾病发展的变动状态，故同一部位上不能同时并见阴性病和阳性病，并病则是阳病与阴病处于相对静止阶段，就是病变发展的某一时期，而呈现的统一状态，如同日常生活中见的调和、均势、相持、静止、凝聚、吸引等现象，机体感受病邪，病邪和机体之间产生的反应未表现出明显的阴阳属性，而不同质的证候依一定的条件，共存于机体之中，在某部上则表现出部病反应的统一性，如同水、土两种不同质的混合形成泥，泥中有水有土，但却不属水性，也不属土性，而是呈现泥性。临证多年，根据三部证候的统一性，列出并病，每部的并病代表着每部病证反应的部性，依据对立统一原则，构成三部的治法，在《伤寒论》中多无明确的并病原文，我们根据实际情况，在三部中列出三个并病，以标明三部的对立性与统一性，有益临床辨证施治。

(一) 表部并病

主证　项背强几几,恶风,有汗或无汗,骨节疼痛。

治则　温经解表。

主方　葛根汤。葛根12g、桂枝6g、麻黄9g、芍药6g、甘草6g、生姜9g、大枣4枚。

主药　葛根、桂枝。

煎服法　上七味,加水1000ml,先煮麻黄、葛根,减200ml,去白沫,纳诸药,煮取300ml,去滓,温服100ml,日三服,覆取微似汗,余如桂枝汤法,将息及禁忌。

按　表部并病的主证,根据《伤寒论》以下原文择出。

第14条:"太阳病,项背强几几,反汗出恶风者,桂枝加葛根汤主之。"

第31条:"太阳病,项背强几几,无汗,恶风,葛根汤主之。"

第35条:"太阳病,头痛、发热、身痛、腰痛、骨节疼痛、恶风、无汗而喘者,麻黄汤主之。"

从条文可以看出,葛根汤是表部合并病的代表证候。从证候上看,项背强几几是头痛项强的类证,有程度之别,无病性之异,是太阳热证的表现,病邪侵及肌表,阻滞津液不得输布,经脉失去濡养,则现此证,几几,如缺翼之鸟,伸颈欲飞不能,项背强几几形容项背拘急,俯仰不能自如之状,无汗乃太阳实证之表现,有汗为厥阴表虚之见证,葛根汤证二者皆见,虚实并存可知也,恶风乃恶寒互文,风寒皆通恶,乃厥阴虚寒之标也,寒热所并而现身痛、腰痛、骨节疼痛,表为寒邪外束所致也,从三条之中分别叙出葛根汤所治的诸证,表部寒热虚寒俱在,故将项背强几几、恶风、有汗或无汗、骨节疼痛择出列为主证,以资辨证。

葛根汤中,桂枝汤、麻黄汤的汤性俱在,葛根、麻黄以治太阳,桂枝汤以治厥阴,显然是表部的并病方,不然,太阳为表部阳性病,其性为热,如以桂枝汤之温热治太阳之热,岂不火上浇油?反之以葛根辛凉治厥阴之寒更是水上加冰,所以说葛根汤是表部的合治之方,在表部难以辨清太阳,厥阴病时,就用葛根汤以治,如有时类风湿性关节炎,即表现出头项强痛,发热,畏寒,手足冷,关节痛,是阳病还是阴病,难定病性,选用葛根汤治疗,就能收到较好的效果,这就是采取统一性治疗的例证。

葛根汤为桂枝汤加葛根、麻黄,具有解肌发汗,温通血脉,舒筋生津的功效,葛根能滋阴气,增津液、解肌散邪、发汗而不伤津,以治项背强痛,解表部之热,麻黄发汗解表,宣肺平喘以治表邪之实,桂枝、甘草辛甘以化阳,温表化气以治表部之寒,芍药、甘草酸甘化阴,敛阴止汗以治表部之虚,七药为用,阴阳得调,寒热虚实可治,正气可安,方中以葛根、桂枝突出其治疗重点,故为主药以作主导。

(二) 里部并病

主证　胃中不和,心下痞硬,干噫食臭,胁下有水气,腹中雷鸣,下利。

治则　健脾和中。

主方　生姜泻心汤。生姜15g、干姜10g、甘草10g、黄芩15g、黄连10g、半夏15g、人参10g、大枣10枚。

主药　生姜,黄连。

煎服法　上八味,以水1000ml,煮取600ml,去滓,再煎取300ml,温服100ml,日三服。

按　里部并病的主证,根据《伤寒论》第175条:"伤寒汗出解之后,胃中不和,心下痞硬,干嗳食臭”似阳明病。“胁下有水气，腹中雷鸣，下利”似太阴病，但又似是而非，寒热虚实均不分明，难分阳明太阴，故为里部并病，里部的生姜泻心汤证实为一个寒热虚实错综的病证，阳明之热积于胃，留而不去，胃气上逆则现干噫食臭，此为实热作祟。胃中瘀热不除，而使脾不运化，脾气不升，水饮不得四布而停于胁下，而见胁下有水气，水阻气道，气机不畅则腹中雷鸣；水湿下泄而见下利，皆太阴虚寒之候也，寒热分居，虚实相隔，使里部消化功能出现紊乱，必须健脾以和中，使脾气得健，水饮得行，气机畅达，脾气上升而水消利止，胃气得降则食积可去，积聚之食去，胃气下降则心下痞硬方解，干噫食臭得消，所选之方，非寒热并用，清补并举不得治愈。

方用生姜泻心汤作主方，生姜、半夏以温胃散寒、燥湿降逆，使胃气得降，积聚之食可消，黄连、黄芩苦寒以治胃脘之势，使瘀积之热得泄，人参、大枣健脾补气，使脾气上升，下利可止，水气得输，以治太阴之虚，干姜、甘草温运胃阳，和调于中，使太阴之寒得温，八药并举，四面为用，寒热虚实混杂之证，尽得消、清、温、补，温清并用，消补相济，建健脾和中之功。

（三）半表半里部并病

主证　胸胁苦满，寒热往来，心烦喜呕，心下悸，小便不利。

治则　和解阴阳。

主方　小柴胡汤。柴胡24g、黄芩10g、人参10g、半夏15g、生姜10g、甘草10g、大枣12枚。

主药　黄芩、人参、柴胡。

煎服法　上七味，以水1200ml，煮取600ml，去滓，再煎取300ml，温服100ml，日三服。

按　半表半里部的主证根据《伤寒论》原文第96条择出。

第96条：“伤寒五六日，中风，往来寒热，胸胁苦满，默默不欲饮食，心烦喜呕，或胸中烦而不呕，或渴，或腹中痛，或胁下痞硬，或心下悸，小便不利，或不渴，身有微热，或咳者，小柴胡汤主之。”

书中所列柴胡汤证条文7条，以条文看，叙述证候繁多，从胸胁苦满，心烦喜呕，寒热往来，心下悸，小便不利等众多的证候看，半表半里部的阳性证候和阴性证候并见，虽证候繁杂，然各证并没有明显地表现出少阳病、少阴病各自的特性，心烦喜呕状似少阳之热，胸胁苦满状似少阳之实，心下悸似属少阴之虚，不渴、小便不利似少阴之寒，故选用小柴胡汤同时作半表半里的并病方，方中黄芩、柴胡以调理少阳之实热，人参、甘草、大枣以温补少阴之虚寒，生姜、半夏降逆止呕，和调于脾胃，寒热共用，温补并施，以协同治疗半表半里之并证。

人体中，表在外和空气接触，实为表中之表，里证在内和饮食相接触，为里中之表，半表半里部居表里二部之间，实系纯里，以气血的循行，沟通表里，濡养内外，贯通上下，半表半里的变化外对表，内对里都有影响，故半表半里部实为整体的中心部分，可以决定全身的变化，整体的协调实际上主要是半表半里部的协调，胸为至阳，接纳外来天阳之气，腹为至阴，收纳水谷之气，天阳之气与水谷之气并充气血，以维持人体的生存，胸为少阳病所，腹为太阴之地，二者的变化，是整体变化的主要因素，能影响到全身各个部位，选用小柴胡汤不仅和调半表半里部，治中央以全四旁，更主要的是方中柴胡、黄芩以清疏少阳之实热，实有清泄三阳之热之功，人参、甘草、大枣、生姜、半夏温补太阴，更有温补三阴虚寒之效。所以《伤寒论》第148条：“伤寒五六日，头汗出，微恶寒，手足冷，心下满，口不欲食，大便硬，脉细者，此为阳微结，必有表，复有里也，脉沉亦在里也，汗出为阳微，假令纯阴结，不得复有外证，悉入在里，此为半在里半在外也……”从条文的证状上看，涉及三部，头汗出是少阳证，微恶寒，是太阳证;心下满是太阴证,手足冷是厥阴证,大便硬是阳明证,脉细是少阴证,六病的证候俱有,可见半表半里部影响及整体,故条文中说:“必有表,复有里,此为半在里半在外也。”在一身众证俱在时,仲景告诉我们,采用协调疗法,抓住少阳与太阴以重点治疗,就能达到协调阴阳,和解整体的目的,以小柴胡汤为用,宣通上下,疗治内外,不愧为协调之第一良方。

第三节 十二单证辨证论治

单证的辨证论治是“三部六病”最基础的辨证方法。在三部的六病中,阳病实热、阴病虚寒是其各自的病性,但在临床许多病证,往往是单一的证候表现,某些时候,三阳病中或表现其实,或表现其热,三阴病中或表现其虚,或表现其寒,在整体中就构成了寒、热、虚、实的四个方面。整体的病理反应是以气血的变化为其主要表现形式的,由于气血的盛衰和盈亏不同,就会在整体中表现出寒、热、虚、实四种不同类型的证候群。我们根据《伤寒论》的原意,称此为“方证”。在整体治疗中,白虎汤清热降温以治三阳之热,新定大柴胡汤以治三阳之实,新定建中汤以疗三阴之虚,四逆汤温中回阳以解三阴之寒,这些均属治疗方证的代表方剂,标志着机体不同病理变化的特殊性。

整体划分三部,每部各具其独立性和特殊性,又是整体成比例的缩小。所以说,三部是整体的三个子系统。在这每个系统中,皆有寒热虚实的四种病理反应,虚与寒合而为阴病,实与热合而为阳病,换言之,阴病中含有虚证、寒证,阳病中含有实证、热证。综合三部就会有十二个方面的四类不同病证的反应,这些病证分而言之是单纯的,我们称这种单纯的一方面的病证为“单证”。在辨证论治中,如果说整体的六病是纲,那么十二单证就是目。体证、部证、病证都包涵着单证的具体内容。十二单证是与整体发生联系的十二条主干。病证在人体无论多么繁杂,都可用十二单证去分析,以此辨证论治,可以对复杂纷繁的证候有一个辨证的依据,对所施用的数以万计的方剂有一个衡量的标准,也是检验方与证是否正确的尺度。

病者所表现的证候无论如何庞杂,都是由单证组成的,根据每个单证的性质,就可以确定证属何部、何病,是合病、并病、还是兼证、合证,这样就会做到胸中有数,把握病情,观其脉证,随证治之。同理,在掌握每个单证性质后,对选方用药,就能做到有的放矢,不盲目用药,以此可以选用整体的方证方,六病的主病方,以及根据病情组出合病方、并病方、合证方、兼证方。如果单证独立存在,可以根据单证的不同病位、病情准确合理地选用主药,给予针锋相对的治疗。对于这种情况,我们称之为“药证方”后文十二单证的选方原则,就是根据这个道理分别列出“药证方”的。

“三部六病”的主证与主方是根据《伤寒论》原文并结合临床实践分别择出的。单证的辨证论治,实际上就是从六病中分别产生和提取的。在六病辨证中,三阳皆热、皆实,三阴皆虚、皆寒。十二单证就是列出三部中阴性病与阳性病由于病位不同所表现出的寒、热、虚、实不同点的特殊性。如三阳之实,表部的无汗、里部的胃家实、半表半里部的胸满,由于部位不同,病势虽都属实,但其具体内容随其部位有其具体区别。三阴病各有虚有寒,三阳病各有实有热,在辨证中将分别论之。在施治中,六病各有主方、主药,对十二单证的治疗,根据三阳病的主方中主药治热,副主药治实的规律分别组成三阳病中各单证的“药证方”。三阴病的主方中,具有主药善补、副主药益温的特点,分别组成三阴病的六个单证方,其具体内容后文罗列,分别述之。

通过单证的辨证论治，可以把机体各部反映出的各种证候及数以千计的药物列为十二大类，每一类代表一种病理反应的性质，反应这个本质的现象并不是类同的，用药也不是千篇一律的，所以根据单证的性质，分别列出主证和类证，在治疗上分别列出主药和类药，以利按证归类、触类旁通，在辨证论治上既表现出原则性，又体现其灵活性，所以说单证的辨证论治在认证选药上是一面镜子，又是一把尺子，是鉴别衡量的标准。

一、表 热 证

主证 发热恶寒。

类证 身热战寒，鼻煽喘急，脉浮数，头项强痛。

治则 解表。

主药方 葛根甘草汤。葛根60g、甘草10g。

类药 菊花、银花、连翘、薄荷、青蒿、苇根。

煎服法 上药二味，加水800ml，煎至300ml，去渣，每次服100ml，分温三服，忌辛辣。

按 主证的发热恶寒是表热证的特异性反应，既表现出热的本质，又具有表部热证的具体表现。恶寒而发热仅表部所独有，故为热证的主证，其余身热战寒是其表热的病状。肺与皮毛相表里，热袭于肺而出现鼻煽喘急，头项强痛，脉浮数的表现，归为类证范畴。

欲治之法，解表以散热，主药方葛根甘草汤中选用葛根为主药，辛凉解表以治表热。甘草可辅助葛根，增强其效，并有解毒之功。二药为用，以治表热。葛根为治表热代表性药物，葛根阙如时，可选用薄荷、菊花、银花以代之，皆此类也。

二、表 实 证

主证 无汗而喘。

类证 无汗恶风，项背强几几，骨节疼痛。

治则 发汗。

主药方 麻黄甘草汤。麻黄10g、甘草10g。

类药 苏叶、荆芥、羌活、独活、山椿柳、葱白。

煎服法 上二味，加水500ml，去上沫，煎至300ml，去渣，每服100ml，分温三服。

按 病邪袭表，肌肤被束，而表实无汗，无汗是表实之特征，邪无以发而见骨节疼痛，项背强几几而不得屈伸，皆表实之类证。热蕴于肺，肺与皮毛相表里，故见喘促，是肺之实证也，故与无汗皆列为表部实证，以利辨识证候。

表部实邪本从汗解，方选太阳病副主药麻黄以发其汗，使表实得解，此乃发汗峻药，以发汗平喘见长，故为治太阳实证的代表药，发汗除邪使无汗而喘尽解，如麻黄缺失或对麻黄药过敏者，可以苏叶、荆芥、羌活、葱白代之，此皆麻黄之类药也。

三、表 寒 证

主证 恶寒，肢节痹痛。

类证 四肢沉重,行动不便,肢冷畏寒。

治则 温阳通络。

主药方 桂枝甘草汤。桂枝10g、甘草10g。

类药 桂皮、肉桂。

煎服法 上药二味,加水500ml,煎至300ml,去渣,每服100ml,分温三服,忌生冷、肉类。

按 表部阳虚而生外寒,气血被寒邪所遏,周流不畅,不通则痛,或肢节久失血养而见痹,故将恶寒与肢节痹痛作为表寒证的代表证候。此外,表阳衰微而见肢冷畏寒,肌表被寒所束,而行动不利、四肢沉重酸困,皆表寒证之类也。

选用厥阴病副主药桂枝作为治表寒代表药,以《伤寒论》第64条的桂枝甘草汤作本证主药方。桂枝、甘草辛甘以化阳,温表阳、通脉络,使阳虚得补,外寒自去,气血周流畅通而肢节痹痛自止,其他各类证尽治也。若桂枝缺失时,可以桂皮代之,以充其类也。

四、表 虚 证

主证 手足冷,脉细。

类证 肢乏无力,懒动,脉沉微。

治则 补血活络。

主药方 当归甘草汤。当归15g、甘草10g。

类药 川芎、丹参。

煎服法 上二味,加水500ml,煎取300ml,去渣,每服100ml,分温三服,忌食油腻生冷。

按 表部气血虚衰,肢末不得气血的濡养,而现肢冷脉细,故列为主证,表虚气血循行减少,机体功能改变,运动低下,时见肢体困乏,无力而懒动,更有甚者,可见脉微欲绝,直至气血周流不至而见肢体干枯坏死,为表虚之甚也,急需补血通脉以治,方挽表虚之危。

欲治之法选用厥阴病主药当归作代表,根据当归四逆汤中原方有甘草,故将当归甘草组成药证方,以当归活血补血、温补脉络,甘草补气和中,以使表虚之证可解,手足冷、脉细诸证可复。临床如当归缺乏时,可选用川芎、丹参以代之,皆活血补血以治表虚之类药也。

五、里 热 证

主证 日晡所潮热。

类证 谵语,面垢,手足濈然汗出。

治则 泻热。

主药方 大黄甘草汤。大黄15g、甘草10g。

类药 番泻叶。

煎服法 上二味以水400ml,急火煎取300ml,去渣,每温服100ml,日三服,以利下热退为愈。

按 病邪入里,从热化,里部蕴热,时时外发,如海水来潮之势,蒸蒸汗出,阳明里热乃热之极,日晡阳盛,两阳相合,天人相应,故日晡时发潮热,此为里部之特征,故为主证,热扰神明则谵语,热邪向外熏于肌肤则面垢,此皆里热之表现,同类证也。

里热欲治之法，须直泻里热。大黄苦寒泻热，效力之猛，素有将军之称，主药方取调胃承气汤，引热出里之意，因无实象，则选用大黄、甘草二味，武火急煎，取其泻热之功，二药合用，使里部之热尽泻，里热得泻，日晡潮热自止，余证可消。

六、里　实　证

主证　胃家实。

类证　腹满而胀，大便硬。

治则　软坚散结。

主药方　芒硝甘草汤。芒硝10g、甘草10g。

类药　芦荟、麻仁、郁李仁。

煎服法　上二味，加水400ml，先煎甘草片刻，再将芒硝纳入煎取300ml，每服100ml，分温三服，以下利为止，忌食油腻。

按　里实证多由热致实，热烁津液，阴液内亏，痰水血食有形之物聚集于里，消化道以胃为主，故称胃家实。实者，实有其物也。积滞之物留而不去，可见腹满，燥屎结于大肠，运化不通，传化不利，由于痰水血食的积聚，使消化系统的各个不同阶段发生阻塞，故以"胃家实"为其主证。

三阳皆实，里实欲治之法，必须润燥软坚，急下存阴，方选阳明病副主药芒硝，泻热润燥软坚，使积于肠道的燥屎、停痰、瘀血尽去。配以甘草，有阻止水分吸收之功，与芒硝相配，有相得益彰之效，使燥屎可去，津液可生，故而将二药定为主药方。临床如芒硝阙如，或体弱者，可选用芦荟、郁李仁以代之，此皆软坚通便之类药也。

七、里　寒　证

主证　时腹自痛。

类证　腹中冷，下利清谷，自利不渴。

治则　温中。

主药方　干姜甘草汤。干姜10g、甘草10g。

类药　砂仁、豆蔻、广木香、小茴香、荜茇、良姜。

煎服法　上二味，以水300ml，煮取200ml，去滓，分温再服。

按　里寒者，脾胃寒也。脾胃寒而运化不利，寒凝气滞，气机不畅而出现时腹自痛，此里部太阴之寒之典型表现，为主证。寒湿或寒邪滞于里部，而使脾胃不能腐熟水谷，如同无火难煮饭一样，则见腹中冷而下利清谷。寒居于里，而口不渴，此皆里寒之类证，必须治之以温，使寒邪热化，寒证可去。

欲治之法首当温中。方用干姜甘草汤。干姜温中散寒最烈，故为太阴病之副主药，和甘草相合，温中健胃以复胃阳之热，热复则水谷得以消，腐熟之功得以复。胃气得降，脾气可升，气机畅达，则时腹自痛可止，下利清谷得治，里寒去，吸收功能增强，诸证可解。方中药温中之药甚多，临证若干姜缺失，可用砂仁，良姜以代之，皆温中之类药也。

八、里 虚 证

主证 腹满。

类证 食不下,胸下结硬。

治则 健脾。

主药方 苍术甘草汤。苍术 30g、甘草 10g。

类药 白术。

煎服法 上二味,以水 500ml,煎取 300ml,去滓,每服 100ml,分温三服,忌食生冷。

按 里虚之证腹满是因里部脾胃虚衰,功能低下,运化失职,水谷精微不得运化而形成的一种闷胀感觉。病者自诉腹胀痛,食而不化,心下有结气。医者细查,腹部柔软,无胀气之感,主观感觉和客观表现不相符合,此皆脾气虚所致。

里虚之治,首选太阴病主药苍术,健脾燥湿,脾气得健,脾胃运化正常,水精四布,身体健壮,虚证皆无,腹满一证自消,食欲增进,正体可安。太阴主方苍术甘草汤中,甘草和胃调中,与苍术相合,能增强健脾补气之功,故将二药配伍,定为主药方。临床苍术缺如时,可以用白术代替,此皆健脾燥湿之类药。

九、半表半里热证

主证 胸中烦热。

类证 身热烦,口苦咽干,小便黄赤,口渴,身热或寒热往来。

治则 清热。

主药方 黄芩甘草汤。黄芩 15g、甘草 10g。

类药 黄连、黄柏、栀子、石膏、知母、元参、竹叶。

煎服法 上二味,以水 500ml,煎取 300ml,每服 100ml,分温再服,忌辛辣油腻。

按 半表半里部介于表里二部之间,气血在机体实质部分的循行情况,决定着寒、热、虚、实的变化,其中心脏的功能起着决定性的作用。病邪进入半表半里从热化,呈现一派亢奋性的反应。因半表半里部实系纯里,病性为热,是为纯热,以高热持续不退为其主要表现形式,可波及全身,影响到表里二部,热邪有出表或入里时,热型才会出现寒热往来的现象。热蕴于半表半里,随着气血循行,在上可见咽干口苦,口渴欲冷饮,在下则见小便黄赤,在表可见身热自汗出,入里可引起大便燥结,此皆一派热象证候。欲治之法,首选少阳病黄芩,苦寒以清热,配合甘草以加强其清热解毒之功。只有热清血凉,身热方可退,诸证方可消。方药中清热降温药甚多,因半表半里之热重在胸中,黄芩有清上焦热邪之长,故为主药方。临证缺失,可以黄连、石膏代之,此皆清热降温之类药,用之皆可取效。

十、半表半里实证

主证 胸中烦满。

类证 心烦喜呕,默默不欲饮食,躁急易怒,善太息。

治则　疏满散实。

主药方　柴胡甘草汤。柴胡 15g、甘草 10g。

类药　香附、苏梗、乌药、郁金。

煎服法　上药二味，以水 500ml，煎取 400ml，去渣，再煎至 300ml，每服 100ml，分温再服。

按　胸为至阳之所，半表半里实证多与热证同时并见，热邪积于胸中，热盛血涌，淋巴在胸导管受阻，致使气血与淋巴液壅滞胸中，故见胸满。胸中满闷、胸阳不通则心烦躁急、默默不欲饮食。拍动胸廓可使胸满证减轻，故见太息频频，此皆胸实不通之故也。因半表半里部病位在胸，气机不畅而满，故将胸满列为实证的主证，其余皆实证的表现。

半表半里实证病位在胸，实属纯里，欲治之法，必须疏导，少阳病副主药柴胡具有疏导转枢之功，故将柴胡列为主药。通过柴胡疏满导实，转枢表里。甘草和调于中，瘀滞于胸中之实皆可散去，胸满诸证可消，烦满躁急自解。柴胡乃疏肝解郁良药，较之他药更胜一筹。临证缺失，可用香附等药代之，皆疏导之类药，但其药效稍逊，用时可适当调配剂量，以全其效。

十一、半表半里寒证

主证　背恶寒。

类证　身寒倦怠。

治则　温心阳。

主药方　独附汤。附子 15g。

类药　乌头、天雄。

煎服法　附子一味，劈开，加水 800ml，文火煎取 300ml，去滓，每服 100ml，分温三服。

按　里部之寒，寒在太阴；半表半里部之寒，寒在少阴。半表半里部以心脏为主导，心脏功能下降，多虚与寒并存，多以心虚为其表现形式。心脏居胸倚背，阳虚生外寒，心阳虚而现背恶寒，换言之，背恶寒是心阳虚的先兆，无论何证，属阴或属阳，如见背恶寒，即可选用附子，以温心阳，挽救其急。除背恶寒外，口中和、倦怠乏力、面色㿠白皆为心阳虚寒之外现，寒证之类证也。

欲治半表半里之寒证，须选用少阴副主药附子以温心阳，散沉寒，附子一味有温心壮阳之功，心阳得温，外寒可解，心气充则血流畅，精力充沛则倦怠乏力可除，胸中寒消，口中和自退，犹如阳光普照，冰雪消融。治寒治以本，以附子壮心阳，此乃“寒之不寒，是无火也，益火之源，以消阴翳”，独附汤来源于《陈修园医书七十种》中之列方。

十二、半表半里部虚证

主证　心动悸。

类证　短气，虚烦不得眠，惕惕不安。

治则　补心阴。

主药方　独参汤。人参 10g。

类药 党参、太子参、黄精、玉竹。

煎服法 以人参一味,加水500ml,煮至300ml,令病者分次频服,或每次服100ml,温三服,煎后人参可食之。

按 心阳衰微,面现虚寒。心阴虚,心阳独亢,可见动悸,心中惕惕不安,虚烦不得眠,心虚则力不支,故见短气,此皆心虚之类证。半表半里之虚,虚在心脏。心病者,多以动悸常见,故列为核心证。心虚者,多由劳神耗伤心血而所致,有表现心阴不足,心阳独亢者,有表现心阴阳俱虚者,临证细查,不难辨认,随证治之。

欲治之法,阴阳俱虚者,要补心阴,壮心阳;单纯心阴亏损致虚者,可补益心阴,兼益心气亦可。欲选方药,补虚仍以参,葛可久《十药神书》所载独参汤为主,此亦符合仲景《伤寒论》本义,故选用作主药方。通过人参强心补气,使心阴得补,心气得充,达其"止惊悸,定魂魄,清心明目"之功,心动悸可愈,诸类证可消。人参有起死回生之效,居补药之首。临证人参缺如,可用党参、太子参以代之,皆属此类药也。

十二单证代表着三部的十二个方面,各自标志着本证的性质。在这里还有一点是需要提及的,就是临床辨证施治中,有许多证没有具体的病位和病性,在表部、里部和半表半里部各类证候群中均可见到。例如:小便不利、不能食、烦等证就属此类。在《伤寒论》原文中,小便不利25条,不能食15条,烦38条,涉及范围之广可想而知。我们将这类没有具体病位、具体病性的证候称为"多义证"。另外还有一类证候,就是超越本部的范畴,在其他的部或病中出现。这与多义证不同。超越本部的证候多由热极转阴、阴极似阳的病理改变或者是医者失治、误治之后出现,前者是自然因素而致,后者是人为因素而致在本病出现不应有的证候。如下利、利、吐、呕、发热、谵语、恶寒、厥等证。在《伤寒论》中有82条涉及利或下利,利本太阴病证,可由医者失治等原因在许多病中出现下利。发热涉及51条,发热本阳证,可是阴证格阳,使真阳浮越,故在三阴病中亦可出现发热。厥本表寒,可在原文中有二十七处言及厥证,在热极时,可以转阴出现阴极似阳的表现,故在辨证时应注意辨识真伪,以免贻误病情。我们将这些本在该部表现出而到其他部位出现的证候称为"越部证",这些是临证中值得注意和区别的。

第四节 合病的证治

在机体每部中,凡具有实热或虚寒特性的证候群谓之病。阳病实热、阴病虚寒是其病性,病邪侵及机体,经过正邪相争,在三部定位后,有的部位呈现兴奋性反应,有的部位则出现抑制性反应,这样,由于部位的不同,就出现了阴性或阳性证候群,我们把这种各部不同的证候群并存的病理变化称为"合病"。在合病中,有阳病与阳病相合者,有阴病与阴病相合者,有阴病与阳病相合者,有三部相合者,在二部相合者这样五种情况。但是值得注意的是,在同一部位上,不能合病,只能是正邪相争,病证性质并不显著地各自表现其特性,而是依据一定的条件,共处于统一体中,这种情况在整体有,在三部也有。我们把每部的同一性病变称为"并病",在前面已经述及。同一时间、同一空间不能并存二理,一物不能并存二性。所以说在合病中,同一部位典型的阴阳二病是不存在的,也是不能相合的。根据这个情况,我们对合病作了归类。

合病是在异部中相合,每部的病变都具有着独立的证候和特定的性质,证候的相合是按着六病中所列出的主证相合，以体现合病在各部的寒热虚实，在治疗上同样采取六病主方相加的原则，有其病则用其方，以治其病。总之，凡是在各部中构成独立病证时，在辨证中合其病，在治疗上合其方，这不是我们的创造，张仲景早在《伤寒论》中就为我们做出了榜样。合病类型，大多是一种推演式的。宛如门捷列夫创“元素周期表”。按照推断，必有这样多的类型虽然临床表现可能不尽如此，但按此辨析，必然会体会到为“貌异神合”，即不是纲领证之相合，也必为类证相合也。列于此，教人以法矣。

主治方的命名，我们根据六病主方的组方原则，主方突出主药，就以主药的名称给主方命名。合病的主治方名，我们也采取主药相合而命名的原则。如三阳合病，则以葛根黄芩大黄汤名之。方名雷同化，缺乏艺术性，因属归类性方剂，暂以此命名方剂，待创方成熟后，再根据其药理作用、主治证候或取类比象的方法命名，以实现其科学性和艺术性的统一，故在此处暂不乱用方名，以主药的主导作用命方，以有利于方剂学的归类。随着临床实践的继续，众多的方剂有一个逐步完善的过程，有待探索。

1）太阳、少阳、阳明合病；

2）太阳、少阳、太阴合病；

3）太阳、少阴、阳明合病；

4）太阳、少阴、太阴合病；

5）厥阴、少阳、阳明合病；

6）厥阴、少阳、太阴合病；

7）厥阴、少阴、阳明合病；

8）厥阴、少阴、太阴合病；

9）太阳、少阳合病；

10）太阳、阳明合病；

11）太阳、少阴合病；

12）太阳、太阴合病；

13）厥阴、少阳合病；

14）厥阴、阳明合病；

15）厥阴、少阴合病；

16）厥阴、太阴合病；

17）少阳、阳明合病；

18）少阳、太阴合病；

19）少阴、阳明合病；

20）少阴、太阴合病。

三合病与二合病分别列出之后，我们必须对合病的性质与治疗的重点有一个明确的认识。哪些病可以相合，哪些病不可以相合，其中的原则性与灵活性如何掌握，有必要作一重申。此先从《伤寒论》原文说起。原文第 219 条：“三阳合病，腹满，身重，难以转侧，口不仁面垢，谵语遗尿。发汗则谵语，下之则额上生汗，手足逆冷，若自汗出者，白虎汤主之。”原文第 268 条：“三阳合病，脉浮大，上关上，但欲眠睡，目合则汗。”此两条叙出三阳合病，说明阳病和阳病可以相合。那么，阴病是否可以相合呢？再看《伤寒论》317 条：“少阴病，下利清谷，里寒外热，手足厥逆，脉微欲绝，身反不恶寒，其人面色赤，或腹痛，或干呕，或咽痛，或利止脉不出者,通脉四逆汤主之。"第 225 条:"脉浮而迟,表热里寒,下利清谷者,四逆汤主之。"从以上两条原文看,下利清谷属太阴病,手足逆冷属厥阴病,脉微欲绝属少阴病,此条文可以说明:不单三阳可以合病,三阴也能合病。阳病与阳病可以相合,阴病与阴病亦可以相合,那么,阴病与阳病能否相合呢?《伤寒论》原文 357 条:"伤寒六七日,大下后,寸脉沉而迟,手足厥逆,下部脉不至,喉咽不利,唾脓血,泄利不止者,为难治,麻黄升麻汤主之。"从条文中可以看到,寸脉沉而迟,下部脉不至,手足厥逆是厥阴病,喉咽不利,唾脓血是少阳病,泄利不止是太阴病。在三部中表现出有阴病、有阳病,在不同的部位上出现不同性质的病证是可以相合的。从麻黄升麻汤中也可以看到药分三类:黄芩、知母、葳蕤以治少阳,桂枝、当归、芍药以治厥阴,干姜、甘草、白术、茯苓以治太阴,并看出合病的性质不同,治疗的原则、方法也不同。这样,我们可以看到:在合病中,三阴能合,三阳能合,阴阳亦能合。但同一部位阴阳两种性质不同的病不能相合。如:里部有太阴病时,就不可能同时再现阳明病,同部位阴阳二性的出现构成了并病详见前述。合病的原则就是依据这些道理而定的,主证主方就是根据这些道理而产生的。

第五节 兼证的证治

在六病中,三阳病包括实与热两个方面,三阴病包括虚与寒两个方面,在临床具体的辨证施治过程中,疾病的形式有时是以病的形式存在,有时仅表现一方面,或虚或寒或实或热,是以证的形式表现出来。我们把异部中病与病互存的情况称为"合病",前已论述,把病与证共见的情况称为"兼证",将在本篇具体论述。六病的来源及证候的表现,前面已交代,不再赘述。本篇"兼证"的辨证原则就是根据三部中各病的存在与各证的存在,依一定条件在机体中反映出来的现象作一归结,凡病与证共见者,统归在"兼证"的范畴。在施治中,根据"合病合方、合证合药"的原则,按着六病十二证选用六方十二药,以此类推,泾渭分明,有多少病相合,就有多少方相合,合病中作了具体罗列,有多少证相合,就有多少药相合,本篇为了叙述简明起见,仅列举每病与其他十个单证相兼的情况,以便了解其理。列出各种单证的相兼情况,可以使人以此类举,有何证相兼,即相合何药,临证具体掌握,这样既可免去连篇累牍的泛述,又可收到执简驭繁之效果,掌握原则,具体应用。

1) 太阳病兼表寒证;
2) 太阳病兼表虚证;
3) 太阳病兼半表半里热证;
4) 太阳病兼半表半里实证;
5) 太阳病兼半表半里寒证;
6) 太阳病兼半表半里虚证;
7) 太阳病兼里热证;
8) 太阳病兼里实证;
9) 太阳病兼里寒证;
10) 太阳病兼里虚证;
11) 厥阴病兼表热证;
12) 厥阴病兼表实证;

13）厥阴病兼半表半里热证；
14）厥阴病兼半里半里寒证；
15）厥阴病兼半表半里实证；
16）厥阴病兼半表半里虚证；
17）厥阴病兼里热证；
18）厥阴病兼里实证；
19）厥阴病兼里寒证；
20）厥阴病兼里虚证；
21）少阳病兼表热证；
22）少阳病兼表实证；
23）少阳病兼表寒证；
24）少阳病兼表虚证；
25）少阳病兼半表半里寒证；
26）少阳病兼半表半里虚证；
27）少阳病兼里热证；
28）少阳病兼里实证；
29）少阳病兼里寒证；
30）少阳病兼里虚证；
31）少阴病兼表热证；
32）少阴病兼表实证；
33）少阴病兼表虚证；
34）少阴病兼表寒证；
35）少阴病兼半表半里热证；
36）少阴病兼半表半里实证；
37）少阴病兼里热证；
38）少阴病兼里实证；
39）少阴病兼里寒证；
40）少阴病兼里虚证；
41）阳明病兼表热证；
42）阳明病兼表实证；
43）阳明病兼表寒证；
44）阳明病兼表虚证；
45）阳明病兼半表半里热证；
46）阳明病兼半表半里实证；
47）阳明病兼半表半里寒证；
48）阳明病兼半表半里虚证；
49）阳明病兼里寒证；
50）阳明病兼里虚证；
51）太阴病兼表热证；

52) 太阴病兼表实证;
53) 太阴病兼表寒证;
54) 太阴病兼表虚证;
55) 太阴病兼半表半里热证;
56) 太阴病兼半表半里实证;
57) 太阴病兼半表半里寒证;
58) 太阴病兼半表半里虚证;
59) 太阴病兼里热证;
60) 太阴病兼里实证。

兼证的方证罗列,根据仲景的学术思想而制订。仲景在《伤寒论》原文中,如厥阴病兼见太阳热证时,则选用桂枝加葛根汤;厥阴病兼见阳明热证时,则用桂枝加大黄汤;少阳病兼见少阴虚证时,则用白虎加人参汤;少阳病兼少阴寒证时,则用附子泻心汤;半表半里并病兼见阳明实证时,则用柴胡加芒硝汤。从上述各汤证所加药物可以看出,所加各药都是六病的主要药物。临床上有兼证存在时,一般都依据这个原则选药。选药如同选将,所选主药,药达病所,要疗效明显,治疗全面,副作用小。所以仲景在治疗兼证时,采用"病用方、证加药"的原则。六病中有六个主方,每个主方中各有主药、副主药作统帅。六方十二主药分别概括了方剂学和药物学的不同性质,十二味主药分别代表着十二类药物的性质,并对基本病有着决定性的治疗作用,以致在每个病中有兼证存在时,看病证属何性质,即选用本病中主药或副主药针对其病性,有代表证选代表药的方法,组方以治之。兼证中六十个证方的列述就以此为根据,揭示兼证的证治规律。掌握其变化,无论临床病证多么复杂,都不外乎六病与十二证相兼的范畴。知其常,知其变,辨证施治方不致误。

第六节 合证的证治

三部是整体中的具有独特功能的三个子系统。每部都有寒、热、虚、实的证候表现,各具有本部的表现特性。三部中的六病,是由各部许多有代表性的证候组成,实热构成阳性病变,虚寒构成阴性病变,从而形成六病辨证论治的主干。但是临床证候是复杂的,有时不以每病的全部证候表现,而是以两种以上病的个别证出现,我们把这种在临床上不同部位、不同证相互并见的各类证称作"合证"。

病与病相合,病与证相兼的证治在前已详述,本节重点论述证与证相合的合证证治。合证的证治,首先必须明确,合证的概念是指同一部位阴阳属性不同的单证的同时出现或为不同部位的单证的同时出现。这是区别合病、兼证的关键。合证根据仲景在《伤寒论》中证与证相合则药与药相合的原则。组成方剂,进行证治。

三部有代表寒、热、虚、实的十二单证,六病主方中有十二味主药、副主药,分别针对十二单证进行治疗,组成药证方。合证方就是药证方相合。因甘草具有协调诸药的功用,故合证方中均以主药加甘草组成。所以,合证的证治,有多少单证相合,就由多少主药相合,本节以十二单证之间一个单证与另一个单证相合的治疗为例,多种证相合时,则以此原则治疗,不再累述。

1) 表热与表寒合证;

2）表热与表虚合证；
3）表热与半表半里热证；
4）表热与半表半里实合证；
5）表热与半表半里寒合证；
6）表热与半表半里虚合证；
7）表热与里热合证；
8）表热与里实合证；
9）表热与里寒合证；
10）表热与里虚合证；
11）表实与表寒合证；
12）表实与表虚合证；
13）表实与半表半里热合证；
14）表实与半表半里实合证；
15）表实与半表半里寒合证；
16）表实与半表半里虚合证；
17）表实与里热合证；
18）表实与里实合证；
19）表实与里寒合证；
20）表实与里虚合证；
21）表寒与半表半里热合证；
22）表寒与半表半里实合证；
23）表寒与半表半里寒合证；
24）表寒与半表半里虚合证；
25）表寒与里热合证；
26）表寒与里实合证；
27）表寒与里寒合证；
28）表寒与里虚合证；
29）表虚与半表半里热合证；
30）表虚与半表半里实合证；
31）表虚与半表半里寒合证；
32）表虚与半表半里虚合证；
33）表虚与里热合证；
34）表虚与里实合证；
35）表虚与里寒合证；
36）表虚与里虚合证；
37）半表半里热与半表半里寒合证；
38）半表半里热与半表半里虚合证；
39）半表半里热与里热合证；
40）半表半里热与里实合证；

41）半表半里热与里寒合证；
42）半表半里热与里虚合证；
43）半表半里实与半表半里寒合证；
44）半表半里实与半表半里虚合证；
45）半表半里实与里热合证；
46）半表半里实与里实合证；
47）半表半里实与里寒合证；
48）半表半里实与里虚合证；
49）半表半里寒与里热合证；
50）半表半里寒与里实合证；
51）半表半里寒与里寒合证；
52）半表半里寒与里虚合证；
53）半表半里虚与里热合证；
54）半表半里虚与里实合证；
55）半表半里虚与里寒合证；
56）半表半里虚与里虚合证；
57）里热与里寒合证；
58）里热与里虚合证；
59）里实与里寒合证；
60）里实与里虚合证。

以上六十个合证的规律,仲景在《伤寒论》中已为我们对合证方的证治作了示范,我们的方证罗列是仿效古人化裁而来的。如《伤寒论》第301条:“少阴病,始得之,反发热,脉沉者,麻黄附子细辛汤主之。”本条文中,“反发热”属太阳证,“脉沉”属少阴证,一个属表实证,一个属半表半里寒证,两个简单的证代表着两个不同的病位的临床的合证表现虽不尽如前述,但按其剖析、论治必有法矣。不同病性,这两类病证依一定的条件共处于统一的机体之中,故用麻黄以发散,解太阳之实,用附子以温心阳,散半表半里之寒,脉沉得愈,细辛协调表里,以作中间药物沟通内外,以达共治之目的,由此可见仲景对合证的治疗之妙。书中原文所列出的大黄黄连泻心汤,是里热与半表半里热的合证方,附子泻心汤是半表半里寒与里热的合证方。有证相合,就有药相加。两证相合,两药相加;数证相合,数药相加。这就是仲景提示的合证治疗规律。

第七节 六病的相互转化

恩格斯说:“转化过程是一个伟大的过程,对自然界的全部认识都综合于这个认识过程中,这样一种认识构成辨证自然观的核心。”机体三部出现的六病,代表着性质不同的六个证候群,这是按着客观事实给予的哲学性的划分。转化是事物的普遍规律,也是疾病发生、发展的基本规律。事物在转化过程中,正如《矛盾论》所说:“被根本矛盾所规定或影响的许多大小矛盾中,有些是激发了,有些是暂时地或局部地解决了,或者缓和了,又有些是发生了,因此,矛盾就显示出阶段性来”。每一种病,是在某一阶段显示其病性,并不是永远保持其病性的。疾病经过时间的推移和治疗上的正确与错误,可以使病情治愈或恶化。这种治愈或恶化的过程，就是疾病的转化过程。后世许多医家对张仲景的六病的相互转化这一论述没有很好地继承下来。无论是金元四大家还是温病学派，在著书立说时，都很少提及这个问题，因而人们在临证时也往往忽略了它。既然辩证法是唯物论的核心，自然界就没有一成不变的事物，事物的发生、发展、激化、转化过程，才能显现出事物的阶段性来，具体到疾病来说，六病就是机体与病邪相斗争在各个发展阶段的具体反应。

六病之间的相互转化，有阳极似阴的转化，有阴极似阳的转化，有阳病转阴病的转化，有阴病转阳病的转化，有阳转阴的变化，也有阴转阳的变化。转化是多方面的，形式是多样的，有单纯性的转化，也有复合性的转化。本节选用《伤寒论》的例子，分别叙述转化的内容和形式，以阐发仲师的六病转化规律。

一、阳极似阴的转化

物极必反是事物的发展规律，自然界冬至一阳生，夏至一阴长的消长过程，揭示着事物的辩证关系，临床诊治疾病，必须注意到这一变化过程，才能把握病情，主动治疗，不致延误治疗时机。

《伤寒论》第 350 条："伤寒脉滑而厥者，里有热也，白虎汤主之。"本条叙述虽简，但论述很清楚。"厥"为手足逆冷，若为真厥，必为"脉微欲绝"，绝不会出现"脉滑"。从"脉滑"一证，断为"里有热也"，故用重寒之剂"白虎汤"主之。"厥"为里热达到极点，向阴转化的表现形式，但从"脉滑"断出尚未出现质的转化，因此，仍用白虎汤。

二、阴极似阳的转化

《伤寒论》原文第 317 条："少阴病，下利清谷，里寒外热，手足厥逆，脉微欲绝，身反不恶寒，其人面色赤，通脉四逆汤主之。"第 389 条："既吐且利，小便复利而大汗出，下利清谷，内寒外热，脉微欲绝者，四逆汤主之。"此二条是三阴合病的条文，三阴皆寒，从临床证候看，出现手足逆冷，下利清谷，脉微欲绝是其正常证候，可是病情发展到一定时候，就会出现阴极似阳的转化，身反不恶寒，其人面色赤，内寒外热等阴极似阳的表现，此乃阴寒内盛，格阳于外，虚阳浮越于表，用大热之剂"四逆汤"，回阳救逆，攻克内里沉寒痼冷，方可救逆回阳，否则用苦寒之剂以攻其热，必促命期也。对于阴极似阳，阳极似阴的证候，必须认真辨识，方不致误。对六病要知其常、知其变，掌握六病中不同的反映本质，才能辨证正确，施治恰当。

三、六病中单一的转化

六病的单一转化，有阳病转阳病，阴病转阴病，阳病转阴病，阴病转阳病这四个方面的转化，它们之间的转化方式都是单一的，就是说，阳病转化只转化另一种阳性病，其余皆然，而不会出现多种变化，多种转化后面将陆续叙出。

《伤寒论》第 220 条："二阳并病，太阳证罢，但发潮热，手足漐漐汗出，大便难而谵语者，下之则愈，宜大承气汤。"本条是太阳转阳明的例证。

《伤寒论》第 279 条："本太阳病，医反下之，因而腹满时痛者，属太阴也，桂枝加芍药汤主之。”本条是由太阳转太阴的例证。

《伤寒论》第82条:“太阳病,发汗,汗出不解,其人仍发热,心下悸,头眩,身瞤动,振振欲擗地者,真武汤主之。”这是太阳转少阴的例证。

《伤寒论》第296条:“少阴病,吐利躁烦,四逆者死。”为少阴转厥阴的例证。

《伤寒论》第187条:“伤寒脉浮而缓,手足自温者,是为系在太阴。太阴者,身当发黄,若小便自利者,不能发黄。至七八日大便硬者,为阳明病也。”本条文是由太阴转阳明,阴转阳的例证。

四、六病的复合转化

六病之间的相互转化,有单一的表现形式,也有复合的形式,一部一病在一定条件下,可以转化为多部多病,例如:《伤寒论》第357条:“伤寒六七日,大下后,寸脉沉而迟,手足厥逆,下部脉不至,咽喉不利,唾脓血,泄利不止者,为难治,麻黄升麻汤主之。”从条文证候中可以看出,伤寒六七日,大下后而出现手足厥逆、下部脉不至的厥阴证,咽喉不利,唾脓血的少阳病,泄利不止的太阴病,皆由误治形成复合转化而来。

又如《伤寒论》第149条:“伤寒五六日,呕而发热者,柴胡汤证具,而以他药下之,柴胡证仍在者,复与柴胡汤。此虽已下之,不为逆,必蒸蒸而振,却发热汗出而解。若心下满而硬痛者,此为结胸也,大陷胸汤主之。但满而不痛者,此为痞,柴胡不中与之,宜半夏泻心汤。”本条也误治使病情转化,出现了心下满而硬痛的结胸证,或但满而不痛的半夏泻心汤证。上述条文均提示了病变的复合转化。

六病的相互转化中,有自然转化,不需要什么条件的自动转化,也有被动转化,需要有条件来促成。这个条件一般来讲就是汗、下、吐。从前述阴转阳、阳转阴的病变例证条文就可以看出,不是使用发汗,就是使用攻下,致使阴阳不同的病性发生了转化的。

从《伤寒论》原文第149条可以看到,同为呕而发热,应当用小柴胡汤,虽经他药下之,柴胡证仍在,证不变,方不变,复与柴胡汤,使其蒸蒸而振、发热汗出而解。此种情况,临证屡见不鲜,如温热病后期发烧,多用小柴胡汤退热,服后先发冷,冷后发热,蒸蒸发热汗出,约三小时后,热静身凉,病证向愈。其作用在《伤寒论》第230条:“阳明病,胁下硬满,不大便而呕,舌上白苔者,可与小柴胡汤。上焦得通,津液得下,胃气因和,身濈然汗出而解。”指出了小柴胡汤的药理功用。另外,在第149条中,同一呕而发热,通过下后,出现了三方面的情况,一是没有引起转化,柴胡证仍在,可继续用小柴胡汤治疗;二是转化为结胸证,须用大陷胸汤治疗;三是转化为痞证,应选用半夏泻心汤治之。这就说明,病证的转化,一是取决于机体盛衰的条件,二是取决于治疗正确与否。同一证,由于身体素质不同,应用下法后,出现柴胡汤证、陷胸汤证、半夏泻心汤证三种变化。仲景利用这活生生的事实,论述了六病的复合转化。

历代医家对病的转化谈及甚少,尤其是寒热的转化问题,未作具体论述。金元时代,战乱不宁,瘟疫流行,温病学派所处的时代亦正值瘟疫大流行,难道就不会遇到病情的转化吗?显然是会遇到的,只是未作记载,学习他们的论述,见不到转化,理解上就发生困难。如温病用桂枝汤,那是决然不行的,温病开始阶段确有恶寒,但恶寒越重,体温越高,如用桂枝汤以热治热,岂不是火上加油,抱薪救火?本人初学医时亦有教训,温病处以桂枝汤,服后三小时则出现发热、谵语。再说《温病条辨》第6条，列玉女煎方，以治气血两燔。并未说明气燔何证、血燔何证、气血两燔又是何证，类似这种情况，本应将证候一一列出，但书中气血两燔，一证未列，无法得知何是气燔，何是血燔。证是病之外在表现，给人以感性认识，据证辨病，才好施治。同理，经过治疗，才好依证观察病的转化，无证则无法说明转化。转化有两种，一是由阴转阳，病情向好的方面转化。一是由阳转阴，病情向坏的方面转化。只有掌握病情转化，及时审时度势，才能使病情向好的方面转化。所以说，著书如不将转化写入，在辨证上就会带来困难，亦不符合病证的实际情况。

学习六病辨证论治，要把基础打好，必须从精读《伤寒论》下手。《伤寒论》是中医理论的核心著作。古往今来，哪家学说也不能担当全面辨证的重任，单去学习攻下法、健脾法、清火法、滋阴法等治温热病，都不是具有全面观点的中医，仲景的《伤寒论》，概括了中医的基本理论和辨证施治方法，真正称得起"经典著作"。

《矛盾论》中指出："人们认识物质，就是认识物质的运动形式，但是，尤其重要的，成为我们认识事物基础的东西，则是必须注意它的特殊点，就是说，注意它和其他运动形式的质的区别，只有注意了这一点，才有可能区别事物。任何运动形式，其内部都包含着本身特殊的矛盾，这种特殊矛盾，就构成了一事物区别他事物的特殊本质。"在疾病的各个发展阶段上，由于治疗方法的正确与否以及正气的强弱等因素使病情发生各种不同性质的转化，在这个转化过程中，医者的任务就是观察病情，针对其病性，采取相应治疗措施，使病体向痊愈转化。

仲师《伤寒论》学说，实为辨证论治之准绳，其以阴阳为纲，六病为目，三部列病位，寒热虚实定病性，凭阴阳之消长测疾病之进退，假阴阳之转化而知疾病之传变。当今医者从《伤寒论》而学，方能成为良医。

第八节　局部病辨证治论

机体的整体性表现在气血上，气血在全身周而复始的循行，通达四末，沟通表里，使机体各部不同的组织器官都得到气血的濡养，维持着各种组织器官的功能，达到整体动态的平衡。气血不停地运转，使人展现了生机。气血的盛衰盈亏，对机体病变的寒热虚实有着决定性的影响。故整体证有其易变性，这样也就体现了整体治疗的灵活性。

另外，在整体的三部中，把凡具有独立结构和特殊功能的部分称为局部。局部病证同样具有寒、热、虚、实的病理变化。但在临床上有时不能在整体上明显地表现出来，而是以局部的形态变化和机能障碍为主要表现。这种病理变化，一般情况下，多为慢性过程。因此，局部病有其相对的稳定性，在治疗上也需要使方剂具有相对的肯定性。

一、局部病的证治分类

1. 局部病局部治疗

局部出现局限性病变，只需在局部使用各种疗法，就能达到治愈的目的，叫局部病局部治疗，如对外伤、化脓创口，使用膏药外敷，洗剂外洗以及扎针，拔火罐、按摩、切割等，祖国医学在这方面的内容丰富多彩。李时珍在著述《本草纲目》时，书中例述了近二万个单验方，大部分属局部治疗的例证。目前现代医学中的外科手术学,就集中地体现了局部病局部治疗的方法。我们临证所应用的除风利湿汤、三核二香汤、攻坚汤、决渎汤等属局部治疗的方例,由于局部治疗涉及的范围很广,不再占用篇幅一一累述。

2. 局部病整体治疗

局部病有时不表现为局部性,而在整体上出现了明显的寒、热、虚、实。需用前边叙述的六病辨证论治方法方能解决,我们把这种情况叫做局部病整体治疗。详见前述。

3. 局部病局部整体治疗

局部发生病变,不仅反映在局部,而且影响到整体的正常功能,造成整体的不协调,反过来又作用于局部,使局部病变进一步恶化,这就需要局部和整体结合起来治疗,每个局部必须服从整体,只有整体的协调,才有局部的改善。协调整体的代表方剂是小柴胡汤,整体治疗使用整体协调方,结合局部方共同进行治疗,我们现在临床应用的许多协调方,就是根据"局部整体双观学说"的理论来组成的,立法用药的原则,就是协调整体,突出局部,把整体的治疗和局部的治疗有机地结合起来,如调心汤、调神汤等就是典型的代表方剂。

局部病具有顽固性,这种类型是局部辨证的重点内容,在治疗上,局部病的治疗体现稳定性,局部病变,由一个局部传变到另一个局部是少见的。所以在局部治疗上,处方用药有其恒定性。守方,就是要一直守方治疗,证不变,方亦不变,因其局部病变的发展过程中,有一个代表本病的实质,决定着病变的始终,非到病变的发展过程完结,疾病不会痊愈。治病必求于本,本者,本质也,本质未变,方不可变,更则无效。局部病的顽固性,决定治疗必须有肯定性,这就说明,在诊断明确之后,一病一方,不愈不变,是针对病证本质而言。如果诊断不明,或判断有误,当须修正,更正处方是为了纠偏、改误,而绝不是随症施治。治病之本,一方到底的正确性是无可非议的。例如,肝炎病,肝炎是一个局部病,无论肝炎的好转,还是恶化,病变仍是肝的病变,只是发生发展的程度不同,病的本质未变,方剂就不应变,我们的调肝汤治肝炎,无论急性、慢性、亚急性、迁延性均有良效就是一个有力的说明。所以说,病的本质未变,随便改方是没有道理的,局部病变的顽固性决定了局部用方的肯定性,不要随症变迁,否则抓不住治疗的实质。近代有些医者治肝炎,随症加减,无相对固定的方剂,别人怎能重复应用,怎能指导临床?可以说,那种多变的治疗方法,不要说别人难以运用,就连他自己也难以再重复,不能重复就没有指导意义。近代有人曾说:临床研究病变发生发展的规律,要掌握其本质,才能找出其规律。这样,你研究的成果才能经得住实践的检验,应用所探求的规律,首先自己能重复,才能指导临床,指导他人,否则就是以其昏昏,使人昭昭,那是不现实的。

二、脉象在局部辨证中的意义

脉象学说,古往今来,许多医家做了发挥,是祖国医学中一门独特的技术。通过平脉可以得知疾病性质的真伪,揭示病变的真谛。脉平准确,有时一脉定乾坤,舍证而从脉,有时具有关键性的诊断价值。在局部病的证治中,脉象的诊平具有重要的意义。许多局部病变反映到脉象上,有其独特的表现形式。可以根据脉象得知患者病理变化的原委,病变的程度,病变的部位与性质。如临床常用的上鱼际脉，提示肝阳上亢，病位多表现在头，是脑的一种亢奋性反应；聚关脉则是提示肝气郁结，病位多在胸膈，是一种抑制性的病理变化，根据上鱼际脉、聚关脉等脉象的变化程度，就可以知道患者的病因、病理、病性、病程，如同体温计，温度的上升程度直接说明发烧程度一样，准确的说明了病情变化，给处方用药指出了道路。治疗原则就可以根据脉象而定。我常说，脉象如同航海家的指南针，风平浪静时，看不出指南针的作用，只有到风雨交加，大雾弥漫之时，才能看到指南针的作用，指明方向，救人之危。脉象的价值亦同此理，所以说，脉象在局部辨证中有重要的诊断价值。

平脉是一门技术，而不是理论。无论历代医家把脉象描绘的如何尽善尽美，形似神似，具体平起来往往是："心中了了，指下难明"，同一脉象，多人平之，结论不同，难以说到一起，脉象混淆，而不能统一。根据本人多年实践，认为脉象应分三类，首先掌握脉象的分类，才能正确的区别脉象，作出准确诊断，现就三类脉象的具体内容，作一分述。先应认识基础脉象，再认识复合脉象，在此基础上再平奇形脉，这样，病变通过脉象的反映，就有一个全面的了解，循序渐进，完成从必然到自由发展的过程。

1. 基础脉

基础脉分七类十四种，根据临床变化，脉象平诊时要注意七个方面。

1）长度：以等身寸量之。正常人脉长一寸五分。按脉时，上不盈寸，下不及尺者，叫做短脉，主夭；反之，如寸尺两端有余，缓和者，为长脉，主寿。

2）宽度：正常寸口脉宽如韭叶。平脉时，宽度以巨细分，超出正常宽度叫巨脉，比正常脉象窄，仅占三分之一宽者叫细脉。巨细之别，巨者主气盛，细者主血衰。

3）深度：脉之深浅以浮脉、沉脉分，上为浮，轻取明显，按之稍减；下为沉，轻取不显，重按而明显；沉脉之弦滑而不断，多见怀孕，一般而论，浮脉主表，沉脉主病在里。

4）硬度：平脉时以弦脉、软脉分。紧而有力谓之弦脉，柔而无力，谓之软脉。主要凭脉管的软硬度以察其详，弦主病久，软主病近。

5）速度：平脉时，速度以迟脉，数脉分，一息四至以下为迟；一息五至以上为数。数脉主热，主病进；迟脉主寒，主病退，并以此观察心脏的功能情况。

6）充盈度：平脉时以虚脉、实脉分，主要凭脉管内血液，脉管内血浆充实有力谓实脉，瘪而无力为虚脉，实脉病实，虚脉病虚。

7）节律：平脉的节律以代脉、涩脉分，主要观察脉搏跳动是否规律。数次搏动，明显一停者，称为代脉；无明显停顿，而只表现脉跳大小不等，有力无力不等，快慢不等，三不等者谓之涩脉，提示心脏功能性变化与器质性病变。

上述七类十四脉是单纯脉，各代表着一个方面。按脉时，心中必须明确不能糊涂。每个病人就诊，在切脉时，都要仔细辨出这七个方面的不同情况，不能如仲景在《伤寒论》序言所说："按寸不及尺，握手不及足，人迎、趺阳三部不参；动数发息，不满五十。"这样是学不好脉学的。在这七个方面中，最难平的是涩脉，初学者须认真体会。体察出三不等，需要医者沉下心来认真体会，否则，很难平出涩脉。实际上，这也是检验医者对脉象学习的程度的一把尺子。

2. 复合脉

复合脉是临床实际诊断中常遇到的脉象，病者的脉象多是复合脉，单纯脉较少见，故须认真对待。复合脉中,凡是七类基础中,除自身对立的脉象不能相合外,七类基础脉的任何一类都可以和其他种脉象相复合,构成多种多样的脉象,现举出十余种复合脉,供大家参考,从中得出一定规律,以通过脉象对病证本质有所了解。

洪脉是浮脉、巨脉、实脉复合而成,浮为深度,巨为宽度,实为充盈度。

滑脉由弱脉、实脉复合而成。弱者,柔软也,为硬度,实为充盈度。

紧脉由弦脉、实脉复合而成。弦为硬度,实为充盈度。

牢脉由弦脉、沉脉、实脉复合组成。弦为硬度,实为充盈度,沉为深度。

芤脉由浮脉、虚脉复合而组成。浮为深度,虚为充盈度。

革脉由脉弦、浮脉、虚脉复合组成。弦为硬度,浮为深度,虚为充盈度。

微脉由细脉、涩脉复合组成,细为宽度,涩为节律。

结脉由迟脉、代脉复合而成。迟为速度,代为节律。

促脉由数脉、代脉组成。数为速度,代为节律。

濡脉由浮脉、细脉组成。浮为深度,细为宽度。

弱脉由沉脉、细脉复合组成。沉为深度,细为宽度。

大脉由长脉、巨脉复合组成。长为长度,巨为宽度。

小脉由短脉、细脉复合组成。短为长度,细为宽度。

平脉时,根据复合脉的组成来看,源于几个方面,依脉象的长短、巨细、浮沉、弦弱、迟数、虚实、代涩判断疾病的盛衰、久暂、虚实、寒热、表里以及机体的寿夭,治疗的难易,通过脉象对人体的正气与病邪变化有一个全面衡量,以便根据病情,随证治疗,方不致误。

3. 奇形脉

奇形之脉之所以谓奇,就是与正常的脉象不同,而形成其特有的形状。奇形脉有病理奇形脉和生理奇形脉之分,生理奇形脉一般在临床无特殊诊断意义,病理奇形脉对于局部病的诊断和认识有重要的意义,对于疑难病的诊断和治疗,病理奇形脉有时提供可靠的诊断依据,对治疗起决定性的指导作用。其中生理性的有:

1) 双管脉:平脉时,寸口脉初按始觉宽大,仔细体验,方能感觉到有两条动脉血管同时经过桡骨侧,两脉并驾齐驱,一般无诊断意义。

2) 神门脉:平脉时,寸口无脉,而在神门穴有纵行通过的脉管,叫神门脉,属生理变异,无临床诊断意义。

3) 反关脉:平脉时,寸口无脉,脉管从尺部桡骨至手背侧,其脉搏显而可见,属生理性改变。

4) 六阴脉:寸口平脉时,脉搏特别细小,难以摸到,其人表现如常,其人迎、趺阳脉搏动如常人者,称"六阴脉"。此类脉多与反关脉并见,属生理特异性。一般无临床意义。

其病理性改变的奇形脉有:

1) 上鱼际脉:平脉时,寸口脉在腕横纹以上可以摸到。甚者,脉充皮下,可见其搏动,直达手掌大鱼际,故称"上鱼际脉"。多由肝阳上亢而致,病性多为交感神经功能亢奋,呈阳性病理反应。

2) 聚关脉:平脉时,寸口脉,关脉独大,甚者犹如豆状,搏动明显,高出皮肤,寸尺俱弱,其脉搏显于关部,故称"聚关脉"。多由肝气郁结所致。多与迷走神经兴奋有关,主阴性病理反应。

3）长弦脉：以右尺多见，脉管见弦而长，超出尺部向后延续数寸，脉跳弦紧有力，多为腹满寒疝所致，根据其长弦程度，可判断腹满寒疝病变的程度，对消化系统疾病的诊断有重要意义。

4）动脉：平脉时，脉的搏动与正常人有别，指下切脉有纵行跳动之感，关前一下，关后一下交替跳动，摇摆不定，我们称为“动脉”。经过多年考查，提示病者受到大的惊吓，反映在大脑表层，影响到脉象，心中有惕惕不安之感。观察多例，验证正确。

临床根据病理性的奇形脉象，可帮助找到致病的本质及原因。有时能把患者隐藏很深的致病因素探出。见其脉可以用其方，均能收到良效，这也是平时舍证从脉的依据。如军区某司令，感到心烦不宁，脉见涩脉，脉形聚关，在几个医院均诊断不出其病变，我们则根据其脉象诊断为心脏病变，令其作进一步检查，后经二阶梯试验，诊断为“隐性冠心病”，处以调心汤，20 剂症状大减，嘱其回部队认真用药而去。再如今年五月中旬一患者来门诊就医时，疑心自己是心肌炎、肝硬化，思想负担沉重，平脉时，见聚关脉与上鱼际脉并见，提示自主神经功能紊乱，处以调神汤，令其服用 80 剂，脉复正常，而诸证自愈。所以说，掌握脉象对于局部病的辨证论治，实有纲举目张之功能。

三、局部协调疗法

局部病与整体有着密切的联系，局部病的治疗规律之一就是局部病整体局部治疗，其原则是：“协调整体，突出局部”，一是调，二是治，局部的治疗亦寓意着“调”。所以说，局部协调疗法的重点就是“调”，通过协调使局部与整体达到有机的统一，维持一个动态的平衡，达到治疗的目的。在治疗中，只有整体的协调，才有局部的改善，协调整体的方子就是小柴胡汤，小柴胡汤是治疗体证的第一方，同样也是协调局部的首选方，只有调整整体的方剂，协调治疗才具有权威性，如同国家首脑，有统帅全国的本领，也有治理局部的才干，所以经过多年实践根据仲景的学术观点，认定了小柴胡汤的协调作用。

整体辨证中，已做了阐述，小柴胡汤的组方原则是以调和少阳、太阴为主体，组成协调性的代表方剂。《伤寒论》第 379 条：“呕而发热者，小柴胡汤主之。”为何取少阳和太阴的治疗作为组方原则呢？因胸为阳，腹为阴，阴再盛莫过于腹，腹为至阴，故以太阴代表阴；胸为阳，阳再热莫过于胸，胸为至阳，故少阳为阳之代表。一阴一阳之为道。太阴少阳形成阴阳二性并举，协调阴阳，这就是小柴胡汤充任协调方的关键所在，整体病证不外阴阳二性，或寒、或热、或虚、或实，呕是太阴之证，发热是少阳之证，整体取阴阳，先找出其代表性的证候。方中通过黄芩以清热，柴胡以祛实，半夏、生姜以治寒，人参、甘草、大枣以补虚，四面俱协，呕而发热诸证自愈，七药为用，共同担负起协调阴阳、治疗整体的重任。病不变，法亦不变，此为定理。

选用小柴胡汤作协调整体的方剂，不仅是依据阴阳的理论来确定，更重要的是放在医疗实践中，反复验证，证明有明显功效，其作用是由里达表，由上而下的功效，诚如《伤寒论》第 230 条：“……上焦得通，津液得下，胃气因和，身濈然汗出而解。”经过 1700 余年，历代医家的反复实践，小柴胡汤被推为和剂之首，因此，选为协调整体的主方，这一切不是空洞的理论，而是其效果已在临床兑现。

有人曾问到，小柴胡汤证有没有整体治疗的证据，我们说：有！《伤寒论》第 148 条就是一个很好的证据,原文就说到:“伤寒五六日,头汗出,微恶寒,手足冷,心下满,口不欲食,大便硬,脉细者,此为阳微结,必有表复有里也。脉沉,亦在里也。汗出为阳微。假令纯阴结,不得复有外证,悉入在里。此为半在里半在外也。脉虽沉紧,不得为少阴病,所以然者,阴不得有汗,今头汗出,故知非少阴也。可与小柴胡汤……”。从条文中就可以看出,头汗出是少阳证,微恶寒是太阳证,手足冷是厥阴证,心下满不欲食是太阴证,大便难是阳明证,脉细是少阴证,六病证候俱在。何以治疗,仲景就为我们指出了路子,遇此情况,采取整体协调疗法。

小柴胡汤组成协调方,在此基础上,再选用现有的良方或有效药物组成局部治疗方。突出局部这个重点,这是普遍与特殊治疗的有机结合,体现“协调整体,突出局部”的原则。局部的治疗体现了机体与病邪的对抗性,对抗是事物发展的一种规律(不是一切规律)。对局部的突出重点采取相应治法,对整体非对抗的各部则采取调治。这就叫具体问题,具体分析。我们把这种调治法的理论称“局部整体双关学说”。即把整体的调与局部的治有机结合起来。值得提出的是,局部治疗方的组成,正在逐步发展,有一个健全的过程。目前还不是尽善尽美,望同道携手共同探索局部治疗的良方,把协调治疗推向一个新的高度。其后所述的各种调理方,均本着“整体局部双关治疗”的原则,选药、组方、命名。

1. 调神汤

调神汤方 石膏 30g、牡蛎 30g、桂枝 10g、大黄 10g、车前子 30g、柴胡 15g、黄芩 15g、党参 30g、苏子 30g、川椒 10g、甘草 10g、大枣 10 枚。

煎服法 上药十二味,加水 1000ml,煮取 300ml,倒出药汁,再加水 800ml,煮取 200ml,去滓,两次药汁相合,煮沸,温分三服,以空腹服为宜,忌生冷、油腻。

适应证 自主神经功能紊乱,癔证,精神分裂症,内耳眩晕症,头痛、失眠、心烦等证的上鱼际脉情况。

调神汤的辨证施治指征主要是上鱼际脉或上鱼际脉并见聚关脉者。从现代医学的角度分析其病理变化,结合实践推断,上鱼际脉的出现,是肝阳上亢的集中表现。经过几十年的观察验证,提示患者性格刚强、脾气急躁,至少在三年以上的时间内心情不畅,对自己的性格采取压制态度,用理智克制自己冲动的性情。我们知道,思维的冲动,导致大脑皮层的功能失调,引起自主神经功能紊乱,出现交感神经的兴奋,血管处于收缩状态。血管压力增加,血压增高。久而久之,在寸口脉上,使脉管向上移位,甚至达到掌侧拇指大鱼际。这就是临床见到的脉搏突破腕横纹以上,而取名“上鱼际脉”。见到上鱼际脉的患者,90%以上有头痛、头晕、失眠多梦,目花耳鸣,记忆减退,胸胁苦满,心中烦躁,身重难转,周身乏力等证候,多为交感神经亢奋的一系列表现。

聚关脉的出现,经过观察,在中医属肝气郁结的范畴。从现代医学的病理推断,有这样一个变化过程,聚关脉者,性格内向,性情压抑,沉默寡言,至少在三年以上为一件事,反复考虑,不能言之于口,不愿告之于人,反反复复百思不得其解。为其主观思索,长期的思虑,同样导致大脑皮层的功能改变,而引起自主神经功能紊乱,交感神经功能受抑制,迷走神经功能占优势,呈现一派抑制性证候。如心率减慢,血管扩张,血压下降,胸膈满闷,饮食不规律。反映在脉象上,由于迷走神经的兴奋,引起血管的收缩是纵行的收缩,二者交织在一起,反映在寸口脉上,就可见到。由于长期的血管扩张,使脉管增粗,形成横行扩张。正常血管的收缩，使扩张的脉管在关部相聚，逐渐增大，甚者关部如豆状，故称为“聚关脉”。聚关脉的出现提示迷走神经占优势，呈现抑制性的病变过程。

上述上鱼际脉与聚关脉的发生机理，仅是综合临床实践作病理学方面的推断。究系何因，其细微病理变化如何，尚缺乏科学根据。但这两种提示自主神经功能紊乱则是一个无可非议的事实。在临床有许多患者是聚关脉与上鱼际脉互见。由于两种脉象代表着不同的病理变化，二脉交织互见，病性就形成同一性改变。机体中，由于大脑皮层功能紊乱，使周身上下出现一系列紊乱现象，寒热不均，虚实互现，如嗜睡多梦，烦躁疲乏，心跳忽快忽慢，腹胀满，饥而不欲食。四肢困乏，出现上热下寒，区域性改变。有时让患者自述，而不能全部诉出，可谓“百病缠身”。但具体检查，无论心电图、脑电图、超声波、激光等现代设备检查，则无一改变，可谓难点。因实属整体的紊乱现象，并无器质性的病理变化，所以在治疗起来，不能单纯治某一方面，而必须讲协调，经过调整，达到动态的平衡，使紊乱的大脑皮层功能趋于正常，这样方可诸证尽消。如失协调主旨，则顾此失彼。

调神汤是调整大脑皮层功能紊乱的汤方，本方的组成是根据《伤寒论》第 107 条：“伤寒八九日，下之，胸满烦惊，小便不利，谵语，一身尽重，不可转侧者，柴胡加龙骨牡蛎汤主之”而化裁得来。其具体化裁是在小柴胡汤中，参苏子降气汤之意，选用苏子降气化痰，以易去半夏辛燥有毒之弊，以大建中汤中选用川椒温中止痛，其热不伤阴之长，易去生姜性热伤阴，刺激发炎之短，使小柴胡汤，既保持其协调整体之功，又具有久服而不伤阴蓄毒之益。但在有呕吐症状时，仍取用生姜、半夏，取小半夏汤温胃止呕之功，而不用苏子川椒取代，其余诸证，均选用化裁后的小柴胡汤作基础，再以石膏之辛凉，清热生津而易去龙骨，使方中保持清热、凉血、镇静、生津的优势，以车前子补肾利尿之功取代茯苓，使集聚于半表半里的病邪，通过气血的运行，得以从小便排出，保持有一个除病邪的良好通道。同时方中不用铅丹，以除久服蓄毒之害。这样经过调整后组成的调神汤，在临证治疗中就具备了四个矛盾点，八个矛盾面，四方同调，八方共治，相反而又相成，使机体达到一个有机的协调，在方中具下列特点：

1）寒热并用：石膏、黄芩以清热，桂枝、川椒以温中，功能的紊乱证候寒热互见，如单纯以温热之品以治脾胃之寒，就会使上焦火热愈炽，脾胃虽得治，而上焦之热加重缠绵不得消，反之，单以寒凉之药以清热除烦，而必寒其中，使脾胃之寒愈剧。所以寒热并用，使热邪得清而不伤其中，脾胃得温而不助其胸中之热，故寒热并用，各免其弊，相得益彰。

2）升降并用：整体的紊乱，寒热互见，虚实并存，一体之中往往上热而下寒，遇此之治，必须调中有治，治中有调，须将低于正常水平者扶到正常水平，高于正常水平降至正常水平，紊乱表现的证候虽有寒热虚实，但不是偏盛或过衰，须将上焦之热降至下焦以温其寒，把下焦之寒升至上焦以凉其热，上下交流，气血通达，使寒热并治，使其降中有升，升中有降。如同下楼坐电梯，降中有升提的因素，升中有降的意义。如果单纯或升或降，就会使机体的平衡进一步恶化，甚至崩解，如人想下楼，用电梯可以安然无恙，如果纵身下跳，则其命危也，协调治疗中亦同样寓有这样的哲理，所以方中柴胡的升提是使苏子更好的发挥降气的作用，二药为用，升降结合，令人回味。

3）收散并用：方中牡蛎固涩以敛气，柴胡宣通以发散，上焦热积，气血淋巴周流不利，壅塞不通，必须用柴胡以散，疏通发散胸中之邪，而胸满烦惊诸证可解。但心是一身之主，心气宜收不宜散，如单用发散之品，必然耗散心气，尤以脉大者。如过用耗散之剂，必然招致不可逆转的危候，所以方中选用牡蛎收敛以固其气，使心气不得耗散。这样，二药共用，发散以除积聚之邪,收敛以固心阳之气,使邪得祛而正不得损,收散共济,以奏驱邪固本之功,非良医而不达此地。

4) 补泻并用:"邪之所凑,其气必虚",病者之所以病,就是因机体抵抗力虚衰而被邪气侵及,故病者本该尽补。殊不知,虚之所以虚,自有其因,正邪相争,交织于内,气机不畅,气血痰食积聚,天阳之气不得用,水谷精微不得充,使机体易虚。如单用补剂,则助其病势反而对机体不利,壅补恋邪,病加一等,必须将壅塞之积滞,给予祛除,方能为补助机体铺平道路,故用泻法以寓其中,积滞得泻病邪易清,为除病打开道路。故在调神汤中补泻并用,泻中寓补,补中助泻使病邪除,淤滞清,正气充,气血畅,使机体的紊乱趋于协调。所以说,调神汤协调整体,具有双向调节的功能,一方之中,有病除病,无病的补正,运用一方,疗治始终,均收其效。八方分列,各司其职。只有这样,才能达到清热而不伐中气,气降而不致脱陷,宣通而不耗散正气,补正而不滞留病邪,邪得以除,正得以健。该方药味药量相互作用,相辅相成。

中医方剂学中,有大方、小方、急方、缓方、奇方、偶方、复方,各有所用。调神汤就是一个代表性的复方。临床应用,根据患者出现各种证候的程度,参考脉象的变化,从寒、热、虚、实的每个方面,进行辨证论治,而调整其中的药味与药量。根据每个患者的具体病情,掌握其本质。通过观其脉证,选定方药,使其保持相对的平衡,以发挥其协调作用。机体的病理变化,是错综复杂的,当病性向着相反的方向转化的时候,平衡受到破坏则显示出寒、热、虚、实不同的突出个性来。同样,调神汤作为一个协调方,只要变动方中任何一方面的药味或药量,就可以使方剂的个性发生改变。所以说,在应用协调方时,既要掌握原则性,又要注意其灵活性,以适应临床处治各种复杂病证的需要,其变动情况如:

石膏、黄芩与桂枝、川椒是维持方中药物寒热的。如果病者呈现亢奋优势,热象明显,可以加大石膏用量,由 30g 可增至 60g,甚至可达 120g;如寒象明显,可加大桂枝或川椒用量,由 10g 可增至 20g;如见背恶寒者,可用附子以加大其温性。寒热二药的用量,均可视病情而定。关键是初诊时要认证准确,方剂拟定因人而异,一旦定方,则不宜更改,抓住本质,一方到底。

人参与大黄是维持补泻的协调药物。有时人参价格昂贵,久服易燥,可用党参代替。应用多年,党参代人参不见其逊。根据病者虚实程度而调整其量。脉见弦象,腹胀满闷证候明显者,可加大大黄用量以泻实;体质虚衰,气短心悸者,加大党参用量以补其虚。

这些证治上的灵活性,是需要知道的。但是,这种变动是有条件的,必须是病性的一方个性突出时,方可应用。一般情况下,必须维护其原则性,因每一个协调方是一个有机的整体,如果盲目乱调,则不收其效,反乱病情。这点同样是需要记取的,作为一个临床医生,只有真正了解组方原理,熟知药性,又善辨证,才能掌握方向,运用自如。

调神汤服用后,会出现各种不同的反应,这与病者的体质、情绪和环境有关。反应一是由于本方是治本为主,是协调显效,见效通常较慢,多是用药数剂后症状才得以改善,二十余剂药后主要症状才得以好转。这就提醒我们,不要因服用二三剂无明显效果而更其方。二是有一部分人服药后,不是病情逐渐好转,而是感觉加重,如头晕、困乏无力、不思饮食等衰弱症状。遇此不必多虑,这是因为药到病所,调整过程中的激化反应。体质强壮,用药敏感者多见此种情况,痊愈较快,用药期短,约占调神汤证的 20%。三是服药后有腹痛,腹泻反应。许多患者怕其泻而惧其方,实乃差矣。调神汤是一个双向调控的方剂,有病除病,无病补体,药到病所,必须先除其邪,病邪被歼,不运至体外,病岂能根治?病情顽固者,开始并不泻,而到用药十余剂方泻,但是泻是为了除病,是治疗中不可缺少的阶段反应,不必多虑。四是少数患者服药后有嗜睡的现象。这是大脑皮层通过药物矫正后,功能由紊乱趋于正常的一种补偿性反应。原来失眠日久,大脑过于疲惫。用药后,机体协调起来,转入恢复阶段,欲补其亏,故出现嗜睡不醒。这是病转恢复的标志,可缩短疗程,使身体很快复原。1973 年曾治一患者,服药三剂后,困倦嗜睡,其家人忧虑,找到门诊,询问其情。嘱其不必多虑,令其尽睡而不必唤醒,每天给予水饮即可。这样,此人连睡六日而醒。后来,到门诊诉说:"自己如脱胎换骨,成了另一个人,神清气爽。"诸证尽然而清。后来又遇数例,均嘱其家属不必多虑。

医者开方,病者服药。主观判断与客观反应必须相符,治疗才能收效。但客观反应有两种,一是好的,二是坏的。好者加倍赞赏,坏者登门质询,是其常理。这就需要医者声明药效反应,尤其对坏的反应。通常要注意两种情况,一是药不对证,把病治差;一是方与证符,而是药病相争,反映出的不良感觉。所以说,医者必须做到"胸中有数",既不可药不对证,固执己见,一错到底,贻害于人;又不可方本对证,是用药后的坏感觉好现象,尚做坏治,被假象迷惑。病者一诉,赶快停药更方,使药病相违,同样贻害于人。这两种都是过错,都应尽力避免。"病者之病病疾多,医者之病病道少。"医者对方药必须深钻细研,方不致误。

2. 调心汤

调心汤方　百合 30g、乌药 10g、丹参 30g、郁金 10g、瓜蒌 30g、牡蛎 30g、麦冬 10g、五味子 15g、党参 30g、柴胡 15g、黄芩 15g、苏子 30g、川椒 10g、甘草 10g、大枣 10 枚。

煎服法　上药十五味,加水 1200ml,煮取 300ml,倒出药汁,再加水 800ml,煮取 200ml 去滓,两次药汁相合,煮沸,分温三服,空腹服为宜。

适应证　冠心病、心律失常、心肌炎、心血管神经官能症、肝脾肿大、月经不调、不孕症、诊治时见涩脉者。

调心汤临床应用的主要指征是见涩脉。涩脉的出现标志着心脏功能的减低和有效循环血量的减少。涩脉向我们提示了使用调心汤的定位诊断。我们知道,局部病的治,首先定位,才能定性。"皮之不存,毛将安附"一个方子的应用,如果定位不准确,病性就无从谈起,无法把握病情的发展。涩脉的出现,经过长期临床观察,多为患者在主观上长期精神抑郁不畅,导致大脑皮层的功能紊乱,引起一系列病理变化,波及自主神经,引起迷走神经功能亢奋,抑制心脏的传导系统,使心肌收缩力和传导速度均受到抑制性干扰,而失去正常的功能。在客观上,有失血或病毒感染等因素,二者相合,使寸口的脉象表现出节律不齐、快慢不等、有力无力不等而出现涩脉。涩脉是应用调心汤的代表性证候,也是反映心脏功能病变的集中表现,也是经过治疗观察病情进退转归的依据。

"心者,君主之官。"心脏是人身的主宰,气血在人体内周而复始地循行,循环周身,由上及下,由里达表,无处不到。机体的任何组织器官,一旦失去气血的供给,立即就会失去其功能,而出现变性、坏死。人体各组织器官的功能都以气血为依托,故有"身有多大,心有多大"之说,气血沟通全身,使各组织脏器产生功能活动,所以治疗心脏病变不仅要考虑到心脏的本身,同时要考虑到和心脏气血运行有关的各个组织脏器,只有整个机体相互协调,气血循行畅达,心病才能被征服。故调心汤组方过程中,必须注意这样几个方面:

1) 强心以健脑:心是气血的主宰,心脏的活动受脑的控制和支配,但脑的指挥功能是依靠气血的充养来实现的。没有充足的气血供给,脑的功能就会丧失。头部一旦缺血,就会发生晕厥,脑组织缺血过久,就会坏死,而形成不可逆的改变。所以说,人的精力充沛与否,决定于心脏,而不决定于脑。脑的思维、支配功能是心供血后的功能表现。同时,脑的思维又可直接影响心脏的正常功能活动。这是一个物质与精神的关系。由此可见,要想解决大脑皮层的功能紊乱状态,必须以强心作基础,故方中选用生脉散以强心,使心脏功能得以提高,心肌的自律性、兴奋性、传导性、应激性恢复正常。同时以小柴胡汤宣通气机,和解阴阳,协调整体,使处于紊乱状态的大脑皮层得以治。脑健则心安,心安则脑旺,相互为用。故方中以小柴胡汤作基础,实有强心健脑之妙。

2）宽胸以宣肺:心居胸中,两肺之间,胸腔的活动和肺脏的功能活动正常与否,直接影响到心脏的排血功能,又因大脑皮层的功能紊乱,使迷走神经功能偏亢,因而病人多有胸闷、烦满、叹息之证。心与肺通过动静脉组成小循环、心功能低下而致肺脏气血瘀滞,出现气机不畅,而见咳喘、烦闷等证。在正常生理状态下,心肺关系密切,二脏共同担负着机体气体的交换。肺部吸入的氧气,通过血液循环输布到周身,同时心脏自身更需要氧的充分供给,以维持其正常的功能。组织产生代谢产物二氧化碳又经过血液循环到肺而呼出体外。心肺二脏共同担负着机体新陈代谢的主要作用。《素问·灵兰秘典论》说:“肺者,相傅之官,治节出焉”相傅之官是对“心者,君主之官”而言。心主血,肺主气,“气为血之帅,血为气之母,”气血则血行、气滞则血凝。肺是辅助心治理和调节血液循环的,只有心肺互相协调,才能维持人体的正常生理状态,以保障新陈代谢的正常进行。故治血先治气,气行则血行,必须把肺这个供氧的线路修好。肺的正常功能得到保证,使心得到氧的充足供应,才能为祛除病邪奠定良好的基础。根据这个道理,在组方时,以瓜蒌薤白汤中,选瓜蒌一味,宽胸利气,清除胸腔这个外廓的影响,使胸腔通畅开阔,心肺得到更大范围的扩张,从而完成了更大的吸氧量和排血量,并选用《时方妙用歌诀》中的百合乌药汤。陈修园曾说是他“从海坛得来,用之多验”。原方两味,百合轻清,能润肺止咳,清心安神,养阴清肺;乌药行气止痛,二药合用为神经的强壮滋补剂,以保障肺的正常功能,心得到氧的充分供给,心病得以祛除,瓜蒌、百合、乌药三味为用,共同完成宽胸宣肺之功。

3）疏肝以健脾:中医认为:“心主血,肝藏血,脾统血。”血的生成、贮藏、统摄与此三脏有直接关系,肝脏是一个大的血库,心血的充足与否,与肝脏调节血量的能力及贮藏血量的多少有关。血液的生成与脾的运化功能分不开,并且血液在周身的运行,而不溢于脉道之外,是靠脾的统摄作用来完成的。故在调治心脏病时,如不把肝脾二脏的功能调整好,就不能保持正常的有效循环血量和血液在脉道的正常运行。方中选用丹参、郁金,以丹参舒肝活血,素有“一味丹参饮,功兼四物汤”之称。郁金为气中血药,以活络止痛,为丹参行气开路,使血液循行畅达。同时借用小柴胡汤中党参、大枣健脾补气,共奏疏肝健脾之功,以达到气行血则行的目的,使心脏恢复正常的舒缩功能,保证正常的有效循环。

4）安神而止悸:心病的共同症状就是心烦、心动悸、失眠多梦。在协调整体的基础上,使心气得聚而不散,神安而悸消,诸证自愈。总之,在心病的治疗中,调心汤在调整整体的基础上,掌握脑、心、肝、肺、脾之间的调理通达,组方合理,药选精良,临证应用此方多验。如某部一女性患者,贫血,肝脾肿大,尤以脾大见著,每日饮食不振,周身困乏,心慌气短,而不能正常工作,先后在太原军区内外医院多处检查求治,一直原因未明,治疗无效。1984 年夏,来中医研究所门诊,见其脉涩,处以调心汤,令服 100 剂。患者遵嘱服至 80 剂,诸证全消,精力充沛,随即上班参加工作,后继续服足百剂而愈。

3. 调肺汤

调肺汤方　麻黄 10g、杏仁 10g、石膏 30g、瓜蒌 30g、沙参 30g、麦冬 15g、五味子 15g、罂粟壳 5g、柴胡 15g、黄芩 15g、党参 30g、苏子 30g、川椒 10g、甘草 10g、大枣 10 枚。

煎服法　上药十五味，加水 1000ml，煮取 300ml，将药汁倒出，再加水 800ml，煮取 200ml，去滓，两次药汁相合，煮沸，分温三服，空腹服为宜。

适应证　支气管哮喘、肺气肿、肺心病、慢性气管炎、肺大泡证、气胸等。

肺与皮毛相表里，肺病主要和宣气的功能失调有关。常见的肺结核、肺炎就是例证。肺结核在中医属于肺痨肺痿的范畴。对于肺病的治疗，根据协调整体、突出局部的原则，调肺汤的组方初步设想是这样：

1）宣肺消炎以制止分泌：肺部受到外邪的侵袭，肺组织充血、水肿，引起炎性病变。支气管黏膜水肿，分泌增加，痰液形成，管腔被痰液阻塞变窄痉挛，形成咳嗽、哮喘。外邪侵体，首先犯肺，根据肺病的咳、痰、喘证多由外感六淫所致，选用太阳病主方的基础方，麻杏石甘汤加入调肺汤中。外邪侵肺出现炎性反应，红、肿、热、痛、功能障碍是炎症病理的五大变化。选用麻杏石甘汤治肺病，机理也符合。麻杏石甘汤具有消炎的作用，方中麻黄扩张气管，解除支气管平滑肌的痉挛；石膏镇静降温，制止分泌，使痰液减少；杏仁宣肺透窍，使气机畅达；甘草止咳又化痰。四药为用，宣肺消炎，使停于肺部的痰液咳出，并通达表部汗腺，将侵及表部之邪一并驱于体外。

2）滋阴排痰、敛肺以镇咳：在应用麻杏石甘汤宣肺消炎的同时，加用沙参、麦冬、五味子、粟壳以滋阴排痰，敛肺而镇咳。肺属阳脏，多燥，应用沙参、麦冬具有双重作用。一方面滋阴，一方面排痰，阴液充足可使黏稠痰液变稀而易咳出，寓有扶正祛邪之意。加用瓜蒌亦具有宽胸利气、滋阴排痰之功以助其效。并根据陈修园治咳嗽，一生用干姜、细辛、五味子，干姜主开，五味子主合，细辛转输，开合互济，相反相成。调肺汤中多用扩张支气管药物，麻黄以升，多耗散肺气，借用五味子酸涩以敛肺气，构成对立统一而不走极端，散敛结合，共建其功，故择五味子加入方中。方中还选用罂粟壳 5g 以镇咳，用瓜蒌、杏仁、沙参等宽胸排痰。一再排痰则引起肺部的疲劳，必须加用罂粟壳以适当镇咳，以恢复肺的功能。如不用罂粟壳，临床疗效大减，但是在痰液分泌旺盛时则需令其排完，以防痰留肺中，引起它变。如痰不多，加用罂粟壳镇咳消疲劳，效果明显。

3）协调整体以治肺病之本：人之得病，首先肯定一个原因："邪之所凑，其气必虚"。人生活在自然界中，同样呼吸空气，有的感染肺病，有的则不感染，这主要取决于机体的内在因素。毛主席的内因外因论，符合祖国医学的"邪之所凑，其气必虚"的哲理。肺部之所以感染病邪，必然有其受病因素在其中。从临床的经验看，肺病者，脉象多见聚关脉和上鱼际脉，尤其以聚关脉多见。上鱼际脉是肝阳上亢的见证，聚关脉是肝气郁结的表现。二脉的出现表明，体内有自主神经功能紊乱的因素，扩张血管是交感神经的作用，收缩血管是迷走神经的作用，对于肺病者，交感神经的兴奋性增强，使支气管扩张，引起肺燥，干咳而无痰。迷走神经兴奋性增强，支气管收缩，则表现肺湿。肺燥者可用陈修园的清燥救肺汤。一般情况下，迷走神经兴奋多见，故肺多生痰。以聚关脉者见著。由此而知，肺病多自主神经紊乱的指征。不解决自主神经功能紊乱现象，肺病不易治愈。要解决自主神经功能紊乱，必须用小柴胡汤以协调整体，作为治疗肺病的基础。

在掌握调肺汤三个方面的治疗原则后,还须注意的就是调肺汤多用引子,选用白萝卜二斤煮后,用其汤煎药,有条件时可用一个梨,捣碎,放入药中同煎。疗效可提高三分之一,另外切记,心功能不佳者,用苏叶代麻黄,以汗出涩脉为准。用苏叶较为稳妥,麻黄兴奋心脏的传导系统,用后病人出现心悸、心烦,苏叶宣肺解表,疗效亦好。肺病者,秋去冬来加重,天要大变,死者较多,在治疗肺病的过程中,注意到心肺两脏的共同机能,在调整整体的基础上,注意宣肺、消炎、排痰、制止分泌四个方面。肺病就可得以治愈。省某医院某大夫久患咳嗽,由于对中医调肺的治疗不感兴趣,一直拒绝治疗,后咳甚无法,来此就诊,处以调肺汤,服用6剂而愈。

4. 调肝汤

调肝汤方 茵陈30g、大黄10g、丹参30g、郁金15g、陈皮10g、白芍10g、车前子30g、柴胡15g、黄芩15g、党参30g、苏子30g、川椒10g、甘草10g、大枣10枚、栀子10g。

煎服法 上药十五味,以水1000ml,煮取300ml,倒出药汁,再加水800ml,煮取300ml,去滓,两次药汁相合,煮沸,分温三服,空腹服为宜。

适应证 急性肝炎、中毒性肝炎、慢性肝炎、肝肿大、肝硬化、单项转氨酶升高、多囊肝、胆道疾患等。胆结石的排石汤亦以调肝汤作基础方。

治疗肝病,必须注意五个方面:协调整体、清热利湿、调整脾胃、活血化瘀、通利二便。五项原则,缺一不可。据此调肝汤的组成是以调胃汤作基础,加用茵陈蒿汤,复加丹参、郁金、车前子组成。后因栀子短缺,以黄芩代之,方效亦不受多大影响,故调肝汤中可不用栀子,经过多年实践证明了组方的正确性。

1)协调整体是根据观察,肝脏病者,多见聚关脉,提示有自主神经功能紊乱的自身因素存在,这是肝炎病毒能够在体内滋生繁殖的重要条件。我们知道,肝炎病毒在五万倍的电子显微镜下才能看到,所以戴口罩是不能预防肝炎的,肝炎病毒进入机体并不是都可以发病。据多年观察,患肝炎者,有长期的精神抑郁、恐惧,使机体的抵抗力下降,使肝炎病毒得以侵袭。外因是变化的条件,内因是变化的根据,外因通过内因而起作用。因此,必须选用小柴胡汤作基础,协调整体,使正气得充,这是治疗肝病的先决条件。

2)清热利湿,首选茵陈,茵陈是治疗肝病的局部用药,具有清热利湿,疏通胆管,加强胆汁排泄,消除黄疸之功,有病可治,无病可防,这是多年应用的结论。同院患者高某,患"黄疸性肝炎",肝脏肿大平脐,时值三月,令其到野外采集鲜茵陈,单用一味,每服四两,服用十四天,肝回缩至正常位置,黄疸完全消失。再用调肝汤善其后而愈。由此可见,茵陈如此有效,治肝不能没有茵陈。另外,茵陈可做菜食用,久服无副作用,可称治肝良药。所以在调肝汤中,一般茵陈可用60g,有黄疸者,可用至120g,药力强弱来源于量,没有一定数量作保证,祛除顽固病变就会力不从心。

3)活血化瘀:血液在肝内大量淤积,血多热盛,出现肝肿大。用什么药物可以使肝脏瘀血得散,炎症得消,肿大回缩呢?这是经过多次实践探索的。先以病例为证:晋东南医友,其女刘某某,患肝炎久治不愈,父虽是中医,但其不相信中医,此时刘某致函于吾,欲治女病,其女持信见吾。见其肝大,右胁下三指,告其用7剂药一试,无效则另请高明。当时方中用丹参四两,3剂药肝回缩一指,7剂药后,肝回缩两指,本人此刻方心悦诚服,遵方服药,尽愈而归。肝炎患者,肝细胞发生炎变,使门静脉血进入肝脏,郁滞其内而形成肿大。先用丹参治疗肝脏淤血，但其效力不是肝脏本身起作用，而是运用丹参加强右心回血量，使原来肝细胞肿胀，肝血回流障碍，门静脉受阻，右心回血量不足的病理改变得以改善。一旦右心回血量增加，使肝脏淤血减少，逐步恢复到原来的生理状态。一个器官只有恢复原来的结构，才能产生其应有的功能，增大或缩小都不能发挥其正常功能，如同手肿大或萎缩都影响把握东西。同时方中配以郁金，血中气药，除与丹参相合，具有行气解郁、活血祛瘀的功能外，并有促进胆汁分泌，促使胆囊收缩，而具有利胆的作用。据报道，大量应用郁金，还能增加血浆蛋白，纠正蛋白倒置，达到营养保肝的目的。所以说丹参、郁金二药为用，是治肝病不可多得的两味药。

4）调理脾胃：从方中看，调肝汤中含有调胃汤。因肝病均显脾胃不佳，所以说治疗肝病必须要注意调理脾胃，方中选用枳实芍药散复其中，是因为肝是通过胆管排泄胆汁到小肠参与食物消化功能的。十二指肠最容易痉挛而阻塞胆汁的排泄，故用枳实芍药散以增强肠胃节律性的蠕动，增进消化功能，同时由于枳实芍药散能够舒张平滑肌，改善肝门壶腹区，疏通胆汁排泄的道路，又有利胆的作用，通过对肠胃的调理疏通，为肝病的治疗，开辟了通路。

5）通利二便：治病必须给予祛邪的出路，治疗肝病中有一个值得重视的问题就是：转氨酶升高。我们在治疗肝炎时，不主张用高蛋白饮食。因蛋白质进入人体，在正常生理状态下，由胃酸的作用，使蛋白质转化为蛋白胨和蛋白䏡，再经过胰蛋白酶的作用，转化为二十余种氨基酸，吸收入体内，促进白蛋白、球蛋白、纤维蛋白原等的合成。如果肝脏出现病变，不能很好地接受，利用蛋白质，使其沿肠道下行，逐步转化为异性蛋白，分解出甲基酚、嘌呤、吲哚、氨、粪臭素等效多种有毒物质；吸收入血，须经肝脏解毒，进一步增加肝脏负担，血氨升高，因此，转氨酶岂有不升高之理，所以说，西医的治疗就常有盲目性，既怕血氨升高，又令吃高蛋白饮食，岂不矛盾！故调肝汤中用车前子补肾利尿，以使血氨从尿中排出，净化血液；用大黄荡涤肠胃，使肠道内异性蛋白的分解物从粪便中排出，以减轻肝脏解毒的负担，从而保护肝脏。故二便通利，推陈以布新。

调肝汤通过以调胃汤作基础，协调整体，调理脾胃，以丹参、郁金活血化瘀，肝大得消；以茵陈清热利湿，炎症得退；车前子、大黄二路并举，而使血氨得消，转氨酶得降。经过临床运用，其疗程估计是：急性肝炎 20 剂，慢性肝炎 60 剂，迁延性肝炎 120 剂，肝硬化 180 剂。有腹水同时加用银花、丝瓜络、王不留三药以利水攻坚，同时，服鸡甲散以加强破坚化瘀。另外，值得注意的是肝硬化腹水，不能放腹水，一旦放腹水就不易治愈。肝病出现腹水，不是肾脏病变，而是肾小管痉挛，可用白芍以平其痉挛，协助利水。如果一旦放腹水，使体内津液丧失，蛋白减少，加之肝脏合成蛋白的功能降低，必然导致抵抗力低下，水肿加重，积重难返而不治。再是肝硬化治疗出现反复者，多与恣食肉类等动物蛋白过多和情绪不畅，劳累过度有关，应当记取。

5. 调肾汤

调肾汤方　黄芪 30g、郁金 15g、银花 30g、丝瓜络 15g、车前子 30g、白茅银 60g、柴胡 15g、黄芩 15g、党参 30g、苏子 30g、川椒 10g、甘草 10g、大枣 10 枚。

煎服法　上药十三味，加水 1000ml，煮取 300ml，倒出药汁，再加水 800ml，煮取 200ml，去滓，两次药汁相合，煮沸，温分三服，以空腹服为宜。

适应证　肾脏疾患，水肿。

人体各组织器官,心、肝、脾、肺、肾出现病变,均可导致水肿的发生,而且互相影响。所以说,对于肾病的调治,一是要注意到肾脏自身的治疗,一是整体的协调治疗,对于肾脏本身的治疗,在开始用药治疗阶段,都不理想。后来究其原因,反复思索,认为有时体内出现原因不明的水肿,西医也检查不出属何原委,说明体内一定有一专门管水代谢的器官。《内经》载有:"三焦者,决渎之官,水道出焉"决渎之官指三焦,主诸气,气都由三焦主持,其作用是使"饮入胃,游溢精气,上输于脾,脾气散精,上归于肺,通调水道,下输膀胱,水精四布,五经并行"。体内这一系列的变化过程是气的作用,气化则水能出。三焦气化失职,水液停留则出现水肿。由此而知,许多水肿究其原因,皆由此而来。据此原理,我们组建了决渎汤。在方中,补气选用黄芪,但补药一般都有湿滞壅满之弊,使气机壅塞不通,要想补益而不壅满,不影响补气的功效,加用郁金血中气药,又助黄芪行气补气之功,气行则血行,又吸取民间运用银花、丝瓜络消炎利水,治疗水肿有良效的经验,复于方中,同三焦失职多因湿热阻滞,而形成水肿,银花、丝瓜络相合而清化湿热,宣通气机,通调水道,下输膀胱,清化湿热而治游离之火。湿热通过肾的气化作用,渗至膀胱而利,欲利其湿,须选利水之药,补肾利尿以车前子为佳,凉血利尿首选白茅根为良。二药合用,阴水阳水皆能治。以此六味药共同组成决渎汤,在治疗急、慢性肾炎、肾盂肾炎等肾病的过程中,多年应用,疗效甚佳,又无副作用。

整体协调治疗是根据临证观察发现,肾病患者多见聚关不协调的表现,说明肾脏病的产生同样有机体自主神经功能紊乱的因素存在。用小柴胡汤调整整体。又突出局部的治疗。如果单纯出现水肿,用银花、丝瓜络、车前子三味组成的半决渎汤即可。如肝硬化腹水者,用调肝汤合半决渎汤效果就很好,在这里以决渎汤组方中提醒大家注意,民间方很重要,要注意采纳,吸取各家所长,融为一体,学习技术要虚心。叶天士从师十七人,博采众长,而使其术精妙过其师,他创的方经过实践证实都是有良效的。

调肾汤根据具体病证,按着局部与整体双重治疗的原则,由决渎汤和小柴胡汤组合而成。这里值得提及的是,方剂的组成有一个技术问题。对于一个方子,不是抄下就能学到技术,如同一支笔,有的人用其笔能写出漂亮的字,有的则写不成。方剂学的应用同样也贯穿这一道理。其中有个熟能生巧的问题。铁匠打铁,右手拿锤,左手执钳,操作自如,看时容易做时难,这就是技术问题。需要长期的苦练潜摸方可达到。另外,技术切忌烦琐,高超的技术往往在某一点上,有许多技术性的东西不易学,是因搞得太烦琐、太复杂,令人无所适从。研究技术首先本人能重复使用,别人才能够学取。一个方剂治疗某病,能否重复使用,是检验技术科学性的尺度。如果医者的创方连同他本人也不能重复使用的话,就很明显地说明其科学性的真伪,无法重复的技术,要想掌握,谈何容易。

调肾汤技术上的科学性就在于临床反复实践应用,均能取效,可谓我创方中第一良方。

曾治一女,王某,小学教员。患者于 1972 年始发现尿有异常,未加诊治。嗣后,腰背常有酸困,颜面浮肿,全身乏力,后服呋喃吡啶,症状缓解,1976 年 4 月因浮肿,血尿明显而就诊。诊为"急性肾盂肾炎"、"尿毒症"而住院。检查 NPN 104mg/dL,PSP 减弱,第一小时 5%以下。给予抗感染、利尿等疗法,无明显效果,且时有发热,呕吐,头痛。遂更中医治疗,来此门诊,处以调肾汤煎服,3 剂后热退,诸症渐见好转,64 剂诸症全消。

6. 调胃汤

调胃汤方 陈皮 30g、白芍 30g、大黄 10g、柴胡 15g、黄芩 15g、党参 30g、苏子 30g、甘草

10g、川椒10g、大枣10枚。

煎服法　上药十味，加水1000ml，煮取300ml，倒出药汁，再加水800ml，煮取200ml，去滓，两次药汁相合，煮沸，温分三服，空腹服为宜。

适应证　慢性胃炎、胃黏膜壅塞症、胃痉挛、或病见聚关脉明显者。

调胃汤的应用指征是聚关脉，可以这样说，解决聚关脉的有效方剂是调胃汤。前面已做过有关聚关脉的叙述，聚关脉在脉学上没有明确论述。有短脉，但是短脉和聚关脉是有区别的。上不盈寸，下不及尺，为短脉，它的相反脉是长脉，一般来讲，常人出现短脉多主短寿，短脉与聚关脉相比是关脉不足，寸尺不及，虚衰之象。聚关脉者，是由于病理变化，使其关脉变宽，变大，形如豆状。寸尺脉长度不变，宽度较关脉为细。根据聚关脉的程度，可以基本推断出患病的程度与年限。大凡聚关脉的出现，特别是关脉膨大如杏仁者，患者心中多因一件挂心之事，多年来反复考虑而形成。通过一系列病理变化而出现心烦、叹息、易怒、胃脘胀满等相应的证候。1983年，门诊遇一范姓老者求医，年已70岁，其脉聚关如杏仁大，试问其有何不快之事，起初矢口否认，尔后长叹一声，声泪俱下，道出独子26岁，于3年前车祸身亡，老来丧子，孤苦无依，耿耿于怀，悬念心中，而不愿与人言。处以调胃汤服用60剂。仍那样膨大，坚持服用130剂，方才消退。最终证明：调胃汤确能解决聚关脉，聚关脉是经过几十年临床摸索出来的，它提示我们，患者有不快之事，隐藏心中，不暴露，欲言不能，老年女性多有此脉。

肝郁不舒的准确诊断指征就是聚关脉。肝亢的准确诊断标准是上鱼际脉。调胃汤的治疗主要不是治，而在于调整神经功能紊乱。间接或直接起到调整胃病的作用，故称“调胃汤”。聚关脉的出现是一种病理变化，它的出现是自主神经功能紊乱引起迷走神经张力增高所致。迷走神经兴奋，可使心肌供血减少又因迷走神经在夜间兴奋性增强，冠状动脉收缩，故心肌梗死多于夜间发生。同理，迷走神经兴奋性占了优势，作用心脏的传导系统，使心跳减慢，冠状动脉收缩，心输出量下降，各组织器官供血不足，功能低下，同时使平滑肌收缩，分泌增加，胃肠道均由平滑肌组成，收缩后，胃肠蠕动减慢，消化功能减低，食欲不振，加之胃酸分泌增加，日久损及胃壁而引起胃炎或胃溃疡。血管亦属于平滑肌组成，血管同时长期处于痉挛性收缩，使寸口脉由寸、尺二部向关部聚集收缩，而形成豆状。所以说聚关脉提示着体内的病理变化。

聚关脉与上鱼脉可以客观地道出患者的隐曲，运用调胃汤治疗胃炎、胃下垂、胃黏膜壅塞证、冠心病者均能收到良效。我们用调胃汤的疗程，一般是70剂而愈。70剂药，聚关脉平复正常者，占80%，70剂药而不开者，占20%。其原因有二：一是天长日久，积重难返；二是经常不断地受到精神刺激，病因得不到解除，必须坚持以治。当今太原，论我“百付不更方”可谓名扬，是因不明真相，任何病证治疗都有其本质决定病程长短，世上没有超过程的事。证消不等于病好，痊愈与好转毕竟是两个含义。劝告治病者增强信心，不可中途停药，而招致前功尽弃。

调胃汤的组方，也可谓大柴胡汤加党参、甘草而成。是根据《伤寒论》第103条：“太阳病，过经十余日，仅二三下之，后四五日，柴胡证仍在者，先与小柴胡汤；呕不止，心下急，郁郁微烦者，为未解也，与大柴胡汤下之则愈。”大柴胡汤由柴胡、黄芩、芍药、半夏、生姜、枳实、大枣七味组成，是一个和解阴阳，兼清阳明里热的双解方剂。是治伤寒发热，汗出不解，心下痞硬，呕而下利的方剂。方中生姜半夏和胃止呕，黄芩、芍药抑邪热而止利，枳实消痞，大枣健脾行气,然后以轻量柴胡策外,大黄清内,使诸证可解,调胃汤取用大柴胡汤加党参、甘草化裁而成。调胃汤也可谓用小柴胡汤协调整体,平复自主神经功能紊乱,取枳实芍药散加大黄以解决胃的局部病证,白芍不仅有平肝缓急,解痉止痛之功,又有养肝血,益脾阴之效,枳实具有冲墙倒壁之功,能够增强胃肠的紧张度,以助消化,由于此药较缺,多以陈皮代之,枳实芍药是一对药,合用效果好,若单用一味,则不能收其功效。单用芍药,其作用重点在结肠,对结肠的病变可以选择它,芍药配伍枳实,作用就移至心下,可治心下满痛,故作用在胃,加用大黄,有推陈致新的功用。据药理研究,本品含结合性大黄酸类物质,能刺激大肠壁,引起肠管收缩,分泌增加,使大肠的内容物易于排出,达到泻下通便的作用,通便则陈除,陈除则新生。方中大黄量不宜大,以 10g 为宜。量大则喧宾夺主,三药为用,在小柴胡汤协调整体中,枳实芍药散平痉挛,疏通胃肠,寓意芍药甘草汤以平痉止痛,使整体得调,局部得治,遥相对应,胃病得治,聚关脉亦不复存。如,患者杨某,48 岁,山机工人,盂县籍,主因呕吐反酸,上腹时痛而就医,患者于 1958 年始有上腹部疼痛,食欲不振,时现心口窝烧灼感,体质渐见消瘦,影响劳动,医院多次诊为“慢性胃炎”,常服胃舒平、乌贝散等尚不能根除,于 1973 年改服调胃汤,8 剂而愈。

7. 调肠汤

调肠汤方 川楝子 30g、小茴香 15g、大黄 15g、陈皮 30g、白芍 30g、柴胡 15g、黄芩 15g、党参 30g、苏子 30g、川椒 10g、甘草 10g、大枣 10 枚。

煎服法 上药十二味,加水 1000ml,煮取 300ml,倒出药汁,再加水 800ml,煮取 200ml,两次药汁相合,煮沸,分温三服,以空腹服为宜。

适应证 慢性肠炎、过敏性结肠炎、十二指肠炎、前列腺炎、腹满时痛而见脉长弦者。

调肠汤的应用指征,在脉象上见右尺长弦脉。在体征上十二指肠球部有压痛者,即可应用调肠汤,脉见长弦,指寸口脉弦紧而长,尤其在尺部以后,其长度延及寸许,弦硬应手,大凡见此脉象,病人多有腹胀,慢性消化不良的证候,在《金匮要略》上称此状为腹满寒疝,实际上本病的起因据观察是曾患过痢疾、肠炎未经彻底治愈,或者平素嗜食生冷,致使大量寒湿性黏液积于肠内,尤其以结肠袋的皱褶处。由于升结肠的蠕动是由下而上,违反地心吸引力,黏液得不到顺利的排空,而积聚升结肠内,中医称之为“痰饮证”。时常腹中雷鸣,漉漉有声,黏液贮留,微量被吸收入血,顺血循环而逐渐沉积于脉管壁上,年复一年,而使血管壁变厚,变硬,而呈现长弦脉形,成此脉,多有十年左右的消化道病史。更有甚者,肠内黏液滞留,天长日久,被吸收入血,而显于皮肤表面,皮肤萎黄,晦暗无光泽,颜面则出现色素沉着,黏液在肠道内贮留得不到清除,上可影响到十二指肠,引起十二指肠炎,下可引起前列腺炎,前列腺炎的形成就是黏液湿滞肠道,经久化热,湿热下结而累及前列腺所致。临床应用调肠汤均能收到良效,就是有力的佐证。

调肠汤组方是在调胃汤的基础上加半三核二香汤组成。在医疗实践中运用橘核、荔枝核、川楝子、广木香、小茴香、大黄组成三核二香汤。主要治疗腹部怕冷、腹胀、时痛的腹满寒疝诸证。方中取川楝子以代三核,小茴香以代二香,和大黄三味化裁为半三核二香汤,以治肠道之病。在治疗中同样运用整体协调,局部治疗的原则,运用川楝子、小茴香,寒热并举,疏肝理脾,温中散寒,使寒湿得化,大黄用以荡涤肠胃寒湿之邪。由于肠道慢性炎症日久,其分泌黏液亦多积聚结肠皱襞处,以回盲部尤甚,覆盖于肠黏膜上,影响吸收功能,胃肠吸收功能低下，则出现食欲减退，身体消瘦，精神倦怠，腹泻时痛等症状。三药为用，治排结合，排出这些积聚之黏液，推陈才能生新，必须解决肠道病变，全身状况才能随之改变。通过枳实芍药散的调治脾胃，川楝子、小茴香的寒热共济，消炎以除湿，温中又散寒，使胃肠蠕动功能增强，辅以大黄协同它药，一举将寒湿之黏液排出体外。整体之中，有小柴胡汤以协调作基础，双向调控，有黏液则泻，无黏液可止。

临证处方，如见到长弦脉，可检查一下右锁骨中线处，胁下二指，深按是否有压痛点，如压痛明显，提示有十二指肠炎，如不经治疗有逐步发展为溃疡的可能，应用调肠汤中，有时用药开始并不腹泻与排黏液，而在数天或十余天后才开始排，这种情况往往是病久陈积，顽固难化，药之效力不是以一次摧垮，须达到一定程度之时，正胜于邪，才会出现腹中疼痛，有时是突然的，而且是疼痛剧烈，痛后便泻，便出的黏液有时成条，形似烂肉，用棍挑起长达尺余不断，黏液一般 40 剂排完，也有用 100 余剂才能排完者，当黏液排尽后，病人全身轻松，精神畅快，腹泻随而渐止，机体日渐强壮，迅速恢复。

另外，临证见长弦脉者，还有一个肠外问题，就是患者虽见弦脉，但十二指肠球部触诊至回盲部均无压痛点与不适，而表现为脱发、牙龈出血、头痛、牙痛、周身酸困，这就告诉我们病位不在肠内，而在肠外。据此可选用桃仁承气汤复小柴胡汤组成，“理血逐瘀汤”，给予治疗，清利血液，荡涤肠胃，祛除病邪，使出血可止，脱发可生，疼痛可愈。这样，我们通过临床以长弦脉为标志，以有无压痛区别肠内、肠外病变，而对证施治，把整个消化系统的疾病包括其中。

曾治一女，余某，49 岁。患者于 1960 年始有全身乏力，腹部胀满，时痛难眠，常托枕而卧，经多方治疗，病仍日趋加重，体不负劳，被迫退职。在家养息。1976 年 7 月 5 日，腹痛突然发作，状加刀割，大汗淋漓，而后住院，难以确诊，复转院，经多种检查，除发现左下腹有一鸡蛋大小包块，边界不清，触之则痛外，别无异常发现，调治月余，仍无著效，来此就诊，见其脉长弦，右上腹有压痛，处以调肠汤。服药后，微觉痛减而舒适，服至 8 剂，始有黏液裹干结大便而下，挑之黏液如丝，日便三四次，40 剂后，黏液除尽，而愈。

8. 溃疡汤

溃疡汤方　川楝子 30g、五灵脂 15g、陈皮 30g、白芍 30g、大黄 10g、败酱草 20g、柴胡 15g、黄芩 15g、党参 30g、苏子 30g、川椒 10g、甘草 10g、大枣 10 枚。

煎服法　上药十三味，加水 1000ml，煮取 300ml，倒出药汁，再加水 800ml，煮取 200ml，去滓。两次药汁相合，煮沸，分温三服，空腹服为宜。

适应证　胃溃疡、十二指肠球部溃疡、结肠溃疡和应激性溃疡。

溃疡汤，顾名思义乃调治溃疡病。溃疡这个病，在中医书籍中无此病名的记载，但现在是临床多发病，具体病位，通过 X 光钡餐造影和胃镜都能看到。病者自能陈述，医生不懂不行，不讲也不行。溃疡病的形成，现代医学多认为：由于大脑皮层高度兴奋，引起迷走神经兴奋，平滑肌收缩，导致胃酸、胃泌素等分泌增加，胃幽门处于痉挛状态。大量的胃酸滞留胃中，腐蚀胃壁，形成溃疡。对于溃疡病的治疗在整体协调的基础上，必须掌握理气消炎，活血化瘀，解痉止痛，推陈致新四个方面的治疗。据此原理，在调胃汤的基础上加用川楝子、五灵脂、败酱草三药组成，以担当溃疡病调治的重任。

1）协调整体：溃疡病者多以聚关脉多见，亦同时有上鱼际脉者。溃疡病的发生多与自主神经功能紊乱有关。所以在治疗中,首先要解决自主神经功能紊乱。如果这个问题不解决,就不能从根本上治好溃疡病。方用小柴胡汤就是此意。只有整体的协调,才有局部的改善,调整整体,突出局部,是治疗局部病变的大法。溃疡病在胃镜下看得很清楚,必须正视这一现实。这就要求我们中医要向现代化发展,不可忽视。溃疡病的顽固程度表现在三个方面:一是自主神经功能紊乱作为致病因素;二是溃疡创面的毛细血管闭塞,形成不易愈合的病理改变;三是有时溃疡面上形成假膜,使其疼痛减轻,形成假愈合,溃疡依然存在,如应用乌贝散、氢氧化铝凝胶一类药物就易形成假膜,其中间产物,影响愈合,故临床不主张应用此类药物。

2）理气消炎:在局部治疗上,加用了金铃子散中的川楝子。本方在宋局方上就有记载。后来刘河间肯定了其临床疗效,致后人多认为是刘河间的金铃子散。溃疡病的发病过程,是先通过胃炎,十二指肠炎的转变过程,胃炎这类的炎症是一个特定的炎症,是溃疡前期的病理改变,这类炎症不是一般消炎药所能治愈的。大医学家佛雷克尔,在写《溃疡病学》时说:"十二指肠炎是溃疡的初期,炎症一旦破溃,就难以好转"。川楝子作用于胃脘部,故将川楝子以金铃子散中择出,加入溃疡汤中,为什么只选用川楝子一味呢?因为元胡的作用远不如川楝子,元胡辛、苦、温,有行气止痛的作用,多用于气滞胸腹疼痛,痛经和疝痛。该药经实验,元胡属中枢兴奋剂,不利机体康复。川椒辛热温中止痛,适用于脾胃虚寒所致的腹中冷痛,有局部麻醉和止痛作用,是大建中汤的主药。二药比较,用川椒比元胡恰当,故舍去。川椒、川楝子相合具有疏肝泻热以消炎、理气止痛又解痉之功。共取理气消炎之效。

3）活血化瘀:这是溃疡病治疗的第二个方面。溃疡病是由炎性充血,导致瘀血,局部抵抗力下降,经胃酸腐蚀,破溃而形成。破溃的溃疡面底部瘀血,必须把瘀血祛除,才能创造创面愈合的条件。解决瘀血阻塞是一个困难问题。因这不是一般活血化瘀的药能担当此任,经过临床多年治疗验证,选用失笑散中的五灵脂较佳。五灵脂活血化瘀,改善局部循环,使溃疡面中阻塞的小血管疏通,以利温通血脉,散瘀止痛。据报道,五灵脂不但可以解痉止痛,并能增加白细胞,提高机体抵抗力。所以说灵脂为治疗溃疡的理想的活血化瘀药。同时可配用败酱草清热解毒、活血化瘀。溃疡病人不宜过用苦寒,败酱草是一味微寒的清热解毒、活血化瘀的药物。它既可帮助祛瘀消炎,又不致伐气凉人,故对于胃热者或夏季治疗,加用败酱草疗效较好。

4）解痉止痛:是局部治疗的另一个方面。方中调胃汤选用了枳实芍药散解痉止痛,胃脘疼痛是胃及十二指肠溃疡的共同症状,是由炎症刺激和平滑肌痉挛所致。对付这个症状,有的医者喜用良附丸,虽也能止痛,但是其性热而不可久服,久用则得热充血,不利于炎症的消失及溃疡的愈合。故本方不取良附丸而用了枳实芍药散以解痉止痛。另外,方中甘草也具有抗酸、消炎和解痉的作用,与芍药相合,具有平肝、解痉、止痛之功。

5）推陈致新:溃疡面的出现是消化道功能改变的一个局部表现。其实整个消化系统功能都受到影响,肠胃运转失司,许多痰、水、食、陈腐之物滞于胃肠道内,影响着局部的治疗,须加用适量大黄,清理肠胃,除旧以布新,使瘀滞得去,整体得安。这样方中四面相合,川楝子以消炎,灵脂以活血,枳实芍药解痉止痛,大黄除滞布新,复以小柴胡汤协调整体,共同组成治疗溃疡的有效方剂。

溃疡病患者在服用方药的同时,要配合饮食治疗。在饮食上应遵守严格的清规戒律,亦很重要。不吃肉,不喝牛奶,不吃鸡蛋,不食酸,不食辣,不食过饱,是溃疡病饮食上的六大禁忌。能遵守者,可治;不遵守者勿服,如山西省一位领导干部,曾患溃疡病穿孔住院,不遵守饮食六禁忌,鸡蛋、牛奶尽情恣嗜,住院140天,病情未见好转。同病室李某、王某遵守禁忌皆痊愈出院。其人见此状,方才忌口不食,三个月后,检查溃疡面愈合。世间一切事物依一定条件而成功,依一定条件而失败。临床许多溃疡病患者由于不能遵守其饮食戒律而造成穿孔丧命。

溃疡为什么吃肉会引起穿孔呢?因肉类含大量蛋白质,食入后,刺激胃酸、胃泌素大量分泌,使肉才能转化为蛋白质,经过一系列转化变成氨基酸被吸收利用。如果患有溃疡,食用肉类食物以后,使胃酸分泌增加,进一步刺激溃疡面,加重一次病情,以致穿孔。所以我一直奉劝溃疡病患者要搞建设,不要搞破坏,就是这个意思。有一次在西学中班,我讲到溃疡病不宜喝牛奶时,曾引起学员哄堂大笑。当我讲完佛雷克尔有关溃疡病的论述时,全场默然。必须知道牛奶饮入胃中,经过凝乳酶的作用,使牛奶变成块状,在消化过程中,促使溃疡边缘充血、出血,牛奶进一步在肠道内发酵,引起腹胀腹泻而加重病情。有关这方面的研究,在西方医学界,有的人不主张溃疡用牛奶,有的人主张喝。故一直争论不休。东方医学界则不主张喝,日本则不用牛奶。东方医学接近中医。我们历代医学家不主张疮科患者,食用腥膻之物,认为可以引起疮疡加重,属"发性之物"就是证明。治疗溃疡必须讲条件,否则不治,不掌握饮食上的清规戒律就治不好。

溃疡病在胃小弯处易治,在十二指肠球部难治。这与胃酸的刺激程度有关。十二指肠溃疡多在发病三四年后出现穿孔等病理变化,必须引起重视。调治溃疡,不仅治好溃疡病,其他胃肠道疾病往往相随而愈。根据我们的经验,溃疡面愈合须40剂,痊愈平均70剂,有的人长一些,有的人短些,其治疗过程中服药不认真,不遵守禁忌者,疗程长,配合得当,遵守禁忌者,疗程短。服药必须足疗程,疗程如里程,百里之程,行至九十九里,都不能到达目的地。疗程如建设计划,即是努力的目标,又是实践的总结。计划虽是概数不一定十分准确,但不能因此而不要计划,治疗也不能不观察疗程,用药后的反应也是需要记取的,以便掌握其变化规律。

绝大多数服药后,有腹泻,泻是机体除病的一种手段,病除则泻止,通常日泻三四次,最多七八次,多是黏液软便,少有稀水者。一般泻一周左右,但也有泻至月余至五六十天者,泻之久者,说明体内陈腐积聚多,当泻之。推陈以布新,机体将病除尽,有一个渐变至突变的转变过程,逐步出现食欲增进,身体康复。再是开始用药,一部分病者有腹痛、腹胀、脘满、纳差等证候,这是药入病所,使整体病邪相争的必然过程,是坏感觉,好现象,不必多虑。还有胃痛症状消失缓慢,服药后只有当机体功能有较大转变时,诸证才能逐渐消失,这种情况多在40剂左右,随着胃痛的消失,食欲、精神显著好转,越在此时,越要告诫患者不可"犯禁",要坚持,否则前功尽弃。

溃疡病具有四大犯:即变天感冒犯,过度劳累犯,吃的不好犯,生气着急犯。注意掌握这四个方面的反复,做好预防,可以加快治愈时间,不要轻看反复,感冒一次,疗程就会向后推迟20~30天。所以说,避免溃疡病反复,遵守禁忌,配合饮食,是一件困难的事,效果与疗程往往取决于这三方面的因素。

在溃疡治愈后,为巩固其疗效,配制复健散,每料服用百天,通过理气理血理脾和生肌以使疗效得以巩固。通过东参扶正,鸡内金含胃激素,使胃黏膜的功能重新建立,以助消化。不服用复健散,三年后复发者占50%,服用复健散者,反复率占2%~3%,特殊病例可服用两料。

曾治一男,杨某,36岁,军人。主因胃脘疼痛反酸而就医。经钡餐造影,发现十二指肠球部有一黄豆大龛影,诊为十二指肠球部溃疡。经服中西医药均无著效。处以溃疡汤70剂,服后症状消失,查龛影不见,遂给予复健散以善其后。

9. 调滋汤

调滋汤方 竹叶10g、石膏60g、麦冬30g、半夏10g、粳米1把、瓜蒌30g、五味子15g、柴胡15g、黄芩15g、党参30g、苏子30g、川椒10g、甘草10g、大枣10枚。

煎服法 上药十四味,加水1000ml,煮取300ml,倒出药汁,再加水800ml,煮取200ml,去滓,两次药汁相合,煮沸,温分三服,以空腹为宜。

适应证 各型肺结核、胸膜炎、肺空洞、肺脓肿和支气管扩张症等证候者。

调滋汤是针对肺病伤阴诸证而设。在肺病中,肺结核、肺脓肿病因肺热伤阴,多出现阴虚内热的证候。欲治之法,即滋阴清热。我们经过临床实践,在调肺汤之外,又组成"调滋汤",调滋者,调治滋阴之意,整体的协调在调肺汤中已作了陈述,此处不作重复,仅就结核等病的治疗滋阴问题作一探讨。

调滋汤的组方是以竹叶石膏汤加瓜蒌、五味子、复小柴胡汤而组成。选用竹叶石膏汤以治肺结核病变,其目的有二:一是竹叶石膏汤是清热滋阴之方,石膏辛凉可清少阳之热,竹叶清凉可消心中之火,胸居有心肺二脏,亦有同清之理,热灼伤阴而耗气,方以人参、麦冬、粳米以扶助正气而滋阴,"壮水之主,以制阳光",而使热可清,虚可补,阴可滋。再是结核杆菌之所以能在胸中繁殖生长,是本身适应热的环境,与腰椎结核迥然不同。故治则悬殊。骨结核治以温,肺结核治以寒,重用石膏,改变胸中热的环境,使肺结核杆菌得以灭。为结核杆菌创造一个死亡的条件,如同把热带动物移至寒带,就可使其不能适应环境而自灭。所以说,取用竹叶石膏汤治肺结核病变既有药理之效,又有物理之功,方中佐以瓜蒌,五味子以宽胸利气,敛气滋阴,即可使肺结核收到良好的效果。

对于肺结核形成的肺空洞,亦可选用调滋汤,有胸膜炎者,加用王不留30g,桔梗30g,以攻坚破瘀。如有肺脓肿存在,可用甘桔汤,甘草、桔梗二药。在方中甘草60g,桔梗30g,说到这里,就要讲用量,不了解,不调查,就没有发言权。用方有大、小、缓、急、奇、偶、复七种。对某些疾病就须选方以绝对优势治疗,用量是一个值得研究的问题。药力来源于量,甘、桔二药用到如此量,才能将痰排出,甘草量大似芒硝,其作用是类似醛固酮,可阻止小肠的吸收,用2~3剂就可排完脓痰而再用调滋汤善其后。肺部脓痰病忌食辛辣,不宜用热性药物,最好食梨。曾有一肺脓肿患者,在省肿瘤医院检查,怀疑肺癌,后来此门诊,处以甘桔汤复竹叶石膏汤,同时买一筐梨置室中,尽食而愈。

选用调滋汤以小柴胡汤整体协调。竹叶石膏汤以清热滋阴,瓜蒌、五味子宽胸敛气,使肺热伤津的病尽可得治,佐以王不留以攻胸膜炎之积聚,加用甘桔汤以排肺中之痰,本标共治,以建其功。

10. 调经汤

调经汤方 丹参30g、郁金15g、百合30g、乌药10g、瓜蒌30g、牡蛎30g、五味子15g、当归15g、桂枝10g、白芍30g、通草10g、柴胡15g、黄芩15g、党参30g、苏子30g、川椒10g、甘草10g、大枣10枚、细辛10g。

煎服法 上药十八味,加水2000ml,煮取300ml,倒出药汁,再加水800ml,煮取200ml,去滓,两次药汁相合,煮沸,温分三服,宜空腹服。

适应证 月经周期错乱、月经量色改变、痛经等。

子宫是女性生殖器官,是机体的奇恒之府,在神经、激素的作用下,子宫内膜发生着周期性的变化,以完成其生殖功能。月经则是周期变化的客观反应,通过月经的颜色、血量,以及时间的变化不仅可以反应生殖器官功能的变化,同时也可以反映整个机体的健康状况。月经的各种异常反应,提示着机体的功能变化,所以调治整体不但要注意到子宫的功能状况,更重要的是观察治疗整体的病理变化。通过临床实践,对于月经病要进行协调整体,强心壮阳,温通血脉三个方面的治疗。

1)子宫是机体的一部分,机体的情志变化,可直接引起月经周期的反常。“女性多郁证”,情志的抑郁多导致大脑皮层长期处于紊乱状态,出现头痛、头晕、失眠多梦,怔忡健忘,月经提关或错后,量过多或量少,色深或色浅等一系列紊乱现象。其脉多见聚关脉或上鱼际脉,提示自主神经功能紊乱。经过多年临证观察,月经不调患者,多有自主神经功能紊乱的基础,逐步使月经周期发生改变,所以调经汤以小柴胡汤作基础,以协调整体治疗。

2)强心壮阳、活血化瘀是治疗月经的重要治则,治病治其本,心功能如何,对月经周期有直接影响。心脏功能旺盛,气血充盈,则月经量多色鲜,反之则量少色淡。许多体弱多病,心血不足者,月经多血少色淡或月经周期发生变化,赶前错后,滞涩不畅,故调经汤以调心汤作基础,通过丹参、郁金活血化瘀,改善右心回血量,使心血得以充盈。百合、乌药调肺滋阴,瓜蒌以宽胸利痰,牡蛎固敛安神,党参、五味子以强心益气,使心脏得以调理,气血得以充盈。子宫得到气血充养,月经的周期变化规律就有了保证。

3)温通血脉:子宫虽居少腹之内,有阴道与外界相通,属表的范畴。外感寒邪,血脉遇寒则凝,郁滞不通,同样可影响月经的周期变化。许多女性有痛经之证,就多与感受寒邪有关,因子宫内膜毛细血管丰富,对外界各种致病因素异常敏感,无论是外感病邪,还是气血虚衰,都可导致子宫内膜毛细血管的变化,易出现痉挛或闭塞不通。欲治之法,必给温通血脉以治其标,方选当归四逆汤,以当归活血补血,桂枝温通血脉,七药为用,共奏通经活络,调补阴阳之功。

根据女性患者发病特点,和影响月经周期变化的因素,采取协调整体,强心活血、通经活络三个方面调治措施。以调心汤与当归四逆汤的合方,组成调经汤,以治疗月经方面的异常变化。但是妇科的病变,毕竟是一个独立的学科,本人不敢贸然阐述,以病变归类来看,妇科病大致分经、带、胎、产四个方面的病证。今积数十年之实践,谈一下自己对妇科经、带、胎、产的看法与治疗尝试。

(1)经证

前已述及。月经方面的变化可由局部和整体各个方面的变化引起。一般月经周期改变的证候,可还用调经汤调治。但是临床有时亦可遇到一些特殊证候。如崩漏带下,淋漓不断,则须详其病因,根据临床经验,此者多见上鱼际脉,是肝阳上亢的病理反映。从现代医学角度看,多因交感神经兴奋、毛细血管扩张、血流加快,最终借用月经来潮之机,冲破小动脉,而造成出血不止或大出血。据此,我们选用调神汤复四物汤组成“降气四物汤”以治。通过调神汤重用石膏,协调自主神经功能紊乱,降温以止血,使亢奋之气得降,加用四物,壅滞之血流得调,诸证可解。曾有一患者,30余岁,每次月经来潮出血不止,致使身体虚衰,久治不愈。我们处以降气四物汤:十余剂而愈,可见其月经证的整体与局部治疗的联系性和重要性。月经规律的改变,亦与整体变化有关。

(2) 带证

带为子宫的分泌物,在体内属痰的范畴。女性带证根据临床观察脉象,多见聚关脉,本脉的出现,提示有迷走神经功能亢奋,使黏膜、腺体分泌增加,具体到子宫内膜,则子宫内膜分泌增加,故白带增多,根据此理,我们以调胃汤为基础,协调自主神经功能紊乱,使迷走神经的亢奋现象得以平复,加用川断,白果以温经通阳,利湿止带,而组成“解郁完带汤”,临床使用,多有效验。

(3) 胎证

指怀孕期间的证候。不外死胎、小产之类。临证多年,溯其根源,观其脉证,多见涩脉,提示患者机体虚衰,气血不能濡养胎儿,随着胎儿逐渐长大,则气血反日趋减少,胎儿岂有不死之理。小产多系血不养胎,半途而落,根据此理,选用调心汤试治,结果一试成功。通过调心汤协调整体,改善右心回血量,活血化瘀,提高心脏功能,心乃气血为主,主壮则众安,气血流畅充盈,胎位可得安然无恙。曾有太原工学院一讲师,每至怀孕6个月而小产,而立之年,膝下无子,痛苦不堪,后来门诊,见其脉涩,遂处以调心汤服用60剂而怀孕,足月而生,后连生二子均健康活泼,实践证实了推理判断的正确性。

(4) 产证

多系生产后出现各种证候,如阴道出血不止,腹痛、头晕、心悸、乳少等证。亦有关节疼痛,汗出不止,肢体麻木者。查其原委,多由气血两虚引起。生育之后,气血丧失,加之营养补充不足,哺乳婴儿失多得少,身体渐见不支,详其脉多见微细,是气血衰微的集中表现,必须补养三阴之虚,根据临床治验,选用《济生方》中的归脾汤,复《金匮要略》的生姜羊肉汤,组成“归脾羊肉汤”,治疗多例,取效甚佳。

11. 理消汤

理消汤方　黄芪120g、茵陈60g、丹参30g、郁金15g、花粉30g、熟地30g、山药30g、石膏60g、车前子30g、五味子15g、柴胡15g、黄芩15g、党参30g、苏子30g、川椒10g、猪胰子半个。

煎服法　上药十五味,加水1200ml,猪胰切碎入内同煎,煮取300ml,倒出药汁,再加水800ml,煮取200ml,去滓,两次药汁相合,煮沸,温分三服,空腹服为宜,方中去甘草、大枣,是减其糖性。

适应证　糖尿病。

消渴症产生的根源在大脑皮层。大脑不能支配内脏器官的原因,多因交感神经的亢奋,迷走神经抑制,致使胰岛素分泌下降,血糖升高,同时因交感神经亢奋,肝糖原被动员出来,使血糖浓度进一步增加,胰岛素的分泌降低,使调整血糖的浓度的功能失调而形成糖尿病。糖尿病属于祖国医学的消渴病,我国记载远比外国早一千多年。远在公元前2世纪《内经》即有“消渴”、“消瘅”的记载,且有详细的论述。

在论述病因方面的,如《素问·奇病论》云:“肥者令人内热,甘者令人中满,故其气上溢,转为消渴。”《灵枢·五变篇》云:“怒则气上逆……,血脉不行,转而为热,热则消肌肤,故为消瘅。”在症状的论述方面,《金匮要略》云:“男子消渴,小便反多,饮一斗,小便亦一斗。”《外台秘要》云:“消渴者,原其发动,此则肾虚所致,每发致小便至甜,虽能食多,小便多,渐消瘦。”

祖国医学对糖尿病的论述是符合近代医学理论的。现代医学认为：大脑皮层、皮层下中枢、下视丘、第四脑室底之机能紊乱或器质性病变均可引起或加剧糖代谢紊乱。通过高级神经中枢影响糖代谢紊乱。通过高级神经中枢影响代谢的途径有二：一是经过下视丘，脑垂体及其周围腺体而影响糠代谢，这个作用是重要的。二是通过皮层下自主神经中枢及自主神经的作用于各脏器中的糖代谢过程，由于神经中枢的功能失调，致使血糖超过肾糖阈，血中糖由肾外排，肾小管和集合管无法回收大量血糖最后导致肾疲劳，肾功能下降，出现恶性循环。治疗糖尿病必须根据这些原理组方，方剂才能合理。其组方原则包括强壮中枢，调整整体，补益肝胰二脏和补肾四个方面。

1）强壮中枢：是首要的。消渴病是神经功能紊乱，由于大脑皮层关于对皮层下中枢的调节失常，所以在组方时，黄芪应用四两，中药2600余味中，大脑中枢的强壮药只有黄芪为好，黄芪具有能发汗，又能止汗，既能治多尿，又能利尿，治疗上具有这样的双相性。实际上起到调节大脑皮层兴奋与抑制的双重作用。黄芪用量的确定应归功于王清任，在补阳还五汤中，黄芪用至四两，十分令人崇拜。因每一味药在治疗中用到适当的量是一个很难的事。王清任三代业医，子承孙继，最终得出四两，是黄芪疗效的标准，否则，杯水车薪，无济于事，疾病如同顽石，百斤重，必须有超过这个重量的力才能搬走，减少则不行。用药治疗病证，同样喻此理。王清任在用黄芪强壮中枢方面为我们走出了一个路子。后人陆仲安就用黄芪四两治糖尿病，陆仲安是光绪年间太医院的院长，当时胡适得了糖尿病，在上海同济医院治疗一两年无效。后请陆仲安治疗，给胡适处方黄芪四两而治愈糖尿病。故当时美国人大批进口黄芪，就因此病例引起。我们在组理消方时，也是首用黄芪四两。

2）协调整体：解决糖尿病患者的自主神经功能紊乱，是其基础治疗。选用小柴胡汤以调整整体，机体自主神经功能的紊乱，以交感神经的亢奋占优势，迷走神经受抑制为其病理变化，故同时选用石膏抑制交感神经，花粉扶植迷走神经，因消化道内分泌由迷走神经支配，一旦受到抑制，则出现口干舌燥，糖原由肝脏贮存，如果交感神经亢奋就会把糖原从肝脏内动员出来。故糖尿病初期，脉见洪大，所以选用石膏，一般二两就可改善症状。如上鱼际脉明显者，可用至4两，花粉的应用在《千金方》中就有治消渴症的记载，应用后可通过扶植迷走神经，使胰岛素分泌增加，这对于协调纠正糖尿病是很重要的。

3）补益肝胰二脏：也是不可忽视的治则。因交感神经的兴奋，导致肝功能，胰脏功能出现异常，贮备糖元和分泌胰岛素的功能均下降，这是本身虚弱的一种表现，故方选茵陈清利湿热以治肝，丹参活血补血，郁金行气活血以疏泄肝胰之滞，用猪胰血肉之品，以脏补脏，本法治疗在《千金方》中有记载。选以药用，这样就把从大脑皮层到肝胰二脏都动员起来，修复使胰岛素分泌正常的路线，使其达到动态平衡。

4）补肾是理消汤的最后治则：糖尿病患者多死于肾功能衰竭和动脉硬化。糖从尿排，必须健全肾功能，加强调节、回收。治肾选以六味地黄汤，其方来源宋代钱乙的《小儿药证直决》，实际是继承金匮肾气丸而来。根据实践应用情况，将山萸肉更为五味子，丹皮更为丹参，车前子补肾利尿以代茯苓、泽泻，取其六味之实，更其方药，这样，通过在强壮中枢，协调整体的前提下治肝、治胰、治肾，共同组成理消汤。

太原驻军某医院张某，曾患糖尿病，以西医外科见长，每次手术后，尿糖（+++），本院陈军医是中医班学员，请吾给予诊治，服至7剂，尿糖定性降至（±）。其人还患上室上性心动过速，复加用调心汤，服药60余剂，尿糖（-），心律正常。

12. 理目汤

理目汤方 桃仁30g、桂枝10g、芒硝10g、大黄10g、甘草10g、石膏60g、知母15g、白蒺藜30g、草决明15g、车前子30g、柴胡15g、黄芩15g、党参30g、苏子30g、川椒10g、大枣10枚。

煎服法 上药十五味,加水1000ml,煮取300ml,倒出药汁,再加水800ml,煮取200ml,去滓,两次药汁相合,加入芒硝煮沸化开,分温三服,空腹服为宜。

适应证 青光眼、玻璃体混浊、视网膜炎、翼状息肉、白内障等一切眼内疾病。

眼是神的窗口,通过目而察神,眼睛与颅脑相通。其神经调节与房水循环都与大脑皮层和脑脊液有联系。由于血液相通,颅内压升高后,伴随眼压升高,首先在视网膜视乳头出现充血水肿,病主在眼,为整体之病,经过多年观察,得出“好脾气不得眼病”的结论。其发病机理是这样:外界的刺激,情绪的激动,交感神经的亢奋,使颅动脉压升高,引起基底动脉压也升高,使血液在脑组织扩散增强,但血液回流并不加快,这样使颅内压越来越高,视网膜出现充血、水肿,而致使各种眼病的发生。不把脑组织充血与颅内压升高的问题解决,眼病就不能治愈。

对于眼病的治疗探索时间不长,从1972年开始,是一时获得。眼病具有一定的顽固性,治疗比较困难,如青光眼,玻璃体混浊等,西医治疗毫无成效,许多青光眼患者各地求医,最终以失明告终。根据其病理变化,还是用小柴胡汤协调整体,用桃仁承气汤把颅内压增高诱导利下,使其颅脑血回流加快,其他方剂则不能担当此作用。但是方剂内桃仁承气汤中有桂枝,小柴胡汤中有川椒,均属热药,充血本性属热,故眼病忌用热药。但川椒、桂枝是维持小柴胡汤、桃仁承气汤平衡的,不宜去掉,又必须使方剂变凉,故又将白虎汤加进去,三方共济,这样眼病的整体治疗得以解决。局部使用白蒺藜,草决明清肝明目,使眼睛有排陈布新的作用,白蒺藜养肝凉血明目,草决明可将眼睛的代谢产物排出体外。这样整体局部治疗,双管齐下,对所经治的青光眼,视网膜出血等病,选用理目汤后,均收到良好的效果。

13. 消斑解毒汤

消斑解毒汤方 苍耳子30g、苦参30g、浮萍30g、土茯苓30g、银花30g、丝瓜络15g、车前子30g、石膏30g、柴胡15g、黄芩15g、党参30g、苏子30g、川椒10g、甘草10g、大枣10枚。

煎服法 上药十五味,加水1000ml,煮取300ml,倒出药汁,再加水800ml,煮取200ml,两次药汁相合,煮沸,温分三服,空腹服为宜。忌食肉蛋辛辣。

适应证 红斑狼疮。

红斑狼疮一病,中医书籍少有记载。但是在事实上,西医通过化验检查,已能找到体内的狼疮细胞,这就构成了诊断的事实,红斑狼疮有局限性和系统性的不同类型,可影响到心、肝、肾等组织器官。其状在颜面部如蝴蝶形或盘形,颜面和体表均可发生。

在治疗上,西医无特殊疗法,仅用激素、氯喹等治疗,我所门诊治疗的多数红斑狼疮患者,由山医二院皮肤科检查后介绍而来。对于红斑狼疮,中医书中无记载,查出只言片语亦记载不详,治疗亦是空白。洋为中用,西医诊断明确,属结缔组织病变,近年研究认为属变态反应,与免疫反应有关。许多学者目前倾向于变态反应性病变,我们据此来用协调整体,祛除风湿,降湿排毒三原则,组成此方剂。

经过临床观察,凡得红斑狼疮者,都有聚关脉和上鱼际脉的出现。外因是变化的条件,内因是变化的根据,首先找出内因,就是自主神经功能紊乱,外因是风湿病邪。两个原因相合,构成红斑狼疮的病因。其病理变化,一是黏液性水肿,二是类纤维蛋白变性。这些因素,中医都归于风湿的范畴。内因和外因的两个致病条件给我们指出一条治疗的路子。据此创方,以小柴胡汤为基础,协调整体,为祛除风湿奠定基础。

祛除风湿选用除风利湿汤,方中浮萍、苍耳子辛温发散以解表祛风,苦参、土茯苓苦寒以燥湿利湿,四药合用对于治疗结缔组织病变收到良效。复于方中,消除风湿病邪,祛风以利湿。

降温排毒。风湿目前虽找不到病原体,但见风湿因素则加重,以同气相求的道理就可推断,西医也认为有风湿因素,同样这样称呼,似有道理。起码风湿也是造成红斑狼疮发病的条件。选用除风利湿汤就是解决风湿。大量风湿因子侵及机体,通过血循,损害各组织脏器,整体组织发生病变,呈炎症反应则出现高热,必须通过肾脏将风湿因素排出体外,才能达到彻底治愈的目的。为此,我们首选石膏以清热降温,以银花、丝瓜络、车前子组成半决渎汤,清热、通络、补肾利尿以保肾排毒,使风湿得祛,病毒得排,热毒得清。三方相合,共建其功。临床应用多年,疗效较好。1973 年,某设计院一女性患者,48 岁,湖南籍,在山医一院住院,曾诊为系统性红斑狼疮,高热持续不退,影响肝肾。化验肝肾功能出现异常,服用激素月余,均无显效。后请我会诊,处以消斑解毒汤,服用 2 剂,热退体安,本人要求出院服中药治疗,后在门诊服用 60 剂而愈。

14. 解郁攻坚汤

解郁攻坚汤方 王不留 100g、苏子 30g、夏枯草 30g、牡蛎 30g、银花 30g、白花蛇舌草 30g、半枝莲 30g、黄药子 15g、柴胡 15g、黄芩 15g、党参 30g、川椒 10g、甘草 10g、大枣 10 枚。

煎服法 上药十四味,加水 1200ml,煮取 300ml,倒出药汁,再加水 800ml,煮取 200ml,去滓,两次药汁相合,煮沸,分温三服,空腹服为宜,忌油腻。如药量大,可用纱布包起,置锅中煎,以防粘锅。

适应证 膀胱癌、乳腺癌及各种良、恶性肿瘤,均可以本方攻治之。

解郁攻坚汤是治疗癌瘤之方。寓有解除郁滞、攻除癌瘤之意。癌瘤在临床上,随着医学科学技术发展,已成为常见病。但在治疗上则时明时暗,此通彼塞。对待癌症的治疗有个思路,通过实践,初步证明了认识的正确性,这就是治癌的原则。

癌症本病在中医古籍中早有记载,这是肯定的。但是浩如烟海的古籍中,记载散乱、论述不详,若明若暗。对于癌变的理论是一个新起的学说,现代医学对癌症作了大量的研究,但仍不深刻,未真正弄清其发病机理,我们知道,西医在治疗上采取化疗、放疗、手术三大疗法,对于这一条,现代医学的理论虽然清楚,对三大疗法我有不同的看法。三大疗法的结果,是使正常的细胞和癌变细胞两败俱伤,同归于尽,如同在军事上,敌我双方展开肉搏战时,派飞机轰炸一样,这样治疗的结局是病去人亡。所以说这种方法不好,作战不能采取这样的战术,治病不能搬用这种方法。战争的目的是为了保存自己,消灭敌人,治疗上也是保护机体,驱除病邪。如果正常的机体同样受到摧残,就失去了治疗的意义。从现代医学对癌的研究来看,癌因子是与生俱来,人类怀胎时就带来的,为什么有的发病,有的不发病呢?因人体从骨髓的干状细胞产生了 T 淋巴细胞和 B 淋巴细胞,机体通过两种细胞消灭癌因子,其方式就是吞噬。这两种细胞都在胸导管的淋巴管内成熟尤其是 T 淋巴细胞吞噬能力特强大,一般都能将癌细胞吞噬。人体内一旦 T 淋巴细胞产生减少或吞噬力下降,就失去了吞噬癌的能力,这时癌细胞就会找到一个薄弱环节停留下来,生长繁殖,逐渐增殖成一个肿瘤。这时T淋巴细胞还继续和肿瘤细胞战斗。由于敌众我寡,只能将肿瘤包围起来,形成一个外包围圈,加之T细胞的自动死亡,变成异体,构成癌瘤的围墙。在用药及治疗肿瘤时,它反成了保护层,形成一种抗体,更给癌的生长繁殖创造了有利条件。当整体的抵抗力下降到一定程度,癌肿一旦破溃,癌细胞顺血循环扩散,弥漫到各个组织脏器,形成转移,这就是现代医学对癌的基本认识。我们针对其发展变化过程,初步制定了和其相应的治疗措施。

1) 协调整体:癌肿的发病,首先要知道,为什么出现T细胞、B细胞的产生减少呢?根据几十年的观察,原因是肝郁不舒,发病前有这样一个因素,最短四个月,也有人达三年以上的情志抑郁,而出现胸胁满闷。肝郁不舒、遏郁胸中,产生小柴胡汤证,导致了T淋巴细胞和B淋巴细胞的生成减少,抗癌能力下降,这就是产生癌症的根本原因。必须用小柴胡汤解除胸满,协调整体,疏泄淋巴管的阻滞,使T、B淋巴细胞增生旺盛,达到抗癌的目的。

2) 攻除肿瘤:在治疗中具体涉及肿瘤病灶,不消除就会继续增殖影响机体。病灶如同贼巢,不剿窝不行。所以治癌的第二步就是攻除病灶,使其不易增殖。彻底攻除其病灶,根据实践找到的线索,就是用攻坚汤以攻除肿瘤。选用王不留、夏枯草、苏子、牡蛎,相互为用,组成汤性,而无坚不攻,无坚不摧。自1970年以来,经过反复实践研究,应用很得力,方中王不留的发现和应用给我们攻坚,提供了有力的武器。开始应用王不留下奶,有疏通作用,用于治疗乳腺炎,发现效果很好,用量由一两升到四两,亦无副作用,效跟量相应递增,后用于肿瘤的消除,一试成功。组成攻坚汤后,先后治疗太原飘带厂刘某的甲状腺瘤,十三冶金公司郭某腰部肿瘤,太原尖草坪粮店李某的卵巢纤维瘤,皆服百余剂而愈,充分肯定了攻坚汤除肿瘤的可靠性。临证应用数例,皆有成效。

3) 清理血液:在肿瘤破裂后癌细胞顺血循、淋巴播散,通过血液而引起癌转移,所以治疗必须清理血液。目前根据实际情况,对败酱草、银花、黄药子、连翘、山豆根、蒲公英、半枝莲、白花蛇舌草进行筛选,但均感不称心,相信清理血液的满意药是有的,有待于实践寻找。

治癌的另一个方面,就是忌口,禁食高蛋白的食物。许多病例证明:如果癌肿消退后,再吃肉类食品,易复发,招致治疗失败而死亡。某制革工厂一病者,在左侧腹股沟处长出一拳头大肿瘤,服用解郁攻坚汤一月余,肿瘤缩小,体重增加二斤,精神倍增,其不听劝告,后食鸡肉而恶化,月余而死。实践证明,高蛋白食物可以明显的使癌肿增剧、恶化。其机理是:基因薄层导生素的作用。薄层导生素是一种高蛋白的物质,正常时帮助组织增生,患癌症时,可以帮助癌肿增殖。治癌的机理如同使用抗生素杀菌的原理,用青霉素压抑粘肽的生成,细菌缺乏食物来源而饿死。使细菌失去存活的条件,而达到杀菌的目的。同理,限制高蛋白的摄入,薄层导生素作用减弱,癌瘤则难以增殖,从而达到治愈的目的。反之,如果不断补入高蛋白饮食,则帮助癌症的发展。在治疗中,饮食上多以水果类、小米类饮食较好。给大家提此思路,供参考体验。

清理血液的药都是清热解毒药,谁能在实践中找到合理的清理血液药,谁就能成功。目前创制的解郁攻坚汤对良、恶性肿瘤均能取得可观的成效。如省统计局,魏某之父,患膀胱癌,服用解郁攻坚汤230剂而愈,随访8年,身体依然健康。经过多种病例治疗,对霍奇金病、乳腺癌、膀胱癌效果好,对肝癌效果不好。因来此门诊者,肝癌多至晚期,山穷水尽,而不可救药,因而实践机会少,不敢冒论。对乳腺癌正在观察其确切疗效。如山西文水县郭某左乳腺癌，曾在北京某医院手术，术后4个月，两腋下均出现淋巴肿大，癌转移，二次进京都无法治疗。以后来此就医，处以解郁攻坚汤，服用120剂，肿块皆消，180剂后，体重增加40斤，目前每半年来省肿瘤医院复查一次，至今已11年矣，仍健在。

15. 理心复脉汤

理心复脉汤方　当归15g、桂枝10g、芍药30g、细辛5g、川椒10g、通草10g、甘草10g、大枣10枚、元参30g、鸡血藤30g、银花30g、王不留30g、牛膝10g、桃仁10g、芒硝10g、葛根60g、大黄10g。

煎服法　上药十七味，加水1000ml，煮取300ml，倒出药汁，再加水800ml，煮取200ml，去滓，两次药汁相合，煮沸，温分三服，以空腹服为宜。忌肉类，忌房事。

适应证　脉管炎、静脉炎、雷诺综合征。

脉管炎的主要症状是足手厥冷，脉微细，属厥阴病，主要由于寒邪侵袭，影响末梢的血液循环，使血脉凝滞，不能荣于四末所致，据《伤寒论》第337条："凡厥者，阴阳气不相顺接，便为厥，厥者，手足逆冷是也。"所以按厥阴论治，结合其他致病因素，采用温通血脉，解毒祛瘀，清理肠胃，消除风湿四个方面的具体治疗。

方中以厥阴病当归桂枝汤作基础，温通血脉，以治理体表的寒，加用四妙勇安汤（玄参、当归、银花、甘草）（见《验方新编》）加王不留、鸡血藤、川牛膝以清热解毒，活血祛瘀，通络以止痛，以治其气血缓滞，热毒蕴结诸证。三是合用桃仁承气汤，清理腹部黏液的积聚，不推陈就不能布新。胃肠得以清理，黏液不随营养物质吸收入血，血液得清，血管阻塞，也可得以纠正。加用本方，用到临床，符合事实，使疗效增加，疗程缩短。四是消除风湿因素，通过观察雷诺综合征，虽系末梢小动脉痉挛的病变，同时受风湿因素的干扰有关。脉管炎合风湿因素，在理心复脉汤中，加入葛根，消除风湿，治疗多例，效果颇佳。四方合用，共奏温经通脉，活血祛瘀，通泄表里，消除风湿之功。脉管炎、静脉炎、雷诺综合征，尽治。驻军王某，男，50岁，患血栓闭塞性脉管炎。右足发冷，时麻木不能行，偶有疼痛，遇冷加重。在某医院确诊后，来此求方治疗，检查趺阳脉消失，足部肤色湿冷苍白，处以理心复脉汤，服用180剂，而足温脉现，诸证尽消。

16. 排石汤

排石汤方　金钱草120g、海金沙10g、大黄20g、芒硝10g、茵陈60g、丹参30g、郁金15g、陈皮30g、白芍30g、柴胡15g、黄芩15g、党参30g、苏子30g、川椒10g、甘草10g、大枣10枚。

煎服法　上药十五味，以水1000ml，煮取300ml，倒出药汁，再加水800ml，煮取200ml，去滓，两次药汁相合，加入芒硝煮沸化开，温分三服，以空腹服为宜。

适应证　胆道结石。

排石汤是由调肝汤加芒硝、金钱草、海金沙组成，用以治疗胆道结石或泌尿系结石，临证对肝胆系统的病变，最好是借助现代医学的检查，如常见的隐性肝炎，中医平脉就难以诊断，必须借助现代医学的化验检查。在治疗中，肝胆系统的病变都可用调肝治疗，调肝汤的组方前已叙及，是采取局部整体双关治疗的原则论治，如果出现结石，是提示在原有病变基础上出现的，其基础未变，故在应用调肝汤的基础上，重点攻除结石，加用芒硝，促使胆管平滑肌扩张，蠕动，使其结石顺流而下，合用金钱草、海金沙化坚软结，利胆排石。三药为用，共奏其功。对于泌尿系结石，亦可选用此理处方以治。

值得指出的就是,用排石汤治疗胆结石,必须定证、定方、定疗程。做不到此“三定”疗效就不能最后确定。如大同市一胆结石病人来此就诊,服用排石汤80剂,症状好转,疼痛消失。但胆囊造影,结石仍在,令其继续服用120剂时,再以造影,结石则全部消失。说明疗程很重要,任何疾病都由其本质决定着病程的始终,非到过程完结之日,病证是不会消失的。所以有许多临床病人,吃不足疗程,症状好转,结石仍在。实际并不等于病愈。一旦停药,前功尽弃,故提出“三定”以达到彻底治愈的目的。

上述十六方证是局部病,整体局部协调治疗法的例子。其原则就是:凡局部病复有整体因素者,均可采用协调整体,突出局部的治疗方案。机体证候万千,均可以此类推,组方以治。

四、局部调治疗法

局部发生病变,病变范围局限,不影响整体的功能活动,或者没有明显的整体改变因素,仅一个局部脏器出现病变。证候单纯,通过局部调治就可达到治愈的目的,我们就采取局部病,局部调治法。通过局部的自调能力,使病者康复,既可减少病人经济负担,又可节约药材,局部调治方是我多年实践,根据局部病变的病理反应特点,探索组建的。久用多验,属验方的范畴。应用于局部调治,祖国历代医家所创单、验方甚多,在此不再抄录。各家所长,尽可采纳。局部方的使用,如轻骑取关,有单刀直入之效。在复有整体因素时,可加入协调方中以治局部。上节协调方的许多局部治疗都是由局部方延伸而来,故局部方在局部病的治疗中,既可单用,又可复用,临证可灵活掌握,各取其妙。

1. 解肌汤

解肌汤方 葛根30g、党参30g、黄芪30g、丹参30g、郁金15g、银花30g、丝瓜络15g、车前子30g。

煎服法 上药八味,加水800ml,煮取300ml,将药汁倒出,再加水500ml,煮取200ml,去滓,两次药汁相合,煮沸。温分三服,空腹服为宜。忌盐。

适应证 风湿病、风湿性心脏病、末梢神经炎。

按 解肌汤即决渎汤去白茅根加葛根、党参、丹参而组成。方中葛根解肌以除肌中之邪,葛根的应用在《伤寒论》原文中第31条之“太阳病项背强几几,无汗恶风,葛根汤主之”。本条葛根作用于机体横纹肌,可缓解肌肉的痉挛。第34条:“太阳病,桂枝证,医反下之,利遂不止,脉促者,表未解也,喘而汗出者葛根黄芩黄连汤主之。”本条述葛根作用于平滑肌。解肌汤则是取二方此义,合而用之。心肌是横纹肌与平滑肌的结合,用葛根解肌不但取其解横纹肌以治风湿,而且用解横纹肌和平滑肌的共同作用,治风湿性心脏病,取得令人满意的效果。这是葛根在解肌汤中挂帅的根据之一;其二是以临床观察和报道材料看,风湿病与感冒有一定关系。一是感冒后易患风湿性心脏病,特别是心肌炎;二是原有风心病者,感冒后常加重病情,葛根对感冒的治疗,可治可防,依同理,葛根移来治风心病,同样收到疗效。其三是葛根含有异黄酮类成分,大豆黄素既能扩张脑及冠状动脉血管,又治急性心肌缺血。风心病是一种心肌的炎性病变,扩张心肌血管,对于营养心脏,消除炎症,也有相当益处,故而用之。

党参强心补虚,“邪之所凑,其气必虚”。心脏感受风湿之邪,功能下降,选用党参补益心阴，与黄芪相互为用，共建强心补气之功。

丹参活血又祛瘀滞，丹参对风心病的治疗，通过临床观察证明，解肌汤对于风湿性心瓣膜病变有较好的疗效。对改善症状非常显著，由远期疗效的情况来看，似乎对瓣膜有修复作用。曾有一位姓费的男性患者，患二尖瓣狭窄，时晨起咳血，遂来求治。诊后令其买丹参三十斤，加红糖熬成浸膏服，每日三次，每次一调羹，服完后，咳血止，身体康复，以此来验证了丹参的明显疗效。

决渎汤复入作基础方在于消除水肿。风湿病变多数有风湿性红斑，风湿因子侵及心脏瓣膜，引起瓣膜病变，导致心功能下降，而出现身体困重或水肿出现。选用决渎汤以补气补肾而利水消肿，消炎通络以解肌。

2. 决渎汤

决渎汤方　黄芪30g、郁金15g、银花30g、丝瓜络15g、车前子30g、白茅银60g。

煎服法　上药六味，加水500ml，煮取300ml，倒出药汁，再加水400ml，煮取200ml，去滓，两次药汁相合，煮沸，温分三服，空腹服为宜。

适应证　一切水肿、急性、慢性肾炎、膀胱炎、泌尿系统感染。

按　本方名据《素问・灵兰秘典论》云："三焦者，决渎之官，水道出焉"，决渎即疏通水道之义。故由此而将方名为"决渎汤"，决渎汤的组成，方中银花、丝瓜络是民间验方，二药配伍有明显的利尿作用，丝瓜络味苦除湿，性寒清热，善于宣通经络而除湿火，银花清热解毒，凉血又消炎。黄芪具有健脾、补气、强心之功，可行三焦之气以加强利尿。通过动物实验，黄芪对肾消炎，恢复肾功能，消除NPN有一定的作用，和郁金为伍，郁金为血中气药，黄芪补气，郁金行气，可防止黄芪的壅滞。车前子补肾利尿，据药理分析：车前子具有利尿保钾的功用，是理想的利尿药。白茅根甘寒，能够凉血止血，清热利尿，尤以治热证尿血为佳。本品的特点是甘而不腻，性寒而不伤胃，利水而不伤阴。健脾补气，补肾利水，凉血消炎，气行水则行，气得充，水得利，肾得补，诸肿自消。

决渎汤可单独应用治疗水肿疾患，也可和其他方剂合用，配伍小柴胡汤组成调肾汤，亦可择取银花、丝瓜络、车前子三味，组成半决渎汤，配伍其他方剂应用于临床。

3. 医黄丸

医黄丸方　硫酸亚铁50g、白术30g、茵陈60g、神曲60g、鸡内金60g、陈皮60g、山药30g、大枣10枚。

配制法　上药八味，研极细末，过筛后，炼蜜为丸，每丸10g，每服一丸，日三次，温开水送下，忌用茶水。

适应证　各种贫血。

按　贫血之证需注意心肝脾三脏的调治，重在健脾益气以使水谷精微来源旺盛，则血可生。《内经》言"中焦者，泌其津液，变化而赤是谓血。"故方中选用治缺铁性贫血的现代医药硫酸亚铁加入方中，以提供造血原料。选用白术、鸡内金、陈皮健脾以行气，补益脾胃以充生血之源。茵陈治肝要药，疏肝利湿以健藏血之脏，甘草、大枣以补气生血，神曲消导脾胃积滞，车前子以通利血中积滞，八药为用，三方共治，以达血生体壮之目的。

4. 降压汤

降压汤方　黄芪50g、苏子30g、茺蔚子30g、夏枯草30g、黄芩15g、红花15g、槐花15g、车前子30g、牡蛎30g、川椒5g。

煎服法　上药十味,加水1000ml,煮取300ml,倒出药汁,再加水800ml,煮取200ml,去滓,两次药汁相合,煮沸,温分三服,空腹服为宜。

适应证　高血压病。

按　降压汤方中十药,黄芪强壮中枢,降低血压,实验证明:黄芪能扩张冠状动脉及全身末梢血管,并有中度的降压作用。尤其治疗虚性高血压更好。与牡蛎为用,益阴潜阳,可治阴虚阳亢引起的烦躁、失眠、头晕、头痛、耳鸣目眩等,形成一对拮抗药,牡蛎具有协助黄芪降压的作用,苏子降气化痰,茺蔚子清肝明目,调节血液的生新和分配,并可溶解血栓,以治脉管硬化。车前子补肾利尿,又清利血液,有釜底抽薪的效果。川椒可温中止痛,无寒不用。十药相合,五面治疗,共奏强壮大脑中枢,潜阳降气,疏肝解郁,清热凉血,利水通便之功,使整体得调,血压可降,诸证自解。

5. 利肠汤

利肠汤方　白芍30g、甘草30g、威灵仙10g、芦荟5g。

煎服法　上药四味,加水500ml,煮取200ml,倒出药汁,再加水300ml,煮取100ml,去滓,两次药汁相合,煮沸,温分三服,空腹为宜。

适应证　习惯性便秘。

按　习惯性便秘多由胃肠平滑肌痉挛而致肠蠕动减慢或胃肠功能低下,自主神经功能紊乱所致。如用传统的大黄、芒硝通便,易便多伤阴,另外,大黄内含鞣酸,先泻后涩,久用而使大便难,故更其法。方中芍药甘草汤解除平滑肌痉挛,使平滑肌松弛,蠕动增快,加用威灵仙透窍通络以行气,使胃肠气机畅达,加用芦荟以解大黄有鞣酸之弊,四药同用,胃肠气机通利,蠕动增强,干结阻滞粪便一拥而下,应用多例,疗效甚佳。

6. 三核二香汤

三核二香汤方　川楝子30g、橘核30g、荔枝核30g、小茴香15g、广木香15g、大黄10g。

煎服法　上药六味,加水500ml,煮取200ml,倒出药汁,再加水400ml,煮取100ml,去滓,两次药汁相合,煮沸,分温三服,空腹服为宜。

适应证　腹满寒疝、腹中雷鸣、慢性腹泻。

按　本方六药,寒热并用,川楝子、橘核、荔枝核三核燥湿消炎,广木香、小茴香二香温中散寒,健脾行气,五药为用,寒热并施,使积聚消化道内痰涎水饮借助大黄之力,排出体外。三核二香汤者,临证多见于右尺长弦脉,平素恣食生冷,以致经常腹中雷鸣漉漉有声者中医称之为腹满寒疝,服用本方排出大量胶冻样积聚物,与小柴胡汤合,组成调肠汤,具有局部整体双关治疗之效。

7. 鸡甲散

鸡甲散方　鸡内金30g、炮甲珠30g、鳖甲30g。

配制法　将三药焙开，研极细末为散，配合调肝汤或解郁攻坚汤，每服3g，日三次。

适应证　肝硬化、各种肿物。

按　方选三药为散，取鸡内金消食化结为效，炮甲珠通经攻坚之能，鳖甲滋阴潜阳，软坚散结之功，合为一体，攻补兼施，滋散合用，对组织硬化，肿瘤积聚有消解溶散的功用，和解郁攻坚汤或调肝汤合用，如虎添翼，大建其功。

8. 清喉汤

清喉汤方　葛根30g、薄荷10g、银花30g、连翘15g、桔梗15g、元参30g、郁金15g、芦根15g、甘草10g。

煎服法　上药九味，加水1000ml，煮取300ml，倒出药汁，再加水500ml，煮取200ml，去滓，两次药汁相合，煮沸，温分三服，空腹服为宜。

适应证　急慢性喉炎、白喉初期、猩红热、扁桃体炎。

按　咽喉肿痛，是炎性病变，实系太阳与少阳合病，方中选用葛根、薄荷、芦根，以治太阳，发汗解表。肺热上蒸，殃及咽喉，实为太阳之热源。肺居胸中，胸中之热亦助肺热，两热相并，热入少阳，故选用银花、连翘、元参、郁金以治。咽喉病位在上，故加桔梗引药上行，使药达病所，桔梗甘草相合，以排痰宣肺，九药为用，咽喉诸证可愈。

9. 攻坚汤

攻坚汤方　王不留100g、夏枯草30g、苏子30g、牡蛎30g。

煎服法　上药四味，加水500ml，煮取300ml，倒出药汁，再加水500ml，煮取200ml，去滓，两次药汁相合，煮沸，温分三服，以空腹服为宜。

适应证　一切肿瘤、囊块、肿物、顽固疮疡。

按　方中经过临床，选药四味，夏枯草辛、苦、寒为清火、散结的要药，牡蛎咸涩微寒，软坚散结，二药相配，祛瘀以治瘰疬结核，引用此理，治疗肿瘤，以取散结之功。王不留是近年发现的攻坚要药，本药入血分而功专通利，以通经散结祛瘀消肿为治。配以苏子降气化痰，取其“痰生怪病”之理。四药相合，清火散郁，软坚散结，祛瘀消肿，化痰理气，各种肿物用此法，应用多年，疗效甚佳。

10. 祛风利湿汤

祛风利湿汤方　浮萍30g、苍耳子30g、土茯苓30g、苦参30g。

煎服法　上药四味，以水500ml，煮取300ml，倒出药汁，再加水500ml，煮取200ml，去滓，两次药汁相合，煮沸，温分三服，空腹服为宜。

适应证　湿疹、荨麻疹、各种皮肤病等。

按　湿疹、癣证皆痒，风之故也，搔破流黄水者，湿气也，所以说，一切皮疹、癣证，多由风湿所为。组方以治，一是祛风，一是利湿，方中选用浮萍、苍耳子解表祛风，浮萍轻浮升散，善开毛窍，有发汗解表、泄热利水之功，苍耳子辛、苦、温，祛风化湿以止痒，二药为用，祛风利湿消疹。苦参苦寒，祛风化湿，清热利尿，杀虫止痒，对许多皮肤真菌有抑制作用，配用土茯苓能清热利湿以解毒，二药相伍，皮肤湿疹，癣证瘙痒可治。四药合用，祛风利湿并治，许多湿疹，癣证皆收良效。

五、局部复健疗法

局部组织脏器发生病变,久治不愈,形成顽固症。查其病性,不外虚实二种。追其病源不出三个方面:一是热证变证,热灼津液,运化失司,痰、水、食之物积于体内,阻塞脉道、肠道,经久不去,形成病变而象虚,医者不查其详,妄用温补,形成实实之误,致使难治。二是病久体虚,脾胃功能低下,水谷精微得不到充分的吸收运化,机体各组织器官得不到水谷精微的濡养,则出现一派虚弱征象,“脾胃乃后天之本”,脾胃不得健,整体不得充,则病体不得愈,致使病邪留体,缠延不愈而难治。三是“心者,君主之官,神明出焉”,主明则众脏安,主衰则整体乱。病程日久,必累及心脏,致使心功能低下,气血周流减少,各组织器官得不到气血的充养,而功能失去常态,发生功能紊乱,病邪侵本,诸证蜂起,以方调治则顾此失彼,逐步形成难治之证,根据临床实践,对于这三个方面出现的病变状况,采取相应的复健疗法,取得较好的效果。

1. 复健散

方剂组成　黄芪 60g、党参 60g、郁金 30g、神曲 60g、丹参 60g、五灵脂 30g、川楝子 60g、陈皮 60g、川椒 30g、甘草 30g、东参 30g、鸡内金 120g。

配制法　将上药十二味,焙干,研极细末,每 10g 一包,尽数包完,每日三次,每服一包,服完为一疗程(约月余),白开水送服。

适应证　消化道溃疡愈合的巩固治疗,及其他消化系统虚寒性疾患的复健疗法。

按　复健散是由原来治疗身体虚弱性的溃疡汤衍变而来,以本方组方,包含了四项调治原则。即理气、理血、理肝、生肌止痛。

1) 理气:方选黄芪、党参以补气,凡补多滞,故用郁金活血行气,川楝子舒肝理气,“气行血则行,欲补须行气”以免补致壅滞之苦。

2) 理血:方选丹参,活血化瘀,“丹参一味,功兼四物”,活血以补血,五灵脂活血行气。

3) 理脾:方选陈皮芳香健胃以行气,神曲内含淀粉酶,消食除积,二药为用,脾胃之积得消,运化之能得健。

4) 生肌止痛:方中黄芪,中枢强壮之品,补气以生肌,五灵脂行血祛瘀,使溃疡局部小血管得通,活血以生肌。川椒、川楝子寒热并用,温中消炎而止痛。方中川楝子药属凉性,川椒药属热性,党参、黄芪属补益类中性。整个方剂组成了寒热并用的调治方。临床长期使用,绝无“温久化热,凉久寒中”的弊病。

在此方基础上加用东参、鸡内金以强心补气,益脾健胃,大补其虚,使机体在和调的基础上充实正气,心脾得健。里部消化系统诸虚证指日可愈。临证对脾胃虚弱、溃疡病反复发作者,在调治后处以复健散,均收到良好效果,虚甚者,给予二料连服,大大减少局部虚寒性病证的复发率。

2. 大黄附子汤

大黄附子汤方　大黄 10g、附子 10g、细辛 5g。

煎服法　上药三味,加水 500ml,煮取 200ml,温分二服,每服 100ml。

适应证　腹痛腹满、胀闷不适、大便不通、脉弦诸证。

按　本方选自《金匮要略·腹满寒疝宿食病篇》。原文第15条中，机体染疾，病程日久，缠延不愈，如见腹痛、胀痛，大便不通，脉象弦紧，舌苔粘腻者，多因久病伤阴，热结在里，痰、水、血、食积于中，阻塞气机，故而腹胀满而大便不通。有形之物滞于胃肠，形成顽固病灶，热源刺激机体，逐渐使机体由盛变衰，但实仍不去，必须攻去积滞之实，方可挽救整体之虚。故方选用大黄，阳明主药，以荡涤胃府，泻食、泻血，使血痰水积聚尽去。附子少阴主药，以强壮心阳，补益整体，因病久之虚衰，二药相合，借用细辛转输内外，沟通上下表里，透窍达表，内外皆清，机体诸证自愈。此乃以泻为补之法。大黄附子汤可谓一以攻为补的代表方。

3. 团鱼丸

团鱼丸方　团鱼2000g、蛤蚧一对、东参60g、鸡内金120g。

配治法　先将团鱼去头洗净蒸熟焙干研为细末，再将余三药焙干研末，四药调均匀，如复有其他协调方，可一共研末，炼蜜为丸，每丸10g，丸制好后，将丸剂装入一瓷罐内，内置白酒一小瓶，约两许，敞口放入罐中，然后密封，随吃随取，常保药鲜。

适应证　机体各组织脏器虚劳证均可配服。

按　方中选药四味，以治各组织脏器的虚衰之证。机体之中，各病的最终结局都会影响到心脏，心脏一衰，其他各脏皆衰，病证万千，无一不是。许多疾病，久治不愈，正不胜邪，多因心虚所致。心是气血的主帅，心之如何，将决定整个机体机能的盛衰和转归。故历来有“久虚不愈取少阴”之说。组方选用团鱼，以血肉有情之体，补益人体，滋阴以潜阳。蛤蚧补益肺脏，肺者，相辅之官，肺主清气，气行则血行，蛤蚧补肺以疏通气之来源。东参强心益气，补心以生血，血盛而正气充，鸡内金健脾消食以化气，四药为用，心得东参以补气补血，肺得蛤蚧补气以益阴，气道通调，脾得鸡内金健脾消食，水谷精微得输，后天之本得固，配以整体协调方，应用于各脏病变善后，百用百效。此方虽小，实乃补益整体的总方，复健之根本。

后　　语

刘绍武老师是我步入医界的启蒙之师。三部六病学说是他根据经典医著《伤寒论》的学术思想，经过多年实践、认识、再实践、再认识的反复过程，将祖国医学的辨证和现代医学辨病知识相结合，运用系统论、信息论、控制论的思想方法，创立的一个医学新型学说。

三部六病学说，继承《伤寒论》六病辨证的归类方法，经过实践研究创造了体证、方证、部证、病证、单证、局部证的一整套辨证论治的方法，全面地论述了整体三部的寒、热、虚、实病证证治原则。深入浅出，执简驭繁，是八纲辨证的具体体现。整个体系破旧立新，大胆辩驳，具有便于掌握，便于分析，便于施治的特点。临床重证据，重疗效，重本质，无证不信，无因不舍，辨证严谨，重点突出；选择疗效高，施用稳妥的药物组成方剂；在理论上符合辩证法，在治疗上有确切的疗效。

从师学习十余载，深知三部六病学说系医学一瑰宝，将为后人学习祖国医学、继承发扬祖国医学遗产，指明一条前进之路。学习之后受益非小，对祖国医学的理、法、方、药有了一个明确的认识，辨证有法可依，施治有方可循。运用三部六病的辨证方法，犹如登高远眺，可以鸟瞰医界的全景，对古今中外医学有一个明确的概念。三部六病学说的思想方法，是衡量各家学说的一把尺子，可帮助医者辨析轻重真伪，开拓了祖国医学的未来和希望。《三部六病》的内部资料，由郭维峰同志整理后，在医界广为传布，引起医界众多同道注重，并对“三部六病”的学术思想进行积极的研究探索。

本书是在随师进修中，根据吾师的授课内容，结合平素聆听的教诲，编写而成。在撰写整理过程中，吾师的许多不能传之于书，喻之于口的精湛诊治技巧，由于本人学疏才浅，不能用文字尽载，深为遗憾。付梓之际对省中医学校领导和《探春学报》编辑部的大力指导、赞助，以及刘惠生、郭维峰、贾民、李兵林等同志的热情指教一并致以谢意。另外由于整理时间仓促，加之吾师无暇审阅，排列不当，叙述错漏，在所难免，诚望读者提出意见，以待修订改正，并致感谢。

宿明良

1984 年 10 月于太原

第四部分　刘绍武医案选（增补）

□刘惠生　整理
□胡连玺　选辑补按
□马文辉　增补

胡　序

我的老师刘绍武主任医师业医已五十多年。他的治学方法是上及内、难，下至各家，旁及西说，无不备览。每有所疑，必参阅各家，兼采西说，质之临床，必穷其所以而后已。在古籍中，最尚者莫过于《伤寒论》，因其辨证之法，概从阴阳。三阴与三阳对立而又统一，是完全符合唯物辩证法则的，及其所载，多切临证之实践，少作泛泛之空谈。绍师精研《伤寒论》五十余年，多所发隐就明。对现行本作了精辟的分析，于是根据阴阳对立统一的法则，依三部六病为纲将原文重新厘定。我所已刊之《三部六病》虽未为全貌，已可端倪其大略。

三部是表、里和半表半里，在每一部里各有阴阳属性不同的两类证候则为六病。即表部有太阳与厥阴，里部有阳明与太阴，半表半里有少阳与少阴，若有两病或三病同时出现则为合病。数病并见则为杂病。六病、合病、杂病皆为整体辨证法。若局部辨证则又当在整体辨证指导下辨证治疗。此为三部六病辨证之概略。

绍师诊务繁忙，无暇留案，亦无暇著述。其子刘惠生医师能承家学，将素日所录整理出百案，我选用了五十余案，更增入十余案，为方便计，仍按六病与杂病分类而为是编，以作为《三部六病》的续编。我跟随绍师已二十余年，然性驽钝，少颖悟，谨将学习老师辨证方法的点滴体会以按语形式列于案后，提供参考。不妥之处，希批评指正。

老师常谓："学说问题，当无古今，无中外，无尔我，应以是者为是，非者为非。"在这样的治学方法下，老师不但有精湛的医疗技术，而且对中医理论有很高的造诣。老师年且八旬，幸体尚健。我们要抓紧时间，把老师的研究成果和临证经验尽量完备的整理出来，以贡献祖国的四化建设。

胡连玺

1984 年 12 月于太原市中医研究所

第一章 六病医案

第一节 太 阳 病

例一

杨某,男,52岁,干部。

1972年7月中旬,偶染感冒,遂寒热头痛,项强体痛,鼻塞涕清,微咳少痰,屡经治疗,寒热不除,头疼反增,延至8月9日始求余诊。视其苔薄白,舌尖红,脉浮。病虽20余日并未他变,仍为太阳病,遂与葛根麻黄汤。方用:葛根30g、麻黄10g、杏仁15g、生石膏30g、甘草10g。两煎合并,分温三服。睡前服药,约半小时后得微汗,一夜安睡。翌晨,寒热止,体痛除,头痛锐减,继进一剂,遂健如初。

例二

温某,男,48岁,农民。

1973年9月20日,因事夜间外出,时虽中秋,深夜已凉,着衣单薄,次日遂发热恶寒,咳嗽无汗,头痛体痛。诊其脉浮而数,舌苔薄白,舌尖红赤。此太阳病证,与葛根麻黄汤一剂,方用:葛根30g、麻黄10g、杏仁15g、生石膏30g、甘草10g。依法煎服。服后约一刻钟,觉周身发热,继而汗出,约2小时许,汗止热除。一夜安睡,病即霍然。

例三

杜某,男,13岁,学生。

1971年秋,忽作头项强痛,微有寒热,历2小时许而渐减。自是,或一二日,或二三日则一作,时轻时重,重时则辍学。曾诊为"神经性头痛",未断治疗而期年不除。至1972年8月23日就诊时,其发热为38℃,洒淅恶寒,脉浮而数,苔薄微黄,舌红少津。此邪热久居致阴津损伤,证仍为太阳,方用葛根麻黄汤。方用:葛根30g、麻黄10g、杏仁15g、生石膏30g、甘草10g。葛根清热解表,有生津之用,即《本经》所谓之"起阴气",况邪热除则津自复,故不必另用生津之品。一剂寒热除,痛减大半,二剂痊愈。

例四

马某,男,45岁,工人。

自诉于1971年冬因落枕,遂颈项强痛,头部不能扭转,痛引右臂不能上举,卧则转侧困难,疼痛难忍,病已年余,虽经治疗,未见少效。今诊其脉平,视其舌尖红赤。舌尖红赤乃为热象,虽无寒热,但有头项强痛之核心证在,故当以太阳病论。投以葛根麻黄汤:葛根30g、麻黄10g、杏仁15g、生石膏30g、甘草10g。一剂痛减,九剂痊愈。

按 第二例为太阳病初起,故一药可愈。第一例病虽20余日,但始终为太阳病而未他变,投以辛凉解表亦应手而瘳。于此亦可知太阳病失治未必必变,亦无七日愈,十三日愈之规律。第三例并非外感病,但其表现为一派太阳病证候,依太阳病论治,应药而愈,是故辨证施治又不可为某些病名所囿。第四例亦非外感,仅依核心证论治亦愈,故每病之核心证即为此类病设,但此病必须为阳性病而后可,若属阴寒,则又当以合病论治。

例五

梁某,男,24岁,山西祁县人。

患者于1973年外出感受风热,遂感头痛如崩,项背强痛,发热恶寒,体温39.7℃,无汗出,咳嗽吐黏白痰,周身乏力懒动,大小便如常,舌苔白尖红,脉浮数。诊为上感入院,先后用解热镇痛药物治疗,热仍不退,头痛不减。后改服中药葛根麻杏石甘汤,葛根30g、麻黄10g、杏仁15g、生石膏30g、甘草10g。煎半小时,凉服,一剂热退,两剂而愈。

例六

王某,男,53岁。

患者王某,头项强痛9年不愈,多方求医,治疗无效,来自门诊,诉说其苦不休。头项强痛乃太阳病之核心证,证不移而方不变,遂处以葛根麻黄汤,方用:葛根30g、麻黄10g、杏仁15g、生石膏30g、甘草10g。四剂而愈。

按 治疗中掌握主要矛盾,只要头项强痛证俱,即可用主方治之,应用葛根麻黄汤,治疗外感高热不退者,亦每收到奇功。实践说明,葛根麻黄汤是目前防治太阳病的代表性方剂。

例七

高某,女,41岁。

1973年4月,一患者高某来诊,主诉头痛9年余,日日头痛,痛彻项背,牵涉双侧上肢亦活动不利,时轻时重,轻时两太阳穴胀闷不适,重时头痛项硬,肢体挛缩,痛不自已,头顶墙壁亦不得其缓,查无结果。刘老诊其脉象,见脉浮而略数,患者面色潮红,无汗,项背僵硬,刘老当即让病人坐定,挥手在患者眉间点按,患者额眉间顿时瘀血出现,随即刘老按之眉间、目眶至太阳穴,后拍项部至风池穴,连续3遍,又重按风池,按罢不消5分钟,患者头痛近10年之苦,顿时得消,随即处以葛根麻黄汤,方用葛根30g、麻黄10g、杏仁15g、生石膏30g、甘草10g,回去依法服用。半月后,患者复诊,头痛痊愈。

师评 此即太阳病,本因风寒束表,内里有热,发汗解表,其证可除,可治不得法,医者与病者乱服消炎退热之剂,把表热陷入在中而不得发,热邪不解表证仍在,把一个本解表急治的急性病,服消炎剂化作了慢性之疾,故头痛不已,重时牵涉项背不得伸,如雏鸟展翅,欲飞不能,而成"项背强几几"之状,是表证束表之候,选取按摩是为了迅速打开表部散邪通道,头痛可止,但终须借助解表发汗之药力,其病方可治,此病虽经9年之时日,病情仍在表,病不变,方亦不变,故选葛根辛凉解表,麻黄透窍发汗,借以杏仁宣肺,石膏辛凉清热,五药和合,表部太阳诸症尽消。

第二节　厥　阴　病

例一

赵某,女,42 岁,家属。

1970 年,随丈夫住黑龙江,每逢冬季则见双手发冷,未介意。1974 年返晋南后,其冷渐趋严重,遇冷则双手厥冷更甚,并现青紫,伴疼痛,得暖后青紫渐消,曾诊为“雷诺综合征”。1975 年初冬就诊时,气温尚暖,而棉手套已不敢少离。诊其脉沉细,舌质略淡。此为血不荣末,阳不外达,是为阴寒表证,证属厥阴。方用当归四逆汤:当归 15g、桂枝 10g、细辛 6g、通草 6g、甘草 10g、赤芍 10g、大枣 10 枚(擘)。以水一碗煎半小时倾出,再以水一碗煎半小时,去滓,两煎合并,作一日分温三服。约 10 剂已有明显好转,共服 60 剂康复如常。次年冬亦未再发。

例二

李某,男,32 岁,文艺工作者。

1964 年冬,李在长春拍摄电影,因彼地气候较冷,遂觉两足发冷而疼,左侧尤甚。当即就诊,诊为“血栓闭塞性脉管炎”,屡经治疗,冷痛日趋严重。1965 年春来诊时,左跗青紫,趾部尤甚,触之厥冷,拇趾溃烂,及于蹠骨,趾痛腐肉已脱,白骨外露。疼痛难忍,入夜更甚,步履艰楚。诊趺阳太谿脉右弱,左不可及。寸口脉弦而细,舌质淡红。此脉道瘀塞,血不下荣,筋肉失养,溃而成疽。其逆之阴疽,当属厥阴,其肿赤腐烂,又参之以火毒。遂以当归四逆汤温通行瘀以去其厥,复其脉为主,合四妙勇安汤清热解毒为辅,更加红花,鸡血藤温经活血为佐,牛膝引血下行为使。方用:当归 30g、桂枝 15g、赤芍 15g、通草 6g、川椒 10g、甘草 10g、大枣 10 枚、银花 30g、玄参 30g、鸡血藤 30g、红花 15g、牛膝 10g。水煎,两煎合并,去渣,作一日分温三服。并收住入院。因左拇趾肌肉尽脱,请某医院外科会诊,拟将无肉趾骨切去。某外科主任诊后答已不必切除,数日即可自行脱落。谁知服药 10 剂新肉复生,唯趾端创口未合,我们都喜出望外。不意数日后复溃烂如前状,百思不得其因。越日,患者告以偶闻药中缺当归,遂询问药房,答市内当归暂缺,未能购入。当归通经活血为方中主药,既效而复溃恐即其因。于是,患者托人购得 5 斤,始得服以全方。未及 10 日,趾肌重生。至 40 日,足冷已除大半,足跗之青紫消退,趾端创口缩小如黄豆大,至 120 剂始得愈合,足冷消退,续服 30 剂以作善后,欣喜而归。

按　此二证虽外受寒邪,然与感邪之全身病变不同。病只限于四末,其位浅,故列入表证,其性为寒,则属厥阴。病虽非急性外感病,依法治之,病即痊愈,更知仲圣辨证论治之大法不独适用于伤寒,同样适用于杂病,即知原作称《伤寒杂病论》的意义了。

例三

贾某,男,19 岁,学生。

素禀不足,萎软无力。1976 年 5 月,偶因夜出感寒,次日即发热畏冷,汗出头痛,舌质淡红,口中和,小溲清澈,脉浮大无力,证属桂枝汤证。方用:桂枝 9g、白芍 9g、甘草 6g、生姜

9g、大枣4枚,一如桂枝汤将息法,一剂而瘥。

按 此证虽为外感表证,但一派阴象,属表之阴证,故列入厥阴。《伤寒论》云:"太阳病,头痛发热,汗出恶风,桂枝汤主之。"浮缓脉谓脉弛缓无力,与此证之浮大无力同,故此证为桂枝之证也。论中以太阳病论者,谓其为发热之表证,此论其标也。其本质为阴寒之表证,此处列入厥阴,论其本也。视《伤寒论》第2条"名为"二字,可知仲师并不将"中风"证作为标准太阳病论。

例四

杨某,女,62岁,农民。

患者于1974年12月7日,因饮食不节出现心窝部疼痛,为持续性,有时加重,伴有恶心,食欲不振。三天未排便,无发热,恶寒。于12月12日住院,诊时疼痛辗转不安,呻吟,脉大无力,苔腻黄,心窝部有轻度弥漫性压痛,无反跳痛。用小承气汤下之:大黄9g、厚朴15g、枳实15g。服药后约3小时排便三次,后两次为黄色水样稀便,腹痛明显减轻。第三次排便后出现四肢冷,以肘膝以下为明显。心慌,脉沉细,口唇紫绀。本为太阴阳明合病,误下而致为厥阴。急用当归四逆汤救之:当归15g、桂枝6g、赤芍9g、细辛6g、甘草6g、大枣15g,水煎服。服药约24小时后紫绀消失,四肢渐温暖,脉细较前稍有力,约6小时后,诸症完全缓解,又住院2天病愈出院。

例五

白某,女,50岁。

平素体弱,自言近几年常出"虚汗",有时汗下如珠,伴乏力,服中西药不可知其数,无明显效果。1969年5月24日门诊,脉弱无力。用桂枝汤:桂枝9g、白芍9g、甘草6g、生姜9g、大枣4枚。遵桂枝汤服法,服一剂后,观察多日,未再出现"虚汗"现象。

例六

薛某,男,42岁

1973年春天太原驻军某干部薛某,自述身恶寒,每日怕冷,手脚冰凉,轻时冷至腕踝,甚至达至肘膝,夜晚冷不得眠,每日用麻绳捆住脚段棉被,放置暖水袋后,方可入睡,多次到驻军医院检查,各项生命指标均正常,无异常发现,刘老观其脉证,见指麻冰冷,肤色苍白,肢端青暗,脉微细,口不渴,即给予当归桂枝汤治疗,方用:当归15g、桂枝6g、赤芍9g、细辛6g、甘草6g、大枣15g,一剂服尽,身恶寒即消,连服七剂,手足厥冷好转,复诊后,再服一周,诸症全消,体力恢复如初。

师评 这是一例厥阴之证,此证多因患者体弱,气血不足,加之长年冬季野外训练,感受寒邪,使表部脉络收缩闭塞,故见脉沉细,加之体力本弱,气血耗损过度,血运不能达表,故见一身怠寒,手足厥冷这是气血不能荣卫体表的证候信息。

方选当归补血活血,桂枝通经活络,温煦四末,赤芍、甘草、细辛活血疏肝以疏络,透窍解表以温经,六药为用共奏温通之功,由此而知,厥阴病确系表部虚寒之证,而不是里部之寒凉,只要运用温通经脉之则,找准表部之病经,不犯方向、原则之误,任何难疗之疾,皆可手到病除。

例七　热厥

1972年隆冬，时值下雪天气，一患者家属突然闯入门诊，恳请刘老到病者家中出诊，刘老遂携弟子前往。一进病者家中，见病者横卧房间的水泥地板上，牙关紧闭，意识不清，四肢厥冷，刘老随即平脉诊治，却见脉细如丝，探其鼻息，呼吸微弱，然出气烫手，查看眼睑，巩膜布满血丝，舌苔干裂色黄。刘老当下令弟子出门外，择干净雪花捏成雪团，徐徐放入患者口边，融成雪水，令其缓缓下咽，一连喂入8个雪团，20分钟后，病人体温骤升至40℃，满床翻动，惊叫"热死了！热死了！"刘老见患者已醒，复诊脉，见脉数，当即处白虎汤一剂：石膏2斤，知母2两，粳米2两，甘草1两，令其煎汤2000ml，徐徐温服，一日服尽，次日患者身热尽退，神智恢复如初，刘老处以麻杏石甘汤剂服用，七日而愈。

师评　此乃假寒真热证，为《伤寒论》中所载"热厥证"，显手之厥冷是"热深厥亦深"之象，如果误用温补则死不旋踵。时值寒冬，风寒束表，寒邪内陷化热，巧用雪水之寒凉以救急，复用白虎清热而救逆，大剂直挫其势，其热可平。

按　真热假寒之证，欲辨寒热，当问口渴与否，可患者皆睡不能言者，当诊其脉，可脉细如丝不足凭，可观鼻孔之气寒热和舌之干润黄白，上窍之变是辨别寒热本质的绝妙之法，此刘老之绝求之一也。

第三节　少　阳　病

例一

辛某，女，56岁，药剂师。

1978年1月患感冒，发热恶寒，头项强痛，身痛无汗，涕泪交流，口干舌燥，证属太阳，与葛根麻黄汤一服而瘥。越三日，复发热，不恶寒。日晡热起，黄昏转甚，子夜渐减，清晨最轻。胸中热烦，呼吸促迫，口舌干燥，但头汗出，脉滑而数，舌质红绛，尖有红刺，小便黄赤，证属少阳，疏黄芩柴胡汤。方用：黄芩30g、柴胡15g、白芍15g、甘草10g、大枣4枚(擘)。两煎合并，分温三服。晨昏三服尽，遍身热微汗出。至晚十时，热退身凉。继进一剂，诸症悉愈，糜粥调养，一周康复。

按　无形之热充斥，为少阳正证，投少阳主方直折其热，病即已。

例二

赵某，男，43岁。

1972年6月19日下午，突发寒热，体温旋即升至39.6℃，约一时许恶寒罢，但发热。翌晨，面目及下肢皆肿，并有肢体麻木，小便不利，溲色红赤。某医院查尿：蛋白(+++)，颗粒管型(+)，红细胞(+)，白细胞(+)。诊为急性肾炎。治疗五日，除热退之外，余皆如前。二十五日始来求诊。诊得脉象滑数，舌红苔黄而燥。其身热虽退，而无形之邪热仍充斥于三焦，决渎失职遂为小便不利而浮肿，耗烁阴津遂使舌苔黄燥而口渴，灼伤血络迫血妄行而溲赤，凡此皆无形之邪热为患，证属少阳。非清则无以制其热，非渗则无以去其湿，非滋则无以救其阴，猪苓汤清热且渗湿，利水而滋阴，正的方也。疏方：猪苓30g、茯苓30g、泽泻9g、滑石

30g、阿胶 9g。先煮四味,取汁半升,内阿胶烊化,一日分温三服。次日复诊,浮肿已消大半。据云:一服则小便转多,三服尽则尿倍于常。查尿:蛋白(+),管型(-),红细胞少数,白细胞少数。药已大效,不必更方。连进五剂,诸证悉退,查尿如常。

例三

冯某,女,18 岁,学生。

1977 年夏,忽得寒热,自以为感冒,服解热剂。至次日恶寒止而但发热,始入某院就医。除白细胞增高外,一切检查皆正常,未能确诊为何病。输液一周,热势不减,而邀会诊。视其颜面潮红,汗出涔涔,触之烙手,烦渴引饮,呼吸气粗,大便微干而一日一行,小便短赤,舌质红赤,脉洪大无伦,重按豁然。与白虎加人参汤。生石膏 60g、知母 20g、党参 30g、甘草 10g、粳米 1 把、一剂而烦热减,再剂而病悉除。

按 热势鸱张,日输液 2000ml,更饮水无度,烦渴不已,可谓大烦渴不解,更兼脉象洪大,其不仅热盛而阴伤,更兼亢热之下微露阴象,则已非白虎汤所能疗,如纯用白虎则恐玉石俱焚而危殆立至。故遵仲圣法于白虎中加入人参,不仅生津,更加益气。

例四

李某,男,37 岁,工人。

先有胸中烦热而满,口燥咽干,积一年不愈,又增头晕耳鸣,易躁善怒,经神经科检查,诊为"神经性耳鸣",治疗年余未效,而来求诊。症状如前,更加微聋,口渴喜冷饮,小便色黄,脉象滑大,舌尖红有芒刺,证属少阳,与黄芩柴胡汤。黄芩 30g、柴胡 15g、白芍 15g、甘草 10g、大枣 4 枚(擘)。二剂口燥止,六剂诸症除。

按 此非外感,而以六病绳之,证属少阳。六病辨证之法不独为外感设也。缘热郁胸中,为满为烦,久之不去,则上干清窍,又为头晕,为耳鸣。今据胸中热烦一证而投黄芩汤,邪热一去,诸证立已。

例五

张某,女,36 岁,山西大同人。

患者是一个盲人,1972 年 5 月因病求医,自诉胸中满闷,烦躁,时有阵阵发热,全身烧灼难忍,咽痛口苦,小便黄赤,平素食冷则肚胀腹泻,食热则头昏失眠。曾先后在几个医院诊治,经检查均未发现异常变化。此次来诊时,检查舌质红绛,苔薄微黄,脉滑而数,诊为少阳病,处以黄芩柴胡汤。黄芩 30g、柴胡 15g、白芍 15g、甘草 10g、大枣 4 枚,擘。患者回旅店后,他人告其方中仅有五味药,患者弃方不服,巧遇一大夫,劝其可试,勉强取药煎服。一剂症状大减,再剂胸烦消失,又服四剂,诸症尽退。数日后,患者欢欣面告而别。

例六

孔某,女,36 岁,职工。

1972 年冬,太原市河西区某职工孔某,久闻刘老是我国治疗胃病专家,患者因常年胃脘疼痛,久治不愈,时轻时重,遂慕名来诊,刘老诊脉,脉现聚关,刘老令开具一贴栀子豉汤,栀子 5 钱,香豆豉 1 两,二味药,令患者如法煎服。

3天后，病人就诊，说胃脘部完全不疼了！告诉刘老，当天下午依方取三剂，煎服后，不稍10分钟，疼痛即止，胃中作响，肠中咕噜有声，响罢，舒服至极，当晚就饱餐一顿，夜晚一觉到天亮，是10余年来未曾有过的事情，后将两剂服完，遂来就诊，问是否还继续再服，李老平脉，见聚关较前明显改善，令其继服一周，10天后，病者不复再诊。

刘老说，此例乃《伤寒论》第73条"心中结痛，胃脘痞满者，栀子豉汤主之"。

例七

姚妻，女，农民。

山西定襄县姚某，善养鱼，喜医学，经营一鱼塘，旁建茅舍，而每日闲时读医术，自得其乐，在忻州偶得刘老一本《三部六病》医术，更是爱不释手，1986年10月，其妻感冒后发热，一直持续不退，发热月余，持续在38.1～39℃，多方检验未果，怀疑为肺结核、肠伤寒，可化验、透视做遍各种检查，并无指标支持所做诊断。患者胸满烦热，烦躁发脾气，口干口苦，咽干小便黄，但服抗生素亦不见效，姚某听人指点，带着妻子到太原市中医研究所请刘老诊治，刘老看过病人脉象，轻度聚关、脉数，舌苔干裂而黄，询问了经过，遂处以黄芩柴胡汤，黄芩30g，柴胡15g，白芍15g，石膏30g，甘草10g，大枣4枚，擘。姚某久慕刘老，今见到了真人真面，捧方而归，照方所载，亲自上五台山采下所需药材煎服，一剂而热降，三剂热尽消。姚某甚是欢喜，逢人便说刘老方药的神奇。据姚某自己讲，后来干脆就采黄芩、柴胡二味(因当地到处皆是)，煎汤给妻子服用，调治月余，终未发病，此后姚某由此受到启发，熟读《三部六病》，成了刘老的弟子，后成为当地闻名的"乡村兼职医生"。

刘老就此告知弟子，治病治以法则，有许多症状的临床表现是多种多样的，一种病因会有多种表现，如同一杯酒，不同的人喝下，会有不同的反应，量大者无妨，量小者沉醉，醉后有熟睡不语者，有狂言乱语者，有默默守坐者，有失声痛哭者……这就是证的多样性。尽管证候多变，你要抓住证的本质，辨明病位，辨清病性，才能处方施治，本例就是病在胸中，郁而不发，病性实热，选取黄芩以清胸中之热，柴胡散中部之实，辅芍药、甘草酸甘以化阴，石膏、甘草辛甘以化阳，寒热双清，阴阳双济，少阳之病，焉有不治之理。

例八

郝某，男，43岁，业务员。

1973年11月，山西某厂业务员郝某，出差哈尔滨，办完公事，应朋友之邀，饱餐狗肉，痛饮烧酒，酒足饭饱之后，即刻赶往车站，登车后，车厢内人满为患，没有开水供应，烦热口渴难耐，站立到秦皇岛时，有心急欲跳车之念，终因家有妻小挂念，收回短见，到达北京，未经休息，又在站台转乘太原，到家后，狂喊"渴死我了，渴死我了！"其妻即刻端来凉开水，800ml大瓷杯连饮4杯，仍不解渴，待其妻为他找水回返之际，见其将周身脱个精光，大呼小叫"渴死我了"，此时的他怒目圆睁，结膜布满血丝，躁动不安，胡言乱语，其妻见状，及通知厂里，工厂派人将其送到太原市精神病医院。经检查，无特殊异常，诊断为狂躁型精神病，治疗一周，毫无改变，其家人遂请刘老会诊治疗。

刘老令将绑在床上的病人放开，见病人一直喊口渴，见舌苔黄燥，额头汗出，脉象见滑数，随即处以白虎汤两剂，石膏4两，知母1两，粳米1两，甘草3钱，令其煎汤后，徐徐服下，服药次日，患者意识转为清醒，自诉如梦一场，自己不知所以，尽剂出院调养。

问及此病案时,刘老说:狗肉性热,烧酒性燥,燥热相加,热灼伤津,水津不得补益,内热愈灼,热邪上冲而神昏不识人,发热谵语,狂乱不止。故用白虎重剂直清其热,其火可消,狂证可消,饮之一剂后,故而患者热消脑醒,后期滋阴调理可康复。

第四节 少 阴 病

例一

常某,男,32岁,农民。

1932年春,上党地区疫气流行,染者甚众,常某所住之村共300户即有70余户染疫。常某染病30余日,经汗下后,高热虽退,正气亦衰,心悸气怯,神识恍惚,精神萎顿,全身瘦削,身重蜷卧,无力转侧,背冷恶寒,面色苍而滞,舌萎瘦淡红,微有薄苔,脉弱无力。此大病虽瘥,然气阳大损,证属少阴。投附子人参汤。方用:附子9g、人参9g、苍术15g、白芍9g、茯苓12g。一剂而神清,三剂而寒除,脉转有力,可自转侧。然足弱气怯,仍不能步履,嘱糜粥调养,三月始康复。

按 时行之邪,感人最甚,亢热之下,必伤津耗气,汗下之法,亦耗气伤津。然焚靡之下,治必以祛邪为急,所谓"治病留人"者也。此证大邪解后,虽正气虚衰,治不为逆。再依法图治,即可获痊,所谓"留人治病"者也,此案依仲师法,背恶寒一证为识别附子汤证之最大眼目。

例二

王某,男,65岁,中学教员。

患者素有高血压,常眩晕,且少寐。1966年后,因情志怫郁,致心悸短气,继而下肢浮肿,经某医院诊为"高血压性心脏病"。至1969年12月就诊时,患者呼吸促迫,卧则尤甚,被迫端坐,心悸不宁,下肢肿甚,按之没指,小便短涩,脉弦无力,口唇青紫,舌质胖嫩,苔白稍腻。观其脉弱无力,舌淡胖嫩,为一派虚寒之象。缘于气虚不运致水湿停留,阳虚不化,使水邪泛滥。气阳俱虚,证属少阴。以助气温阳化水利湿为治。投附子人参汤,方用:附子9g、人参9g、苍术15g、白芍9g、茯苓12g。煎服二剂,小便转利喘悸大减。继进4剂,喘悸均止,已可平卧。唯下床活动仍觉心慌。续进5剂,已可散步。遂停药,嘱令妥为调养。

按 证属阳虚水泛,识别甚易,然不用真武而用附子汤者何也?二方均有温阳化水之功是其所同,而附子人参汤温散寒湿又兼补气,真武汤则温阳化水,重在散水,又为其所异。此证不独阳虚,气亦衰微,要在选方必须精当。

例三

陈某,女,52岁。

1972年冬天,山西盂县一心脑病患者陈某,来到太原市中医研究所求治,患者自诉早年有腰腿痛病史,后至中年,渐渐出现心慌心跳,气短乏力,动则尤甚,背部肩胛区有巴掌大一块发冷,冷甚夜不能寐,如洒冷水状,病情日趋加重,在县医院检查诊为风湿性心脏病,近日因风寒所袭继发急性肺水肿,险些丧命,虽经抢救,生活已不能自理,遂经人指点,慕名来太原求刘老诊治。

就诊时患者气喘吁吁，口唇紫绀，四肢清冷，面色苍白，脉象结代，是一个久病之躯，平充脉象，刘老令弟子处以附子人参汤：附子 9g、人参 9g、苍术 15g、白芍 9g、茯苓 12g。令患者回家依方服用，疗程暂定 3 个月。患者应诺，连服 4 剂后，就感到心悸消失，背上发冷之证尽消，甚感欣慰，依方服用，1 个月后，来中医研究所复诊，气短，心悸、背恶寒诸症俱去，刘老更方调心解肌汤以治其本，连服 2 个月，后病者痊愈而不复再诊。

师评 少阴病者，实心病也，多由心脏结构受损或气血耗损过甚而致，此等患者多病程迁延，时好时发，久治不愈，是慢性病中最多见的一种，五脏之中，心脏是生命活动的关键因素之一，是关整体，病关全局，“主不明，则十二官危”，心脏有病会涉及所有的脏腑组织出现不同的生理、病理变化，对难缠之疾，其根本之治，就在于“久治不愈取少阴”，对虚寒之疾，如久检原因未果，久治疗效不明者，你就抓住一证，先取少阴之治，治心以固本，本健而身强，疾病方可愈。

例四

40 年前（约 20 世纪 40 年代，编者注），吾曾在经坊煤矿就遇到一少年患者，表现头项强痛，发热恶寒，一派太阳病证，似觉辨证容易，随用辛凉解表药，3 剂后，热象增重体温不减，引起我的思索。观其证是太阳病，为何用治太阳病的方剂无效呢？再详细观察时，始见患者两眼瞳孔散大至角膜边缘，这是真阳外现的假太阳病。瞳孔散大指出判断路线。随即用四逆汤加山萸肉 2 两，方用：附子 10g，干姜 15g，甘草 10g，山萸肉 6g。1 剂而脉静身凉，后服 3 剂而愈。此病例提示我们，三阳皆热，三阴皆寒是一般规律；亦有三阴之热的特殊现象，必须认真分辨。三阳皆热是邪热，三阴证之热是真阳外越的现象。

第五节 阳 明 病

例一

王某，男，30 岁，农民。

1933 年夏，上党地区疫气流行，染者甚众。村人王某家贫，染疫三十余日未尝治疗。初则壮热不休，谵语躁扰，终至神识昏愦。唯进以汤水，犹能下咽，得以度命。病已如是险恶，方延余治疗。一进病室则秽气熏人，视病者展卧榻上，扬手掷足，躁扰不宁，大肉如削，面垢不堪，呼吸喘促，语声喃喃，目合多眵。掰睑以视，两目尽赤，遍体微汗，身无大热。询得每日黄昏热起，入夜转甚，鸡鸣渐出。扪腹，则脐左有燥屎七八枚，历历可数。稍稍按之，患者蹙眉作楚状。撬口视舌，舌焦而裂，苔黄燥而微黑。脉象沉细。思其病至阳明，久羁失下，邪热燔炽，伤津耗气，以致形消脉细。虽有阴亏气损之象，实为邪毒内结使然。当此之际，若略有育阴益气之品，必致邪热胶固，非其所宜。唯遵仲师“自利清水，色纯青，心下必痛，口干燥者，急下之，宜大承气汤”训，荡其积热则正气自复。爰疏大承气汤与服，方用：大黄 9g、厚朴 9g、枳实 6g、芒硝 5g。以水一大碗先煎朴实，次入硝黄，稍煮即出，分温三服。约一小时许，下燥屎二枚，其坚如石。三小时后再服，又下燥屎二枚。三服则燥屎与稀粪同下。再为诊腹则燥屎已失，是夜遂不复热。躁扰虽宁，仍昏睡不醒。嘱以鲜西瓜汁频频灌服，以滋其阴津，兼清余热。凡三日，病者始苏，略为进食。视其舌已转润，黑黄苔略退，而仍嗜寐。十余日后始得完全清醒，然仍耳聋失聪，此清气未复也。不必治疗，正气复则聋自除，吃以糜粥调养。

越二月始能下榻少步,三月始复如初。

按 神识昏愦,手足躁扰,形消面垢,自利清水,身无大热,脉象沉细,似属于阴证。而病气熏人,日晡潮热,腹中燥屎硬结,且按之痛楚,目赤舌焦,则显为阳明。大承气证已俱,此即所谓大实有羸状也。邪去则正自复。大承气又以小量与服,亦师仲景法,胆大而心小,恐正气不支也。其病虽瘳,而亦险甚。

例二

赵某,男,57岁,某公司干部。

1961年春节期间,忽见绕脐隐隐作痛,腹胀不适,日便二三行,便稀而多杂黏液,然食纳如常。唯稍觉疲困乏力,入夏则痛泻渐愈。自是逢春则发,入夏则愈,无一年不作。每春治疗,均不能止其再发。延至1968年2月27日,始就余诊。诊得脉平,舌苔白而少腻。思得《金匮要略》所载"下利已差,至其年时复发者,以病不尽故也,当下之,宜大承气汤"与此证尽合,遂问病发之前一年曾作利否?病者略思而云:曾作热痢,但很快泻止而愈。此病本未除,故应岁时之变而发,以胶粘之物久蓄肠中故也。遂疏大承气与服,方用大黄12g、芒硝9g、厚朴30g、枳实15g。先煎三味,纳芒硝,分温二服,药后日便三行,先腹痛而后泻,所下黏液极多,连服三剂,腹痛消失,遂停药,十余年来再未发。

按 暴病多实,久病多虚,所言为常,今湿热之邪,胶着于肠,应时而发,七年不除,是为之变,为医必知常识变,治病必务求本源。

例三

葛某,男,26岁。

1972年春,一葛姓青年突然闯入刘老门诊,进门三拜九叩,拜完就走,随后其父母与四个青年男子赶到,挟持其病者复来就诊,病者大声呼嚎,四个青壮男子未能按住,终让病者走脱,扬长而去。其父哭诉其子病情,刘老听罢,令徒弟开具大承气汤一剂,大黄4两,芒硝2两,枳实1两,厚朴1两,让病者之父回家后,如法煎制,令其徐徐服下,其父拜谢而去。

两天后,其父挟子来诊,患者面带愧意,连连向刘老道歉,原谅自己的莽撞,弟子们见其状,有几分惊讶,前天的一个狂荡不羁的疯癫着,今日如何成为绵羊般的老实青年。细问详情,病者父亲言,回去后,照方取药,煎取1200ml药汁,令儿子分次服下,服后,患者腹痛翻滚,随即取出棋子样干结大便,恶臭无比,首次便后,患者开始表现安稳,不再躁动,伴随着服药的时间推移,患者开始腹泻,一日十余次,便后思睡,隔日后,病者神志清醒如初,主动要求其父带着自己找刘老会诊,此时与彼时已判若两人。弟子详问其由,刘老曰:此典型阳明实证,因大便干结,肠道不通,食中蛋白转化为异种蛋白物质,吸收形成热源,实热相彰,上迷清窍,而使人疯狂,取大承气汤急下存阴,理气以泻实,便下气通,则清阳现,故可速效,治病如用钥匙开锁,方法得当,药到病除。

尔后,刘老复开七剂调胃汤,令患者善后服用,患者苦去而不复诊。

例四

张某,女,21岁。

太原河西区一女孩张某,于1972年秋,来太原市中医研究所就诊,秋天气闷,她却带着一个大口罩，摘下口罩后，见少女的嘴唇肿胀如碗，患者羞愧难言，告知刘老，口唇肿痛已20余日，用抗生素、消炎药，皆不见效，病者痛苦不堪，无奈求刘老一诊。

刘老观其脉证，见脉象洪滑，舌苔黄，时自汗出，口臭明显，遂开调胃承气汤两剂，大黄5钱，芒硝3钱，甘草3钱，令其急煎20分钟，分次温服，患者取药如法服用，2日后复诊，少女面容恢复如初，刘老复开两剂调胃汤以协调胃肠余热，患者高兴地携方而去，不复再来。

事后刘老讲，治病如用钥匙开锁，锁钥相符，一打即开，如影随形，很快收效，此女是素常恣食干香脆麻辣烫食品，脾胃积热益甚，唇为脾之余，脾胃有火上冲于唇，故肿胀难消，方选调胃承气汤，引热出里，大黄清里部之热，芒硝泻脾胃之实，甘草健脾和中，三药为经，使里部之热，急速出里，很快就收到了治疗之功。

临床应用承气汤，小承气汤以治满，调胃承气汤以治热，大承气汤治实热，腹满、躁、实、坚是大承气汤的主证，桃仁承气汤泻血以治瘀，四承气汤各有妙用，运用精当，药到病除。

例五

耿某，男，32岁，职工。

1972年秋，一患者耿某来到中医研究所门诊。刘老审其脉证，见脉弦紧，面色潮红，如醉酒状。自诉胸中满闷，心烦欲发狂，不欲食，漱而有痰，久治不愈，痛苦不堪，常请病假休息，亦不适。所以单位责其装病偷懒，患者自觉疾病缠身，感觉冤枉，又苦诉无门，无奈，来求刘老一治。刘老见状，时正值八月，甜瓜谢市，瓜秋待挂，令其带瓜农的瓜地，自寻甜瓜蒂20只，赤小豆1把（约1两），将瓜蒂烘干至焦黄，与赤小豆研细末为散，分10次服下，患者应诺，次日即将二味找到，如法炮制，谁承想，刚服下1份，即胃脘如翻江倒海一般，恶心欲呕，随即吐出大量黏液，如烙饼大小两片，用棒挑起，痰涎可拉得一尺许不断，再服用1份，又吐出痰涎一茶杯许，渐服渐少，两日后，自觉头清目爽，一改过去那种昏昏欲睡，烦躁欲狂之状，瓜蒂散未服尽，则去见刘老。刘老令其停服，令弟子开二陈汤2剂，按例煎服，愈后，病者满怀感激告知，已痊愈上班，不复请假。

师评　脉象弦紧，亦病者久有恣食寒凉之习，寒则气凝，气凝则营养精微积聚，积而化痰，愈积愈多，痰迷清窍，故病人头昏智迷，寒阻中焦，清阳不得下降，凉越于上则面如醉酒，迷乱神智则令其癫狂，正如病者临到刘老时所言"如不得刘老的妙手救治，我恐怕要疯了"。

例六

葛某，女，48岁。

太原坝陵桥街一葛姓居民，1973年来诊，嗳气不除，呃逆连连，自诉走遍许多家医院，求治专家，久治无效，呃逆虽不为大病，但呃逆不断，影响情绪，令人心烦，日久不欲见人，令请中医一试。刘老平脉，脉象典型的聚关脉，如豆状，搏动有力，刘老遂令弟子处以枳实芍药散1剂，枳实一两，白芍一两。患者见求医半晌，刘老只给了两味药，立即流露出不满意的情绪，表示怀疑刘老对她不重视。刘老却面带微笑，好言劝说，让其回去煎服，明天再来。

次日一早，患者第一个就来到刘老诊室，笑着赔礼道歉说刘老真神医也，1剂喝下，呃逆立即停止，至今未呃逆一次，要求刘老再开。此时刘老复令弟子处以调胃汤7剂，令其1周内服下，愈后不复再来，如再有呃逆，可免费诊治。患者一去不返。

就此患者，刘老说，此例脉象聚关，在客观上有难言之隐，在主观上有聚敛性思维，长期的目标性思维导致了大脑皮层的高度亢奋,通过下丘脑引起支配生命活动的12对脑神经发生兴奋,尤以迷走神经为甚,迷走神经的兴奋引发了胃平滑肌和膈肌的痉挛,故出现呃逆连续不除之状,欲治之法,枳实平肝破气,白芍柔肝散结,升降相随,酸敛兼施,刚柔并济,使呃逆立除,枳实、芍药攻坚散结,有破气之弊,故一剂病消而止,不可复用,后用调胃汤以善其后,使病得除,体得养,身自健。

例七

鲁某,男,26岁。

太原市上马街内,住着一户鲁姓人家,其子26岁完婚,小夫妻很是恩爱。一日,儿子外出,突遇暴雨,被冰冷的雨水浇得似落汤鸡,嗣后开始寒战、高热,服用消炎剂,热亦不退,恶寒不禁,持续月余,渐渐体力不支,面色晦滞,骨瘦如柴,渐至六月天穿棉衣,而仍恶寒。遍求名医,皆以新婚燕尔,纵欲过度伤精为由,给予滋阴清热,加以补肾填精之品。结果如火上加油,日甚一日,家财渐耗尽,无力支付药费。新婚妇眼见久治不愈,病成这般模样,也回到娘家,一去不返。父亲见儿子病成这样,实在不忍心看到儿子再受折磨,随找到刚来上马街开诊所的刘绍武大夫(1958年刘老在太原上马街创办刘绍武联合诊所),说出了心里话,请刘大夫要么治好,要么开付药治死,不要儿子再受这罪了,活是救命,死是救人,让刘大夫想想办法。当时的刘老,听完诉说,笑而不答,见过病人,平脉见患者脉弦紧而数,喘息之气烫热,口中出气臭秽,遂点头答应一试,处大承气汤1剂,方用:大黄4两(酒洗),厚朴半斤,枳实5个,芒硝3两。令患者急煎后,分3次徐徐服下,以观其效,其父致谢,扶子回家。

次日复诊时,其父畅言,回家后,如法煎制,煎好后,先令其子饮一半药汁,片刻,其子在床上翻滚,大声呼叫:"痛死我了!"连喊数声,眼球上翻,一命呜呼(昏迷),其父虽然心痛彻骨,但终给了儿子一个解脱,心中暗然佩服刘大夫的药效,真是治好有效,治死有方,正在悲喜莫测之际,忽闻其子腹中雷鸣,咕噜作响,一会儿拉出如算盘球样干屎13枚,恶臭无比,熏得人不能近前,此时儿子开始睁开眼睛,要求喝水,这时的父亲见儿子未死返生,不知该喜该忧,想到可能未尽剂,儿子出现回光返照,随即将所剩半剂,一股脑给儿子灌下,一会儿儿子又喊腹痛,片刻又便出7枚硬如棋子样大便,其子此时反而比以前更加清醒,要求脱去棉袄,这时的患者父亲一片茫然,渐见儿子要吃要喝,这是几个月从来没有的事,这可喜坏了他的父亲,晚上给予小米粥一碗,开始额头及背上出汗,患者自感轻松了许多,挨到天明,一大早就来到刘老的门诊等候,讲述了上述的经过。此时刘老复开调胃承气汤2剂,令其缓缓服用伴以米粥自养,2剂药共花去3角6分,倾家荡产未治之病,在刘绍武手中不足1元而活命,顿时在医界相传,刘老也由此名扬三晋。

刘老在太原市首届西学中班讲述《伤寒论》三承气汤的用法时,讲到了此例,此系原由风寒束表,麻黄汤可解之证,而误用寒凉,使表部寒邪化热内陷,复用甘温补益之品,使内热愈炙,导致大便凝结,热源不除,损耗津液,致病者一病不起,但其脉弦紧而数,道出表寒未解而内热淤积,本应先以小承气汤以试其可否有矢气,但终因事紧,需急下存阴,脉证确凿,可以免试,故直开大承气汤,以通关攻滞,泄实救阴,救命于当下,此等顽症,如今不变。临床辨证,首分寒热虚实,判定寒热的真谛,就是看"两口子":上看口鼻,出气寒热,因气从肺出,肺居胸中,胸腔是人体极热之地,以气判寒热,是其一,再是口渴与不渴,真热者口渴,假热者口不渴,这是看上口也;二是看大便是否干硬,小便是否黄赤,如假热,小便白也,这是看下口。

众学员听罢，皆佩服刘老的治学之道。

例八　精神分裂症

癫狂证，46年前，曾遇一妇人，身受精神刺激后，登高而歌，狂奔而走，毁物谩骂，就诊时处以大陷胸丸：川军半斤，葶苈子3两，芒硝半斤，杏仁70个。泻下大便如棋子，似石硬，2剂而愈。

师评　脑皮层虽在上，而与胃肠道有直接关系。胃肠道瘀热，在里，热灼津液，津枯血涸，而产生胃肠道刺激因子，刺激大脑皮层，故使喜忘，而蓄血证成。阳化则癫狂，阴化则抑郁。蓄血证非用下法不可，运用下法把胃肠道刺激因子祛除，消灭致病原因，蓄血证自愈。

第六节　太　阴　病

例一

张某，男，36岁，工人。

时当季夏，天气炎热，恣食生冷，袒胸纳凉，半夜腹胀，腹中绞痛，遂起如厕，未及天明，已下三行，初为溏粪，继则如注，上午来诊时，已泻7～8次。询得腹中冷痛，身微恶寒，脘满呕恶，小溲清彻，舌苔薄白，脉象为弦，乃寒湿为患，证为太阴。非温不足以祛其寒，非燥不足以除其湿，爰疏苍术干姜汤与服，方用苍术30g、干姜15g、茯苓30g、甘草10g，水煎分温三服。一剂而便溏除，再剂而泄泻止。

按　寒湿于中，乃太阴正证，故投太阴主方病即瘳。

例二

任某，男，60岁，农民。

1965年夏季患湿热痢，痢下脓血，里急后重，服氯霉素五日，腹痛除，下痢止。数日后复下利，粪中杂黏液甚多并有少量血丝，一日四五行，腹不痛而唯后重，医复以为脓血痢，屡用痢药而病无少愈。辗转9年，下痢如前，犹幸食纳尚可。诊得脉象弦细，舌质淡白，苔白略腻，面色少华，此痢后虚寒，大肠滑脱为患，非温不足除其寒，非涩不能止其痢。遂投桃花汤。方用赤石脂30g、干姜10g、粳米30g、一剂大愈，二剂利止。两年后随访，未再发。

按　《伤寒论》桃花汤证列入少阴，其为中寒滑脱之利，与四逆证阴寒内盛下利清谷者不同。其以干姜温中，赤石脂涩肠止血，故列入太阴。

例三

智某，男，14岁，学生。

时将中秋偶至友家，食冰糕16支，当夜即脘中痞寒，呕吐大作，次日仍脘腹痞满，胸中温温液液，不思饮食。虽少量纳食，移时即吐出，医与消导药不效。时过一周，始来求诊，面色少华，舌色略淡，脉弦而稍细，与吴茱萸汤，方用吴茱萸15g、党参15g、生姜10g、大枣10枚，一剂呕吐减，二剂而全止，食欲仍不振，舌尖稍红，改生姜泻心汤，10剂而复初。

按　时届8月，天之凉气渐盛，而人之阳气未敛。顽童不知摄生而恣啖生冷，遂使寒中。

升降之机逆乱,胃气不得下行,而为呕吐。吴茱萸汤温中降逆,二剂即吐止,寒邪虽去而败伤之胃气未可骤复,故复以生姜泻心调理而康。

例四

杨某,女,35 岁,农民。

1975 年 5 月 25 日初诊。患者自述近 1 月由于饮食不节而出现腹胀,以下午为重,伴有食欲不振,嗳气,有时反酸,乏力,口中无味,遇冷后上述症状更为明显,脉沉细,舌胖淡,处以苍术干姜汤:苍术 15g、干姜 9g、党参 30g、云苓 15g、陈皮 30g。服两剂后,腹胀减轻,嗳气反酸消失,食欲稍增进,脉细,舌淡,继服上方两剂,5 月 30 日再诊,诸症消失,食欲增加,脉细,舌淡,未再处方,令注意饮食调节。

例五

王某,女,65 岁。

曾治一老妇,食谷欲呕,心下痛,滴水不能入,处以吴茱萸汤,方用:吴茱萸 15g,生姜 15g,党参 15g,大枣 10 枚,服一剂,胃幽门痉挛立解,自诉汤到何处,就舒服到何处,直抵肛门,排气而愈。

例六

程某,男,42 岁。

1973 年冬,山西阳曲县一农民程某,来中医研究所求治,自诉睡不醒,每天周身酸软,嗜睡,一日 24 小时都可入睡,越睡越软,越软越睡,伴有腹胀雷鸣,漉漉有声,渐至性机能下降,阳痿早泄,腰酸腿软,不思饮食,多处求治,终不见效,慕名来所请刘老医治。

刘老接诊平脉,见患者双手尺脉长弦,尤以右手为甚,用手指腹诊未见任何压痛,反跳痛,详问病情后,即处以三核二香汤,方用:川楝子 30g,橘核 30g,荔枝核 30g,小茴香 15g,广木香 15g,大黄 10g。嘱其每日一剂,2 个月为一疗程,患者如法煎服,一剂药服下后,腹痛雷鸣,当天下利 31 次,便出如肉冻样大量黏液,患者大有提不起裤子的感觉,次日大便 20 余次,便中带有烂肉样黏液,成条外排,后来下利次数渐渐 10 余次,患者奇怪,便出如此多的黏液,不知从何而来,患者久受嗜睡折磨,此次横下一条心,一拉到底,一个月后,大便次数如常,患者食欲增加,嗜睡纳呆全消,面色红润,体力增加,继续服用一月后,阳痿愈,恢复正常生理生活,复诊时告知刘老,自己喜不自胜。

患者临行,询问刘老:“所患何病?”刘老答说:“腹满寒疝。”原因是此等患者多为青少年时代恣食生冷或患痢疾、肠炎,运用消炎止泻之品,或腹满下利之药而自止,三者所因,有一即可,导致大量黏液物质在升结肠积聚,由于右下腹升结肠上行运转,违反地心吸引力,加之恣食寒凉,肠胃蠕动减弱,愈积愈多,严重影响肠道吸收,致使肠黏膜被黏液所覆,营养吸收受阻,体力下降,寒痰上迷清窍,故昏昏欲睡,寒湿下侵故致阳痿,寒痰不除,病终难愈,故选川楝子、橘核、荔枝核化结散寒之品,配以广木香、大黄、小茴香温腹下焦,行气泄瘀,而积聚结肠之弊,一泻千里,顽疾岂有不治之理。

例七

白某,男,39 岁。

1976年春，山西五台县一患者白某，来太原中医研究所就诊，患者身体消瘦，几近皮包骨头，面容憔悴，自诉食欲尚佳，但吃后下利，日3～4次，脘腹胀满，漉漉有声，甚至完谷不化，身体渐渐消瘦，近期出现性机能衰减，阳痿不举，每遇饮食不节，过度劳累，天气变化，生气着急就愈加重，多次求治，补药、泻药吃遍，均不见效，近期自感体力不支，家人怀疑得了“坏病”（癌症），催促其到太原诊治，在某医院消化门诊做了胃肠造影，亦无异常发现，门诊大夫建议他到相邻的太原中医研究所请刘老诊治，并告诉患者，把将来的中药治疗效果转告他们一下，患者遂按大夫们的指点，来到太原市中医研究所。

刘老仔细查看了患者病情，平脉见双手脉象长弦，以右手为甚，随嘱其弟子出具苍术干姜汤，方用：苍术30g，干姜10g，茯苓30g，甘草10g。并嘱依法服用，2周后，可来复诊。患者持方，返回医院，消化门诊的大夫见到四味药的一方，不置可否地笑着，让患者试试，患者回到五台家中，依法煎服，1服尽，下利减，2剂终，下利止，1周后，大便恢复正常，不再下利那种稀黏便，感到肢体开始温暖，食欲有所增加，因刘老有医嘱在先，令其每天吃七成饱，禁食肉类，他依遵刘老所言，2周服完，遂来中医研究所复诊，讲述服药情况。弟子们也觉稀奇，小小的一方苍术干姜汤，竟有此疗效，不敢深信，可眼下的情景，又是如此的不可否认。复诊后，刘老依然令其守方治疗。1月后，患者体重增加10余斤，一改过去那种“贫血面容”，开始容光焕发。刘老嘱其停药，3个月随诊，病人恢复正常，体重由原来93斤，增加到126斤。刘老对弟子说：此类的本质就是胃肠虚寒，只有温胃健脾，燥温并用，急治以缓，自有康复之机。

第七节　合　病　案

例一

门人胡连玺治某同事，初夏患外感，初则洒淅恶寒，背部尤甚。自用银翘丸无少效。至次日，恶寒未罢而身已壮热，兼咽痛汗出，身痛不休，舌尖红赤，脉浮而弱，此邪热客表，正气不胜，欲将内传，故用小柴胡汤鼓邪外出，合葛根麻黄汤驱邪外达，加山豆根、桔梗以解热毒、利咽喉，方用柴胡30g、黄芩15g、半夏15g、党参20g、葛根30g、麻黄10g、杏仁15g、生石膏30g、甘草10g、桔梗15g、山豆根30g、川椒3g、大枣10枚。药后大汗淋漓，衣被尽湿，仍发热不休，恶寒不止。仿仲师“太阳病发汗逐漏不止，其人恶风……桂枝加附子汤主之”训，原方去椒加附子5g、服后果汗止热退而安。

师评　证虽初起，以其虽身热而犹恶寒，背部尤著，脉见浮弱，舌赤咽痛，一派客热之象而已见少阴之微。投小柴胡扶正而祛邪尚属有识，奈选药不善，尚有大汗之变，苟能早投附子，防患未然，必无如是之周折。

例二

王某，男，28岁，农民。

春季感邪，发热憎寒，咽痛骨楚，医用辛凉解表，治疗十余日，咽痛止而寒热不除，身痛不休，遂来求诊。晨起较轻，而衣棉犹寒，午后加甚，寒栗而热，脉之反沉，舌质红赤，虽经半月而证未去表，此太阳、少阴合病也。与葛根麻黄汤加附子。方用葛根60g、麻黄10g、杏仁15g、生石膏30g、甘草10g、附子5g。二剂而寒热止，身痛减。四剂痊愈。

按 迭经解表,而邪仍留恋不去,缘阳气不足,不能鼓邪外出。身发热而脉反沉,此即其候。仿仲师麻黄附子细辛汤意,于辛凉解表剂中加入附子,果得速痊。以表之寒热虽异,内之阳虚则一也。

例三

陈某,男,14岁。

三年来,食纳少进,日食三四两,更兼泄泻,日二三行,稀烂而夹完谷,常恶心,时呕吐,面色萎黄,毛发焦燥,形体瘦削,懒言少动,口疮时发,舌尖红赤,脉象弦细。与生姜泻心汤:生姜10g、干姜10g、黄芩15g、尾连10g、半夏10g、党参20g、甘草6g、大枣6枚。药10剂,纳稍知味而口疮不除,又加入大黄5g,大便略加,日三四行。继服20剂后食纳大增,口疮停发,日便二行,十余日未呕吐,学习已能耐劳。继服30剂,泄泻亦止。面色转润,肌已较丰,学习玩耍已不异于常童。

按 中阳衰败,失其健运,不能纳谷,外失濡养面瘦削,运化失司而泄泻,寒邪上逆则呕吐。口疮时发,舌尖红赤又为火热之象。为火炎于上,寒困于下之痞象,证属少阳、太阴合病。故用生姜泻心汤清上而温中,和胃且益气为治。药后口疮不除,又增入小量之大黄,取其泻且厚肠胃,并能消积导滞。

例四

刘某,男,39岁,某厂技术员。

自幼腹胀食少,11岁时曾患痢疾。自入厂10余年来,复患下痢,每日三至五次。或色黄而稀,或色如果酱,并腹痛下坠,时轻时重。曾在某院诊为"阿米巴痢疾",住院三月,下痢如故。至1958年,下痢增为日十余次。且夏季较重,冬季较轻,消瘦乏力。1972年7月来所门诊,脉细滑,苔黄腻,脐周痛而拒按。与白头翁汤合桃花汤加味。白头翁30g、黄连12g、黄柏15g、秦皮9g、赤石脂30g、干姜9g、白芍30g、大黄9g、粳米30g。药后下褐色黏液甚多,渐服渐减。11剂后,腹痛除,下坠止,大便色黄而稀,日二行,遂停药,大便即自行恢复。观察两年,泻未再作。

按 脉滑而苔黄腻,为湿热于中;脉细而下痢频仍,且无肛门灼热,又为寒困而肠气不收。是乃寒热错杂之少阳太阴合病。故与白头翁汤清热燥湿,合桃花汤以温寒固脱而止血。腹痛拒按,湿热久结,则又兼有阳明,其积不速去则痢无已时,且积滞一去则阿米巴原虫亦无所附依,入芍药者取其缓急止痛之功。

例五

赵某,男,47岁,工人。

初为外感,经治后,热势减而继之呕吐,一周不止。伴头晕、头疼、鼻血,仍身有微热,脘腹痞胀,口角两侧生疮。饮食难进,虽饮水亦吐。脉弦、舌稍淡。与吴茱萸汤合泻心汤。吴茱萸10g、生姜10g、党参30g、大枣10枚、黄芩13g、黄柏15g、大黄5g。一剂呕吐止,头疼除。次日即进汤面两碗,五剂诸证悉除。

按 呕吐腹胀,证属太阴。两颊生疮,更兼鼻血,又属少阳。此为少阳太阴合病。有合证而用合方,两证皆愈。

例六

高某,男,25 岁,农民。

患者 1969 年趟冰河后觉双下肢发冷,酸痛,月余后,又觉双下肢发痒,以膝关节周围为重,服中西药无效,痒越甚。1973 年 5 月 22 日初诊。诉除上述证外,自趟冰河后,无论用什么方法或者天再热,下肢均不见汗,服止痒药也无效。脉紧。遂想起《伤寒论》第 23 条曰:"以其不能得小汗出,身必痒。宜麻黄桂枝各半汤"。麻黄桂枝各半汤为小发汗法,此人用中西药均不能见汗,需用大发汗法。遂投以大青龙汤:麻黄 18g、石膏 60g、杏仁 15g、桂枝 3g、甘草 6g、生姜 9g、大枣 4 枚。服药半小时许,从手至心出现热觉,渐至全身,而后出大汗。约 2 小时后逐渐热感见轻,出汗也停止,唯下肢出汗较少,3~4 小时后,下肢发痒停止,两天后又出现痒感,但较前为轻,又将上方服 2 剂,下肢出汗较前增多,服后下肢发冷,发痒酸痛消失,观察一年,未见复发。

例七

李某,女,53 岁,农民。

平素体健,1974 年 12 月 8 日自言"感冒",觉头痛,发热、恶寒,周身疼痛,以关节处为甚,伴咳嗽,无痰。脉浮紧,苔淡白,投以葛根汤:葛根 30g、麻黄 9g、桂枝 9g、芍药 9g、生姜 9g、大枣 10 枚、桔梗 15g、甘草 9g。未见汗出,上述症状无变化,悟为麻黄汤证,又投以麻黄汤:麻黄 9g、桂枝 6g、杏仁 15g、甘草 6g。合夜服之,服后约 15 分钟,周身有热感而遍身出汗。翌日,诸证均消。

例八

冯某,女,83 岁。

平素体尚健,1977 年 5 月 8 日因饮食不当(食肉较多)出现腹泻。为水样便,未呕吐。翌日即出现神志不清,喃喃自语,大小便失禁。四肢发冷。家人识为病危,其子冯某也为中医,至家告我:言脉沉微,舌淡白,告之四逆汤:附子 4.5g、干姜 4.5g、甘草 3g。服一剂后约 2 小时,神志清楚,能认识人,自语消失,大小便失禁未再出现。三天后又能下地活动。

例九

昔师在长治行医时,有师兄马云亭者,一日出诊归来,偶问及所视何病?马曰:"南沟村一崔姓油匠,患伤寒 10 余日,汗下之后,其病已愈。今忽复发,发热恶寒虽微,而自汗出,脉浮弱皆有,桂枝汤证俱,我已开桂枝汤矣。所可怪者,其人小腿肚抽筋,疼痛难当,抱腿翻滚,呻吟不绝,其烦痛之状殊属少见。"师遂曰:"误矣,此证为《伤寒论》第 29 条之芍药甘草汤证,宜急往易之,若误服桂枝,恐生他变。"马顿悟,遂急往。至病家则药已撮就,整壶待煎。病家讶其自至。马曰:"向开之方,终未惬意,途中熟思,得一良方,今为汝易之,当大效。"遂改用芍药、甘草各 1 两,药后约 3 小时,痛止证除,其病若失,1 剂即瘳。

第二章 杂病医案

第一节 胸 痹

例一

谷某,男,71岁,技术员。

1963年时出现头疼眩晕,血压增高为180/110mmHg,遂服降压药治疗。延至1973年2月,忽左胸作痛,剧若刀割,息短气怯,面色苍白,冷汗淋漓,约2分钟后减缓。后稍劳辄发,或三五日一作,或一二日一作。遂住院治疗。经检查诊为高血压,冠心病、心绞痛。治疗一月,痛仍频作,于8月来我所门诊。脉之沉弦有力,舌质红赤,疏调心汤加味与服。方用:柴胡15g、黄芩15g、苏子30g、党参30g、川椒5g、甘草6g、大枣10枚、百合30g、乌药10g、丹参30g、郁金15g、瓜蒌30g、牡蛎30g、夏枯草30g。连服10剂,虽又发作二次,但疼痛明显减轻,持续时间缩短。30剂后痛再未作,头疼晕亦止,查血压已降至正常。嘱令继服,不可少懈。至120剂,令停止服以消息之。后一直未发。一年后恢复工作,虽步登四楼,亦无明显之气短心慌。

例二

郭某,女,53岁,工人。

1977年1月,突发左胸憋闷,痛如刀割,牵及肩背,同时手足厥逆,冷汗淋漓,移时渐缓,数日一作。住某医院诊为冠心病,心绞痛,治疗一月好转出院,但未终止发作。延至10月,发作加重,至一日10余作,复住院二月,好转出院。时右目因青光眼已失明。至次年3月,心绞痛复为加重,一日数发,每发10余分钟或至20~30分钟,含服硝酸甘油片无效,遂来我所就诊。视其精神萎顿,神疲无力。右目已盲,左目不明,双目胀痛,食欲不振,息短寐少。大便秘结,三四日一行,诊其脉沉而涩。以调心汤为主合入理目汤意为治。方为:柴胡15g、黄芩15g、苏子30g、党参30g、川椒5g、甘草6g、大枣10枚、百合30g、乌药10g、丹参30g、郁金15g、瓜蒌30g、牡蛎30g、白蒺藜30g、决明子30g、车前子30g、大黄10g,服5剂,心绞痛减为一日一二作,且疼痛较轻,时间缩短,大便日一行,食纳增,头痛刹。服至30剂,心绞痛停止发作,头疼消除,左目清明,精神大增。继至70剂,患者已无不适而停药。是冬,又以上方为丸,每丸9g重,每服一丸,一日二服,共服5月。1979年夏探访,证再未作,家住三层楼上,一日上下几趟,并无不适。

按 高血压、青光眼之病程长短不一,轻重有别,兼证各异,然总由心气不足,瘀血痹阻而致。故皆以益气行瘀之法为治,复假小柴胡调达之大力,俾滞得行而瘀得祛,虚得补而体得益,痹阻除而痛自止。至于血压之增高亦为血运不畅所致,故未专治而实已治,爰血压得降。此例又有青光眼,方中略增降气明目之品,证亦得平。

例三

李某，男，59岁，工人。

1963年春，出现左胸闷痛，渐加重，并心悸短气。半年后，左胸渐隆起。并去北京等地医院诊为“主动脉瘤”。1967年5月来所门诊，脉弦而有力，且上鱼际，舌质红赤，苔黄略燥。与调神汤合攻坚汤加味。柴胡15g、黄芩15g、苏子30g、党参30g、生石膏30g、牡蛎30g、桂枝5g、川椒5g、夏枯草30g、王不留30g、丹参30g、瓜蒌30g、银花60g、土茯苓120g、甘草6g、大枣10枚。药30剂痛止，60剂胸部平复，短气甚微，偶有胸闷。120剂后已无自觉症状，精神甚好。遂改为每月服3~5剂以善后，而复上班工作，共服一年而罢。1979年时仍健在。

按 脉弦长而上鱼，不惟气郁，更为逆上，心悸气祛，又为气虚，故用调神汤以解郁降逆益气安神，以为整体之调整。主动脉扩张而为瘤，遂合入攻坚汤。加丹参、瓜蒌以宽胸理气，行血破坚，以为局部之治疗。病之所生，原缘于湿热之毒，患者曾作康氏反应为阳性，又加入银花，土茯苓清热解毒以除其因，舌红苔黄为有邪热，由芩膏银花清除之。

例四

倪某，男，52岁，解放军干部。

患者因胸痛，气短，时有昏厥年余而求治。自诉1970年偶感心前区憋闷，时疼如刀绞，痛楚难忍，每发作一次约数分钟，发作时面色苍白，头出冷汗，曾昏厥过3次。北京等医院诊断为冠心病心绞痛，久治不效。据证处以调心汤，百合30g，乌药10g，丹参30g，郁金10g，瓜蒌30g，牡蛎30g，麦冬10g，五味子15g，党参30g，柴胡15g，黄芩15g，苏子30g，川椒10g，甘草10g，大枣10枚。9剂心绞痛控制，62剂不再发作。

例五

张某，女，42岁，工人。

1972年春，患者由于长期繁重的工作压力和精神紧张，渐至胸痛、气短，甚至呼吸困难，血压忽高忽低，多方检查，诊断为冠心病、心绞痛，由于久治乏效，渐渐肝脾肿大，心悸气短愈发明显，心绞痛的发作时间日见频繁，住院月余，未见好转，经人介绍，决定到中医研究所找刘老诊治，服中药一试。

刘老接诊后，翻阅了厚厚的一本诊疗记录和检验报告单，平脉时，见脉有明显三不等的涩脉之象，随即处以调心汤，百合30g，乌药10g，丹参30g，郁金10g，瓜蒌30g，牡蛎30g，麦冬10g，五味子15g，党参30g，柴胡15g，黄芩15g，苏子30g，川椒10g，甘草10g，大枣10枚，疗程定在3个月，嘱其依法服用，药服1月症状明显减轻，心悸、睡眠好转，继服2月，查体，心电图恢复正常，肝脾B超检查已恢复原位，心绞痛未再发作，患者来到门诊，向刘老当面报告所有检查结果，满怀喜悦的心情致谢而去。

患者走后，刘老饶有兴致地谈起对冠心病的诊治，一要进行心理解脱，因为涩脉病人，多为奉献型人才，一心想着家庭，一心想着工作，忘我劳动，无私奉献，对有这种优秀品质者，一定要让他放下，找到本来的自己，领着自己回家。二要协调整体，只有整体的协调，才有局部的改善，尤其是心脏病患者，周身环境的和谐是治疗的基本保证。三要疏肝解郁，肝藏血，肝脏是心脏的前门，只有肝血得疏，供应心脏的血源充沛，心脏才能向各组织器官得以输送。

四要宽胸理肺,肺是心的相辅,是气之源,肺包心于内,是确保心脏活动的重要环节,只有肺宣气畅,心脏的功能才能提升,气血得充,心肌得健,心理得解,冠状动脉之血自然舒缓充裕,心绞痛焉有不解之理,肝脾固充血而肿大,焉有不消之由。

例六 隐性冠心病

军区某司令,感到心烦不宁,脉见涩脉,脉形聚关,在几个医院均诊断不出其病变,我们则根据其脉象诊断为心脏病变,令其作进一步检查,后经二阶梯试验,诊断为隐性冠心病,处以调心汤,百合 30g,乌药 10g,丹参 30g,郁金 10g,瓜蒌 30g,牡蛎 30g,麦冬 10g,五味子 15g,党参 30g,柴胡 15g,黄芩 15g,苏子 30g,川椒 10g,甘草 10g,大枣 10 枚,服药 20 剂后症状大减,嘱其回部队认真用药而去。

例七

王某,男,50 岁,军队干部。

1979 年 10 月 4 日初诊,患者三年前,心前区有时闷痛,血压偏高,在北京部队总医院查,诊断为冠状动脉供血不足,左心室劳损。现症心跳,气短,下肢浮肿,易汗,难眠,心前区疼痛放射至背。屡经服药,西药以硝酸戊四醇酯、舒缓素一类,中药以冠心苏合,瓜蒌、薤白一类,收效甚微。脉在左关,聚而鼓指,余皆细微而涩。治以“调心汤”。柴胡 15g、川椒 10g、苏子 30g、党参 30g、大枣 10 枚、甘草 10g、黄芩 15g、百合 30g、乌药 10g、瓜蒌 30g、丹参 30g、郁金 15g、牡蛎 30g,服 10 剂后,胸部感觉舒适,夜间容易疲乏,可以入睡,效不更方,总服 60 余剂,症状逐渐消失。

第二节 中 风

例一

张某,男,42 岁,工人。

素患脏躁,烦躁少寐,喜悲善泣,经余治愈。1976 年 7 月,袒臂露卧,忽作口歪眼斜,语涩流涎,咀嚼不利,左侧闭目露睛,不可撮口鼓颔,作病两日,急来求诊。诊得脉弦而关盛,舌斜而尖红,投小柴胡合葛根麻黄汤。方用:柴胡 15g、黄芩 15g、苏子 30g、党参 30g、葛根 120g、麻黄 10g、杏仁 15g、生石膏 30g、川椒 5g、甘草 10g、大枣 10 枚,服 3 剂而目已可合,10 剂痊愈。

例二

王某,男,56 岁,干部。

高血压十余年,1974 年 5 月,突发呕吐而扑倒,旋即昏不知人,唯有鼾声,急于某医院救治,诊为高血压、脑出血,救疗 10 余日方苏。然右侧瘫痪不能少动,虽半坐亦必他人扶持。肌肤不仁,语言蹇涩,口眼歪斜,涎唾时出。辗转治疗 3 月余,未获少效。至 9 月始来我所门诊。症状一如前述,脉弦大且鱼际脉盛,舌质暗而尖红。血压 160/110mmHg。拟调神汤合补阳还五汤。柴胡 15g、黄芩 15g、苏子 15g、党参 30g、生石膏 30g、桂枝 3g、牡蛎 30g、大黄 5g、车前子 30g、生芪 120g、赤芍 5g、归尾 5g、地龙 5g、川芎 3g、桃仁 5g、红花 5g、川椒 3g、甘草 5g、大枣 10 枚。药 30 剂可扶床挪步,语声较清。60 剂后可策杖缓行,语言较畅。80 剂后,行动自如,已不必扶杖,血压恢复至正常。继服30剂停药,半年后恢复上班工作。

按　二证虽皆口眼歪斜,语言蹇涩,而病本各异。张案初无眩仆昏厥,继无肢体偏废,乃露卧感风,邪由外得,祛风于外则证必已,故投葛根麻黄汤。葛根善祛项背之风邪而除其几几,今则用其大剂以祛颜睑之风而治其歪斜。脉弦而关盛为气滞于内,乃招受风邪之内由,故入小柴胡汤舒解之以绝其内应,分途施治,是以病得速痊。王案危险期已过,而后遗症不已。气虚不用则肌肤不仁而肢体偏废,血行瘀阻则气虚难复,遂投补阳还五汤以益气行血,脉入鱼际为气机上逆,气乱不平则虽用重剂黄芪亦难以为功,必气机调达,而后血可得活,气可得补,爰有调神汤之用。

例三

毋某,男,33岁,工人。

患者于1971年6月2日工作时突然感到左侧肢体麻木,约十分钟后左侧肢体不能活动,神志不清,住院十余小时醒后,出现左侧上下肢均瘫痪,口眼歪斜,语言不清,血压110/90mmHg,后经医院诊为脑血管栓塞,用西药治疗2月余无明显效果,后出院在外多方治疗效果也欠佳,仍不能起床,1973年7月12日来所门诊,脉弦细,处以理心复脉汤:当归15g、桂枝9g、赤芍9g、细辛9g、通草9g、甘草9g、大枣10g、银花30g、玄参30g、牛膝9g、王不留30g、鸡血藤30g、葛根30g、红花15g、桃仁15g,服10剂后能下床活动,言语也较前清晰,服120剂,可以自由活动,但左腿灵活性稍差,肌肉有轻度萎缩。

例四

王某,男,工人。

患者因半身不遂被抬来就诊。诊之脉聚关,双上鱼际,项痛。询问,述西医诊为蛛网膜下腔出血。此病中医称之为“中风”。遂舍证从脉,以调神汤主之。并据半身不遂症,取王清任补阳还五汤中主药黄芪4两,据项强痛取太阳病主方葛根麻杏石甘汤主药葛根4两。方用:石膏30g,牡蛎30g,桂枝10g,川军10g,车前子30g,柴胡15g,黄芩15g,党参30g,苏子30g,川椒10g,甘草10g,大枣10枚,黄芪120g,葛根120g,服1剂病人可爬动活动,2剂即可下地,6剂即能乘公共汽车自来门诊,共服18剂而愈。

例五

有一个下肢瘫痪病人,久治无效,平脉时为上鱼际脉,处以调神汤,石膏30g,牡蛎30g,桂枝10g,川军10g,车前子30g,柴胡15g,黄芩15g,党参30g,苏子30g,川椒10g,甘草10g,大枣10枚,2剂后即能下床站立,6剂后来门诊治疗,计30剂而愈,至今随访仍然健康。以脉定证是辨证上一种执简驭繁的方法,是一个由繁而约的提炼过程。

第三节　眩　　晕

例一

安某,男,44岁,工人。

患者于1968年出现头痛,眩晕、少寐、多梦、烦躁不安,腿脚浮肿。经本单位医院诊为

"高血压病"。血压为162/112mmHg。服降压药后,血压时高时低未能降至正常,而更增乏力。于1971年11月来我所门诊。查血压为170/110mmHg。脉弦而有力,舌尖有瘀点。与理血逐瘀汤:柴胡15g、黄芩15g、苏子30g、党参30g、桃仁30g、桂枝10g、大黄10g、芒硝6g、川椒5g、甘草10g、大枣10枚。初服一日泻六七行,泻下稀薄而杂黏液,并腹痛。10剂后减为日二三行,大便略稀,腹痛已微,眩晕得减。16剂后,诸证悉除。查血压140/80mmHg,继服10剂,以作善后。

例二

梁某,女,32岁,干部。

1971年夏,娩后遂得头晕、目眩、耳鸣、少寐、多梦、心烦、健忘、食纳呆滞、酸软无力。某医院诊为:鼓膜下陷,低血压,神经性耳鸣。治疗年余,病无少减。于1972年10月来我所门诊,查血压80/58mmHg。观其面滞而少华,视其舌瘀而色滞,诊其脉细而无力。与理血逐瘀汤,方用:柴胡15g、黄芩15g、苏子30g、党参30g、川椒5g、桃仁30g、桂枝10g、大黄10g、芒硝6g、甘草6g、大枣10枚。药后日便二三行。至8剂,血压升为110/80mmHg,食纳增加,头晕减轻,脉象有力。继服10剂,诸证悉除。

按 二证虽皆为眩晕,而血压之高低不一。貌似虚实悬绝,然一法而二证皆除,要在辨证求本,血压之高亢仅为标,舌尖之瘀点方显本象,脉道瘀滞,譬犹支流瘀塞主流必涨急,是以血压增高。方中合入桃核承气祛其瘀,犹疏通支流,则洪峰自降,故血压得平。梁案血压降低,鼓膜下降,脑转耳鸣,脉弱无力,证似大虚,而本非真虚,舌象瘀滞乃其微。比之源流淤阻则下游流微,亦用桃核承气除其瘀,俾血行通畅,犹如疏通河道则水流自速,故血压得升。然所以为血瘀者不去,则无以祛其瘀,更无以止其复升。气行则血行,气滞则血瘀,是证必先由气滞而后为血瘀,二证脉象皆弦即为此候,故行气解郁又为治本之本法,遂用小柴胡汤。又梁案之虚象虽为标象,治疗中亦不可不顾,小柴胡兼补虚之功已顾及之。

例三

郝某,男,58岁,干部。

患者高血压病史15年余,一直在山医二院住院治疗,服中西药无明显效果。1976年又出现心窝部位不规则疼痛,有时呕吐,上腹部胀胞感,大便一日二三次,逐渐消瘦,后去北京某医院内窥镜检查为:萎缩性胃炎,病理报告:癌前期病变。1977年8月由北京返太原就诊,脉弦细,处以调胃汤加味:柴胡15g、黄芩15g、苏子30g、党参30g、川楝子30g、五灵脂9g、陈皮30g、白芍30g、川椒5g、大黄5g、甘草6g、大枣10枚,服3剂疼痛消失食欲增进,仍有饱胀感,服36剂后上述症状完全消失,体重增加10余斤,服100剂后血压140/90mmHg,全面检查,未见异常而出院上班工作。

例四

徐某,男,45岁,工人。

患者1972年5月中旬出现头昏,头痛,脚轻,睡眠不好,在某医院检查血压180/120mmHg,给以利血平、维生素C、维生素B_6等药物治疗无效,于1972年8月5日门诊,脉弦有力,舌质紫暗,给以小柴胡汤合桃仁承气汤:柴胡15g、黄芩15g、苏子30g、甘草9g、党参

30g、川椒 5g、大枣 10 枚、桃仁 30g、桂枝 5g、大黄 9g、芒硝 6g。服上方 6 剂，血压为 130/190mmHg，服 10 剂后血压 120/80mmHg，恢复工作。

例五

洪某，男，42 岁，工人。

患者 1966 年出现头昏头痛，易怒，胸部憋，胃部胀，手足麻木，血压 160/110mmHg，服西药降压药物 5 年余无明显效果，1972 年 6 月 21 日初诊，脉弦，舌紫暗，处以桃仁承气汤：桃仁 30g、桂枝 15g、甘草 9g、芒硝 6g、大黄 9g，8 月 30 日复诊，述服上方 6 剂后，诸症均消，血压 120/80mmHg，遂停服。

例六

1973 年夏，某院一位住院患者来门诊求会诊，刘老看过病历介绍，方知病者平素躺下血压升高 160~150/110~100mmHg；站立起来血压下降 90~70/50~40mmHg，常见胸闷、气短、心慌心跳、躺下头晕眼花，站起头眩眼黑，简直无法生活，多处求医问药，服升压药、降压药都治疗无效，痛不欲生，恳求刘老救命。然后，刘老细细平脉，见其脉象大小不等、快慢不等，强弱不等，是一个典型涩脉，是常年劳心所致疾，刘老处以调心汤，方用：百合 30g，乌药 10g，丹参 30g，郁金 10g，瓜蒌 30g，牡蛎 30g，麦冬 10g，五味子 15g，党参 30g，柴胡 15g，黄芩 15g，苏子 30g，川椒 10g，甘草 10g，大枣 10 枚，并让患者连服 3 个月，患者持方回去，按嘱服药，1 月后，血压恢复如常，刘老仍坚持让患者尽其疗程，患者愈，后随访 10 年，患者一直未有复发。

对此例病人，刘老曰："脉有三不等者，此乃奉献之人，每日为事业、为家庭、为他人操劳，唯独忘了她自己，劳心者，耗其气血，气血不能濡养心肌，渐至心血管神经功能紊乱，卧时本应放松，迷走神经占优势，而血压下降，使患者入眠，可反而交感神经占优势，使心血管兴奋性增高，毛细血管收缩，故见卧时血压升高，而见头晕目眩之状；反之，站立时，本交感神经占优势，由于自主神经功能紊乱，出现倒置，反而使迷走神经占优势，而出现中心血管扩张，血压反而下降，而见头眩眼黑之象。欲治之，必须首选调心汤，一要协调整体，按着寒热并用，补泄并举，升降相随，收散相循的协调原则，率先纠正自主神经功能紊乱造成的心脑神经官能症；二要疏肝解郁以通调气血；三要镇静安神以定心志，三方用药，八方调整，高低血压的紊乱变化指日可收到预定效果。"

第四节　痹　　证

例一

史某，女，32 岁，工人。

1972 年初觉左胸隐痛，后渐渐隆起，压之痛甚，某院诊为"肋软骨炎"，封闭法治疗 2 个月少效。次年 3 月来我所门诊。视其胸骨左侧第三肋突起，拒按，脉之弦。处以攻坚汤，方用：柴胡 15g、黄芩 15g、苏子 30g、党参 30g、川椒 5g、夏枯草 30g、牡蛎 30g、王不留 30g、甘草 10g、大枣 10 枚。药 3 剂痛止，5 剂复初。

按　"胸满胁痛"乃柴胡汤之主证，更合肋骨高起，遂入攻坚破癥之品，药证合拍，故得速效。

例二

王某,男,44岁,干部。

1972年初出现腰背困痛,渐至疼痛难以转侧,而不得俯仰,行动困难。某医院摄片结果:“脊柱普遍骨质增生”,以胸3~12椎为重。诊为“增生性脊柱炎”。同年6月,来所门诊。诊其脉弦而关盛,舌瘀而暗紫。疏理血逐瘀汤:柴胡15g、黄芩15g、苏子30g、党参30g、川椒5g、桃仁30g、桂枝9g、大黄9g、芒硝6g、甘草6g、大枣6枚、葛根100g,药后日便三行。共服40剂症状消失,活动自如。

按 虽为骨质增生,犹如异物瘀阻,增生之由,缘于血滞,舌象紫暗乃其明微,故以桃核承气祛除之。脉弦而关独盛为气滞之明微。肝失其谋虑,胆寡于决断,是不别奇恒而再重用能除项背强几几之要药葛根,故症状消退。

例三

张某,男,56岁,干部。

1971年3月,初春尚冷,夜出感寒,遂得肘膝腕指关节疼痛,活动更甚。服解热止痛片后痛暂得减,而反增脘痛,遂停服而肢痛渐加。半后年又增头痛头晕,查血压170/110mmHg。某医投:麻黄45g、生姜45g去皮、川芎9g、肉桂9g、红茶9g、绿豆8粒、公羊屎8枚。5剂,痛大减,头晕头痛如故。至1973年4月,关节痛再度增重,且指关节肿大不能持物。重用上方,麻黄增至60g、直到90g、连服5剂,痛无少减,反致大汗淋漓,烦渴不已,头痛更甚。停药后汗出烦渴自止。延至6月,来我所门诊。其脉弦而聚关,其苔黄而干燥。疏理痹汤,方用:柴胡15g、黄芩15g、苏子30g、党参30g、川椒5g、葛根120g、桂枝9g、麻黄9g、白芍30g、桃仁30g、大黄15g、王不留30g、知母15g、甘草6g、大枣10枚,因其居住外地,嘱令连服30剂再来复诊。其至9月始来,云已服60剂。至10余剂时痛势明显减轻,再服再减。现关节完全不痛,指关节之肿亦基本平复,活动自如,查血压已恢复正常,头晕早愈。意欲更求他方以求根治。脉之已缓和,视其苔薄白。嘱勿庸更方,继服20剂善后即可,患者欣喜而归。

按 风寒湿邪着于肌骨,则多热自内生,况有郁久化热之变。前所投药,时当孟秋,天已转凉,阳将内收,故以大剂祛风散寒之品而获效。然痹多缠绵,多难速去,须善加调摄方可获痊。至1973年复发,时当季春,天已转暖,阳气升发,复投前药,且倍增麻黄,故寒未得除而热势已剧,遂有烦渴之变。师依其脉有气郁用小柴胡以解郁于内,依其痛用葛根汤以祛邪于外,依其指节肿大,桃核承气以行血除郁于中,复恐黄芩之苦寒不敌麻桂之辛温,而更增知母以清热生津,果然获效。

例四

李某,男,40岁,工人。

患者于1968年3月开始肩关节疼痛,1969年冬又出现指各关节肿胀,疼痛,骨节逐渐变形,屈伸不灵便,在某医院诊为“类风湿性关节炎”,服西药、中药,两年余无明显效果,而渐重,1972年4月12日门诊:脉平,舌紫暗,处以葛根汤合桃仁承气汤:葛根30g、麻黄10g、桔梗10g、石膏30g、甘草6g、桃仁30g、桂枝9g、大黄9g、芒硝6g、王不留60g,服上药四剂,关节肿痛消失,指可以屈伸,关节变形无明显变化。

例五

李某,女,43 岁,工人。

患者于 1968 年曾患精神分裂症而治疗,1977 年 8 月复发,乱语不止,有时不能识人。1973 年以来出现指关节肿痛,以右手为著,伴有食欲不振,失眠,右下肢胀痛,1978 年 5 月在山医一院神经科诊为:精神分裂症、类风湿性关节炎,5 月 30 日来诊,脉弦,处以理痹汤:柴胡 15g、黄芩 15g、苏子 30g、党参 30g、川椒 5g、桔梗 9g、桃仁 30g、王不留 30g、知母 15g、大黄 1. 5g。服 30 剂精神恢复正常,食量增加,指关节疼痛减轻,服 60 剂指关节肿痛完全消失。

第五节　血　　证

例一　鼻衄

王某,男,2 岁。

1970 年冬,患儿因发鼻出血不止而入某职工医院治疗,诊为“血友病”,历时半月血仍不止,遂邀会诊。时患儿正在输血,观其面色红赤,鼻血殷殷,舌赤少苔,脉洪大无伦,重按豁然。方用竹叶石膏汤合生脉散:竹叶 15g、生石膏 30g、苏子 15g、党参 30g、麦冬 15g、五味子 15g、川椒 3g、甘草 6g、大枣 10 枚、粳米 1 把。疏三剂,令其一日一剂,频频喂服。3 日后再诊出血减少,面赤少减,脉仍大而已不洪,遂减量为三分之一,继服。30 剂后,又微出血,然一出即止,脉仍未复常,舌仍较赤。共服 120 剂,舌脉完全复常,观察两年未发。

按　面红舌赤,脉洪无伦,乃火邪亢极,遂迫血妄行。其脉重按豁然,为阳邪亢极之下,须虑其转阴之变,伤阴耗气,自不待说。然已为燎原之势,救以杯水何及,故取大剂竹叶石膏汤清大热而生气阴,更增五味子即成生脉散,收敛气阴以防暴脱。小儿为稚阳体,大剂寒凉必伤胃阳,虽有粳米,犹恐未及,因有川椒之用。且已有转阴之势,亦防微杜渐之意也。频频与服者,恐亢极之阳,骤得寒凉,猝然阴转之虞,且可使药力接续,阴渐生则阳渐敛,热渐消则正自安,孙真人所谓“胆欲大而心欲小”正即此意。

例二　肌衄

王某,男,30 岁,工人。

1972 年初,忽作心悸,胸满,短气,头晕纳呆,萎软无力,并皮下出血。某医院检查,血色素 7g,红细胞 300 万/mm^3,白细胞 3000/mm^3,血小板 10 万/mm^3,并作骨髓涂片,诊为“再生障碍性贫血”。辗转治疗 4 月,至 6 月份来我所门诊。视其面色不华,精神萎顿,懒言少动。周身皮下出血,胸背较少,四肢为重,小者为点,大者成片。舌色淡而少苔,布满瘀点,脉弦细而聚关,直入鱼际。方用调血汤:柴胡 15g、黄芩 15g、苏子 30g、牡蛎 15g、龙骨 15g、桂枝 5g、车前子 30g、党参 30g、黄芪 30g、当归 9g、大枣 10 枚、甘草 6g。药 10 剂后,出血明显减少,心悸,气短,头晕乏力均为减轻,食纳增加。40 剂后,查血已恢复正常值,共服 60 剂,诸症皆除。

按　肌衄一证,属实者固有,属虚者尤多。此证一派虚象,故无作实热论者。观前医所用有归脾保元之属以益气固表摄血者,有作茜根六味之属以滋阴降火者。要皆不谬而少效者,缘于气郁,郁于内则胸满,逆于中则纳减,亢于上则眩晕,逆于外则肌衄。纳少食减,化源不足而血少。上逆之气不降则晕不除,横逆之气不解则纳不增。肝郁之气不舒则满不平,外逆之气不罢则血不止。是故益气而气不得益,摄血而血不得摄,止血而血不得止。脉虽弦细,而聚关上鱼则是其验,故与柴胡加龙骨牡蛎汤舒其肝郁之气,降其上逆之气,平其横逆之气,折其外逆之气,以绝其血溢之根,并有益气调中之功以启生化之源,再合当归补血汤而作标本同治。

例三 便血

王某,男,53岁,某局工程师。

1972年8月2日,突感胃脘不舒。心烦而悸,冷汗淋漓,下如胶漆之黑便。遂以"上消化道出血"住入该局医院,亟为之输血,并投止血药治疗。次日,下血未止,又增发烧,体温达39℃。一周病不减,乃邀余会诊。时病者正展卧输血,已输3400ml。视其面色皖白而犹透赤色,发热汗出,日便二行,为黑红色,查红细胞200万/mm^3,血压80~60/60~40mmHg,舌淡而胖嫩,脉滑而数。与小柴胡合白虎汤、黄土汤:柴胡15g、黄芩15g、苏子30g、党参30g、川椒5g、甘草9g、生石膏30g、知母15g、熟地9g、白术9g、炮附子9g、灶心土30g、阿胶9g(烊)、大枣10枚、粳米30g。一剂热减,便黑已微,遂停止输血。再服而热退。一周后检查:红细胞270万/mm^3,血压110/80mmHg,大便匿血阴性。脉尚少滑,舌嫩未转,令继服之。共服38剂,精神状态一如常人,作上消化道造影,未见异常。

按 此证来势迅猛,病情复杂,若不精心辨识,稍有不慎,必致偾事。大便黑粘而滑,其血之来也远,系上消化道出血为人所共识,勿庸细言。其冷汗淋漓,面色晄白,舌质胖嫩,下血不休,显系阴寒所困,而脉象滑数,面隐赤色,发热不止,病起卒然,又似邪热为患。证之参差若是,必别其真假,以决从舍。合血脱汗出,血压降低,其阴寒内盛当无疑,面隐赤而不嫩,虽烦甚而不躁,且神清展卧,脉见滑象,其为邪热内盛,灼伤阴络,遂迫血妄行,次日发热即热象之外现,随阴血之脱失,阳气已伤,寒由内生。仲圣云:"血自下,下者愈"。今下血而发热不休,又当虑阳无所附。综观其证,邪热不退而阴寒已盛,成为少阳,少阴、太阴之阴阳合病。故总用小柴胡和解,合白虎以清少阳之邪热,本源一清则出血自止。用黄土汤温太阴之寒并止血,且滋阴养血,以敛浮越之阳,方中附子并温少阴之寒以防厥变,果中病。

例四 尿血

张某,男,50岁,干部。

1968年7月,出现尿血,并腰困,渐形体消瘦,精神疲惫。经某医院检查,诊为"双侧肾结核",造影所见,右肾为重,较左侧增大二倍,因不宜手术,遂来求中医治疗。脉弦数,苔略燥。与调肾汤:柴胡15g、黄芩15g、苏子30g、党参30g、银花30g、丝瓜络15g、车前子30g、仙鹤草30g、小蓟30g、生蒲黄30g、川椒5g、甘草6g、大枣10枚,药8剂尿血止。50剂后造影复查,右肾明显缩小,120剂后检查:"右肾比左肾略大,余未见异常"。体重增加,腰困消失,康复上班工作。

例五 尿血

赵某,女,46岁,工人。

患者1966年出现尿溺淋痛，1969年在河北某医院以肾结核行右肾切除术，约半年后又出现尿血，左侧腰痛如刀割样，尿检查：RBC满视野，脓球(++)，蛋白(+++)，1972年2月初门诊，消瘦，面色苍白，痛苦，颈部淋巴结也肿大，伴有食欲不振，脉细数，苔黄质红，处以决渎汤：党参30g、黄芪30g、郁金15g、银花30g、丝瓜络15g、白茅根30g、车前子30g、王不留30g、小蓟30g、蒲黄15g、川椒3g。服药10剂觉腰痛明显减轻，尿基本正常，食欲增进，服30剂后尿常规正常，颈部淋巴结变小，50余剂后，诸症消失。

按 肾结核病亦当属痨瘵之类，而抗痨之药寡效，当责正之不济。今用调肾法，益正气而退邪热，畅三焦而利决渎，更合蒲黄小蓟之属活血而止血以除其标，俾正气渐复则瘵邪自退，必在缓图，方可为功。

例六 经漏

李某，女，32岁，工人。

流产后反复出血，歇止5~7日，即出血10余日，量虽不多而淋漓难止，已半年，近一周又见小便频数而涩痛。脉弦大，舌尖红。与小柴胡汤合白虎汤加味：柴胡15g、黄芩15g、苏子30g、党参30g、生石膏50g、知母15g、小蓟30g、生蒲黄30g、滑石30g、车前子30g。2剂血止，3月后因感冒来诊，云愈后已来经2次，均已正常。

按 经血不止，寒热虚实皆有之。今虽半年不止，而脉见弦大，舌尖红赤，乃气滞热郁为患，滞气不行则血不归经，郁热不除则迫血妄行，故予小柴胡解郁合白虎清热，加小蓟蒲黄行血止血以疗局部，合车前滑石清热利湿以除小便之涩痛。病程虽久，其邪热之去也速，故得速愈。

第六节 胃 痛

例一

曲某，男，38岁，工人。

脘痛5年，引及肩背，饥时尤甚，得食稍减，纳食后3小时又转甚，并烧心，泛酸，嗳气。曾至某医院上消化道造影诊为“十二指肠球部溃疡”。多方治疗或轻或重。1973年时疼痛转加，方来所求治。视其面容瘦削，舌苔微黄而燥，脘痛口燥，食纳呆滞，脉象弦细。投溃疡汤：柴胡15g、黄芩15g、苏子30g、党参30g、川椒5g、陈皮30g、生石膏30g、川楝子30g、五灵脂15g、甘草10g、大枣10枚、大黄5g、败酱草30g，日服1剂。忌生冷、油腻、辛辣、黏滑、房室。20剂痛止纳增，证大部消除。服70剂后，上消化道造影复查“十二指肠球部充盈良好，未见龛影”。改服复健散1料，以为善后。观察3年，未见复发。

例二

张某，男，37岁，工人。

患者1959年出现心窝部疼痛，以饥饿时为重，进食可以缓解，伴有反酸，烧灼感。1964年在市中心医院行上消化道造影为“十二指肠球部溃疡”。1964年8月门诊，脉弦，处以溃疡汤：柴胡15g、黄芩15g、苏子30g、党参30g、川楝子30g、五灵脂9g、川椒9g、甘草6g、大枣10枚。并忌食醋、咸、辣以及不易消化食物，服10剂疼痛消失，服80剂后复查造影，十二指肠未发现异常。1974 年 7 月 26 日仍未见复发。

例三

郎某,52 岁,干部。

脘痛 6 年,多在食后三、四小时,痛如刀割,得食可减。1968 年 5 月,在该职工医院作上消化道造影检查,诊为"十二指肠球部溃疡"。至 6 月份,疼痛加重,该院医师劝令手术,患者不愿,而来我院住院治疗。形体消瘦,捧腹蹙眉,食少吞酸,脉弦细而弱,舌苔白尖红。询得素日间有柏油状便,为之查粪便匿血阳性。与溃疡Ⅱ号汤:黄芪 30g、党参 30g、丹参 15g、郁金 15g、川楝子 30g、川椒 10g、仙鹤草 30g、五灵脂 15g、陈皮 15g、神曲 15g、甘草 10g、败酱草 30g。禁忌一如前案。药 10 剂,脘痛大减,30 剂痛止,查大便匿血转阴。70 日后造影复查"十二指肠球部充盈良好,未见龛影"。遂出院,携复健散一料以作善后。患者听人说溃疡病根本不会彻底好,遂对疗效发生怀疑。同年 11 月,忽发心窝部剧痛,以"溃疡病穿孔"入某医院手术治疗,剖腹后,详细检查未见穿孔,腹腔无渗出物,十二指肠亦无异常表现,遂缝合,住院 8 日出院。

按 溃疡一病为临证所多见,其病变部位虽多在胃及十二指肠,究其原因乃系于全身。故早年师疗此疾,依虚寒,郁热,气滞血瘀等型分途施治,疗效终难令人满意。深入研究,知此病集气血失调、寒热错杂于一身,单用一法则顾此失彼,宜其少效。爰合数法于一方,用理气、理血、理脾、生肌止痛之法,创溃疡汤方(即今之溃疡Ⅱ号汤),疗效大增,1966 年时,作 60 例治疗之统计,治愈率达 94%。然进一步研究,又发现此方稳妥有余而活泼不足,虽有灵脂郁金之行气活血,而仍显呆滞,遂又设柴灵芍汤(即今之溃疡Ⅰ号汤)一方。正气较弱,溃疡出血者,则选Ⅱ号汤,反之则用Ⅰ号汤。今郎案(例三)便潜血阳性,形消脉弱,选用Ⅱ号汤。曲案(例一)则素体较好而用Ⅰ号汤。一因苔黄口燥,一因舌尖红赤,而皆加入败酱。虽痛止有迟速,大抵在一月左右。而不及早造影复查者,恐新愈之创口被挤压而复伤。禁忌饮食,为使利于创口之愈合。又,曾见几人患是症而饱食肉食遂致穿孔,救治稍不及时而殒命。故虽新愈之后,暴进肉食,强力劳作,均非所宜。

例四

刘某,男,43 岁,干部。

一年来纳食则胃脘胀痛,胸部痞满,并食减寐少,身疲乏力。先后经省内外 6 个医院检查皆断为"胃扭转"。患者不愿手术,服药治疗半年少效。于 1971 年 11 月来所门诊。视其面容憔悴,形体羸弱,脉象弦细,舌苔薄白。处以加味调胃汤:柴胡 15g、黄芩 15g、苏子 30g、党参 30g、川椒 5g、陈皮 30g、白芍 30g、大黄 5g、桃仁 30g、王不留 30g、甘草 6g、大枣 10 枚。药后食纳渐增,脘痛渐减。200 剂痛止,睡眠安稳,精神已佳,复至北京复查:"胃扭转好转"。患者信心很大,必至痊愈而后已,续服百剂,已一如常人,经复查:胃位置正常。

按 胸满脘痛,纳减脉弦,无疑为肝胃不和,故投调胃汤以行气解郁,健脾止痛,然既已诊为胃扭转,不入血药则无以去其滞,复其常,故合入桃仁、王不留。病之来也渐,病之去也缓,若病者无如是之毅力亦难全功。

例五

高某,女,42 岁,纺织工人。

胃脘痞满疼痛，纳食后重坠，并食欲不振，嗳气吞酸，头眩少寐，日趋消瘦，萎软无力。八年来，虽曾治疗，但以证候不重，并未介意。延至1974年，病证渐加，始至某医院作上消化道造影，诊为“慢性胃炎合并胃下垂12cm”。辗转治疗3月，方来我所。其脉弦细，舌滞而有青斑。与调胃汤合桃核承气：柴胡15g、黄芩15g、苏子30g、党参30g、川椒5g、陈皮30g、白芍30g、桃仁30g、桂枝9g、大黄9g、芒硝6g、甘草6g、大枣10枚。药5剂痞减纳增。30剂后，证除大半，造影复查为“胃下垂6cm”。服70剂后，诸证悉除，脉转正常，复行造影，“胃位置正常”。告愈。

按 健脾益气用治中气下陷之正法。观此证舌有瘀斑是为瘀血之象。血为气之母。血滞于中，则养中之血受阻，气之化源不足，虽用大剂芪术中气亦难得补，故用桃核承气以活血祛瘀，俾瘀去则新自生，血行则气自化，则不补气而气已得补。又血瘀之因，缘于气滞，须解郁行气，以绝血瘀之源。观其胃脘痞满，脉象弦细，显系肝胃不和，故合调胃汤以解郁和中，邪退则正自复，故病愈。

例六

杨某，48岁，山机工人。

患者，盂县籍，主因呕吐反酸，上腹时痛而就医，患者于1958年始有上腹部疼痛，食欲不振，时现心口窝烧灼感，体质渐见消瘦，影响劳动，医院多次诊为慢性胃炎，常服胃舒平、乌贝散等尚不能根除，于1973年改服调胃汤，陈皮30g，白芍30g，川军10g，柴胡15g，黄芩15g，党参30g，苏子30g，甘草10g，川椒10g，大枣10枚，8剂而愈。

例七

李某，女，42岁，服务员。

太原某菜站服务员，自诉胃痛10多年，常有反酸，遇热天加重，素饮食不振，常头昏，周身乏力。1977年住院月余，当时由于胃痛彻背，恶心吐酸，疑为十二指肠球部溃疡，经造影未能证实。出院后改看中医，症状如上，并有聚关脉，遂处以调胃汤治疗，陈皮30g，白芍30g，川军10g，柴胡15g，黄芩15g，党参30g，苏子30g，甘草10g，川椒10g，大枣10枚，8剂痛止，食欲增，继服此方，到22剂时，泻出大量黏液，诸症骤消。2月后体重增加9斤，随访未见再痛。

例八

阎某，男，29岁。

患者于1962年发生不定时之胃脘痛，并吐血一次。至1963年11月，每饭后2小时上腹部呈钝痛，伴有憋胀、嗳气、烧心、泛酸，有时呕吐。于12月经医院X线钡餐造影诊为十二指肠球部溃疡。1964年2月住疗养院，12月初胃脘痛增重，复经医院造影“十二指肠球部有明显龛影”。至1965年2月底疼痛次数增多，食后憋胀、恶心、嗳气、食纳极差，大便干，二三天一次。2月20日入院检查：慢性病容，精神不振，营养较差，体温36.7℃，脉象弦细，通谷、谚譆穴压痛明显。心肺无异常。肝可触边，脾未触及。化验检查：白细胞3800/dL，中性60%，红细胞400万/dL，血红蛋白16g/dL，肝功能正常，大便潜血(++)。令服溃疡汤，方用：川楝子30g、五灵脂15g、陈皮30g、白芍30g、川军10g、败酱草20g、柴胡15g、黄芩15g、党参

30g、苏子 30g、川椒 10g、甘草 10g、大枣 10 枚,百余剂好转,10 月恢复工作。服药 40 天疼痛减轻,60 天后大便潜血阴性。5 月初胃脘已不痛,纳食增加。经医院造影结果"胃及十二指肠未见病变"。加服复健散(高丽参一两,鸡内金四两、生黄芪一两、潞党参一两、五灵脂一两、广陈皮二两、六神曲二两、紫丹参一两、粉甘草一两、川郁金一两、川楝子一两,制法:上十一味,焙干,共研极细末,储存备用)。于 7 月 15 日痊愈出院。

例九

杨某,男,36 岁。

1975 年 3 月初诊。胃脘规律性痛两年余,伴乏酸、纳呆。经钡餐造影,发现十二指肠球部有一约黄豆大小之龛影,诊为十二指肠球部溃疡,苔薄白,脉弦细。治以溃疡汤,方用:川楝子 30g、五灵脂 15g、陈皮 30g、白芍 30g、川军 10g、败酱草 20g、柴胡 15g、黄芩 15g、党参 30g、苏子 30g、川椒 10g、甘草 10g、大枣 10 枚,每日 1 剂,并嘱以规定之饮食配合。服 30 剂痛止,食纳增加;50 剂后,无自觉不适;70 剂后,上消化道造影未见龛影,遂改服复健散 1 料以善后。至今已 20 余年,病未再发。

例十

李某,男,47 岁。

1973 年初,李某因体检发现患有胃溃疡,遂来太原慕名请刘老医治,来中医研究所后,经检查、化验后,便安排在 2 号病房。与李某同住一病房的杨某亦是胃溃疡,其病变的部位及范围大小二人从胃造影的片子看非常相似,均服溃疡汤,方用:川楝子 30g,五灵脂 15g,陈皮 30g,白芍 30g,川军 10g,败酱草 20g,柴胡 15g,黄芩 15g,党参 30g,苏子 30g,川椒 10g,甘草 10g,大枣 10 枚。按当时的治疗要求,刘老对胃溃疡的病人是禁肉食类的,但李某有食肉嗜好,又有吃肉的条件,要求刘老允其食肉,刘老劝说无效,最后达成妥协,让李某每周一食一次红烧肉,余时按刘老吩咐食用素食,这样持续了 3 个月,作胃钡餐造影检查,杨某胃黏膜恢复正常而出院,而李某的病灶却毫无变化,3 个月的溃疡汤白吃了。

李某见到此情此景,主动向刘老要求,自己也改吃素食。刘老笑着点了点头。溃疡汤伴随着素食疗法,4 个月后,李某康复出院,出院时向刘老问起为何溃疡病不宜食肉?刘老说:一是肉食难以消化,食入后会使胃黏膜分泌大量胃酸,胃泌素来消化肉食蛋白,加重了胃的负担;二是分泌的胃酸对溃疡的溃疡面是一个刺激,重者会导致穿孔,在消化肉食的过程中也消化了胃组织的自身,有很多胃溃疡病患者穿孔,大出血丧命多源于此。

例十一

赵某,男,47 岁。

某医院职工赵某,胃脘部疼痛数年,得食稍减,伴有嗳腐、吞酸、痛剧时呕吐,吐后或服制酸剂痛即减轻。经该院胃肠道钡餐造影,胃小弯可见一壁龛阴影,有明显触痛,蠕动波在此处不明显,诊为胃溃疡。经过一年的治疗仍时轻时重。至 1957 年 12 月,胃脘痛增剧,疼痛向两胁及肩背部放射。于同月 24 日复经钡餐造影检查,胃黏膜不规则,小弯侧可见 1.8cm×1.9cm之龛影,其边缘不规则,并有半月形征象出现,压痛明显,蠕动波深亢进,复诊为胃溃疡。

1958年2月，上腹部持续剧痛，大便时稀时干，呈黑黄色柏油状粪便，身体消瘦，食欲很差，遂按第一疗程开始治疗，方用溃疡汤：川楝子30g，五灵脂15g，陈皮30g，白芍30g，川军10g，败酱草20g，柴胡15g，黄芩15g，党参30g，苏子30g，川椒10g，甘草10g，大枣10枚。服药6天，疼痛显著减轻，40天完全痛止。造影检查，胃丁字型，高低中等。黏膜蠕动，移动性均正常，溃疡愈合，遂转入第二疗程。随访6年，曾两次钡餐检查，健康如常。

例十二

苗某，男，42岁。

1964年11月10日入院，患者曾于1961年8月因胃脘剧痛经医院X线钡餐检查为胃溃疡。3年来胃脘痛反复发作，服西药制酸剂则痛止。1964年9月胃痛加重，复经该院X线钡餐检查，结果为胃溃疡未愈。经我院门诊服中药6剂，症状减轻，遂入院治疗。症状：食后1小时胃脘钝痛，伴有烧心、泛酸、嗳气、食纳很差，疲倦无力。入院检查：上腹部偏左侧通谷穴处压痛明显，下腹部平软，肝脾未触及，心无异常。化验检查：白细胞9000/dL，中性78%，淋巴22%，大便潜血阴性。诊断：胃溃疡。治疗：经服溃疡汤，川楝子30g，五灵脂15g，陈皮30g，白芍30g，川军10g，败酱草20g，柴胡15g，黄芩15g，党参30g，苏子30g，川椒10g，甘草10g，大枣10枚，1月后，胃脘痛减轻，食欲好转，左通谷穴压痛轻微。续服1月，症状完全消失，经医院X线钡剂复检溃疡消失，于1965年1月10日出院，随访半年，并无不适，已恢复工作。

例十三

高某，男，28岁。

高某于1964年12月21日因上腹部规则性钝痛3个月而入院。胃幽门管溃疡，患者经过：从1954年起有不定时的胃痛，烧心，泛酸等症。1956年2月突然吐血约200ml，经某医院X线钡餐检查诊为胃幽门管溃疡。以后每年有周期性发作。1963年6月经市某医院上消化道造影检查诊为胃小弯溃疡及浅表性胃炎。1964年9月，胃痛剧烈，痛引肩背，每饭后1小时后约痛1~2小时，伴有恶心呕吐，烧心泛酸，大便黑色。入院检查：慢性病容，形体消瘦，面色苍白，精神不振，营养欠佳，心肺无异常所见，腹壁稍紧张，左通谷穴处压痛，肝可及边，脾未触及，体温36.4℃，脉象弦细，血压112/78mmHg。化验检查：白细胞4500/dL，中性64%，淋巴36%，肝功能正常，红细胞540万/dL，血红蛋白14g/dL，大便潜血(++++)。入院诊断：胃溃疡。治疗经过：常规服溃疡汤，方用：川楝子30g，五灵脂15g，陈皮30g，白芍30g，川军10g，败酱草20g，柴胡15g，黄芩15g，党参30g，苏子30g，川椒10g，甘草10g，大枣10枚。1月后，胃脘痛稍轻，时间缩短为半小时，大便潜血(—)。40天后胃脘已不痛，但仍烧心。3月15日加服复健散一料。5月12日复经市某医院胃肠造影未见龛影，诊为溃疡结疤期。此后再无自觉症状，遂出院休养，追踪观察3个月，健康如初。

例十四

牛某，男，41岁，工人。

1969年开始，自觉胸痛背困，纳少乏力，经治未效，而症状逐渐加重，更增胃脘痛，食后更甚，并见嗳气，呃逆。延至1976年5月，经某医院上消化道造影，诊为“可复器官轴型胃扭转”，遂来我院就诊。证见脘痛5月，近1月为持续疼痛，上引胸部憋痛，脘部轻压之即痛甚，并伴嗳气呕恶。脉之弦细,舌尖有瘀斑。舌之瘀斑为瘀血之征,血之运行阻滞,致胃系之受血不匀。血为气母,受血少者其气必弱,气弱则力弱。胃系四周之力强弱有异,形成力偶,则扭转作矣。今以小柴胡汤去其胸满纳少,合桃核承气去瘀以畅血行,枳实、芍药除心下急。柴胡 15g、黄芩 15g、清半夏 15g、党参 30g、桃仁 15g、桂枝 10g、川军 10g、芒硝 6g、川椒 5g、枳实 20g、生白芍 30g、甘草 10g、大枣 10 枚。药后日便三四行,略稀,4 剂即胸脘痛少减,背困大减。8 剂后大便减为日一行,已不稀,脘痛大减,呕恶已除。至 8 月初,胸痛又轻作,且胸部有压痛,遂加入瓜蒌 30g 以宽胸止痛。连服 60 剂,除胸微憋,背微困外,余症皆除。复作胃造影已恢复正常。

第七节　消　　渴

例一

阎某,男,63 岁,工人。

1970 年 10 月出现饮食大增,然食日增而肌日削,至顿食一斤而不饱。口燥烦渴,虽然夜间亦必尽两暖壶水,溲多无度,四肢酸困,周身无力,至某医院诊为“糖尿病”。1972 年 5 月来诊。视其大肉陷下,面削颧凸,查血糖 208mg/dL,尿糖(++),脉弦细,苔黄燥。疏理消汤:柴胡 15g、黄芩 15g、苏子 30g、党参 30g、郁金 15g、川椒 5g、黄芪 120g、茵陈 30g、丹参 30g、花粉 30g、熟地 30g、山药 30g、生石膏 30g、车前子 30g、五味子 15g、猪胰脏半具入药同煎。同时控制饮食,辅以较多之豆制品及蔬菜。药 20 剂,食量及尿量均减少,体重增加,已不烦渴。50 剂后,饮食尿量一如常人,肌肉稍丰满。查血糖 110mg/dL,尿糖阴性,嘱一周服 2 剂,连服 3 月以作善后。

按　消渴一证,有上中下三消之分,以多饮为上消,多食多中消,多溲为下消。然临证所见多三证并存,虽有轻重之不同,亦难截然区分。缘其因则为三焦燥热,更兼阴亏,故师拟理消汤一方面统治之。以小柴胡和解上下,疏利三焦为帅,率诸药各司其职,使热得清、燥得滋,阴得补。然病多缠绵难愈,又当咎其化生之气不足,故虽多饮多食而不得化为精微,内不能藏于脏,外不能为肌肤,因而用大剂之黄芪以复其化生之功用,更以猪胰脏助之,俾化生之气一复,则消渴自愈,自拟此法,用之多验。

例二

张某,男,56 岁,干部。

患者于 1969 年开始患糖尿病,血糖波动在 180~300mg/dL,尿糖(±~++++),伴有室上性心动过速,先后在北京等地经中西医院治疗均无满意效果,用胰岛素、D860 均无反应,故对治疗本病失去信心。仅以降糖灵维持,任病自便,每遇劳累,则尿糖则为(++++),休息数日尿糖可以降为(++),1973 年患者在同志们的劝治情况下请与诊治。治病中,与之聊谈糖尿病的发病机理,患者甚感兴趣,当述及中医的协调整体,改善局部的治则时,患者欣然赞赏,并要求治疗,并决心遵医嘱用药,遂投以理消汤:柴胡 15g、黄芩 15g、苏子 30g、党参 30g、川椒 5g、甘草 6g、大枣 10 枚、丹参 30g、车前子 30g、熟地 30g、山萸 30g、山药 30g、花粉 30g、石膏 30g、生黄芪 120g、猪胰脏半个。服药 7 剂尿糖为(±),病人更为欢慰,服 20 剂尿糖(-),

以后以调心汤：柴胡 15g、黄芩 15g、苏子 30g、党参 30g、川椒 5g、甘草 6g、大枣 10 枚、百合 30g、乌药 9g、丹参 30g、瓜蒌 30g、郁金 30g、牡蛎 30g，治疗室上性心动过速，服 2 剂调心汤、服 1 剂理消汤，交替使用上方，共用 60 剂，两病皆愈。

例三

张某，男，干部。

太原驻军某医院院长张某，是留苏医学博士，患有糖尿病，尿糖(++++)，并发了动脉硬化和多脏器的疾病，遍求医界名医，治疗乏效，每天靠注射胰岛素维持，1973 年初，医院有人建议张院长找中医一治，当时让一位医学博士出身院长求中医治疗绝非易事，光观念的转变就需要一个脱胎换骨的思考，最后还是同意了请中医治疗试试，当下，院内医务部的工作人员就和刘老进行了联系，请刘老会诊。

择日，刘老前往，平脉后，发现张院长脉上鱼际、聚于关部如豆，并且脉见涩象，“善战者，征心为上”，刘老与张院长对坐先从张院长的性格谈起，直指人心，然后，从大脑皮层的高度亢奋谈到通过下丘脑等交感神经、迷走神经双重亢奋紊乱，涉及三大病理改变，抑制心脏传导，平滑肌收缩和分泌增加，使胰腺内分泌胰岛素的出口平滑肌收缩，导致胰岛素分泌受阻减少，血糖得不到降解，而导致血糖的持续升高，结果引起多脏器功能受损，刘老以现代医学的角度，对糖尿病的社会、心理、病理因素娓娓道来，丝丝入扣，合情合理，使张院长听得入神，佩服不已，当即要求刘老开方诊治，刘老提笔出具了中枢理消汤，方用：黄芪 120g，茵陈 60g，丹参 30g，郁金 15g，花粉 30g，熟地 30g，山药 30g，石膏 60g，车前子 30g，五味子 15g，桂枝 10g，牡蛎 30g，川军 10g，百合 30g，乌药 10g，瓜蒌 30g，陈皮 30g，白芍 30g，柴胡 15g，黄芩 15g，党参 30g，苏子 30g，川椒 10g，猪胰子半具入药同煎。请患者煎服，并按要求服用，1 周后，尿糖至(++)后连续服用 3 月余，血糖、尿糖化验正常，体力恢复如初，并到太原中医研究所当面致谢。

刘老每讲到此例，就说：对于医学资深的患者，一要把理说透；二要把药用准，只有采用整体的协调，才有局部的改善，唤起人体的自然疗能，才能最后征服顽固的人所患的顽固的病。

例四

宋某，女，25 岁，工人。

患者从幼年有口渴尿多，1973 年春上述症状加重，每日饮水达一万毫升，尿量特多，伴食欲不振，消瘦，无力。尿检(-)，在某医院诊为“尿崩症”。西医用尿崩灵治疗无效。1974 年 2 月 5 日门诊，脉细滑，以白虎加人参汤加黄芪：石膏 60g、知母 15g、粳米 30g、党参 30g、黄芪 120g、甘草 9g。服药 46 剂时仍无明显效果，患者表失信，嘱其坚持服至 60 剂，当服至 48 剂时，口渴消失，尿量明显减少，服至 60 剂后饮食增加，精神转佳，上班工作。

第八节　无　脉　证

例

李某，女，36 岁，河南省某厂工人。

初时头晕健忘，少寐心悸，双手发冷，两臂麻木，稍劳则疲乏甚，证渐转重，时有晕倒，诊治中发现两寸口脉由细弱而渐至消失，晕倒次数渐次加频。经两个医院诊为“无脉症”。两年后始来我所治疗。精神萎顿，形体消瘦，面色少华。血压左侧不可测，右侧60/20mmHg。舌苔白滑质紫暗，尖有瘀点。与理血逐瘀汤加味：柴胡15g、黄芩15g、苏子30g、党参30g、川椒5g、桃仁30g、桂枝9g、大黄9g、芒硝6g(烊)、瓜蒌120g、王不留90g、甘草6g、大枣10枚。药10余剂，晕减、麻木转轻，精神好转。服60剂后，寸口脉已现，只是细若蛛丝，头晕与麻木均消失，晕倒已停发，右臂血压升为80/50mmHg，左侧稍低，令其回家继服60剂。再来诊时，其已服药140剂，精神脉象一如常人，测血压左右均为120/80mmHg，遂恢复工作。

按 寸口无脉而见舌色紫暗，乃瘀血阻脉，血行受阻所致。血不达于上，则面色不华，而头眩健忘，血不达于臂，则肢麻而手冷，且寸口无脉，故活血祛瘀为治疗此病之要法。气行则血行，气滞则血瘀，故血之为瘀又当归咎于气滞，气滞不除，瘀亦难去。与理血遂瘀汤即所以行气解郁，活血化瘀者也。此瘀血所致之病。上及于头面，旁及于臂手，度其血之瘀当在于胸，故于中加入重剂瓜蒌，以豁达心胸而利于瘀去。血瘀之甚，以至于无脉，然桃核承气力犹未及，而助以大剂王不留。

第九节 不 仁

例

史某，女，38岁，小学教师。

先有上肢麻木，渐至不知冷热，以致双手常被烫伤犹不知痛，而右手尤甚，两臂无力。半年后麻木遍及左半身，而无力更甚。遂至某院神经科检查，诊为“脊髓空洞症”。越7年，而至行走不便，遂来所求治。视其步履迟缓而不稳，两臂消瘦如削，腹部胀痛，大便燥结如球状，7~8日一行，脉弦，苔黄而厚。与调神健髓汤：柴胡15g、黄芩15g、苏子30g、党参30g、桂枝10g、石膏30g、车前子30g、牡蛎30g、川椒5g、黄芪120g、葛根120g、王不留90g、当归9g、生白芍30g、大黄10g、甘草6g、大枣10枚。服一剂，次日大便一次，仍燥结而量极多，腹胀除。继服之，大便一日一行。10余剂后，大便增为一日二三行，麻木略减，60剂后，麻木消失，已知冷热，行走自如。继服30剂，感觉已正常，两臂肌肉亦较丰满，经神经科复查：“未见异常”。

按 肌肤不仁多由气损，至不知寒温痛痒已为神伤，气损者调补犹易，神伤者治疗多难。本证先以调神汤调其血气之乖舛，俾气血和顺则神易复。更用大剂之黄芪葛根益气起阴以煦养其神，并合大剂量之王不留去瘀生新而周于其神，神气之用复，则不仁去而知冷热，并使饮食可外为肌肉，脱肉复而步运健。

第十节 震 颤

例

梁某，女，36岁，农民。

无明显原因而出现右手颤抖，情绪激动时更甚，一月后又加不自主之摇头，遂至某医院神经科诊为“震颤性麻痹”。1973年3月来所门诊，其脉弦而上鱼，舌苔少而质红。方用调神汤加味：柴胡 15g、黄芩 15g、苏子 30g、党参 30g、桂枝 5g、牡蛎 30g、生石膏 30g、车前子 30g、大黄 5g、甘草 6g、大枣 10 枚。两煎合并，去渣分温三服，每次加入鸡子黄一枚，搅令相得。药 17 剂，震颤摇头明显减轻，至 75 剂始基本消失。嘱其续服 20 剂以作善后。

按　摇头震颤显系风为，必伏其所主，而先其所因，脉弦而上鱼，主气逆于内，遂使风发于外，舌苔少质红，主阴虚于下，而使火亢于上，风火相煽，则颤抖摇头作矣。故用调神汤发郁降逆，而平其逆乱之风，复入鸡子黄滋填真阴而降其亢逆之火，气平火敛则震颤自除。

第十一节　心悸、怔忡

例一

赵某，男，37 岁，某县干部。

少年时曾患双膝肿痛，半年而愈。自 1960 年，出现劳动时心悸短气，休息则消失。后逐年加重，稍劳辄心悸不已，呼吸促迫，更见腿脚浮肿。曾在数处治疗，均诊为“风湿性心脏病”。延至 1973 年，虽坐亦喘促甚，已不能平卧。于 1974 年 5 月来所门诊。视其而青唇黑，抬肩顿息。舌肿胀而暗滞，脉细数而无力。因持续服用利尿剂而肿势不重。处以解肌汤：葛根 30g、党参 30g、黄芪 30g、丹参 30g、郁金 15g、银花 30g、丝瓜络 15g、车前子 30g。连服 5 剂，心悸，气短大减，唇黑已轻，已可平卧，下肢浮肿全消。60 剂后起居可以完全自理。继进 20 剂则可少操持家务，遂停药。偶有少作，服二剂即止。观察两年，未明显发作。

例二

侯某，女，39 岁，农民。

患者 1958 年出现心慌气短，逐渐加重，1973 年因感冒现全体浮肿，纳呆，不能平卧，在太原数个医院均诊为风湿性心脏病。服西药治疗无明显效果。1974 年 11 月月初诊，端坐呼吸，口唇紫红，全身浮肿，言语吃力，脉细数而涩，苔白而紫暗，处以解肌汤合炙甘草汤：葛根 30g、丹参 30g、黄芪 30g、党参 30g、银花 30g、丝瓜络 15g、车前子 30g、郁金 15g、炙甘草 12g、生姜 6g、生地 15g、桂枝 9g、麦冬 15g、麻仁 15g、阿胶 6g、大枣 20 枚。服 2 剂浮肿明显消退，可以平卧，心慌气短明显减轻，服 45 剂浮肿完全消退，食量增加，心慌气短消失，精神好转，脉细，又继服至 90 剂，可以胜任一般家务劳动。

例三

张某，女，51 岁，工人。

患者 1969 年春出现心慌气短，胸闷不适伴有下肢浮肿，逐渐加重，1972 年 8 月初上述症状更为严重，伴咳嗽，咳出为唾沫浆，夜寐不安，不能平卧，食欲不振，尿少，下肢浮肿。8 月 30 日门诊，脉细弱，当时本医院内科主任在学习中医，其体检结果：心界向左扩大，心尖部可闻Ⅲ—Ⅵ级收缩期和舒张期杂音，心率 130 次/分，心律不齐，心音弱，肝肋下四指，双下肢呈可凹性浮肿，诊为：风湿性心脏病，二尖瓣狭窄，闭锁不全，心功能Ⅳ级。处以解肌汤：葛根 30g、丹参 30g、黄芪 30g、党参 30g、郁金 15g、银花 30g、丝瓜络 15g、车前子 30g，服上药 5 剂，尿量增多，浮肿消退，心慌气短明显好转，可以平卧，服 20 剂后，可以下地活动，服 35 剂后上述症状消失，可以做一般家务劳动，但稍重或劳累后仍有心慌气短，继服至 60 剂病情见明显变化。

按 风湿性心脏病多属气虚,气之不足而为喘促,故用参芪以益气。气之不足而血瘀,血瘀而为舌滞唇黑,故用丹参以祛瘀。血之瘀滞而水停,水停而为浮肿,故合半决渎汤以行水,然病之所成本风湿之邪内犯心脏,风湿之邪不除则其病难减。稍有外感则内外合邪,病即骤加,故用祛风圣药葛根以除贼邪,而其病之所成久,病之情态重,故病之所去缓。如此图治,竟然病减。

例四

张某,女,37 岁。

1973 年春,山西繁峙县一中年女子,由爱人陪同来中医研究所门诊求治,刘老接诊后,见其患者气喘吁吁,额头时有冷汗出,见膝、肘、腕各大关节肿胀,患者诉说早年患风湿性关节炎,求治多年乏效,渐渐波及心脏,经常胸痛,心慌心跳,活动则加重,在某医院作超声心动图检查,示"风湿性心脏病"、"二尖瓣关闭不全",住院月余终不见效,钱已花光,有人建议找中医看看,遂来到中医研究所求治,刘老见到此情此景,面有动容,见诊断明确,遂开具解肌汤:葛根 30g、丹参 30g、黄芪 30g、党参 30g、川郁金 15g、银花 30g、丝瓜络 15g、车前子 30g,并告知如何煎服,坚持了 3~6 个月,中途不宜再服它药,患者怀着感激之情离去。患者服药 1 月后复诊,见体力与面色已不复从前,诉说:心慌、胸痛已明显好转,关节肿痛已明显减轻,嘱其回家照原方继续服用,3 月复诊时,病者自觉症状全部消失,但关节仍有活动不利,刘老令其坚持服用半年,尽剂后,患者夫妇来太原,在某院复查时,超声心动图示:二尖瓣关闭不全有较大改善,这一结果,引起该院心内科医务人员的高度关注,消息报告给刘老,刘老讲述了解肌汤的组方原则和令其守方治疗的理由,刘老说"风湿、类风湿是结缔组织病变,是目前疑难病之一,风湿性心脏病欲治之法,首先是解除风湿,我们选用葛根解肌,祛风湿毒,取民间丝瓜络、银花、车前子三药活络通窍,消炎利湿,使风湿得解;选黄芪、郁金理气行气,丹参补血活血,三者有养心益气之功,加之党参健脾补气,以培后天之本,其风湿性心脏病,理应可治,因风湿病性顽固,需用时间来最后战胜,故守方、定疗程亦是本病的一个重要因素,方药得当,时空相辅,欲治顽症才可最后征服。"

例五 病毒性心肌炎

郭某,男,47 岁,西安人。

1973 年冬,患"流感"者众,一日上午,西安一郭姓男子来诊,年 47 岁,其女相陪,诉说病情,患者一年来反复发热、心慌、时轻时重,热有时高达 39.7℃,历经各种治疗,久不见效,就诊时患者面色消瘦,精神倦怠,懒动少言,刘老诊脉良久,开具调心汤合半决渎汤 2 剂,方用:百合 30g,乌药 10g,丹参 30g,郁金 10g,瓜蒌 30g,牡蛎 30g,麦冬 10g,五味子 15g,党参 30g,柴胡 15g,黄芩 15g,苏子 30g,川椒 10g,甘草 10g,大枣 10 枚,银花 30g,丝瓜络 15g,车前子 30g,让患者按医嘱如法煎服,2 日后,患者之女陪复就诊,说自服药后,体温一直正常,刘老复平脉,见脉有好转,令患者守方治疗,疗程定为 2 月,并嘱其返回家乡,不必担心,照方服药即是,如有变化,可电话告知,患者欣然而去。2 月后,收到患者来信一封,讲到自服药后,心悸、发热渐消,至今未复发,现已体力恢复,上班参加工作,因工作繁忙未能亲自面见刘老而来信致歉。

看罢来信，刘老对弟子言，此例患者，脉现三不等，有结脉之象，此系发热之位在心，之源在于病毒感染。是因素日体力不支，抵抗力下降导致病毒感染，延及心脏窦房结，引起病窦综合征，波及心肌伴发心肌炎，故见结脉与心悸并见，用各种退热消炎之剂，热亦发，体亦虚，炎亦消而细菌不存，无的放矢，致使病者体力衰退而热势不减，心悸不除，不是病有疑难，而是治不对症，故久治不愈，我们选用调心汤是为协调整体，使气血畅通，而生命机能转旺，运用银花解瘟热之毒，病毒之源得治；丝瓜络活络通窍，使心之传导系统畅通，而结脉得消；车前子补肾利尿，泄毒而不丢钾，使心肌得健，心悸可止；患者终因病程日久，治疗不可急于求成，治急治以缓，以2月为疗程，使病去体复。

第十二节　癥瘕积聚

例一

张某，男，45岁，技师。

1967年2月，左胁忽现刺痛且痛引肩背，持续不已。渐加重如刀割，不可忍受。至某医院超声检查，疑为胰腺肿瘤。复转天津某医院诊断如前。返某医院，行剖腹探查术，见胰腺表面有大如鸡卵囊肿6个，小者甚多，无法计数，未作切除。术后痛更剧，复至天津，因无法治疗而转太原。1967年8月门诊。脉弦细苔黄腻。以调胃合攻坚为法。柴胡15g、黄芩15g、苏子30g、党参30g、川椒10g、甘草6g、大枣10枚、陈皮30g、白芍30g、五灵脂9g、夏枯草30g、牡蛎30g、王不留60g、瓜蒌120g、桃仁30g、郁金15g、大黄5g。一日一剂。预计疗程为120日。70剂痛止，120剂后，又至前述医院超声复查“胰脏未见异常”。继服50剂，恢复工作。

按　痛在胸胁而癥结心下，故用调胃汤除胸胁痛而缓心下急。既明胰有囊肿，则知其为癥结，癥结不去则病无已时。合攻坚加桃仁，行血破结以攻其癥。复用大剂瓜蒌者，用其宽胸利气，不仅能疗胸胁之疼痛，亦且利于癥结之速去。

例二

陈某，女，50岁，驻军某部家属。

1977年春忽左上腹胀痛，且腹渐胀大，并食欲减退，形体消瘦，精神不振。曾在某部队医院及其他医院作超声波及肝肾扫描检查，均诊为“多囊肝及左侧多囊肾”。5月来所门诊。脉弦细无力，苔白而略腻。与调肝汤合攻坚汤为治。柴胡15g、黄芩15g、苏子30g、党参30g、川椒10g、甘草6g、茵陈30g、丹参30g、陈皮30g、白芍30g、夏枯草30g、牡蛎30g、王不留60g、大黄5g、大枣10枚。服10余剂，疼痛大减，食纳增进。服60剂，膨大之腹基本平复，精神大增。至120剂，诸症均除。超声波、肝肾扫描复查囊肿消失。

按　此亦以协调整体之法为前提，俾气顺则诸病易去，复以行血攻坚之剂以去其癥。癥结虽有肝肾之异，一法而二病皆除。

例三　肝脾肿大

患者是一位高中生，自诉腹满，检查肝脾大平脐，数月之内，进出省城各大医院，均未做出明确诊断,既不是肝炎、肝硬化,也不是班替综合征,又未患过疟疾,诊断不明,治疗无法,身体日趋衰弱,被迫休学。1983年11月登门求医,切脉时则见涩脉,涩脉者,脉象大小不等、快慢不等、有力无力不等也。据此推理判断,涩脉的产生是右心房的窦房结,因中间受交感神经支配,两旁受迷走神经支配,由于自主神经功能紊乱,影响了交感神经和迷走神经的功能,使窦房结的起搏节律发生改变,导致心脏排血功能的改变,引起血液循环的一系列变化。此种病证摸脉能平出,心电图则测不到。要知道,人体含血10斤左右,1分钟在体内循环1周,心脏每天要射出5吨左右的血液。体内血液参加循环的约占70%,有30%的血液不参加循环,贮藏于肝脾之中,故有肝藏血之称。肝藏血、脾统血,在出现涩脉时则提示右心回血不足,血贮于肝脾二脏,瘀血逐步增多,肝脾则逐渐增大,这既是假设性的推理,又是肯定性的诊断。令其服用调心汤120剂,方用:百合30g,乌药10g,丹参30g,郁金10g,瓜蒌30g,牡蛎30g,麦冬10g,五味子15g,党参30g,柴胡15g,黄芩15g,苏子30g,川椒10g,甘草10g,大枣10枚。以协调整体,提高心脏功能,进而活血化瘀,疏通脉道,改善循环,服至80剂肝脏恢复正常,脾在左肋下1cm,吃至100剂,加用一料复健散,方用:黄芪60g,党参60g,郁金30g,神曲60g,丹参60g,五灵脂30g,川楝子60g,陈皮60g,川椒30g,甘草30g,东参30g,鸡内金120g,共为细末,炼蜜为丸,每丸9g重,早、晚各服1丸,应期而愈。疗效是检验辨证施治的尺度,在运用现代医学的基础上,根据中医的辨证施治,以次立法用药,就能治愈许多疑难病证。如何发挥中西医之所长,将现代医学从哲学的角度去研究,创造一个新的具有中华民族特色的理论体系,是一个值得深思的问题。

第十三节 便 秘

例一

王某,女,37岁,驻军家属。

1972年2月,因患卵巢囊肿而行手术治疗,术后三月,出现持续腹痛,且不时甚剧。五日不大便,亦不矢气,并恶心、呕吐、腹胀。至某医院诊为"粘连性肠梗阻",行剥离手术。二次手术后两月,又见腹痛不大便,症状如前。患者不愿再次手术,遂来改求中医。时已一周不大便,腹胀满而痛甚。脉沉弦,苔薄白。以调肠汤合利肠汤为治。柴胡15g、黄芩15g、苏子15g、党参15g、川椒10g、陈皮30g、生白芍30g、川楝子30g、小茴香15g、五灵脂15g、王不留30g、芦荟3g、威灵仙10g、甘草6g。第一次服后,约6小时便下结粪甚多,腹痛顿减。3剂后痛止,连服20剂,痛再未作。

按 呕吐脉弦,腹满不大便,属大柴胡证,今用调肠汤即有大柴胡意,中有党参,以两次手术后体虚未复。不用大黄而合润肠,以大黄先泻后敛,恐致复结而改用芦荟,且得威灵仙之助,通下之效益佳。便结之因,先由血瘀,故入王不留,五灵脂行血以除其因,且灵脂又有止痛之效。

例二

张某,女,42岁,工人。

患者1969年以来,大便6~7天一次,伴有腹胀,排气多,饮食尚可,大便量少而黑。睡眠不好,多梦,易惊醒,心烦,小便黄而少,曾在数个医院服中西药治疗无明显效果,1972年1

月13日门诊，脉象聚关、上鱼际，处以调神汤加味：柴胡15g、黄芩15g、苏子30g、党参30g、桂枝5g、龙骨15g、牡蛎15g、车前子30g、大黄9g、丹参6g、大枣10枚、川椒5g，共服10剂，诸症均消，大便为一日一次。

第十四节 奔 豚

例

杨某，女，40岁，农民。

近两年来常作奔豚，或三五日一作，或十余日一作，作时自觉气从少腹上冲于心，遂即昏不知人。旋即苏，稍事休息即一如常人。病不作时，亦无他苦。脉之弦甚。与苓桂甘枣汤。晚上服药后，一夜安卧，黎明前腹痛甚，移时大便，下寸余长小蛔虫数10条，腹痛即止，后奔豚再未发。

按 此师40年前(约20世纪40年代，编者注)之治案。奔豚病为常所习见，用桂枝加桂汤或苓桂甘枣汤多良效，而奔豚由蛔虫而发，用苓桂甘枣又驱下蛔虫，师临证50余年仅得此一例，笔之以广见闻。

第十五节 痰 核

例一

唐某，男，驻军干部。

周身起硬核数十枚，大如枣，无痛无作，3年来，渐增多，曾诊为“多发性脂肪瘤”。1975年，该处某医师在我所学中医，遂介绍来诊，除脉弦之外，余皆如常。以攻坚除痰为治，方用：柴胡15g、黄芩15g、苏子30g、党参15g、牡蛎30g、夏枯草30g、王不留80g、瓜蒌30g、大枣10枚、甘草10g、川椒5g、桔梗5g。另鸡内金，炮甲珠等分为末，每次吞服2g，日3次。每十余日一诊。至90剂疾无少变，证毕如初。唐惑疑，恐无效。师谓曰：“证之转变，有渐有骤，按尊疾之微象，宜有骤减。”其疑始释，服药不少懈。10日后复来，痰核皆缩小一半。至120剂则小如蚕豆许，至180剂，已无蒂芥矣。

例二

高某，女，35岁，干部。

1963年春，忽于小腹及左下肢内侧生硬核，皮色不变，触之微痛，午后微热，背微恶寒。历三月，硬核渐增多至17枚，大小如杏核。经皮肤病研究所检查，诊为“回归热性结节性化脓性脂膜炎”。诊得脉弦而少数，舌尖略红。午后微热为邪居半表半里，腹腿之硬核因痰气凝结，聚而为患。不行气无以破其坚，不行血无以散其结，以攻坚汤合鸡甲散为治。方用：柴胡25g、黄芩15g、苏子30g、党参20g、牡蛎30g、夏枯草30g、王不留100g、桔梗15g、贝母15g、附子3g、郁金15g、甘草10g、大枣10枚，分温三服，每次吞服鸡甲散2g。服7剂硬核变软，背恶寒除，午后发热减。共服20剂痊愈。或谓“虽愈，恐有周期性复发”，今已19年，健康如昨。

例三

武某,男,36岁,农民。

因食不洁之猪肉,致周身渐生硬核数十枚,大如杏核,无所苦,至某绦虫病研究所诊为绦虫包囊,因数量太多,不宜手术,遂来我所。诊得脉略弦,除病核之外,余皆如常。亦与攻坚汤:柴胡15g、黄芩15g、苏子15g、党参20g、川椒5g、夏枯草30g、牡蛎30g、王不留100g、槟榔30g。另,雷丸15g研细末,分三次吞服。4剂而硬核全消。

例四

王某,男,61岁,工人。

1965年,右胸生一核,大如枣,稍硬,色泽如常,亦无它苦,而未介意。后渐长大,至1974年时已大如拳,至某院检查,诊为"胸壁结核"。患者不愿手术,于9月,来所门诊,脉弦而少数,舌苔微黄。亦以攻坚汤为治。柴胡15g、黄芩15g、苏子30g、党参30g、川椒5g、夏枯草30g、牡蛎30g、王不留60g、甘草6g、大枣10枚、生石膏30g、瓜蒌120g。服8剂,肿块消除大半,30剂全消。

按 上四例,病本非一,而辨证略同,均系气滞痰凝为患,故皆以行气解郁,消痰破结之法获愈,所谓异病同治也。至于第二例因午后发热而加重柴胡,证兼少阴而合入附子;第三例病由虫起而吞服雷丸;第四例病在胸部而重用瓜蒌者,又须知同中有异也。

例五

李某,男,14岁,学生。

患者1971年4月开始,发现右下肢运动受限,走路跛行。8月在山西省两所医院作右髋关节摄片均诊断为"右股骨近端处骨囊肿"。半年后出现髋关节处疼痛,行常跌倒,逐渐加重,经多方求治,无效。1972年5月10日门诊,脉弦细,处以调神汤合攻坚汤:柴胡15g、黄芩15g、苏子30g、党参30g、川椒5g、甘草6g、大枣10枚、王不留90g、夏枯草30g、牡蛎30g、石膏30g。1972年6月20日复诊,服药30剂后,症状全部消失,行走自如,再摄片,囊肿基本消失,嘱服药60剂。

例六

杨某,男,46岁,教师。

患者于1972年4月初突然发现左上腹疼痛,有一块状物如拇指大,在某医院检查为"猪米虫病",建议手术治疗,患者未能同意。1972年7月20日门诊,处以调神汤合攻坚汤加味:柴胡15g、黄芩15g、苏子30g、党参30g、川椒5g、甘草9g、大枣30g、王不留90g、夏枯草30g、牡蛎30g、槟榔30g、雷丸15g(包研细末分三次冲服)。服上方6剂疼痛消失,肿块明显缩小,服12剂后,肿块完全消失。

第十六节　蛊　　胀

例一

李某,女,18岁,工人。

1971年5月,出现腹胀,食纳呆滞,日仅进食二三两,并有恶心,泄泻,一日二三行。既往并无黄疸及胁痛,形体日渐消瘦。延至7月,腹胀大甚而不能弯腰,下肢出现血斑。至某医院作超声波及腹穿检查,诊为“肝硬化腹水”。次年7月,来所门诊,腹大如釜,青筋怒张,四肢瘦削,小便不利,心悸短气,懒言少动,脉弦细无力,苔薄而少津。以调肾汤加减治之。与:柴胡15g、黄芩15g、苏子15g、党参30g、川椒5g、银花30g、丝瓜络15g、车前子30g、冬瓜皮30g、丹参30g、苍术9g、广木香3g、小蓟30g、牡蛎30g、王不留60g。另合鸡甲散(鸡内金、炮甲珠、鳖甲等分为细末,每服3g,一日二次)。忌食碱、盐。10剂而小便大利,食纳增加,腹胀略减。60剂后,肿胀全消,精神甚好,已无任何不适,康复上班工作。

按　肝硬化腹水一证,先由气滞血瘀而致癥块生。气滞于中则脾胃气衰而食纳减,致化源不足,外不能为肌肤而形日消,内不能充脏府而气日虚,致三焦之决渎失职。更兼癥块之阻塞,使水道愈加不畅,湿无所去,蓄于腹中遂成臌胀。是以此病每为邪盛而正虚。纯祛其水则正愈伤,单益其气则邪愈固,故补正祛邪不可失一。此证用小柴胡行气解郁,补益正气,兼除其不欲饮食,合丹参、王不留、牡蛎、三甲散行血开结以除癥,半决渎得木香、苍术温燥之助,其利水之功愈著,遂使水消而正复。

例二

谢某,男,56岁,工人。

患者1960年曾有肝炎史,1971年初出现右上腹胀痛,憋闷,食欲不振,下肢浮肿,在某医院行超声波、肝扫描和肝功检查,诊断为“肝硬化”,服中西药一年无效,而上述症状加重,1972年2月24日门诊,除上述症状外,脉弦细,苔黄燥而腻,处以调肝汤加减:柴胡15g、黄芩15g、苏子30g、党参30g、川椒5g、甘草6g、大枣10枚、丹参60g、茵陈30g、大黄9g、车前子30g、郁金15g、王不留90g、陈皮30g、白芍30g,另配鸡甲散(鸡内金、鳖甲、炮甲珠等分为末)每服6g,一日三次,8月24日复诊,服药130余剂,症状消失,浮肿消退,精神佳,食欲好,又上班工作。

例三

张某,女,19岁,工人。

张某因食欲不振,周身乏力,腹部膨大而求治。患者于1969年始感精神疲惫,纳呆,恶心,时有呕吐,继则腹部渐渐膨大,气短。曾赴几个医院就诊,诊为肝硬化腹水。经用多种西药进行治疗,不但无效,反而腹水日趋明显。遂求中医诊治,与以调肝汤治之,方用:茵陈30g,川军10g,丹参30g,郁金15g,陈皮10g,白芍10g,车前子30g,柴胡15g,黄芩15g,党参30g,苏子30g,川椒10g,甘草10g,大枣10枚,栀子10g。30剂后腹水消失,又服60剂以善其后,共服90剂而愈并参加工作,后随访未见复发。

例四

王某,男,28岁,农民。

太原郊区农民王某,因腹部日渐膨大,体质消瘦而到医院就诊,经抽腹水等检查,诊为腹水原因待查。经各方调治不效,后来门诊求治,处以调肝汤加附子、小蓟、蒲黄、王不留行、菖蒲,即方用:茵陈30g,川军10g,丹参30g,郁金15g,陈皮10g,白芍10g,车前子30g,柴胡15g,黄芩15g,党参30g,苏子30g,川椒10g,甘草10g,大枣10枚,栀子10g,附子10g,小蓟30g,蒲黄30g,王不留行60g,菖蒲30g,6剂腹水明显减少,18剂腹水基本消失,且觉各种症状好转。此时患者因与其嫂吵架,大怒伤肝,腹水又急骤上涨,尽管随症加减,均无显效,遂别求他治。

例五

高某。

患者高某,患"黄疸型肝炎",肝脏肿大平脐,时值3月,令其到野外采集鲜茵陈,但用一味,每服四两,服用14天,肝回缩至正常位置,黄疸完全消失。再用调肝汤善其后而愈,方用:茵陈30g,川军10g,丹参30g,郁金15g,陈皮10g,白芍10g,车前子30g,柴胡15g,黄芩15g,党参30g,苏子30g,川椒10g,甘草10g,大枣10枚,栀子10g。由此可见,茵陈如此有效,治肝不能没有茵陈。另外,茵陈可做菜食用,久服无副作用,可称治肝良药。所以在调肝汤中,一般茵陈可用60g,有黄疸者,可用至120g,药力强弱来源于量,没有一定数量作保证,祛除顽固病变就会力不从心。

例六

李某,男,47岁,工人。

1973年4月,太原某厂一职工,因常年患慢性肝炎,渐至肝硬化,虽多方求治,遍走各医院,病情终不见好转,渐渐出现腹水,逐日胀大,腹满如鼓,无奈中求刘老一治,刘老在门诊询问病情,见患者面色黑暗晦滞,如非洲人一般,腹大如鼓,腹壁静脉曲张如蚯蚓,正如古书所载:"青筋暴于腹面,不治而卒死"、"干痨气鼓噎,阎王下请帖"。患者分明已进入不治之地,刘老见脉象聚关长弦俱有,知病者已失去自信,沉思良久,遂开具鸡甲散复调肝汤以治,并让患者每周来诊一次。

患者回家,如法将鳖甲、炮甲珠、鸡内金烘干细研为散,配入调肝汤中一同服用,服用1周,患者未见变化,刘老令其坚定信心,继续服用,至第2周,腹胀开始减轻,腹水减少,一周复一周,持续月余,食欲好转,小便通利,腹胀明显减轻,此时肝大明显,触之转硬,持续2月患者可下床活动,生活开始自理,3月后,病情大为改观,晦滞黑暗的皮肤开始褪色,大有黎明来临之感,连服半年,患者腹水尽消,肝脏回缩,已无触痛,饮食如初,生活如常,刘老令其停服调肝汤,只服鸡甲散,维持治疗,患者致谢而去,不复再来。

刘老针对此病者对弟子说:寒则热之,热则寒之……固然是中医治则大法,但应加上"急则缓之,强则弱之,顽则磨之,大则小之"。何意,对于顽固之疾,不可用急风暴雨之术,病势急不可急治,急治只取其标,不能动其本,必须治之以缓,故选用鸡内金、炮甲珠、鳖甲血肉有情之品,缓缓消磨,借病势除顽疾,"四两拨千斤",懂此道者,急症治以缓,重症治以轻,顽症治以韧,大病治以微,"蚂蚁撼树,愚公移山"皆是活人之术。

第十七节 肿 瘤

例一 贲门癌

宋某,男,62岁,农民。

1972年3月,因情志怫郁,渐见吞咽时发噎,至5月,只能啜较稀饮食慢慢咽下,稍有不适,旋即吐出。因进食困难而饮食锐减,形体日瘦,大便四五日一行。至某部队医院及肿瘤医院作上消化道造影,均诊为“贲门癌”。脉之弦细无力,苔黄厚而燥。为疏方:柴胡15g、黄芩15g、苏子30g、党参30g、川椒5g、旋覆花30g、代赭石30g、生白芍30g、陈皮30g、夏枯草30g、牡蛎30g、王不留90g、山豆根30g、芦荟3g、甘草6g、大枣10枚。药2剂,呕吐止,大便一日一行。30剂后,吞咽顺利,已不发噎,纳食已正常,体重增加,精神大增。60剂后造影复查,食管通过顺利,贲门处未见异常。继服至120剂后停药。1978年时仍健康。

例二 鼻咽癌

王某,男,某县干部。

患者鼻塞而头闷耳聋,1969年以鼻中隔偏曲而手术治疗。术后病不减,复经某医院检查诊为“鼻咽癌”。次年去北京某医院检查结果同上,因手术较大,且必去一目,患者未能接受。于1970年8月来诊。面皖白,体瘦弱,脉弦细,舌红赤。与:柴胡15g、黄芩15g、苏子30g、党参30g、牡蛎30g、王不留90g、夏枯草30g、生石膏30g、辛夷30g、苍耳子30g、银花30g、连翘30g、百合30g、川椒5g、甘草9g、大枣10枚。药50剂鼻已大通,头闷耳聋止。服200剂后复查已恢复正常。今已十年,仍在工作。

按 凡肿瘤之生必先由阴阳之失衡,气血之壅滞。癌之既成则为坚结,且热毒蕴结而为溃腐。治必调阴阳、疏血气以去其由,而有小柴胡之用;清邪热,解火毒以除其因,而有豆根连翘类之用;攻邪积,破坚结以除其癥,而有攻坚汤之用。如此施治方间有痊者。师常谓此为治癌三原则。至于旋覆代赭、陈皮白芍、辛夷苍耳则又据癥结之不同部位而入。

例三 膀胱癌

魏某,男,54岁,河北某县农民。

1975年8月出现间断尿血,不急不痛。某地按肾炎治疗一年,尿血渐增多,形体转消瘦,萎顿少神。至1977年3月,至某医院经膀胱镜检查和逆行性肾盂造影检查,诊为“膀胱癌晚期合并肾转移”。遂来诊,脉弦细无力,舌质灰暗,苔黄而腻。与调肾汤合攻坚汤为治。方为:柴胡15g、黄芩15g、苏子30g、党参30g、川椒15g、二花30g、丝瓜络15g、车前子30g、生蒲黄30g、仙鹤草30g、小蓟30g、夏枯草30g、王不留60g、牡蛎30g、生石膏30g、甘草6g、大枣10枚。服30剂精神好转,食欲增进,仍为间断尿血,但量少于前。120剂后,尿血止。尿常规反复检查均正常。7月,因盛怒又出现尿血两次。仍服原方,并配服鸡甲散,每次5g,又服50剂,再未尿血。10月,至原医院复查,原癌肿部位模糊不清,肾盂未见异常。汤剂改为每周一剂。仍继服鸡甲散。1977年,其子来并称:精神比病前还好,每天都参加农田劳动。

按 病之癥结在肾与膀胱而选用调肾汤,其不唯畅决渎,利血气,并善清热解毒。复以攻坚除结,更入蒲黄小蓟行血止血。既调整体,又疗局部而获效。后又加入鸡甲散以助攻坚,则效更佳。

例四 甲状腺瘤

刘某,男,51岁,工人。

1972年5月,大怒后,遂见颈前生一肿块,大如指尖。月余后,增大如鸡卵,无痛痒,唯觉气闷。至某医院诊为"甲状腺瘤"。8月来诊,其脉关上独盛,苔略黄。与攻坚汤。柴胡15g、黄芩15g、苏子30g、党参30g、川椒5g、夏枯草30g、牡蛎30g、王不留90g、生石膏30g、甘草6g、大枣10枚。药10剂,瘤消大半,气闷已微,60剂肿物全消,脉舌复常。

按 瘿结于颈,脉唯关盛,纯属气血之凝结为患,与前三例有热毒者不同。但与攻坚,行血气、和阴阳、攻坚结足矣。苔见黄色而入石膏。

例五 垂体肿瘤

李某,男,37岁,技术员。

1958年时,发现前额突出,下额增宽,口唇加厚,面形渐丑,手掌宽大,足掌肥厚,而自觉并无所苦,不以为意。1968年时,又见两手麻木,腰及左腿疼痛,视力模糊,头目眩晕,疲惫无力。烦躁易怒,始惧而就医。经两个医院均诊为"垂体肿瘤—肢端肥大症"。1968年12月来诊。其脉滑而上鱼,苔黄而略燥。与调神合攻坚汤。柴胡15g、黄芩15g、党参30g、苏子30g、桂枝10g、石膏30g、牡蛎30g、大黄10g、车前子30g、夏枯草30g、王不留30g、川椒5g、甘草6g、大枣10枚。服120剂,腰及左腿疼止,头目眩晕除,烦躁喜怒消,视物清楚,体健有力,唯头面及四肢之变形如故。

按 瘤发于脑,失却精明,造化逆乱,生而无制,亢而为害,遂使肢端肥大。气逆于上而为眩晕昏花;气不四达而为手足麻木;气不下用而为腰腿疼痛,病出精明之府。脉之上鱼亦为亢气上逆之象,故与调神和阴阳,调气血,协调整体以净其精明。肿物不消,邪恶不除则精明难净,合攻坚以疗局部。唯瘤消甚缓,见功亦迟。

例六 乳腺癌

郭某,女,41岁,山西文水县人。

1972年冬,在太原市中医研究所来一病人郭某求诊,两年前发现乳腺硬结,有触痛,经检查诊断为左侧乳腺癌,确诊后,赴京在医院行乳腺切除术,术后放疗化疗皆施,出院4个月后,发现双侧腋下淋巴结肿如枣大,经复查,告知"癌转移",二次赴京去诊查结论是"无法施行手术",不可救药,回家安心等待。求治无门,遂来太原市中医研究所,请刘老一试,刘老了解病情后,处以解郁攻坚汤,方用:王不留行100g、苏子30g、夏枯草30g、牡蛎30g、银花30g、白花蛇舌草30g、半枝莲30g、黄药子15g、柴胡15g、黄芩15g、党参30g、川椒10g、甘草10g、大枣10枚。令其守方服用,患者返回文水,依方服用,初服此剂,胸痛,心烦渐消,继服1月,腋下淋巴结缩如蚕豆大小,疼痛消失,连续服用120剂,复诊时,肿大淋巴结全消,体能恢复如初,面色红润,刘老诊后,嘱坚持服药半年,患者应诺,回去依方服用,180剂后复诊,已判若两人,当年患病,骨瘦如柴的恶液质体型,如今体重增加40斤,恢复为一位丰满的中年女性,患者对刘老的精心诊治表示十分感谢,后遵医嘱,每半年复查一次,后随访11年,未见任何异常。

每当谈及此病例，刘老总是赞叹王不留行的功效，王不留行经历代医家，都把它奉为妇科良药，有催乳之功，殊不知，除所述常见功用外，它有很强的活血化瘀，通窍行络，破结散积之功，女性患病，最明显处，一在月经变化，一在乳腺变化，乳腺的病理变化是女性的心理的晴雨表，其心、其性、其病在乳腺的表现历历在目，对乳腺癌的诊治，首选王不留行，并用复剂，既使用安全，又具有高效，和夏枯草、生牡蛎、苏子诸药为用，共奏升降聚散之功。

例七 淋巴肉瘤

冯某，男，29岁。

患者冯某，头右侧生一瘤，逐渐增大，4月来，已大如拳，以致头颈左歪，不痛，按之石硬，推之不移。经省某医院诊为淋巴肉瘤。为之放疗一次，放疗后恶心甚，遂放弃放疗求治于中医。诊其脉弦而聚关，舌如常。询得只身在太原工作将十年，而老母妻小均在乡下，思家急切，郁而为病，遂作是疾。畅达三焦，解郁去滞仍为治疗本病之要着，再合入软坚化结之品使直达病所，柴胡15g、黄芩15g、半夏15g、党参30g、夏枯草30g、牡蛎30g、王不留行100g、海藻30g、苏子30g、瓜蒌30g、炮甲珠15g、川椒5g、生芪30g、大枣10枚。药6剂，肿瘤已明显变软缩小，至40剂，已消如鸽卵大小，然瘤愈小愈缓，以原方出入连服300余剂方得全消。嘱续服30剂以作巩固。现将古稀，健康如昨。

例八 食管中段癌

王某，男，57岁，农民。

患者1969年春，因精神因素出现下咽困难，4月在医院行上消化道造影，诊为“食管中段癌”。1969年5月19日门诊，消瘦，脉细弱，处以调神汤合攻坚汤和旋覆代赭汤加味：柴胡15g、黄芩15g、苏子30g、党参30g、夏枯草30g、牡蛎30g、王不留30g、瓜蒌30g、川军5g、旋覆花15g、代赭石30g、山豆根30g、甘草6g、大枣30g。服3剂后觉进食较前顺利，服60剂后进食无不适感，继服上方至190剂，1978年仍健在。

例九 食管中段癌

于某，男，61岁，工人。

患者有慢性支气管炎史已20余年，于1969年秋，因精神原因出现进食不利，发肿。在医院行上消化道造影，诊为“食管中段癌”。当时门诊给以“抗癌片”100片，服后无明显效果，而下咽困难越明显，1969年11月门诊，消瘦，咳喘状，脉弦细，处以调神汤、攻坚汤、旋覆代赭汤、麻杏石甘汤加味：柴胡15g、黄芩15g、苏子30g、党参30g、旋覆花30g、代赭石30g、夏枯草30g、牡蛎30g、川军9g、王不留30g、瓜蒌30g、麻黄3g、杏仁9g、石膏30g、川椒3g、甘草6g、大枣30g。服1剂后，觉进食有改善，咳喘明显好转，6剂后进食基本正常。本人遂停止治疗，但病情逐渐好转，后在该县医院复查“食管通过顺利，扩张良好，黏膜正常”。1975年因肺心病合并感染死亡。

例十 淋巴肉瘤

房某，女，37岁，工人。

1973年春,太原某化工厂房某,女,37岁,来太原中医研究所就诊,见双侧腹股沟处长有如石榴大小两个肿瘤,左右各一,时疼痛,活动不便,经医院活检切片检查,诊断为淋巴肉瘤,请求刘老医治,刘老见诊断明确,平完脉后,即处以调滋攻坚汤,方用:竹叶10g、石膏60g、麦冬30g、半夏10g、粳米把30g、瓜蒌30g、五味子15g、柴胡15g、黄芩15g、党参30g、川椒10g、甘草10g、大枣10枚、王不留行100g、夏枯草30g、苏子30g、牡蛎30g。令其坚持服用半年,禁食肉类、牛奶、鱼虾,患者应诺,携方回家服用。服药1月复诊,肿瘤已明显缩小如鸡蛋大,3月后消退如枣大小,病者体力亦明显恢复,面色已显红润,患者举家欢喜,其丈夫是某单位职工医院的大夫,熟知西医学,对刘老方药的疗效深信不疑,但对禁食肉类蛋白一直不解,按着西方医学的要求,此类疾病应增加营养,怎能尽食素淡之品呢?眼见妻子日趋好转,息一日,萌发给妻子补养的念头,遂买来2斤羊肉,炖熟后,让妻子分次食尽,3日后,肿瘤复发,渐长至如拳大,后虽经尽剂,亦在半年后因肿瘤转移播发而亡。

谈及肿瘤,刘老言,肿瘤的生长需要一种物资,就是薄层导生素,这种物资是促使肿瘤增生复发的必需之品,薄层导生素在牛奶、鲜肉、鱼虾之腥荤之品中最丰富,在治疗肿瘤时如果食肉类蛋白,就等于在战争中向敌人输送粮草,壮大敌人的力量,禁食肉类蛋白,本身就是一种治疗,再者,在动物的进化中,牙齿整齐的动物是素食动物,猿牙者,本是肉食动物,人类是有着整齐的牙齿,显然是素食动物,只是人类在漫长的生活中,感受到肉类的美味,而未能知道肉类对机体的损害,佛教不食肉,不只是一种信仰,而是一种科学观念,许多肿瘤患者因食肉类而复发,多无法救药。

例十一 淋巴肉瘤

郭某,女,37岁,工人。

1972年冬,太原市一职工郭某,来太原市中医研究所就诊,诉说左侧腹股沟处长一淋巴肉瘤,如拳大,无痛,自觉活动不便,已有3年余,来求刘老一治,刘老平其脉,见脉聚关,视其瘤如拳大,皮面稍红,中等硬度,活动尚好,遂令弟子开具攻坚汤,方用:王不留行100g、夏枯草30g、苏子30g、牡蛎30g。令其坚持服用半年,因病者惧怕手术,而满口应诺。取药回家,如法煎服,一日一剂,瘤体渐见缩小,每日来诊,刘老总是以人生态度和生活品格方面予以开导,伴随着心灵的解脱,瘤体在药物的攻消下日益缩小,3月后,缩至如核桃大小,活动已无大碍,令其继续服用,半年后,尽剂而瘤消。

对肿瘤的治疗,刘老常言,天之道,升降聚散之变也,万物聚则成形,散则成气。祸福无门,惟人自招,脉象聚关之人,多为聚敛性思维,常常把一件很大的事情,聚焦在一个点上,反复思虑,百思不得其解,俗语说"钻死牛角尖",这种思维,在潜意识中会形成一种聚集效应,聚则成形,日久天长,就形成了发生肿瘤的条件。所以有聚关脉的人不一定患肿瘤,但患肿瘤的人都是百分之百有聚关之脉,故而依此,可作为预防肿瘤的依据之一。

欲治之法,经多年探索,王不留行真是一味难得的良药,真是"众里寻她千百度,蓦然回首,那人却在灯火阑珊处"。王不留行,透窍而达微,活络而致极,无窍不通,无孔不入,且药性平和无毒,过去只认做妇科用药,其实乃活血化瘀,攻坚散结之主将也,配以夏枯草散结消炎以治热,生牡蛎软坚散结以固虚,苏子化痰软结以化寒,使肝气郁结而形成的寒热虚实之聚,使用四药,尽散于无形之中。

例十二 鼻息肉

王某，患鼻息肉，近年来鼻塞不通，张口呼吸，患者因不愿手术而求治中医。诊得患者除鼻塞脉弦之外，余无异常所见，遂处理鼻攻坚汤，方用：柴胡15g、黄芩15g、党参30g、川椒10g、甘草10g、大枣10枚、牡蛎30g、苏子30g、夏枯草30g、王不留行100g、辛夷10g、苍耳子30g。服12剂鼻塞除，经鼻科检查，息肉已失。

按 小柴胡汤具行气散结之功，故用以治疗淋巴结核及乳腺增生等证多具良效，实际上它是通过整体阴阳的协调后而由机体自身的调节机能使病向愈的。本证亦以小柴胡汤为治，加入软坚化结活血通窍之品以突出局部的治疗作用，故获效甚捷。

例十三 鼻息肉

王某，男，43岁，干部。

鼻塞二年，常因呼吸受阻而夜间憋醒，曾在某医院诊为“双侧鼻息肉”，因怯于手术而未作治疗。诊其脉平，苔薄白。投攻坚汤加味：柴胡15g、黄芩15g、苏子30g、党参15g、川椒5g、牡蛎30g、王不留60g、夏枯草30g、辛夷30g、苍耳子30g、甘草6g、大枣10枚。10剂病减，40剂病除，经复查息肉消失。

按 虽为局部之病变，然欲除其坚必先畅达其气，否则难以为功，故亦有小柴胡之用，至于加入辛夷，苍耳子通窍祛湿又为局部中之局部药也。

例十四 主动脉夹层瘤

常某，男，54岁，山西省冶金电机厂工人，门诊号09443，1987年7月1日就诊。

主诉：胸憋、胸痛三月余。

现病史：患者胁肋胀满，近日来更觉胸憋、胸痛，向背部放射，失眠、健忘，阵发性心慌、气短。就诊时，饮食不振，精神欠佳，舌尖红，苔薄白，脉：上鱼际、聚关、涩。

西医检查：血压200/120mmHg；心电图示：①窦性心律不齐；②窦性停搏；③窦房阻滞；④结性逸搏；CT示降主动脉上段增宽，有大量附壁血栓；静脉镜查主动脉夹层瘤Ⅰ型。

辨证：气滞血瘀，邪毒攻心。

治疗：协调整体，攻除肿瘤，驱梅解毒。

方药：调心、调胃、调神合攻坚驱梅汤，柴胡15g、黄芩15g、党参30g、苏子30g、川椒10g、甘草10g、大枣10枚、陈皮30g、白芍30g、川军10g、石膏60g、牡蛎30g、桂枝10g、车前子30g、百合30g、乌药10g、丹参30g、郁金15g、瓜蒌30g、五味子15g、王不留100g、夏枯草30g、土茯苓30g、二花30g。头煎半小时，二煎一小时，两煎混合，分三次饭前温服。

禁忌：生气躁急及高脂、高蛋白食物。

疗程：半年。

疗效观察：初服药日泻数次，15剂泻止；服药100剂期病时进时退，效果不显著；药至165剂时，病情突减，此后一日一效；170剂时，自觉症状消失，精神食欲大增，失眠健忘好转。配服一料鸡甲散（鸡内金，炮甲珠各200g共研细末，每服5g，日三次，饭后服）；至200剂，余症消除，血压、心电图及实验室检查正常，未作CT及静脉镜复查。

按 脉象提示，患者近几年来，心情不畅，气滞血瘀为其发病内因，调神汤解上鱼际脉证

(失眠、健忘、高血压等多见上鱼际脉);调胃汤解决聚关脉证(胸憋、胁胀满、饮食不振等多见聚关脉);调心汤解决涩脉证(心慌、气短等多见涩脉)。三方共同作用协调整体,畅道气血以治内因。攻坚驱梅汤在整体协调基础上突出局部,攻瘤驱梅,解除外因。体现了辨证与辨病,整体与局部相结合的治疗思想。局部病变由于其病变具有顽固性,因此治疗上就表现出肯定性,抓住疾病基本矛盾,采用定证、定方、定疗程原则。医者不应因暂时疗效不显而中途换方;患者更应树立治疗信心,坚持服药。只有医患充分合作,才能取得满意疗效。

第十八节 肝 痈

例

许某,男,35岁,教师。

1972年4月初,突发右胁胀痛,并发热恶寒,体温有时达39.5℃,食欲不振。在某医院作超声、肝扫描检查诊为“肝脓肿”。至6月始来我所,其寒热胁痛如前,更见形体消瘦,精神萎靡。脉弦数,苔黄腻。与调肝汤加减:柴胡15g、黄芩15g、苏子30g、党参30g、川椒5g、茵陈60g、栀子15g、大黄10g、陈皮30g、白芍30g、丹参30g、郁金15g、王不留30g、甘草6g、大枣10枚。药14剂,寒热止,胁痛减,食纳增加。30剂后胁痛除。复作肝功能,超声波检查皆已正常。续服10剂,调养而安。

按 右胁胀痛而寒热不除,为小柴胡之主证。虽无发黄,而病在胁部,苔黄且腻,缠绵不已,乃温热为患,故用茵陈蒿汤清泄湿热。已明病为痈脓,故加丹参、王不留、郁金、芍药之属活血逐瘀,解毒排脓,复借大黄之力假道于阳明使其速去。然湿热黏滞,服药月余,始收全功。

第十九节 红斑狼疮

例一

刘某,女,19岁,工人。

1970年年底,两颧、颊、鼻尖及额部出现豆大之红斑,半月后突发高烧,恶寒无汗,关节酸痛。经某医院诊为红斑狼疮,治疗两月症状消退。1971年7月,红斑重现,于两颧部呈蝶形,色褐红,并结痂,渐增厚,断续发烧,关节酸痛,烦悸不寐。治疗2个月,未见转佳。延至10月,来所求诊。时高烧达40~41.5℃,已持续半月不降,神识昏蒙。化验检查:血沉50mm/小时;尿:蛋白(++),红细胞(++)。脉弦细数弱,舌红少苔。与消斑解毒汤:柴胡15g、黄芩15g、苏子30g、党参30g、川椒5g、浮萍30g、苍耳子30g、苦参30g、土茯苓30g、银花30g、车前子30g、丝瓜络15g、生石膏30g、甘草6g、大枣10枚。一剂即热退而神爽。20剂后关节痛、心悸除,疮痂开始脱落。30余剂,痂已脱尽,面部恢复正常,查血尿常规均已正常,精神甚好。至40剂而停药。1972年春,面部又现如绿豆大小之红斑数个,继服上方20余剂而愈。遂于每年立春后服10余剂以防复发。1975年冬因感冒来诊,云近4年再未发,一直坚持工作。

按 临证所见,此证多烦悸善怒,皮损处又微有瘙痒,周身酸楚,故此证之发,内有肝气之逆，外有风湿所干，郁久化火而见亢热。甚者又有脏器之损害。故治当解郁补正，消热祛湿。今取小柴胡汤畅达三焦，扶正祛邪，解郁于内；用银花、丝瓜络、车前子通调水道，下输膀胱祛湿于下；以浮萍、苍耳子之属祛风湿于外，更加石膏合黄芩以清热泻火解毒，数途分消，而得病已。

例二

成某，女，38 岁，工人。

患者于 1971 年春，鼻两侧出现红点状疙瘩，逐渐变大，见日光后更严重，某医院诊为“红斑狼疮”，先后五次高烧达 40℃，平素以强的松（泼尼松）治疗，1973 年 7 月初再度出现高烧 39℃，经用多种抗生素治疗无效，7 月 15 日门诊，脉浮数无力，处以消斑解毒汤加味：柴胡 15g、黄芩 15g、苏子 30g、党参 30g、浮萍 30g、苍耳子 30g、银花 30g、车前子 30g、青蒿 30g、葛根 30g、五味子 15g、麦冬 15g、川椒 5g、甘草 6g、大枣 10 枚。服 2 剂后热退，脉仍弱，继上方服 30 剂，面部红斑开始消退，服 60 剂面部恢复正常，嘱每年春季服 10 剂以预防。

例三

李某，女，40 岁，干部。

患者 1960 年 7 月出现膝关节疼痛，当时血沉 40mm/小时，以风湿性关节炎治疗无明显效果，并有间断不规则发烧，用激素治疗有效，疼痛明显减轻。1973 年春面部鼻两侧红斑，如盘状，尿蛋白（+），红细胞（+），肝功能 TTT 18，TPT（+++），转氨酶 360，同年 5 月在山西某医院诊为“红斑性狼疮急性扩散型”，强的松治疗可以使症状减轻，但不能完全缓解。1974 年 6 月 10 日又出现发烧 40℃，用各种抗药素和激素治疗不能控制。6 月 18 日门诊，脉弦细无力，苔黄燥，处以消斑解毒汤加减：柴胡 15g、黄芩 15g、苏子 30g、党参 30g、川椒 5g、甘草 6g、大枣 30g、浮萍 30g、苍耳子 30g、银花 30g、苦参 30g、青蒿 30g、葛根 30g、麦冬 30g、五味子 15g。服 1 剂后，体温为 38.2℃，服 8 剂体温恢复为正常，又服 10 余剂，面部红斑开始消退，服 60 剂后面部恢复正常，脉平，又服 30 余剂，尿常规，肝功能检查均正常。

例四

朱某，男，30 岁，干部。

1966 年夏，患者发现鼻部、耳前、面部以及前臂有散在的对称性红色斑疹，无痒感，全身不适，持续三周未退，当时经鞍山市人民医院确诊为“红斑狼疮”，尔后到上海、北京、天津等地诊治，诊断同上，服用激素强的松，氯奎治疗，除前臂红斑消失外，余无明显效果。1969 年后，由于曝晒机会增多而上述症状加重，面部红斑连成片状，为蝶形损害，伴有痒感和微痛，伴有少量黄色渗出物，睡眠不好，日光照射 10 分钟即不能耐受，夏季外出必须戴草帽和穿长袖衣，血尿检查未见异常。1972 年 5 月因病情加重出现发烧达 40.5℃，用西药控制发烧后，闻讯而来并求治。除上述症状外，伴有乏力，心烦，脉弦细数，处以消斑解毒汤加味：柴胡 15g、黄芩 15g、苏子 30g、党参 30g、川椒 5g、甘草 6g、大枣 10 枚、苍耳子 30g、苦参 30g、土茯苓 30g、银花 30g、丝瓜络 15g、车前子 15g、石膏 30g。服药 20 剂后面部痒感、疼痛、流黄色渗出物消失，睡眠好转，日晒半天可以耐受，服药 40 剂，面色蝶形红斑消退，局部仅留有暗红色素沉着，服药 60 剂后，色素消失，夏季外出不用防护用品，1973 年 10 月复查未见异常。

例五

程某,男,38岁,教师。

患者1969年5月发现鼻部右侧有星状红斑,无不适感,持续三月未退,经山西两家医院均诊为"慢性红斑狼疮",长期服氯奎、强的松、维生素类药,约半年红斑消退,故停药,不久于右侧面部下方出现铜钱大小圆形红斑,持续不退。1971年春天参加农场劳动,日光照射后,局部红斑范围增大,出现痒感。6月又出现食欲不振又在山医一院诊治,继服上述西药4个月,食欲增加,精神稍好,余无明显好转。1972年3月18日初诊,除上述症状外,脉弦细,处以消斑解毒汤:柴胡15g、黄芩15g、苏子30g、党参30g、川椒5g、甘草6g、大枣30g、苍耳子30g、苦参30g、土茯苓30g、浮萍30g、银花30g、车前子30g、丝瓜络15g。日服1剂,服药4个月后红斑开始消退,食欲正常,睡眠好,头晕消失,服药半年,红斑消失,面部皮肤恢复正常,仅有少数色素沉着,精神佳。1972年11月恢复正常。

例六

卢某,女,38岁,干部。

患者1965年春面部出现点状红斑,持续不退,伴有关节疼痛,肌肉酸痛,乏力,气短,有时发烧达39~40℃,5月在太原数个医院检查"狼疮细胞",均诊为"红斑性狼疮",用氯奎、强的松、维生素类药物治疗,除发烧可以缓解外,其余症状无明显变化,每年夏季加重,先后8次住院治疗,时间由28天到3个月不等。1970年以后除上述症状外,伴有头皮剧痛,彻底不眠,下肢浮肿,不能下地活动,极度疲乏无力,面部红斑也较前为重,肝脾肿大,肝功能不正常(未见化验单),尿蛋白(++),管型(+),血沉35mm/小时。1972年4月26日初诊,脉弦细而数,苔稍黄而腻,处以消斑解毒汤:柴胡15g、黄芩15g、苏子30g、党参30g、川椒5g、甘草6g、大枣10枚、苍耳子30g、苦参30g、浮萍30g、土茯苓30g、银花30g、车前子30g、丝瓜络15g、石膏30g。服药5剂后,面部红斑红肿更明显,出现红色疹子,伴面部发烧感,无力更甚,未停药,服14剂后,面部红斑开始消退,肌肉关节疼减轻。服至60剂,精神明显好转,能从事轻度家务劳动,食欲增加,睡眠好,1972年7月复查肝功、尿常规等均明显好转,狼疮细胞消失,服药90剂后,红斑完全消退,面部色泽正常,肝功、尿常规化验均正常而上班工作。

例七

王某,女,34岁,工人。

患者1971年5月指端和面部出现红斑,逐渐加重,以面部为甚,发展为以鼻部为中心的蝶形红斑,伴发痒,伴有背部发冷,手足易冷,小便次数增加,食欲差,当时确诊为"红斑狼疮",用可的松等治疗无显著效果,1972年6月上述症状加重,同年7月1日门诊,脉细数无力,处以消斑解毒汤加味:柴胡15g、黄芩15g、苏子30g、党参30g、川椒5g、甘草9g、大枣10枚、苍耳子30g、浮萍30g、苦参30g、土茯苓30g、银花30g、丝瓜络15g、车前子30g、石膏30g、麦冬30g、五味子15g。8月28日复诊,服药24剂后体温恢复正常,手足冷,背部凉感,面部痒感消失,小便正常,血常规正常,面部红斑开始消退,范围变小,服60剂后,面部恢复正常。

例八

张某，男，13 岁，学生。

患者于 1972 年 7 月面部出现红斑，逐渐加深变大，呈蝶形分布，诊为“红斑狼疮”，服激素，维生素类药物 3 个月，无明显效果，1972 年 11 月中旬出现发烧，有时达 39.9℃。1972 年 12 月 10 日门诊，脉数，体温 39.5℃，处以消斑解毒汤：柴胡 15g、黄芩 15g、苏子 30g、党参 30g、川椒 5g、甘草 6g、大枣 10 枚、苦参 30g、浮萍 30g、土茯苓 30g、石膏 30g、银花 30g、丝瓜络 15g。服 4 剂体温恢复正常，红斑开始消退，服 60 余剂面部恢复正常。

例九

白某，女，学生。

1986 年 7 月，山西忻州市白某，在上学期间，突发持续高热，颜面出现蝶状红斑，随之出现肝肾功能异常，先后在大连、北京住院检查治疗，诊为系统性红斑狼疮，治疗 3 月余，疗效不佳，被迫休学，在北京某大医院住院期间，一主治大夫问及患者家住山西，随口说出：“山西有位刘老先生，治红斑狼疮有绝招，你何必舍近求远，不如返回原籍找刘老求治。”患者的父亲听罢，立即携女返乡，找到在忻州刘老弟子，经引荐请刘老诊治，刘老观其脉证，业已诊断清楚，关键是治疗，刘老随即令弟子开具消斑解毒汤一贴，方用：苍耳子 30g、苦参 30g、浮萍 30g、土茯苓 30g、银花 30g、丝瓜络 15g、车前子 30g、石膏 30g、柴胡 15g、黄芩 15g、党参 30g、苏子 30g、川椒 10g、甘草 10g、大枣 10 枚，令患者回家服用。1 月后复诊，患者面部红斑全部消除，露出少女白净的脸庞，自服药 1 周后，未再发热，体力已恢复，肝肾检查仍有异常，令其守方，3 月后，肝肾功能恢复正常，返校上学，直至大学毕业，其女一直健康，未见异常指征。

刘老常言：“病者之病，病疾多，医者之病，病道少。”任何疾病都有一个解决的办法，只是我们没有找到，如果找到了，用方得当，就能药到病除，红斑狼疮一证，属结缔组织病变，是免疫失调的一种变态反应，内因属肝阳上亢而致肝气郁结，外因与风湿因素有关，内外因相合，而出现损及以结缔组织为主的一系列病理变化，欲治之法，须协调整体，祛除风湿，降湿排毒三法并举，协调以小柴胡汤为基础；祛除风湿以祛风利湿汤挂帅；降湿排毒则选用半决渎汤为主，三方互用，协调互动，使整体协调，风湿得除，湿毒得消，岂有不治之理。

例十

女，48 岁。

1973 年，某设计院一女性患者，48 岁，湖南籍，在山西某院住院，曾诊为系统性红斑狼疮，高热持续不退，影响肝肾。化验肝肾功能出现异常，服用激素月余，均无显效。后请刘老会诊，处以消斑解毒汤，方：苍耳子 30g、苦参 30g、浮萍 30g、土茯苓 30g、银花 30g、丝瓜络 15g、车前子 30g、石膏 30g、柴胡 15g、黄芩 15g、党参 30g、苏子 30g、川椒 10g、甘草 10g、大枣 10 枚，服用 2 剂，热退体安，本人要求出院服中药治疗，后在门诊服用 60 剂而愈。

第二十节　舌白斑病

例

贾某，女，42 岁，工人。

1971 年 3 月,舌前部生一豆大黑点,逐渐扩大,3 个月遍及全舌面。舌僵硬失灵,言语进食均有妨碍。至某医院诊为“舌白斑病”,谓无法治疗,遂来所求治。询得胃脘痞满,食欲不振,头晕健忘,少寐多梦。舌面光黑,舌两侧散布紫瘀斑,脉象弦细。与攻坚、调胃合桃核承气为治。方用:柴胡 15g、黄芩 15g、苏子 30g、党参 30g、川椒 5g、夏枯草 30g、牡蛎 30g、王不留 30g、生石膏 30g、桃仁 30g、桂枝 9g、大黄 9g、芒硝 6g(烊)、枳实 30g、白芍 30g、甘草 6g、大枣 10 枚。药 16 剂,脘痞除,食纳增。舌两侧紫斑已消大半。舌尖黑斑减薄。以后随服药而斑渐消,至 50 剂而复常。

按 舌尖黑而失柔,非唯血瘀,甚而至结。必攻其坚结,破其瘀滞,故有攻坚,承气之用。瘀之所以生,坚之所以成,乃缘于气滞,观其脉弦而脘痞,少寐而健忘即为其微。故欲除瘀破坚必先使其气畅达,而又有调胃汤之用。然此病多恶,幸而获痊。

第二十一节 青 盲

例一

肖某,女,35 岁,工人。

1967 年出现双目胀痛,并头痛失眠,烦躁善怒,本医院诊为“急性青光眼”。次年 3 月,突然失明,而胀痛如故,于 5 月来诊。时视电灯仅有光感,视物皆无所见,脉弦细,苔黄燥。与理目汤:柴胡 15g、黄芩 15g、苏子 30g、党参 30g、川椒 5g、生石膏 30g、知母 15g、桃仁 30g、桂枝 10g、大黄 10g、芒硝 5g、白蒺藜 30g、决明子 30g、车前子 30g、甘草 6g、大枣 10 枚。服 7 剂,目胀痛大减。16 剂目胀痛消失。视大物体可见模糊轮廓,睡眠已佳,精神安定。50 剂后,已可做较粗之针线活。

例二

相某,男,42 岁,医院检验师。

患者 1969 年 3 月 22 日出现胀疼,不久即双目失明,失明后疼痛减轻,在本院治疗 3 个月无效,于 6 月初门诊,双目失明,强光下有光感,脉弦,处以理目汤:柴胡 15g、黄芩 15g、苏子 30g、党参 30g、茺蔚子 30g、海金沙 30g、桃仁 30g、蝉蜕 9g、白蒺藜 30g、决明子 30g、川椒 5g、甘草 6g、大枣 10 枚。服 20 剂后开始有指动,服 50 剂能看见模糊的物体,服 70 余剂双目恢复正常。

例三

郝某,男,52 岁,工人。

患者 1972 年 6 月初突感头痛,双目憋胀发红,视物模糊,伴有恶心,呕吐,在某医院检查,双目视力 0.2,眼压 59mmHg,诊为急性充血性青光眼。用封闭疗法,经安眠药,恶心呕吐消失,疼痛减轻,但视物仍不清楚,于 7 月 10 日门诊,脉弦,舌紫暗,处以理目汤加减:柴胡 15g、黄芩 15g、苏子 30g、党参 30g、川椒 5g、甘草 6g、大枣 10 枚、白蒺藜 30g、海金沙 30g、决明子 30g、桃仁 30g、桂枝 9g、大黄 9g、芒硝 6g。服药 6 剂,头痛双目胀痛消失,视物见好,继服药,8 月 29 日在山医二院复查,视力右眼 1.0,左眼 1.2,眼底正常。

例四

相某,女,10岁。

患者于1972年7月2日觉右眼疼痛,发红,伴有恶心,在山西某医院就诊,诊为急性青光眼,用西药治疗5天无效,于7月10日门诊,脉平,舌紫暗,处以理目汤加减:柴胡9g、黄芩9g、苏子15g、党参15g、白蒺藜15g、石决明15g、海金沙15g、桃仁15g、桂枝5g、大黄5g、甘草3g、川椒3g、大枣5枚。服药1个月后复查,自觉症状消失。

按 青光眼一症多致暴盲,为害甚重。因其外观如常,符合中医之青盲。其多因肝气亢奋,上逆于目,气郁而致血瘀,则为胀为痛,甚而为盲,气血俱壅于上而为热为烦。故用柴胡以理气,合桃核承气导瘀下行,白虎清热除烦,加决明、蒺藜清肝明目之品以为向导。

第二十二节 失 明

例一

李某,男,22岁,工人。

1971年8月初,出现左目羞明而疼痛,且引左侧头痛,视物模糊渐加,10余日后左目仅存光感。至某医院诊为“急性虹膜睫状体炎”,谓瞳孔周边不齐,有粘连。同月30日来所门诊。脉弦细,舌面有瘀斑。与理血逐瘀汤:柴胡10g、黄芩15g、苏子30g、甘草6g、党参30g、川椒5g、桃仁30g、桂枝9g、大黄9g、芒硝6g、大枣10枚。8剂头痛除,已可见物,而不羞明。服18剂视物已清,左目裸眼视力为0.8,唯瞳孔周边仍不齐,令继续服药。

例二

大同地区山阴县一农民来太原治疗眼疾,因2月前在家中发烧,随即眼睛事物模糊,渐至失明,当地诊断结膜炎,可多次服药乏效,来某医院眼科就诊,治疗数日仍不见效,有人建议她到太原中医研究所就近看看中医,病人让人搀扶,挂号后,找到刘老诊治,刘老看后,开具麻杏石甘汤2剂,方用:麻黄10g、杏仁15g、生石膏30g、甘草10g,交与患者。

那是1972年的冬天,患者正巧与跟随刘老进修的某医学院张医师共住铜陵桥宾馆,当时的麻杏石甘汤每剂一角八分钱,患者捧着一角八分钱的方药,心中十分怀疑,并感到无望,喃喃地说:“几十元一剂的药也吃过,已花过近千元了(千元,当时对农民来讲是天价),仍不见效,一角八分钱的方子就能治好,不信。”正巧,张医师下班,见到此状,劝其服了试一试。当晚,张医师帮助患者买来砂锅,在旅馆的炉子上煎了一剂,当晚服下,不想到第二天天不亮,患者就去敲张医师的房间门,告诉他:“我能看见光亮了。”张医师亦觉稀奇,一剂麻杏石甘汤竟能治好失明的眼,对一个身为资深医师,大学教授的张医师来讲,也感到天方夜谭,她当时的心理是不想让农民把买来的药浪费掉,才动员她服下看看,没想到,竟有如此结果,随带病人到门诊请刘老再看,刘老依然治不更方,让患者服用两周,病愈而归。

后来刘老讲到,麻杏石甘汤是仲景的良方,有引热出表之功,患者本有内热,热借肝阳上亢之势上冲双目,致使眼底血管极度充血而致失明,石膏辛凉清热,具有凉血之功,麻黄开窍而散热,杏石宣肺而使内热不存,甘草和中,有待时日,自然出血得消,则双目重见光明也。

例三 脑梗失明

1986年春夏之交,正值华北科技博览会在山西太原召开,“刘绍武三部六病电子计算机专家系统”正在博览会展出,引起社会各界和广大患者的普遍关注之际,其弟子在会上突然收到一封电报“母病危速归”,当即电话了解病情后,告知刘老,恩师随即出方“调心补阳还五汤”,方用:生芪120g、赤芍10g、归尾10g、地龙10g、川芎15g、桃仁10g、红花10g、百合30g、乌药10g、丹参30g、郁金10g、瓜蒌30g、牡蛎30g、麦冬10g、五味子15g、党参30g、柴胡15g、黄芩15g、苏子30g、川椒10g、甘草10g、大枣10枚。并令师兄连夜赶制100剂中药,让弟子带回原籍,次日,弟子赶回家中,母亲已瘫卧在床,由于大面积脑梗死,双目已经失明,随即将药温热,令母亲徐徐服下,天天如法服用,坚持不懈,服至87剂时,一早醒来,母亲突然看见室内的屋顶檐条,并能一根一根数清,复明后,继续服用,渐至能下床搀扶活动,慢慢放弃双拐,单拐,逐渐自由活动,至148剂药停药,经5个月治疗,母亲全部康复,生活能够自理,后经锻炼,至70多岁仍能推独轮车,从井下打上一桶水,后14年未服一药。

后将此例,弟子详细报告刘老,刘老依然笑答了弟子的问话,说:守方治疗,尊重时间规律,是我们协调治疗的原则之一,也是检验我们的方子是否正确的重要尺度,治疗不要犯方向性的错误,对治病定位、定性要准确,定疗程、定制剂才能准确。对于脑部疾患,大脑的功能就是“上命下生,前思后看,左听右记”。通过病者的临床表现,可知病在何位,病的范围如何,明于此,则知其治法,补阳还五汤是王清任一生的方剂,对中风后遗症有奇特疗效,其中最关键的就是黄芪四两,这是目前惟一发现的强壮神经,营养神经的中药,力来源于量,以大量黄芪提神健脑,配以活血化瘀重剂,加之调心汤的气血和调,脑部疾病哪有不愈,因脑部缺血失明的眼睛,哪有不复明的道理呢?

第二十三节 腰 痹

例一

马某,女,49岁,工人。

1974年3月停经,4月出现腰骶部疼痛,逐渐加重而至不能弯腰。6月来所门诊。脉弦细,舌尖及两侧有瘀斑,与理血逐瘀汤:柴胡15g、黄芩15g、苏子30g、党参30g、桃仁30g、桂枝9g、大黄9g、芒硝6g、川椒5g、甘草6g、大枣10枚。服3剂月经至。腰痛大减。继服2剂腰痛消失,活动自如。

例二

张某,女,44岁,农民。

患者于1964年出现腰腿疼,以左侧为重,服中药,西药多年无明显效果,于1974年7月24日门诊,脉细弦,苔白而质暗,舌有瘀点,处以理血逐瘀汤:柴胡15g、黄芩15g、苏子30g、党参30g、川椒5g、甘草6g、大枣10枚、桃仁30g、桂枝9g、大黄9g、芒硝6g。服5剂疼痛明显减轻,服17剂后疼痛完全消失。

例三

张某，男，55岁，工人。

患者于1971年9月2日由于受凉后出现腰痛，不能活动，尤其不能后仰，被迫弯腰行走，经针刺治疗和服中西药治疗无明显效果，12月17日门诊，脉弦细，处以理血逐瘀汤加味：柴胡15g、黄芩15g、苏子30g、党参30g、川椒5g、甘草6g、大枣10枚、桃仁30g、桂枝9g、大黄9g、芒硝6g、葛根30g、麻黄9g、石膏30g、王不留30g，服1剂后疼痛明显减轻，服7剂后疼痛完全消失。

例四

倪某，男，57岁，军人。

1973年冬，北京某军区副司令员倪某，年57岁，在抗美援朝时曾腰部负伤，加之常年工作繁忙，致使腰椎3~5椎间盘突出，腰痛难忍，双下肢酸困疼痛无力，严重地影响了他的指挥工作，在北京多家大医院治疗，收效甚微，一次在视察驻太原部队时，某团副团长建议倪某请山西名医一治，倪某同意，随即副团长令刘老弟子与刘老取得联系，择机将刘老接至部队会诊，刘老询问了倪某的详细病情，诊完脉象，两人则面对面地作了长时间交谈，从倪某的性格，谈到他的心理，从他的工作谈到他的脾气，刘老的一席话，让一位身经百战的将军十分钦佩，佩服刘老准确的诊断，科学的病理论说和渊博的知识，诊脉后，刘老令弟子开具解肌桃承汤，方用：葛根30g、党参30g、黄芪30g、丹参30g、郁金15g、银花30g、丝瓜络15g、车前子30g、桃仁30g、桂枝15g、甘草9g、芒硝6g、川军9g，嘱其每日1剂，按时服用，3个月后复查，腰椎间盘突出痊愈，拍片检查恢复如常。

值得一提的是倪某愈后，深表感激，限于当时的条件，团长从自己部队农场自种的大米，调出1袋50斤，令刘老弟子送到刘老家中，以示谢意，不想引得刘老对弟子大发雷霆，责令弟子退回，一边是首长的谢意，一边是老师的拒绝，刘老的弟子十分为难，弟子赌气一走了之，不成想，刘老两月不理弟子，不对话一言，弟子无奈，求告师母，师母同样批评一番，“你老师的脾气你难道不知道吗，告诉你吧，你那天送的那袋大米，你走后，你老师连动都不动，甚至都不看一眼，你还不赶快拿走，还回部队，你弄得我和你老师都不痛快！”弟子无法，还回部队，报告团长，副团长十分感慨地说：“既然那样，咱也别坏了刘老的规矩，你去问问老师，能否买下。”弟子回复师母，最终如数收取了粮款，此事才算罢休，从此后，弟子再也没给老师送礼物，一滴水可以见太阳，刘老的高风亮节由此可见一斑。

第二十四节　脱　　发

例一

徐某，男，24岁，工人。

1964年出现脱发。初时甚少，渐增多，虽未断治疗，脱发转加。至1971年，头顶部已一发无存。遂于8月来诊。视其头两侧及后侧发亦稀疏，且有数处无发之花斑。并有心烦、少寐、健忘。脉弦细，舌尖有瘀斑，与理血逐瘀汤：柴胡15g、黄芩15g、苏子30g、党参30g、川椒5g、桃仁30g、桂枝6g、大黄9g、芒硝6g、甘草6g、大枣10枚。服12剂，已见顶部新发丛生，将月已满头黑发了。少寐健忘亦愈。次年2月,又微有脱,照前方又服10剂而止。两年未再发。

例二

李某,男,25岁,工人。

1974年无明显原因出现秃发,为斑片状,伴有失眠,心烦,经多方治疗无效,1976年5月门诊,脉弦,舌有瘀血点,与桃核承气汤:川椒5g、甘草6g、大枣10枚、桃仁30g、桂枝9g、大黄9g,服10剂出现新的斑片状脱发,旧的秃发面积缩小,有新发长出,服60剂后,斑秃消失,脉平。

第二十五节 痛　经

例

赵某,女,28岁,农民。

产后哺乳期,经7~8月一行,经至前少腹剧痛,腰困甚,信水已下,痛始稍减。经量多且杂血块,10余日始止。断乳后2年,证仍如前,遂来诊。脉之弦细,舌尖有瘀斑。与理血逐瘀汤:柴胡15g、黄芩15g、苏子30g、党参30g、川椒5g、甘草6g、桃仁30g、桂枝9g、大黄9g、芒硝6g、大枣10枚。药14剂经至,与前次相隔35日,无腹痛,一周即止,后遂正常。

按 上四证大异,而用一方皆愈,以其脉舌尽同。盖瘀阻于目窍而致失明;其瘀则目自明,瘀阻于络,不通而腰痛,去其瘀则痛自除;瘀阻于上,发不得淖泽而枯落,去其瘀则新自生,瘀阻于胞宫,地道不通,信愆而痛,血不归经,量多而止缓,去其瘀则信期复而痛自除,量自减而血易止。又行血必当理气,血既行又当防其复瘀,故方用小柴胡合桃核承气。

第二十六节 躄

例

聂某,男,16岁,外地学生。

1969年7月,无因而见右腿行走不便,渐作足趾蜷曲,以致不能走路。至某医院诊为“腓神经麻痹”。1972年4月来诊,脉略弦,舌质暗,尖有瘀斑。与桃核承气合芍药甘草汤:桃仁30g、桂枝9g、白芍30g、王不留30g、大黄9g、甘草9g、芒硝6g(冲服)。6剂即趾伸,足掌可平放着地。15剂已可少行,其归家心切,令继服15剂以求痊愈。

按 据舌暗及瘀斑诊其为血瘀,足得血而能步也,今血阻于络而难于步履,故迳投桃核承气以去瘀行血。足趾挛急,又入芍药甘草育阴止痉,趾即可伸。此仅局部为患,除其因即病已。

第二十七节 骨　疽

例一

陈某,女,52岁。

1969年春出现腰痛，不久，右腰生脓疱两处，溃破流出状如米泔之秽浊稀水，形体消瘦，精神萎靡，渐至卧床不起。1970年至某医院诊为“脊柱结核”，见第十一、十二胸椎骨质破坏变形。治疗经年，未见好转。1971年5月来所门诊，其脉细数，舌苔薄白。与阳和汤。熟地30g、白芥子6g、鹿角胶9g(烊)、紫油桂3g、炮姜1.5g、麻黄1.5g、生甘草3g、一日一剂。因其在太原居住不便，急于归里，嘱其服药必在150~250剂之间，不论效之有无，或者加重，必须坚持服食。1年后，患者来信感谢，其中写道：……经月余治疗，非但病无转机，而且反觉沉重，一天只能吃三两粮，大小便也不能控制了。咋办呢？是继续服药，还是就此终止，我内心深入展开了生与死的搏斗。我是一个病人，我有生的欲望，我也有战胜疾病的信心，相信医嘱。以百折不挠的毅力，一鼓作气，继续服药，乃是降伏病魔的唯一正确途径。有道是“山重水复疑无路，柳暗花明又一村”，令人振奋的日子终于来到了，当我服到110剂时，疮口长出了新肉，服到150剂时，我顿觉精神清爽，食欲大振，不拄拐杖也能活动，而且能围着灶台做饭了。就这样，历时一年，服中药250剂，我的骨结核终于完全治愈了。

按 林屋山人之阳和汤治骨结核甚效，师曾谓之天下第一方，然心中必有定见，服用此方未有少于百剂者。治疗中即有反见加重，亦不必忧虑，此师临证五十余年之经验。《尚书》云：“药弗瞑眩，厥疾弗瘳”。此例竟至二便失控，可谓瞑眩之甚者也。

例二

王某，女，47岁。

患者1965年出现腰痛背困，逐渐加重，1967年致卧床不起，伴有食欲不振，低热，盗汗，在某医院诊为“脊椎结核”有四个椎体破坏，住院一年余无效而出院。1968年8月门诊：脉弦细而数，苔黄而燥，质红，腰背部以及腹部有四五处流出脓样物，处以阳和汤，150剂一个疗程：熟地30g、柴胡15g、黄芩15g、苏子30g、党参30g、川椒5g、甘草6g、大枣10枚、白芥子6g、鹿角胶9g、肉桂3g、炮姜1.5g、麻黄1.5g、生甘草3g、王不留30g、合雷米封100mg，一日三次服。服70剂时，可以下地活动，服至110剂，体重增加，精神好转，低热、盗汗消失，服150剂后体壮如初，能胜任家务劳动。

例三

某大学门岗赵某，其妻患腰椎结核，10余年久治不愈，闻听中医研究所刘绍武善治顽症，一日，用三轮车将妻子推至太原市中医研究所请刘老诊治，当时患者瘦弱、贫血面容，背部有多处溃烂，有两个窦道向外流脓血，患者每日只能进食四两饭，勉强维持生存，恳求刘老救命，刘老诊罢，与阳和汤复调心汤，方用：百合30g、乌药10g、丹参30g、郁金10g、瓜蒌30g、牡蛎30g、麦冬10g、五味子15g、党参30g、柴胡15g、黄芩15g、苏子30g、川椒10g、大枣10枚、熟地30g、白芥子6g、鹿角胶9g(烊)、紫油桂3g、炮姜1.5g、麻黄1.5g、生甘草3g。令其坚持服用，治疗要有耐心。

因其妻常被病魔缠身，赵某多处求医，久治乏效，此次赵某抱着不治则死的决心，为其妻做了准备，在药材公司一次就购买了180剂药回家，每日1剂，坚持服用，服药后，不见其效，反而日见加重，至142剂药时，病者后背由2个窦道变成了4个窦道流脓血，每日进食已不足二两，生命接近奄奄一息，因赵某求医之心，已心灰意冷，干脆将药服至咽气结束……6天后，服至148剂，就诊时脓血停止了流淌，窦道深处长出鲜红色肉芽，至152剂，4天之内窦道封口,患者自感精神振奋,体力增加,食欲好转,举家兴奋,半年后,病者康复,背部4个窦道康复,患者面色红润,生活渐自理。赵某到中医研究所门诊向刘老报告康复情况,并表示深深的谢意,刘老听完诉说,刘老让赵某将治疗进程写一个病历送来,算是给医生的谢"礼",赵某在上学时练就一手漂亮的书法,后将毛笔亲书病历,交于刘老,至今尚存。

事后,刘老对弟子言:清代大医学家王洪绪三代祖传世医,创立阳和汤,其祖父、父亲均未得到显扬,至王洪绪辈,才得出阳和汤治疗结核的关键之一,就是疗程,只要死守疗程,守方到底,任何顽症都可能会出现"柳暗花明又一村"的情况。

例四

赵某,女,62岁,农民。

患者于1970年秋,无明显原因出现右膝关节下有一个肿物如鸡蛋大,按之硬,逐渐长大,1973年8月在某医院诊为"胫骨骨髓炎",于8月23日门诊,肿物如小儿掌大,边缘不清,触之质实感,脉上鱼际、弦,舌暗,处以理血逐瘀汤合攻坚汤加减:柴胡15g、黄芩15g、苏子30g、党参30g、夏枯草30g、牡蛎30g、王不留30g、石膏30g、车前子30g、川军5g、桃仁30g、桂枝15g、甘草6g、大枣10枚、芒硝6g。服5剂肿物明显消退,服10剂后基本变平,服30剂后表面恢复正常。

第二十八节 痤 疮

例一

刘某,男,19岁,工人。

患者于1971年12月无明显原因鼻侧起红色疙瘩,逐渐加重,有的发展为小指肚大小,在某医院诊为"青年痤疮",经皮肤科治疗两月余无效,于1972年4月门诊,脉弦处以调神汤合攻坚汤:柴胡15g、黄芩15g、苏子30g、党参30g、川椒5g、甘草6g、大枣10枚、夏枯草30g、牡蛎30g、王不留30g、石膏30g,服10剂后痤疮变小变平,小的红点消失,服20剂后,完全消失,仅有少量色素沉着。

例二

董某,女,31岁,工人。

太原市东山煤矿一女性患者,来太原市中医研究所求治,声称是某院皮肤科刘主任介绍,慕名而来,就诊时患者面颊及口周围数十颗红色丘疹,顶端泛着白色的脓点,治疗10余年,时好时坏,反复发作,不得其治,苦恼万分,刘老诊罢脉,见有脉溢鱼际,见右尺长弦,是一个寒热错杂之候,客观上恣食生冷,主观上脾气暴躁,所以,刘老处以祛风利湿汤复调肠汤合方,方用:浮萍30g、苍耳子30g、苦参30g、土茯苓30g、川楝子30g、小茴香15g、川军15g、陈皮30g、白芍30g、柴胡15g、黄芩15g、党参30g、苏子30g、川椒30g、甘草10g、大枣10枚。嘱其每日一剂煎服,然而服药后事与愿违,颜面的斑丘疹不但没有好转,反而愈见加重,1月后竟遍及整个面庞,连额头也开始"群星灿烂",患者十分气恼,连弟子也开始怀疑此方的疗效,可是,刘老却坚定地要求患者吃下去,患者无奈,事已至此,只好硬着头皮服下去,患者自己就说:"豁出去了!"药直至吃到满颊都是脓包,患者欲哭无泪,就在吃到2个月后,满脸开始结痂而不溢脓,渐渐痊愈,20日后,脸上的脓痂脱落,犹如一个面具揭下来,患者此时的面容焕然一新,娇嫩红润的面部皮肤复现了"庐山真面目",喜不自禁,连连向刘老鞠躬致谢,并请求原谅整个疗程中对刘老的言语冲撞,刘老一笑了之。

对此病例,刘老也很感慨地说:"坚持就有可能胜利,但是放弃就一定会失败。"患者的上热下寒的躯体需要调整,上焦的火毒需要托出,面对托毒的变化与协调整体的时间,均需要一个医者对自己的治疗方案有坚定的信念,否则,一旦动摇,就会前功尽弃。

第二十九节 雀 斑

例

赵某,女,17岁,话剧团。

患者自幼面部雀斑满布,大小不等,大者有绿豆大,小如芥子大,呈淡褐色,1977年5月患者要求试治,脉弦,处以调血消斑汤:柴胡15g、黄芩15g、苏子30g、党参30g、川椒5g、甘草6g、大枣10枚、桃仁30g、桂枝9g、大黄9g、芒硝6g、赤芍9g、红花15g,服15剂,雀斑明显减少,为色度变淡,剩存的范围变小,服30剂面部雀斑基本消退,仅留有少数淡黄色小点,不细看之不能发现。

第三十节 神经官能症

例一

武某,男,35岁,干部。

患者于1968年出现头晕,头痛,失眠,心烦心悸,胸闷,盗汗,腰困,阳痿,双侧乳房增大,在数个医院诊为"性神经衰弱",服中西药四年无明显效果,1972年2月门诊,除上述症状外,脉弦数上鱼际,处以调神汤加减:柴胡15g、黄芩15g、苏子30g、党参30g、牡蛎30g、石膏60g、桂枝3g、川椒5g、甘草6g、大黄5g、车前子30g、王不留30g、大枣10枚,服3剂后头晕、头痛减轻,盗汗减少。服6剂后盗汗消失,头痛、头晕、失眠明显减轻,乳房变小,服30余剂后诸症消失,精神好而上班工作。

例二

张某,男,57岁,干部。

患者1971年7月头部摔伤,以后经常头晕头痛,山西某医院神经科诊为"神经功能失调",经服中西药2年无效,1973年8月又突然昏倒,无抽风,半小时后始清醒,以后头晕、头痛更为严重,伴有失眠,易惊等,1973年8月30日门诊,脉弦,舌苔白而质暗紫,处以调神汤合桃仁承气汤:柴胡15g、黄芩15g、苏子30g、党参30g、甘草30g、川椒5g、大枣10枚、桃仁30g、桂枝9g、大黄9g、芒硝6g,服2剂头晕头痛明显减轻,服30剂上述诸症消失。

第三十一节 血栓闭塞性脉管炎

例一

吴某,男,40 岁,干部。

患者 1964 年初,右足小趾出现疼痛,以受凉后明显,逐渐变得青紫,1965 年 7 月在某医院诊为“血栓闭塞性脉管炎”,用封闭疗法治疗两月无效,而且疼痛加重,右足凉冷青紫,建议手术截肢治疗,患者拒绝手术,而于 1966 年 2 月 22 日门诊,除上述症状外,右足青紫冰冷,右小趾又有个黄豆大溃疡面,周围组织变黑右趺阳脉消失,又寸口脉弦细,处以理心复脉汤:当归 15g、桂枝 9g、通草 9g、赤芍 9g、细辛 9g、甘草 9g、大枣 10 枚、银花 30g、鸡血藤 30g、牛膝 9g、王不留 30g、葛根 30g、红花 15g、桃仁 15g、玄参 30g。服药 15 剂,疼痛明显减轻,服 40 剂疼痛青紫消失,右足渐温,溃疡面变小,服 60 剂溃疡面愈合,为巩固疗效而服 120 剂。

例二

张某,47 岁,医生。

患者 1966 年秋,无明显原因出现左足趾疼痛,青紫,以遇冷和行走过久后为甚,1967 年患者在某医院诊为闭塞性脉管炎。1967 年 4 月门诊:脉弦,右足趺脉似有似无,处以理心复脉汤:当归 15g、桂枝 9g、通草 9g、赤芍 9g、细辛 9g、甘草 9g、大枣 10 枚、银花 30g、牛膝 9g、王不留 30g、鸡血藤 30g、葛根 30g、红花 15g、桃仁 15g、玄参 30g,服药 1 个月疼痛消失,但面部仍青紫发冷,服药半年后复诊,患者完全正常,右足趺阳脉正常。

例三

李某,男,40 岁,工人。

患者 1966 年 2 月出现左下肢疼痛,以行走过度后加重,以足一二趾为重,皮肤逐渐变为暗紫色,1966 年 3 月门诊:脉弦,左足趺阳脉无,处以理心复脉汤:当归 15g、桂枝 9g、通草 9g、赤芍 9g、细辛 9g、甘草 9g、大枣 10 枚、银花 30g、牛膝 9g、王不留 30g、鸡血藤 30g、葛根 30g、红花 15g、桃仁 15g、玄参 30g,服 20 剂后疼痛收转而停药,4 个月后左足拇趾出现溃烂,而病情急聚变化,疼痛加剧,而伴有全身多处青紫,1966 年 8 月住院治疗,仍以理心复脉汤治疗,住院治疗一年,服药 200 余剂,痊愈出院。1978 年 8 月 7 日又诊,患者无异常。

例四

张某,男,24 岁,干部。

患者 1970 年 10 月出现右足趾疼痛,以过度行走和遇冷后为重,面部皮肤发冷,青紫,逐渐加重,2 个月后皮肤溃烂,疼痛成为持续性,先后服中西药无效,1971 年 1 月 29 日在某医院诊为“脉管炎”,而于 2 月 1 日门诊:脉平,右足青紫,趾外侧有玉米粒大小溃烂面,有少量分泌物,右趺阳脉消失,处以理心复脉汤:当归 15g、桂枝 5g、赤芍 6g、通草 9g、细辛 9g、甘草 9g、大枣 10 枚、牛膝 9g、鸡血藤 30g、银花 30g、王不留 30g、玄参 20g、葛根 30g,服药 10 剂后疼痛减轻,可以忍受,服 60 剂右趾溃疡面愈合,皮肤颜色近于正常,右足趺阳脉跳动出现,仍较左侧弱，继服药120剂后，双侧趺阳脉正常。

例五

郭某，男，32岁。

患者左足拇趾、次趾疼痛，其色由赤而紫，且延伸至小腿内侧，经某医院诊断为“血栓闭塞性脉管炎”，病期已逾2年。症见患肢厥冷，足趾紫黑，其势欲溃，疼痛剧烈，以致彻夜不寐，步履艰楚，面容憔悴，寸口脉弦细，趺阳脉不应。初服理心复脉汤，方用：当归15g、桂枝9g、赤芍9g、细辛9g、通草9g、甘草9g、大枣10枚、银花30g、玄参30g、牛膝9g、王不留行30g、鸡血藤30g、葛根30g、红花15g、桃仁15g。后疼痛加剧，过半小时许则痛势大减，再服则反应亦减，以至消失。10数天后，溃破出脓。又过10余天，脓尽肉生，患趾可弯曲，其色转为淡红，厥冷转温，趺阳脉已可按得，行走较为方便。共治3个月，完全恢复正常，续服20剂以巩固疗效。随访3年，健康如常。

例六

李某，男，34岁。

1959年初，李某发生两足酸痛，休息后即可减轻。至1960年3月间，局部红肿，痛引踝部，行动困难。至7月，右拇、次、中三趾疼痛增剧，皮色转黑青，虽经治疗，仍时轻时重。1963年4月间，疼痛骤增，右拇趾端亦生溃疡，痛热剧烈，以致妨碍睡眠。于12月来我院治疗。检查：下肢厥冷，肌肉萎缩，左拇趾端溃疡，右拇趾端末节已坏死；溃疡有继续扩大趋势。两足高举时，足之皮肤变为苍白，下垂时则为青紫。趺阳、太蹊脉均不可触得，寸口脉弦细而涩。经会诊，确诊为脉管炎。服理心复脉汤，方用：当归15g、桂枝9g、赤芍9g、细辛9g、通草9g、甘草9g、大枣10枚、银花30g、玄参30g、牛膝9g、王不留行30g、鸡血藤30g、葛根30g、红花15g、桃仁15g。20余剂，痛稍减，夜可眠。服40剂后，痛止，青紫色转淡，右拇趾端脱落如蚕豆大骨头1块。服70余贴后，两足皮色转正常，右拇趾淡黑红色，溃处收敛如黑豆大小，已可扶杖履地，至1964年7月间，服药共180余贴，痊愈。

例七

王某，男，50岁，军人。

王某，男，患血栓闭塞性脉管炎，右足发冷，时麻木不能行，偶有疼痛，遇冷加重。在某医院确诊后，来此求方治疗，检查趺阳脉消失，足部肤色湿冷苍白，处以理心复脉汤：当归15g、桂枝9g、赤芍9g、细辛9g、通草9g、甘草9g、大枣10枚、银花30g、玄参30g、牛膝9g、王不留行30g、鸡血藤30g、葛根30g、红花15g、桃仁15g，服用180剂，而足温脉现，诸症尽消。

第三十二节　胃　下　垂

例一

时某，男，38岁，干部。

患者于1964年出现食欲不振，食后饱胀和下坠感，伴有嗳气，服药无效，逐渐加重。1934

年3月在太钢医院行胃肠造影,诊为“慢性胃炎,胃下垂8cm”。同年4月2日门诊,消瘦贫血貌,苔白腻,舌质紫暗,脉弦细。处以调胃汤合桃仁承气汤:柴胡15g、黄芩15g、苏子30g、党参30g、川椒5g、甘草6g、大枣10枚、桃仁30g、桂枝5g、大黄5g、陈皮30g、白芍30g、芒硝6g(冲服)。服药3剂后出现腹泻一日三四次,为黏液状稀便,伴有脐周隐痛,食后饱胀感减轻,食欲略增加。服药10剂后大便为一日二三次,逐渐成形,脐周隐痛消失,饱胀感和下坠感有时出现,食量明显增加。胃肠造影胃下垂2cm,服40剂后,诸症均消,造影复查未见异常。

例二

刘某,女性,军人。

山西忻州军分区刘某,久病不愈,嗳气返酸,不思饮食,日渐消瘦,体重下降至72斤,走路晃动,大有被风吹倒之势,往复各大医院检查,均诊为“胃下垂”,造影示胃已下垂至盆腔,久治乏效,遂于1972年6月来太原市中医研究所请刘老医治,刘老观其脉证,见脉弦细,病人善急喜呕,知有瘀血在内,须用泻血之法,以治阳明之疾,遂处以桃仁承气汤,桃仁30g、桂枝15g、甘草9g、芒硝6g、川军9g,患者手执处方,半晌不语(感觉方小不治)。

返回忻州,照方服药,1剂后,下利20余次,便如黏液样,本来弱不禁风的躯体,加之下泻如此剧烈,使家属担心脱水,病人担心体力不能承受。此时的刘老反而鼓励病人服下去,腹泻持续40余日,渐次减少,此时病人体重降至67斤,瘦得皮包骨头,刘老不改原方,令其继续坚持,“山穷水尽疑无路,柳暗花明又一村”病者开始感觉食欲增加,体轻身捷,一改过去那种懒动状态,开始操持家务,4个月后,利止食增,钡餐造影,胃已恢复原位。

关于此例患者遂问刘老,桃仁承气汤何以治胃下垂?刘老曰:“久治不愈取阳明”,此胃下垂如此严重,是患者长期肝气郁结,伤及脾胃,使胃肠处于痉挛收缩状态,日久血管平滑肌亦收缩,导致肠胃供血受阻,故胃缺血而松弛下垂,方选桃仁承气汤,以桃仁活血理血,桂枝行气通络,川军、芒硝消肠内积滞,甘草和中,五药相往,共行活血泻血,荡涤肠胃之动,推陈以布新,故诸症得治,病体得康,行医无胆者,则无其识也。

第三十三节 胆囊炎、胆石症

例一

马某,男,32岁,工人。

患者1970年春无明显原因出现右胁下胀痛,伴有食欲不振,恶心,有时出现恶寒发烧,服西药可以缓解。1973年5月3日再度出现右胁疼痛,伴有发冷,发烧而住入某医院,诊为慢性胆囊炎急性发作,胆囊肿大。打针输液住院一周而发冷发烧疼痛消失。同年5月29日再度出现上述症状,当时脉弦数,处以:柴胡15g、黄芩15g、苏子30g、党参30g、川椒5g、甘草6g、大枣10枚、枳实15g、白芍15g、金钱草30g、茵陈30g、栀子15g、大黄9g。服1剂后疼痛明显减轻,服3剂后发冷发烧消失,服40剂后症状完全消失,胆囊造影检查未发现异常。

例二

王某,女,42岁,商场营业员。

患者1971年7月出现右上腹持续性绞痛,伴有恶心,食欲不振,8月在两家医院摄片诊为“胆囊结石(泥沙型)”,胆囊如拳头大,用西药治疗两月无明显效果,患者又不愿手术治疗,于1971年10月19日初诊,为持续性疼痛,右上腹可以触及一肿物,压痛(+),反跳痛(+),腹壁紧张,脉弦数,苔黄而腻,处以:柴胡15g、黄芩15g、苏子30g、党参30g、川椒5g、甘草6g、大枣10枚、茵陈60g、大黄15g、陈皮30g、白芍30g、芒硝15g、金钱草120g、海金沙15g、王不留90g、郁金15g。服药10剂疼痛消失,食量增加,服30剂肿块模糊不清,服药50剂,完全消失,服60剂后摄片未见结石。

例三

田某,女,32岁,话务员。

1970年7月,突发右上腹疼痛,持续不止,且有时剧甚,痛彻右肩,致难以忍受,恶心呕吐,汗出淋漓,经治后,约一周始得渐缓。较轻之疼则续作不止,较剧之疼间有所作。1971年8月,始至某医院作胆囊造影,诊为“胆结石”。建议手术治疗,患者未能同意。次年7月来我所门诊。时如前之剧痛又作七次,患者以手按腹,蹙眉变容,痛苦万状。以手按腹则硬而拒按,脉之弦紧有力,舌苔黄厚而燥。方用排石汤:柴胡15g、黄芩15g、苏子30g、党参30g、川椒5g、陈皮30g、白芍30g、金钱草120g、茵陈30g、海金沙30g、车前子30g、郁金20g、川军15g、芒硝10g、甘草6g、大枣10枚。药后日便四行,5剂痛减,15剂痛止。20剂后,燥苔已退,脉转和缓,诊腹柔软,复行胆囊造影“胆囊区未见结石”。后再未痛。

按 是病之作,多先有气滞,而后致胆汁壅阻,湿热交蒸,久而成石。故方中用小柴胡行气解郁以除其源。恶心、呕吐、心下急,正大柴胡之主证,故合入陈皮白芍(以陈皮代枳实)则为大柴胡意以去其急痛。湿热不去则结石不除,故用金钱草、海金沙、茵陈蒿、郁金、车前子以清热祛湿,利胆排石。病本既摇,不假道阳明,则结石无所以去,况更见苔黄燥,腹满痛,于是有调胃承气之用,病果得痊。

师于是证,多用此方,然有十余剂即效者,有五六十剂效者,有百余剂方效者,亦有始终不愈者,又不可一概而论。

例四

大同市一胆结石病人来此就诊,服用排石汤,方用:柴胡15g、黄芩15g、苏子30g、党参30g、川椒5g、陈皮30g、白芍30g、金钱草120g、茵陈30g、海金沙30g、车前子30g、川郁金20g、川军15g、芒硝10g、甘草6g、大枣10枚,80剂,症状好转,疼痛消失。但胆囊造影,结石仍在,令其继续服用120剂时,再以造影,结石则全部消失。说明疗程很重要,任何疾病都由其本质决定着病程的始终,非到过程完结之日,病证是不会消失的。所以有许多临床病人,吃不足疗程,症状好转,结石仍在,实际并不等于病愈,一旦停药,前功尽弃,故提出“三定(定证、定方、定疗程)”以达到彻底治愈的目的。

第三十四节 癫 痫

例一

孙某,男,45岁,教师。

患者有癫痫发作史5年余,每次均为突然大叫而昏倒,抽搐,昏迷约半小时可以清醒,发作频繁,每日数次到10余次,服西药无效,1973年6月初门诊,脉上鱼际,处以调神汤:柴胡15g、黄芩15g、苏子30g、党参30g、桂枝5g、大黄9g、龙骨15g、牡蛎30g、车前子30g、甘草6g、川椒3g、大枣10枚,服10剂后发作为每三至五天一次,服30剂后可以间停20~40天,服70剂后半年未再发作,后失去联系。

例二

李某,男,33岁,干部。

患者有癫痫史3年余,6~7天发作一次。突然跌倒,继之抽搐口吐白沫,约二三分钟抽搐停止,而进入昏睡状态,半小时左右可以唤醒,服苯妥英钠无明显效果,近半年又出现双足趾疼痛,局部青紫,西医诊为"脉管炎",疼痛以遇冷和过劳为重,1973年4月门诊,脉上鱼际处以调神汤合理心复脉汤:柴胡15g、黄芩15g、苏子30g、党参30g、桂枝5g、大黄9g、龙骨15g、牡蛎30g、甘草6g、川椒5g、车前子30g、大枣10枚、当归15g、赤芍6g、通草9g、细辛9g、银花30g、鸡血藤30g、玄参20g,服30剂后癫痫未再发作,足疼痛明显减轻,服180剂,双足色泽正常,疼痛完全消失。

第三十五节 下肢静脉曲张

例

赵某,男,57岁,工人。

患者于1976年出现左下肢疼痛,浮肿,逐渐加重,以过度行走,过劳时尤为明显,当时在某医院诊为"左下肢静脉曲张",住院行手术治疗,术后3个月又复发,肿痛如前,又去北京医院诊治,诊断同上,建议再次手术或用弹性绷袋治疗。患者用弹性绷袋治疗曾有一度好转,于1972年7月因"感冒"后肿痛更加明显,伴有皮肤褐暗,于1972年8月7日门诊,左下肢膝关节以下明显浮肿,皮肤紫暗,静脉曲张明显,脉平,处以理心复脉汤加味:当归15g、桂枝9g、细辛9g、通草9g、赤芍9g、甘草9g、大枣10枚、牛膝9g、鸡血藤30g、王不留30g、银花30g、玄参24g、葛根30g,服6剂疼痛减轻,服120剂疼痛完全消失,浮肿消退,静脉曲张缓解,上班工作。

第三十六节 静 脉 炎

例一

刘某,男,33岁,工人。

患者1972年春无明显原因出现左肋处疼痛,伴有一硬性条状物,按之疼痛,在某医院诊为"静脉炎",服西药四环素无明显效果,于1972年5月12日门诊,脉弦,处以理血逐瘀汤:柴胡15g、苏子30g、黄芩15g、川椒5g、党参30g、甘草6g、大枣10枚、桃仁30g、桂枝9g、大黄9g,服5剂疼痛减轻,服20剂疼痛完全消失,条状物变软,服38剂条状物消失。

例二

李某,男,32岁,工人。

患者于1968年4月出现左下肢麻木，每当过劳后出现左下肢疼痛，左膝关节外侧外踝处出现一毛笔杆粗的硬性条状物，压痛明显，1972年4月初在某医院诊为“下肢静脉炎”，服中西药多剂无效，于4月11日门诊，脉平，左足趺阳脉正常，处以理心复脉汤：当归15g、桂枝9g、赤芍9g、细辛9g、通草9g、甘草9g、大枣10枚、牛膝9g、鸡血藤30g、王不留30g、银花30g、玄参20g、葛根30g，服30剂后疼痛消失，硬性条状物变细，变软，但站立过久或行走过累仍有轻度疼痛，服药102剂后疼痛完全消失，局部恢复正常。

第三十七节　失　　眠

例一

戴某，女，31岁，农民。

1972年冬，太原大东关一患者来求诊于刘老，言其彻夜难眠，痛苦不堪，致使每日恍恍惚惚，记忆全无，茶不思，饭不想，每日如戴紧箍咒，头痛、头晕、心慌心跳，周身无一适处。刘老听完倾诉，平脉，见脉上鱼际，动动而摇，未触可见，刘老遂处以调神汤，柴胡15g，黄芩15g，苏子30g，党参30g，桂枝5g，大黄9g，龙骨15g，牡蛎30g，车前子30g，甘草6g，川椒3g，大枣10枚，令其日服一剂，坚持服药2月。患者回家，依方服药，1剂服完，即感头痛锐减，随着服药时间的推移，病者的症状渐见消失，食欲开始增加，病人心喜，一日来诊，告诉刘老，她过去睡不着，现在睡不醒了，怎么办，刘老笑答：“你就请假睡个痛快。”果然，患者请假回家，一睡不醒，叫只应声，双眼难睁，在持续了5天后，家人沉不住气了，到门诊找到刘老质问，是不是给治坏了，刘老告知家人，不用怕，每天除按时给她吃喝，让她尽情地睡，直到自然醒来，1周后，患者醒来，顿觉神清气爽，赶忙来到门诊，告诉刘老，过去的痛苦一扫而光，7天的睡眠就像脱胎换骨，换了另一个人一样地舒服，刘老平脉，见脉已退回鱼际以下，即令停药，前后月余，诸症自愈，超出原来的疗程预计。

刘老针对此患者对弟子讲，生命是有自调能力的，有的人强，有的人弱，疗程是一个估计，不是精确设计，疗程是给患者一个信心，有了治疗的时间目标。适用调神汤的热以石膏，寒以桂枝，补以党参，泻以大黄，升以柴胡，降以苏子，收以牡蛎，散以柴胡，四个基点，八个方面的协调，唤起患者的自然疗能，使其生命寒热互动，补泻互济，升降相随，收散相因，使生命达到动态平衡，任何顽疾焉有不治之理。

例二

范某，男，56岁，干部。

1975年秋天的一个下午，山西省某研究所范某就诊于太原市中医研究所门诊，自诉常年失眠，伴头痛，头晕，咽干口苦，耳鸣心悸，周身乏力，渐至记忆受到影响，特慕名求刘老诊治，刘老诊此脉证，见脉上鱼际，伴有涩象，刘老遂处以调神、心汤，奉于患者，患者依法服药，服用1月，患者复诊。自诉，失眠明显改善，每日可睡四五个小时，伴随证候也相继减轻，刘老仍令其坚持服用原方，守方治疗，2月后，患者如期复诊，自诉睡眠恢复至每日六七个小时，记忆有所好转，余证尽消，深表谢意，由于患者是位学者，见诊室稍闲，请教刘老给他谈一下对他失眠一证的处方原理？为何多年治疗乏效？刘老谈及他的脉象，其原因是性格的执著,过度的思虑,导致心血耗损,肝阳上亢所致,患者点头认可,随即刘老谈到调神汤之方义,欲调之道,首往四面八方,方中石膏、黄芩以治热,桂枝、川椒胜似寒,党参温以补,大黄清而泄,柴胡疏而提升,苏子化痰而降,柴胡、桂枝疏肝活络以散,牡蛎沉潜固气以敛,八法为理,寒热互用,升降相济,收散相循,四个矛盾点、八个矛盾面,经过和调达到和谐的统一,故失眠之证可愈。刘老也时常说:“中国的医药学是方剂学,而不是药物学,无论用药性或药理来解说方意,都不能尽言,尽意。方药药性相合,如同土与水相合,土有土理,水有水性,合起为泥,泥中有土有水,但既不是土性,也不是水性,而是泥性,正如方性一理,不可用药解也。”

第三十八节 头 痛

例

刘某,女,37岁,干部。

1973年春,山西省刘某常年头痛,甚时头痛如裂,头撞墙仍不得止,痛苦难耐,伴有失眠、多梦。某医院怀疑颅内有占位性病变,在省肿瘤医院做脑血管造影等检查,查无结果,后作脑脊液穿刺,仍未得出明确诊断,头痛不止,时轻时重,后经人建议到太原市中医研究所请刘老一诊,遂由家人陪同,来到太原市中医研究所门诊。刘老接诊病人,见患者面色潮红,脉上鱼际,知是肝阳上亢所致,眼见病人痛苦不堪的表情,刘老当即答应给她作以治疗。随后,让患者反骑椅上,双手扶好椅靠背,刘老微闭目,沉静运气手上,片刻,双手在患者印堂上按挤,当即患者尖叫一声,印堂随即出现青紫一片,刘老顺势两手外分,推向太阳,反复6次,接着轻按睛明至迎香,返手上推至百会,反复6次,顺势而下至风池,按提数次,然后重按3下,最后按摩大椎,前后用时10分钟,结束按摩推拿,刘老坐定,稍5分钟,然后问患者,是否还头痛?患者答,头痛已止,并感神清气爽,如揭掉一顶重20斤的大帽子,嗣后,刘老根据患者脉象,开具调神汤:柴胡15g,黄芩15g,苏子30g,党参30g,桂枝5g,大黄9g,龙骨15g,牡蛎30g,车前子30g,甘草6g,川椒3g,大枣10枚。患者调服1月,无再头痛发作,患者逢人便讲,刘老妙手治头痛,使困扰他多年的头痛得解。

刘老诊治疾病,除用方外,还有推拿一法,他常讲,病可天治、地治、人治,借助环境,气动治病是天治法,运用中草药治病是地治法,推拿按摩、针灸、语言是人治。此等肝阳上亢患者运用重按以泻肝阳之火,使其疏泄发散,头痛顿减,屡治屡验,此术还有一妙,那就是如果颅内有占位病变,应用此法,不能缓解,运用按摩推拿法治头痛,不仅有治疗之妙,而且富有诊断价值。可谓一举两得。

第三十九节 不 孕

例一 习惯性流产

曾有一讲师,每至怀孕6个月而小产,而立之年,膝下无子,痛苦不堪,后来门诊,见其涩脉,遂处以调心汤,百合30g,乌药10g,丹参30g,郁金10g,瓜蒌30g,牡蛎30g,麦冬10g,五味子15g,党参30g,柴胡15g,黄芩15g,苏子30g,川椒10g,甘草10g,大枣10枚。服用60剂而怀孕,足月而生,后连生二子均健康活泼,实践证实了推理判断的正确性。

例二

刘某，女，42岁，教授。

太原某学院一刘姓教授于1972年冬来中医研究所就诊，欲言又止，面带难色，最后终于鼓起勇气说出，她今年已42岁，多年月经不调，妇科检查，诊断为子宫萎缩，怀孕求子无望，表情羞愧痛苦尽于言表，出示检查报告，让刘老给予诊治，刘老观其脉证，脉见涩象，脉形聚关，便处团鱼丸一料，调心胃汤7剂，并好言安慰，细说病之原由，教授对刘老入情入理的病情解释十分感动，高兴地将处方收好，回去照方服用，团鱼丸每次服1丸，每日2次，调心胃汤每日1剂，分3次温服，时间是疗病的保障，方剂是疗病的关键，4个月后，教授月经如常，经检查，子宫体复原如初，继续服用至半年余，息一日，传来喜讯，教授怀孕了，刘老令其停服一切丸药，安心静养，10月期满，生一男婴，夫妇二人大喜过望，婴儿百日后，抱子当面致谢刘老，后闻2年后，又生一子，年过不惑之年仍能喜得二子，实令医患称奇不已。

刘老言：人生性命，先有命后有性，终了性亡而后命绝，是其一生。其教授是脑力劳动者，敬业精神强烈，耗神分精，使气血耗散，故脉见涩象，执著的追求，而脉形渐至聚关，月经能否如常是女性健康的标志，月经是女性健康的窗口，也是性的标志，由于精神、气血的过度耗散，致使月经不调，子宫体萎缩，生子无望，选用团鱼、蛤蚧、东参、内金等血肉有情之品，给予基础补益，复以调心汤以协调气血，调胃以养精神，津液得充，气血得补，精神得健，体能恢复，性命双健，健康复通，焉有不怀孕生子之理。

第四十节　鬼　脉

例

有一患者，左手诊脉时，近1分钟无脉，时而复至，一直持续7年，询问病史，含羞而言，梦与鬼交。处以调心汤，百合30g，乌药10g，丹参30g，郁金10g，瓜蒌30g，牡蛎30g，麦冬10g，五味子15g，党参30g，柴胡15g，黄芩15g，苏子30g，川椒10g，甘草10g，大枣10枚，服用120剂而症状消失。3年后复发，病之本质仍在，复处以调心汤而治愈。这种脉弱而停，时而复至，过去叫“鬼脉”，是一种幻想刺激大脑，而波及心脏的反应。

第四十一节　狂　躁　症

例一

1973年9月，长治地区一17岁少女由其母相陪就诊，其女表情呆滞，不善言语，每日神不守舍，时而惊呼，因一小事而战栗不止，久治乏效，其母遂携女慕名求刘老诊治。

就诊平脉后，刘老嘱其弟子认真平脉，然后说出脉形，然平脉后弟子漠然不知脉形所属。刘老示为动脉，随问患者可有大的惊吓之故，问罢，少女初有愕然，尔后说出了两次大的惊吓之故：一是10年前，带弟弟在村边玩耍，忽遇野狼，弟弟被狼叼走，自己则吓得昏死在路旁，后被邻居救下，等苏醒过来时，已被救回家中，由此每日惴惴不安，谈狼色变。二是在15岁时，到井中打水，用轱辘将一桶打至井台平齐，准备一手拎下时，突然失手，手抓水桶顺势随着轱辘绳的飞转,急速掉入井下,在距水面1尺多的距离间,因绳索振动到轱辘把上,而停止转动,未沉入水中丧命,在命悬水面的那一刻,已吓得魂飞魄散,后被村人救出,苏醒后1周之内,四肢不会动弹,后慢慢有所恢复,但一有风吹草动,就吓得浑身哆嗦,形成了初诊时的模样。

刘老处以调神心汤,方用:百合30g,乌药10g,丹参30g,郁金10g,瓜蒌30g,牡蛎30g,麦冬10g,五味子15g,桂枝10g,石膏30g,车前子30g,党参30g,柴胡15g,黄芩15g,苏子30g,川椒10g,甘草10g,大枣10枚。1月治愈,健康如初。事后刘老谈及到此例则言,惊吓之极,刺激大脑,惊则气散,心神急骤耗散,则见脉动,脉动者,非上下搏动,而现左右摆动,是惊耗气散之象,故《素问遗篇·本病论》曰:"至真之要,在乎天玄,神守天息复入本元,命曰归宗。"故方选调神心汤,使亢奋之神得平,耗散之气得归,气血循行得充,亢气归宗则治。

例二

1984年3月,山西洪洞县一女性青年患者来太原就诊。表现为惊疑不定,哭笑无常,头痛欲裂,胡言乱语,周身无力,彻夜难眠,时有恶心呕吐。在本籍多方求医无效,病情日趋加重,春节后始来太原。接诊时精神倦怠,表情淡漠,平脉时,脉现"动脉",关前关后呈游走性的跳动。动脉提示了诊断依据,以脉定证。经询问诉说病情,曾于1983年3月在本村行至树下,忽然一条蛇从树落至肩上,大吃一惊,继之于同年11月外出逢狼,复受惊,嗣后病至此状。诊后,处以调心汤,百合30g,乌药10g,丹参30g,郁金10g,瓜蒌30g,牡蛎30g,麦冬10g,五味子15g,党参30g,柴胡15g,黄芩15g,苏子30g,川椒10g,甘草10g,大枣10枚,服药6剂,症状明显好转,脉搏恢复如常。

脉搏在寸口出现动脉,患者大多有受大的惊吓的病史,受惊吓者,长时间带有此脉。这是由于惊吓之后,刺激了大脑皮层,直接影响了心,由心在脑录像,一直出现条件反射,因心脏窦房结处有四个神经结,直接接受大脑皮层产生的冲动,引起心血管系统产生一系列的变化。目前现代医学的诊断工具固然高级,但无法从脉象上得知,做不出切合实际的诊断。这就体现出祖国医学中脉学的独到之处。通过此例证,也提示我们在辨证时要注意脉学的一般现象和奇特表现,以利舍证从脉而正确治疗。

例三

冯某,女,32岁。

1973年隆冬,春节将至,患者突然疯癫,四处奔走呼号,哭天喊地。大雪天里,在原野狂奔,至其父母坟头,担哭边扒坟之深土,十指鲜血淋漓,家人焦急万分,恰刘老弟子相遇。马上打电话报请刘老,请求给予指点迷津,刘老令徒诊脉,报告脉象细数有力,刘老当即令徒开具桃仁承气汤:桃仁30g、桂枝15g、甘草9g、芒硝6g、川军9g,给予服下,以观其效。服药后,病者在30分钟左右,突然口中如喷泉状吐出大量黏液,约1200ml,患者吐完,顿时意识恢复如常,望着鲜血淋漓的中指,不知所措,其徒嘱其家属,将所剩2剂,按时服下,3剂后,患者如常。桃仁承气汤服后不利反吐,是何道理,刘老说:"其病者脉细数,细者血瘀亏损,数者内热炽盛,血瘀化火,直冲颠顶,故使人发狂,处以桃仁承气汤,以桃仁活血泻血,以散瘀,旧血得祛,新血得生,亏损得补,桂枝活络,行血中之气,使血循畅达,借以调胃承气汤引热出里,因病者血瘀化热,躁火上冲,清阳不振而狂,'在上者因而趋之',故热以上越,而出吐黏液,而不见便黏液也。此为医者掌握其病本质,因势利导,可一举获功也。"

第四十二节　疮　疡

例

某男,60 岁。

1972 年秋,一天上午襄垣县一病者求治,驼背,一脸痛苦面容,在门诊当即脱下衣衫,其背部两肩胛骨间长出一片如掌大的痈,如蜂窝状,按之溢出脓血,腥臭无比,"病怕识名,疮怕有名",患者所得的就是"瘩背疮"。刘老看后诊脉,见脉聚关与上鱼际同时并存决定外病内治,遂处以调胃攻坚汤。方用:陈皮 30g、白芍 30g、川军 10g、柴胡 15g、黄芩 15g、党参 30g、甘草 10g、川椒 10g、大枣 10 枚、王不留行 100g、夏枯草 30g、苏子 30g、牡蛎 30g。患者返乡,服药 3 周而复诊,再看时,背部平复如初,痈疮无存,令人惊奇的是病者同时患有胃癌,这次到省肿瘤医院检查,胃癌也消失近无,省肿瘤医院的大夫们追问患者用了何法,患者摇头,从怀中掏出刘老的处方,当即在场大夫们顺手抄下以作研究,后来省肿瘤医院来中医研究所进修的医生仍谈及此事。

关于该患者,刘老曰:自然万物,聚则成形,散则成气。脉象聚关者,说明病者的聚敛性思维,反复思考,将一件不解之恼事,聚焦在一个点上,日久,必有患者积形聚之疾,癌者,是寒热多灼,激化而实所致。寒痰热毒多汇,瘀积成实,炎、痰、毒并举,营卫不调,积于内为疡,积于外为痈,留于中为癌。故此患者来诊,虽未言有胃癌之变,其背痈亦癌之性也,方选调胃攻坚汤,实治癌之方,本想外病内治,不想一石二鸟,使胃癌、背痈同时收敛,证明我们的认识是正确的,实践是检验真理和发现真理的唯一标准,疗效是检验处方治疗、辨证思维的金标准,故而我们以聚关脉、上鱼际脉为据,疏肝解郁,攻坚解毒,理血逐瘀,使内外之病将以俱解。

第四十三节　水　肿

例一

王某,女,32 岁,小学教员。

王某因尿急、尿频、尿痛和浮肿而入院。患者于 1972 年始发现尿有异常,未加诊治,嗣后则腰背常有酸困,颜面浮肿,全身乏力,经服呋喃坦啶后症状缓解。1976 年 4 月因浮肿明显和血尿而门诊,诊为"急性肾盂肾炎尿毒症"而住院。检查:NPN104%,PSP 试验第 1 小时 5%以下,即给予抗感染、利尿等疗法,无显著效果,且时有发热、呕吐。遂更中医治疗,处以调肾汤煎服,方用:黄芪 30g,郁金 15g,银花 30g,丝瓜络 15g,车前子 30g,白茅根 60g,柴胡 15g,黄芩 15g,党参 30g,苏子 30g,川椒 10g,甘草 10g,大枣 10 枚。数剂后热退,渐见好转,64 剂时,诸症消失,观察数日而出院。

例二

某男,8 岁。

1988 年春,山西忻州城南关,有一 8 岁男童,自 2 岁许,因扁桃体炎,继发肾炎,一直求治各地医院,时轻时重,终不见效,其童渐至周身浮肿,皮肤粗糙发黑如树皮样,波及全身,其父爱子心切,每日痛苦难名其状,慕名请刘老一诊。

刘老详细听取了患儿父亲的病情陈述,查看了化验单,平其脉,见脉象细涩,是一个久病的患儿,因家境贫寒,刘老顿生怜悯之心,随处以决渎汤:黄芪 30g、郁金 15g、银花 30g、丝瓜络 15g、车前子 30g、白茅根 60g。令患儿照方坚持服用 3~6 个月,患儿随父持方返回忻州,连服 1 月,尿蛋白由(++++)转(++),精神不再萎靡,食欲增加,浮肿消退,服至 2 月,周身黑色皮肤的黑痂开始脱落,斑斑点点显出正常皮肤,服至 3 月,各项化验指标恢复正常,皮肤黑痂散尽,显露出一个健康漂亮的小男孩,其父母携子让刘老看罢,刘老令其一剂分 3 日服(减量维持),3 月后,尽剂而愈。

刘老常言:使用药价低廉,疗效好的中医方药,本身就是对贫寒患者的一种普救,善举尽在不言中,决渎汤有黄芪、郁金、银花、丝瓜络、车前子、白茅根 6 味中药,均系当地可自采自寻之品,到药店购买也只 1 元多钱,病者首先承受得起,才有继续采方治疗的保证。黄芪补肾益气,提高免疫功能,慢性肾炎者多由机体免疫功能低下或缺失所致,故需黄芪提神,配以郁金血中气药,补气行气,使气道畅通,顽疾可化;银花、丝瓜络消炎透窍,使肾小球的病变挛缩,得以舒展,其炎可消,其寒可痛;车前子、白茅根补肾以利尿,凉血以排毒,相辅相成,相得益彰,六药相合,补、理、消、通、解、利、凉、清八法俱在,互动并举,慢性肾脏炎症,日久焉有不消之理,六药廉价,平和,救人无数,堪称刘老医疗生涯中第一良方。

第四十四节　腹　　痛

例一

余某,女,49 岁。

太原工人家属余某因下腹部疼痛 10 余日而入院。追溯病史,于 1960 年有全身乏力,腹部胀满,时痛难眠,常抱枕而卧。经多方治疗,病仍日渐加重,体不负劳,被迫退职,在家养息。1976 年 7 月 5 日,腹痛突然发作,状如刀绞,大汗淋漓收住工厂医院,因确诊不了而转院。经多种检查,除发现左下腹有一鸡蛋大小之包块、边界不清,触之则痛外,别无异常发现。调治月余,仍无著效,来此就诊,见其脉长弦,右上腹有压痛,后处以调肠汤试治,川楝子 30g、小茴香 15g、川军 15g、陈皮 30g、白芍 30g、柴胡 15g、黄芩 15g、党参 30g、苏子 30g、川椒 30g、甘草 10g、大枣 10 枚,服药后微觉痛减而舒适,服至 8 剂,始有黏液混裹干结大便而下,挑之黏液拔丝,日便三四次,40 剂后,待黏液除尽,则痛止块逝,病愈出院。

例二

郭某,男,42 岁,农民。

1976 年春,山西忻州地区原平一农民郭某,来太原就诊,先至某医院急诊室求治,患者腹痛难忍,辗转反侧,腹中雷鸣,在急诊室以“急腹症”观察治疗,针灸、消炎、输液诸法用尽,腹痛不止,继而出现发热、体温 38℃,后欲剖腹探查,患者惧怕开刀,随求家人另寻治疗,患者由 4 个人抬至中医研究所,想求中医一治,寻得一个生机。

刘老看过病人,细问病情,平脉见双尺脉长弦,舌苔白厚。然后,由剑突下,细细地一层层由上而下按压腹诊，并无异常发现，腹诊毕，刘老令患者俯卧在诊断床上，让弟子将患者扶好，裤子上提，露出了双侧小腿肚，刘老双手微拳，以大小鱼际按于小腿腓肠肌上，开始慢慢向上推拿，持续约10分钟后，刘老以大拇指重按腓肠肌，以承山穴为中心，上下推按，此时病人头上开始冒汗，继而咬牙忍耐，连续重按推三次，抚慰数次而抬手终止，患者讲，刘老手起，腹痛立止，马上有便意，患者家属搀扶至卫生间，便出数条干结大便，腹部舒服如初，疼痛全消，体温也迅速降至正常，一位在二院急症救治近1周的病者，来到刘老处，仅凭刘老的一双妙手，就使患者疼退热消，在场众人连连称奇，刘老随即令弟子处以调肠汤，令患者回去服用10天，以调理肠道，川楝子30g、小茴香15g、川军15g、陈皮30g、白芍30g、柴胡15g、黄芩15g、党参30g、苏子30g、川椒30g、甘草10g、大枣10枚，就这样一个被4人抬来的病者在刘老门诊经不到30分钟的时间，即恢复如初，自己笑着走出中医研究所的大门。

刘老事后一讲，此为腹满寒疝引起的肠痉挛，肠管过度痉挛不得缓解，而致壅塞不通，受热源刺激而发热，直按承山，通经活络以理肠胃，直击其寒凝，寒化故痛解，便下则热消失。

例三

李某，男，41岁。

李某患肾盂及输尿管结石症，屡经服药，其石不下，因惧手术，来诊。投排石汤：川郁金15g、金钱草120g、海金沙30g、车前子30g、元明粉10g、鸡内金30g、王不留行90g、怀牛膝10g，10余剂不效，后合入小柴胡汤，柴胡15g、黄芩15g、苏子30g、党参30g、川椒5g、甘草6g、大枣10枚。4剂痛减尿畅，15剂后复查，原共有结石13枚，现输尿管中已无结石，肾盂中只余4枚，其体积已缩小一半；继服18剂痊愈。已10余年，未再发。

按　从本例可明显地看出整体的协调与局部治疗的关系问题。绍师常说："若无整体的协调，则难获局部的改善。"整体协调之方，惟小柴胡一法，其使用之最大眼目为脉象之聚关或非寒所致之脉弦者。本例脉弦，初未用小柴胡竟致不效，可见协调整体对于治疗局部病变的重要性。

第四十五节　肺　　胀

例一

丁某，男，62岁，太原市居民。

主因咳嗽气喘，胸憋不能平卧而求治。询患者于1962年始咳嗽，气喘，咳白色黏痰，每冬月加重，曾先后3次住院，均诊为肺心病。近心悸短气，微动即重，夜不能平卧，常倚枕而眠，且因诸症日趋，加重而求治中医。遂处以调肺汤60剂，方用：沙参30g、苏子30g、党参30g、生石膏30g、瓜蒌30g、桔梗15g、杏仁15g、柴胡15g、黄芩15g、五味子15g、粟壳5g、川椒10g、麻黄10g、甘草10g、大枣10枚。服4剂诸症减轻，信心倍增，服至48剂，诸症基本消失，可下床活动，生活自理。嘱续服一段时间，以善其后。

例二

杨某，女，32岁。

自幼有哮喘疾,每年春秋皆发。作时呼吸困难甚,喉中痰鸣如水鸣声,稍动则喘促更甚,治疗10余日方得缓解。1983年春又作,视其抬肩顿息,喉中哮鸣,唇青舌燥,脉之弦细而少数。时当春令,阳气升发,肺气失其宣降,故哮喘作。若至秋冬之交,万物由收转藏,患此疾者,肾气失其闭藏,故喘亦作。《难经》所言呼出心与肺,吸入肾与肝,即此之谓也。其脉弦细,乃为气郁,三焦不达,上不得宣,下不得降,与小柴胡以畅三焦,拟调肺汤以宣肺平喘,仿小青龙之意,以助肺肾之开阖,入葶苈子以除其喘鸣迫塞。柴胡15g、黄芩15g、苏子30g、党参30g、麻黄10g、杏仁15g、生石膏60g、桂枝10g、生白芍15g、川椒10g、五味子15g、瓜蒌30g、桔梗15g、葶苈子10g、细辛3g、干姜5g、甘草10g、大枣10枚,药5剂,哮喘大减。因其素日食少纳差,遂合入调胃汤意,即方中加入陈皮30g、川军5g、白芍30g。又5剂,果食纳增,喘息平,休息时已不作喘。服至30剂,已行动如常,继服30剂以巩固效果。嘱其初秋时,与配丸药一料,以作缓图。初秋时复来,情况一直良好,遂为疏丸方,东参30g、鸡内金120g、大团鱼2000g(去头足,蒸熟,焙干)、蛤蚧1对、麻黄10g、杏仁30g、生石膏60g、瓜蒌60g、桔梗30g、川贝母30g、冬虫夏草30g、桂枝30g、生白芍60g、干姜15g、陈皮60g、川军20g、甘草30g、五味子30g、知母30g,共为细末,炼蜜为丸,每丸9g重,早晚各服1丸。此为复健法。方中用大剂鸡内金健脾胃以启后天生化之源;与团鱼、蛤蚧、冬虫夏草滋补肺肾,以治其本;更合平喘涤痰,敛气散邪之品以除其标;假人参大补元气之力以复其正;石膏以制麻黄之过散,合知母、川军以除参姜之燥烈,使久服无弊。共奏扶正祛邪、保元复健之功。

第四十六节 牛 皮 癣

例

崔某,男,52岁。

山西省某厂职工崔某,于1979年秋,求诊于刘老,就诊时见颜面、发际布满片状斑癣,皮屑厚结,搔之出血,当揭开内衣,更是吓人,通胸达背,遍体皆是红斑片片,部分已抓破溃烂,腥臭无比,波及四肢皆是,周身无一处干净皮肤,在某医院皮肤科就诊,曾怀疑皮肤癌,由于病变之状,让人见而生呕,其妻不堪忍受天天面见如此面目,已离婚携子而去,丢下崔某独守一隅,生活的孤独、无助与无奈把患者推向了绝望的边缘。

就诊后,刘老细问病情,患者诉说:"自幼喜食猪头肉,喝烧酒,尤其现在,面对无奈,每天借酒消愁,治疗基本失去信心,活到何时算何时……"刘老当即制止其从今天起,禁食猪头肉,喝烧酒,做到则治,做不到则走。患者当即作了保证,刘老与祛风利湿汤复调肠汤以治,方用:浮萍30g、苍耳子30g、苦参30g、土茯苓30g、川楝子30g、小茴香15g、川军15g、陈皮30g、白芍30g、柴胡15g、黄芩15g、党参30g、苏子30g、川椒30g、甘草10g、大枣10枚。令其坚持3月可否,患者应诺而去。

患者服药后,日好一日,溃烂的皮肤开始结痂,原有的厚痂开始脱落,1月后,面部皮肤斑丘疹皆消,3月后,周身皮肤斑点全消,恢复出一副健康的体型,离异的妻子见状也回到家中,复婚重归于好,夫妻深深感谢刘老,不仅治好了崔某的病体,还圆了他的家庭。

谈及此病,刘老深情地说:"患者常年恣食猪头肉,喝烧酒,一是血中酒毒蓄积;二是肠道动物蛋白得不到及时吸收而转化成异性蛋白,异性蛋白的进一步分解成嘌呤、尿素、甲基酚、氨、吲哚等有毒物质被吸收入血，经门静脉到肝脏解毒，天长日久，肝脏承担不起如此繁重的解毒功能，一部分异性蛋白随血循环到达体表，经阳光照射，开始在颜面堆积，率先出现斑点，加之常年饮酒，酒毒与内毒相合，激发成如此剧烈的皮肤病变。本方选祛风利湿汤，以浮萍、苍耳子打开体表之门，引毒出表，苦参苦寒泻热，土茯苓消斑解毒，四药为用，解、引、清、消四则俱起，内外双解，表里双清，使热毒尽散，配以调肠汤，清理肠胃，消除治病余孽，消灭致病之基，皮肤顽症哪有不愈之理。"

第四十七节　湿　疹

例

王某，患面部湿疹5年，满脸结着厚痂，有清水渗出，奇痒难当，而体格壮实，余无他症。治宜祛湿于表，投祛风利湿汤(浮萍30g、苍耳子30g、苦参30g、土茯苓30g)4剂，面肿转甚，目肿只剩一隙，水由疹痂间涌出，患者持毛巾拭脸早已湿透，思得湿邪如此之胜，非逐湿峻剂不足以刹其势，乃疏大陷胸汤2剂，服后果渗水大减，复用祛风利湿汤60剂痊愈。

按　此证并无寒热虚实方面的见证，依其病位应列入表证，治疗方法则取决于疾病本身的特殊性而用祛风利湿。凡陈年之疾久治不愈，多有滞邪固着不去，邪不去则正难复，当审其邪之性质、类别、部位而选用适当方法攻之，邪既去则正易复，故绍师常谓"久治不愈者当取阳明"。此证湿邪久稽，故治疗中间用逐湿之法，选用大陷胸汤则由大结胸证之"但头微汗出"悟出。

第四十八节　复　视

例

王某，男，28岁。

1957年间，患者出现复视，视物均见双影，且模糊不清，看笔记本上的线条弯曲如蛇行状；初时仅在斜视时出现，继则正视时亦见。在某医院诊断为复视，眼下直肌麻痹。经治疗未效。

其脉弦，寸盛直上鱼际，显系肝木亢盛；加以头晕目眩，咽干，溲赤，乃一派木气有余之象。拟旋覆花代赭石汤以平肝降逆，佐以明目之品。处方：

旋覆花、代赭石、潞党参、清半夏、川椒、甘草、大枣、石决明、决明子、海金沙、茺蔚子、白蒺藜、杭菊花、生黄芪、生石膏。

上方服8帖后，已能看清书本上小字，但不能持久。至10月14日，视力已完全恢复正常。

1964年2月间，复视又微有复发，且合并眼睑下垂，难于睁开。仍以原方出入，重用黄芪。治疗3个月而愈。现已愈半年，健康如常。

第四十九节　郁　证

例

1983年，门诊遇一范姓老者求医，年已70岁，其脉聚关如杏仁大，试问其有何不快之事,起初矢口否认,尔后长叹一声,声泪俱下,道出独子26岁,于3年前车祸身亡,老来丧子,孤苦无依,耿耿于怀,悬念心中,而不愿与人言。处以调胃汤,陈皮30g,白芍30g,川军10g,柴胡15g,黄芩15g,党参30g,苏子30g,甘草10g,川椒10g,大枣10枚,服用60剂。仍那样膨大,坚持服用130剂,方才消退。最终证明:调胃汤确能解决聚关脉,经过几十年临床摸索出来的,它提示我们,聚关脉是患者有不快之事,隐藏心中,不暴露,欲言不能而产生,老年女性多有此脉。

第五十节 胆囊萎缩

例

周某,女性,41岁,太原某厂工程师。

1974年体检时,发现胆囊萎缩,平素感食欲不振,口干苦,体见消瘦,时有右胁下疼痛不适,腹胀,食肉类食品则下利,初时并不在意,经体检,胆囊造影可见胆囊明显缩小(3cm×2cm),肝功伴有轻度变化,后经治疗,并无改善,食欲益差,职工医院建议外出请中医诊治,遂来到太原市中医研究所请刘老一治。

刘老看完所带病历介绍,平脉时见脉有聚关,兼有涩象,因诊断明确,治方向肯定,遂开具团鱼丸一料,配以调肝利胆汤一并服用。初次服用每次2丸,每日2次,汤剂一剂伴服,开始,大便次数增多,渐至频繁,泻下大量黑色黏液大便,奇臭无比,1月后,大便次数减少,而食欲率先好转,继续依法服用,3月后复查,胆囊增大1.0cm,诸症明显好转,嘱其坚持服用,半年后,胆囊恢复如常,体重增加10斤,后一直工作至退休,再无发病。

团鱼丸由团鱼、蛤蚧、东参和鸡内金组成,团鱼滋阴补肾,潜阳补血,蛤蚧养气益神,宣肺于心,东参壮心阳补心气,鸡内金补脾健脾运,四药为用,气血双益,心脾双补,肺肾双益,运用血肉有情之品,补先天肾之精气,益后天脾之血本,肺气得充,心血得助,气血健运,萎缩脏器可复。

以团鱼丸补益之剂,调治整体虚劳之疾,以团鱼丸为核心,对胆囊萎缩者配以调肝利胆汤,对子宫萎缩者配以调心通经汤,对胃萎缩者,可配以调胃汤,诸虚之疾,皆可选取团鱼丸补益之品,以健其形,以强其质,实乃虚衰萎退之证的治疗重剂。

第五十一节 刘老断生死医案四则

例一 尸厥

1971年冬日,从晋东南刘老的家乡来了一位求医者,随伴而来的还有二人相跟,一同坐于门诊候诊。刘老将求医者诊毕,处方。告其如何服用,尔后,这时跟随病者的伙伴在家乡久闻刘老美名,带有几分羞怯的表情,请求刘老为他平一下脉,看看有什么病没有,好有个预防,刘老欣然答应了他的请求,平脉时,刘老忽然皱起眉头,并反复观看了来者的面色,弟子们亦随着刘老的目光观看,发现求医者的双眉印堂上方有一拇指肚大小的一片紫癜,刘老问及是否头受外伤,来者否认。此时的刘老沉思半晌,处方令其急服,并询问另外两人,还有什么事情,来人与病者讲,来太原看病及所办事情已全部办完,刘老嘱其三人,尽快回家,三人应诺。乘车返至武乡县时，在武乡有事办理，停留一夜，黎明出发时，另两人发现向刘老求诊者，已死于被窝之中，未至襄垣，死于途中。事后，另外两伴才明白刘老为何催促三人尽快返家缘故，此例至今在晋东南广为传说，为刘老的神奇诊断和决生死之术所诚服。

事后，刘老闻讯对弟子讲，前日求诊者，脉见细微疾数，面见紫斑，实乃“尸厥”之候。“尸厥证”者，往往不治而猝死。“极其数而定天下之象”，每个人的生命皆有定数，有许多人，生理表现不敏感，死至临头，尚无任何感觉，但从医者，应掌握每个患者的生命力，生命终结，都有不同的外在表象，额头显紫，是心绝的征兆，虽有药治，然终在劫难逃。掌此断功，不能撰之于书，不能喻之于口，只有心领神会。

例二　伤寒病

1970 年春，太原市流行伤寒病，省市两级领导非常重视，调集山医一院、二院、太原市中心医院和太原市中医研究所的知名专家共商防治大计。事后，并请各路专家到河西区总医院会诊几例危重病人。

到达河西区总医院传染病房，在同一房内住着 3 个病人，一床、三床正在输液救治，二床患者尚能下床活动，刘老诊断完毕，各位专家到医生办公室共商制定抢救方案，其间，有一位山西著名内科专家向刘老发问，“中医不是能决生死吗？刘老你看咱们会诊的 302 病房那 3 个病人哪个轻，哪个重？”刘老答曰：“从脉证看，二床最重，应该引起注意。”刘老言罢，一片哗然，大伙用轻蔑的眼光看了刘老一眼，再无反应，心想：一个落后的老中医，真是胡说八道，三人比较，明明二床比一床、三床的病人病情轻，神志清醒，还能吃喝，另外两人已昏迷，你刘绍武反说二床重，真是不可理喻，甚至专家的眼光怀疑刘老有什么目的。

事实胜于雄辩，三天后，二床死亡，一床、三床一个月后康复出院，对此结果，专家们开始对刘老，对中医刮目相看，时任太原中心医院的内科主任刘某（当时在场），后来专门拜访刘老，请求收他为徒，学习决生死的妙术。

刘老讲，人体消化系统主要受迷走神经支配，迷走神经功能正常时，脉见和缓，消化系统的疾病不论轻重，只要见缓脉，就不会三命危害，如果危及到迷走神经的支配功能，其实病已危及中枢神经，迷走神经一旦失去控制，则见脉数，脉见疾数，是肠伤寒病的危险征兆，故会诊时，我见一、三床脉缓，二床脉疾数，才说了那样的话，不幸言中。

例三　危重病

1960 年时，刘绍武老师参与山西某病之中西医联合抢救。诊疗之余，延师至病房一诊二位危重病人。诊毕谓院方曰：“甲之病危在旦夕，乙之病一时尚无危险。”甲果夜半卒。诸医问所以然之故。师曰：“《伤寒论》序曰，按寸不及尺，握手不及足……夫欲视死别生，实为难矣。今甲之脉，趺阳、太溪皆不可得，此为胃气、肾气已绝，故断其只在朝夕之间。而乙之脉虽弱。而趺阳与寸口相应，故断其当下无碍。”

例四　蛛网膜下腔出血

1972 年 10 月的一天下午，太原市中心医院神经内科主任派人送来会诊单，请求刘老赴中心医院会诊一蛛网膜下腔出血病人。

刘老安排完工作，随即乘车前往，直奔病区，在急救室见神志昏迷的病者，时而躁动，时而鼾声如雷,刘老平寸口脉,令弟子平趺阳脉,3 分钟后换位平脉,在弟子平寸口脉时,刘老令主治医师查看一下瞳孔反应情况,主治医师应声作检,弟子随光观察,见瞳孔对光反射消失,弟子摇头,以示报告瞳孔对光反射消失……

刘老即刻起身,回到医生办公室,听取病历汇报,尔后,刘老问及用药,科主任讲述了抢救方案及用安宫牛黄丸等治疗措施,刘老当即表示赞同医疗方案,继续服用安宫牛黄丸以观其效,答应明日上午再来平脉开方,旋即离去。

此次会诊,刘老平脉不开方,尚属首次,弟子不解,追问刘老原因,刘老只是说了一声"明天你就明白了",弟子还是不明白其中缘由,次日凌晨 5 时,弟子即赶到中心医院急救室看个究竟,等去时,病人已于凌晨 3 日时死亡。弟子此时方才有所明白。

为此病案,弟子求教刘老,师说:"趺阳脉者,为中医看家之脉,平脉时,如寸口与趺阳脉搏动同步,无论规则还是不齐,病者无恙;如趺阳脉齐,而寸口脉微,病者可救,如寸口脉平而趺阳脉散,与寸口不同步者,病危,指日可亡,趺阳是诊心的大门。眼睛是神的旗帜,大脑的窗户,瞳孔对光反射消失,证明脑已死亡,心衰脑死,亡在当下,如开方则汤剂下咽则死,造成错性误治,故延期开方,医疗纠纷可避。"弟子顿悟。

第五十二节　一味丹参治肝肿大一则

例

1971 年,山西太原市西医离职学习中医班在太原市中医研究所如期举办,刘老担任《伤寒论》课程的主讲人,一日上课时,刘老讲到丹参是治疗肝病的良药时,谈到剂量,反问学员,可知丹参最大用量是多少,课堂上 62 名学员,纷纷举手应答,有的回答:"1 两",有的回答:"3 两",刘老含笑摇头,这时有的学生壮着胆子回答:"1 斤",刘老仍然含笑摇头,这时某医院的郭大夫大声说:"2 斤",刘老依然摇头,坐在最后一排的天津学员王某站起来赌气说:"20 斤",刘老点头称是,全体学员愕然。

其缘由是这样,晋东南地区某医院刘院长是刘老的早年好友,其女刘某患慢性迁延性肝炎久治乏效,肝大胁下四指,周身乏力,不思饮食。刘院长无奈,令其女赴太原找刘伯伯,刘女在门诊见到刘老,诉说病情,刘老平脉并检查了肝脏的大小,遂给予处方,给予调肝汤,另开丹参 20 斤,刘老亲自煎熬,将 20 斤丹参一次煎成膏状,令 1 周内服下,1 周后,患者前来复诊,请刘老诊查,发现肿大的肝脏已回缩二指,刘老复开丹参 20 斤如法炮制,令其分次服下,2 周来诊,肿大的肝脏恢复如常,患者的食欲开始好转,体力增加,面色开始由灰白转红润,遂携调肝汤回晋东南调养,通过对患者的调肝治疗,才引出开头"丹参用量 20 斤"的一幕。

然后,刘老讲,药的力量来源于量,如同一个 200 斤的麻袋,一个人扛很困难,用 4 个人抬走就很容易,对久治不愈的肝炎、肝肿大,用平凡之剂就不会起到非凡之效,针对病情轻重缓急,准确地选择用量,是一个医者的治疗艺术,并对自己说:"对朋友的孩子不用非常之法,也对不起老朋友啊!"

第五部分　三部六病医话医论

刘绍武　讲述
马文辉　校编

第一章 医　话

一、谈　方　药

1）夏秋季节，人体肠道内分泌增多，蜂蜜、芒硝为禁品，反之陈皮、藿香、滑石为佳品，俗话说：杏仁黄，麦根烂，大人小孩都遭难。

2）苍术夏季用最好，但须配茯苓。

3）生地在夏秋季为禁品，有滋腻生痰之弊，兴奋迷走神经。应当用麦冬、藿香，作用于交感神经。

4）黄芪是中药唯一作用于中枢神经的药物（强壮），治糖尿病黄芪 120g。

5）不能推陈，就不能布新，如用大黄、芒硝，泻下增多，不要害怕，泻几天就不泻了，先泻后变收涩。大黄先泻，40 天后不泄反补。

6）西瓜皮 1 斤，洗净煎水，用此水煎药利水，冬天西葫芦皮，冬瓜皮可代之。

7）生姜刺激发炎，川椒不刺激发炎，还有止疼作用，因此小柴胡汤用川椒代生姜。

8）同一类药不要堆积，那叫汇集本草，乌合之众。

9）心脏病出现涩脉，心律不齐，不忌白芍。结代促脉最忌白芍，用白芍则病重。

10）细辛单味用 3g 可引起呼吸麻痹，配方用 9g 无事，临床用 3~5g 为宜。

11）方剂学不等于药物学，从药物学看方剂学是错误的，药物是单纯的，方剂是化合起作用的。水银、硫黄结合为朱砂，砷、硫黄结合为雄黄，单用剧毒，合用无毒。

12）王不留、桃仁、红花可治面部黑皮病。桃仁扩张大血管，红花扩张小血管，王不留扩张血管。

13）石膏中之钙平心烦，石膏有两种用法，一种用其凉，另一种用其钙平心烦。生石膏平心烦，退上鱼际脉。

14）生石膏和党参同时用不抑制机能，否则抑制机能。生石膏与干姜、桂枝、川椒合用，凉性被抵消。

15）立秋后应适当注意用温热药，以平为和，加小茴香。

16）现人学习《伤寒论》，只用其方，不用其法，小柴胡汤去渣再煎，生姜泻心汤去渣再煎治剧烈呕吐，效果显著。

17）芦荟不是泻药，但泻下药无效时，加用小剂量 3~5g，泻下效果好，大剂量无效，芦荟可补血。

18）黄连、吴茱萸均为碱性药，能中和胃酸，左金丸治标，调胃汤治本。

19）癌症、肾小球发炎用桂枝、肉桂均不好。凡急慢性肾炎，肉桂，桂枝绝对不能用，温阳可用川椒，茴香。

20）癌症吃肉、生气、停药均加重，停药反复，再治难也。

21）关于药量，协调方分三次服，比张仲景之方相对还小，至于某一味药特大，乃集中优势兵力打歼灭战。《伤寒论》之方煎一次，现在一般煎三次。

22）生姜泻心、半夏泻心、黄连泻心、甘草泻心、小柴胡、大柴胡均去渣煎，保持其高度中和，寒热合化。

23）南方人肠胃弱，大黄减半量。

24）调肺汤，梨切碎捣烂，萝卜切片煎水煎药。

25）类风湿关节炎：葛根汤加白虎汤加桃仁承气汤加王不留 30g，葛根可用到 120g。

26）关于定方，首先必须有肯定性，才能有灵活性，才能运用自如。

27）脉管炎：桃仁承气汤加大黄附子细辛汤，脉弦时加当归、黄芪。

28）坐骨神经痛：葛根汤加桃仁承气汤加小柴胡汤加王不留、鸡血藤。

29）慢性阑尾炎宜调肠汤，急性阑尾炎宜大黄牡丹皮汤。

二、谈　　病

1）湿的概念：湿是水停留在组织间超过人体的耐受力，轻者觉重，重者则肿，出现大便溏泻等，为脾湿。

2）每天人体心脏输出 5 吨血，供血不足出现肢麻心烦等。

3）治胆结石非泻不可，从胆管泻入结肠，然后排出。

4）胃、十二指肠球炎就是胃溃疡的初期，忌猪肉，牛奶，鸡蛋。

三、谈　　脉

1）上鱼际脉存在表明该人脾气不好，急躁；聚关脉出现为肝气不舒，为某一事郁滞而成。

2）涩脉为窦性心律不齐，用调心汤主之，乃肝郁气滞造成。

3）聚关脉可导致冠心病，心肌梗死的发生。

4）尺脉后为阴脉，也称弦长脉，说明升结肠有黏液未排，会得十二指肠球部溃疡，慢性胃炎。

5）衰弱之上鱼际脉，此乃病深，服药鱼际脉复升，再服药退之，病愈，有上鱼际脉调心汤还是可以用的。

6）上鱼际脉微弱，镇静药少用，上鱼际脉亢盛、数，镇静药宜量大，急躁病人宜用镇静药。

7）无脉症。锁骨下动脉炎，有单有双，寸口无脉也。

8）聚关脉指下如豆状，乃钻牛角、肝郁气滞造成，病深也，非散不可愈也。

9）聚关脉乃是心眼小，生闷气，思想不愉快，肝气不舒。

10）右脉弦长主结肠炎，左右脉皆弦长主各种顽固性病证，如类风湿关节炎。

11）上鱼际脉为交感神经兴奋所致，聚关脉为迷走神经兴奋所致，长弦脉为腹满寒疝，病位在升结肠。

（刘绍武讲述　赵迎庆记录）

第二章 医　论

一、谈谈临床治疗杂病的一点体会

一个内科医生,在临床上最常见的是内伤杂病。中医对内伤杂病的辨治方法很多,一般的,辨证上首重虚实,治疗上首重补泻。

《扁鹊传》云:“人之病病疾多,医之病病道少”。《素问·至真要大论》云:“经言盛者泻之,虚者补之,余锡以方士,而方士用之尚未能十全”。为什么说“尚未能十全”呢?虽然“欲令要道必行,桴鼓相应”,必须“审察病机,无失气宜”才能达到,但治疗方法上,也有探讨的必要。临床上要提高疗效,不研究新的方法,不筛选新的药物,依然恪守着大、小、缓、急、奇、偶、复七方,汗、吐、下、消、补、和、清、温八法,不重视法外之法,方外之方,是谈不上发展的。

内伤杂病的病机病理上,绝大部分是机体的阴阳、气血、功能的失调。《素问·生气通天论》云:“阴平阳秘,精神乃治”。治者,通平,如《汉书·王嘉传》:“孝宣皇帝,赏罚信明,施与有节,记人之功,忽于小道,以治致平。”机体的功能,不达到治平,便会发生疾病。而人体是一个整体,任何疾病,尽管是局部的,也不能凌驾于整体之上,只有整体的存在,才有局部的意义。中医学二千余年来,借用演绎的思辨,运用古朴的唯物哲学,在长期的实践过程中,逐渐形成了一套整体观念。这一点,较比一些在具体运动形式上注意的多,整体规律上认识的少的自然学科,意义要积极的多。整体并不是组成部分简单的组合,这里存在着极其复杂的系统调节。加拿大著名的哲学博士林凡伟研究了东方学术以后说:“中医思想的中心主题是整个体系应保持和谐”。

临床上多年来的实践证明了一条规律,即:没有整体的根本调节,就不会有局部症状的改善。

恩格斯在《自然辩证法》中说;“辩证法不知道什么是绝对分明和固定不变的界限,不知道什么无条件的,普遍有效的‘非此即彼’,……除了‘非此即彼’,又在适当地方承认‘亦此亦彼’。一切差异都在中间阶段融合,一切对立都经过中间环节而相互过渡。”

人体的疾病,尤其是杂病,在功能上或整体与局部关系上的失调,也是一种“差异”,这种差异,经过普遍的,肯定的协调,也可以在中间阶段融合,在相互过渡中达到新的、相对的平衡。

基于上述认识,认为对于内伤杂病的治疗主要方法,是协调疗法。这种治疗方法的主要方剂,是小柴胡汤。

《伤寒论》148 条:“伤寒五六日,头汗出,微恶寒,手足冷,心下满,口不欲食,大便硬,脉细,……可与小柴胡汤。”这里所说的表、里、阴、阳,诸证悉见,若以六病(伤寒论的六经学说,缺乏根据,仲景明言六病)来分析,有太阳病之“微恶寒”,少阳病之“头汗出”,阳明病之

“大便硬”，太阴病之“心下满”，少阴病之“脉微细”，厥阴病之“手足冷”，这里面，阴阳无法分别，六病混然而一，既然是用小柴胡汤主之，可见其主要功能，是协调整体。

多年经验证明，小柴胡汤确实可以宣通表里，疏调三焦，充津液而使之五脏戴泽，和气血而使生机衡常。对于柴胡一药，起自金元洁古，以后的东垣景岳，叶桂山雷，都云其升散峻提，二江一带，此论尤是。其实不然，医生治病，有药有方，方之精微，在乎配伍，如果配伍得当，自然可以无虑。

我用小柴胡汤，习惯以苏子代半夏，在非呕非恶疾病中，以川椒代生姜。苏子降而下气，利膈宽肠，往往没有半夏的燥弊；川椒除湿散寒，解郁温中，热而不伤津液，而且还有轻度麻醉作用，具有解痉缓急止痛之功。

曾用小柴胡汤化裁治疗多种疾患，试举两例，作一说明。

其一，王某，男，50 岁，军队干部，1979 年 10 月 4 日初诊，患者三年前，心前区有时闷痛，血压偏高，在北京部队总医院检查，诊断为冠状动脉供血不足，左心室劳损。现症心跳，气短，下肢浮肿，易汗，难眠，心前区疼痛放射至背。屡经服药，西药以戊四硝酯、舒缓素一类，中药以冠心苏合，瓜蒌、薤白一类，收效甚微。脉在左关，聚而鼓指（此为聚关脉），余皆细微而涩。治以“调心汤”（小柴胡汤加味）。柴胡 15g、川椒 10g、苏子 30g、党参 30g、大枣 10 枚、甘草 10g、黄芩 15g、百合 30g、乌药 10g、瓜蒌 30g、丹参 30g、郁金 15g、牡蛎 30g，服十剂后，胸部感觉舒适，夜间容易疲乏，可以入睡，效不更方，总服 60 余剂，症状逐渐消失。

其二，李某，男，41 岁，1983 年 10 月 24 日初诊。

患者患肾盂输尿管结石症，屡经服药，其石不下，因惧手术，来诊。初投自订排石汤（海金沙、川郁金、金钱草、车前子、元明粉、王不留行、淮牛膝、鸡内金）十剂，不效，后合入小柴胡汤，四剂疼减尿畅，十五剂后复查，原有结石十三块，今仅剩四块，体积缩小明显，又服十八剂，经检查结石全部消失。

聊举两案，用以说明协调整体对改善局部病变的重要意义，一得之见，不当之处，尚望教正。

（原载《中医药研究杂志》1984 年创刊号）

二、对八纲中“阴阳”的看法

阴阳为一抽象概念，阴平阳秘时不知何谓阴阳，只有在阳盛之时出现发热，阴盛之时出现恶寒，才表现出阴阳之性。我们所看到的是寒热，而非阴阳。以寒热表征阴阳，以寒热推知阴阳，所谓“阳盛则热，阴盛则寒”。程钟龄的八纲辨证是不科学的，如我们看到电灯，才感知电的存在，灯和电是现象和本质的关系，而不是并列的关系，阴阳和寒热之间也如此，实为一体。但灯光绝非电，寒热也绝非阴阳，而为其表现和征候。

纲为事物特殊性的共性，阴阳无实指，为形而上学，它是科学之大敌。六病之中寒热是整体的，虚实是局部的。大寒用四逆汤，小寒用桂枝汤。大热用白虎汤，小热用竹叶石膏汤。寒热剂仲景没有明确的定位，具有普遍适用意义，可通用于三阴三阳六病。例如桂枝汤，芍药量的大小决定桂枝汤的作用走向，芍药桂枝等量，走表，芍药倍桂枝量，走里，芍药加一两则走半表半里。

热实和虚寒的结合并非绝对，只是多见，寒实和虚热也常常相伴，有时四者也单独出现。一病例大汗不止，口干舌燥，用桂枝加白虎汤，四剂而愈。西安陈宝山，发热40℃，脉涩，用竹叶石膏汤而愈。生姜泻心汤是治疗里部寒热错杂，虚实互见的一个部证方，用时需去渣再煎。桂枝汤治疗妊娠呕吐，脉弱。妇科带下，多见聚脉。调胃汤加青果、川断治黄带，加白果治白带。白带偏方：白芍、干姜、白果、红糖。

（马文辉根据笔记整理，1987年7月）

三、谈《周易》中的哲学思想

（1）生生之为易——量变与质变

易即交易、变易，非交则变，非变则交。交者，变之始，变之渐。变者，交之成，交之终。交易即潜生，变易即显生。“天地氤氲，万物化醇，男女媾精，万物化生”。潜生即量变，显生即质变。

（2）一阴一阳之为道——对立与交感

宇宙是由阴阳两种属性的物质构成，所谓“继之者善也，成之者性也”。一阴一阳对立统一，相互依存。

（3）往来不穷为之通——否定之否定

“易，穷则变，变则通，通则久”。事物发展到极点，就会向相反方向转化，重新开始新的周期。这种周而复始螺旋式发展是事物发展的普遍法则。

（4）河洛二象性——波粒二象，动静互依

“参伍以变，错综其数，通其变遂成天地之文，极其数遂定天下之象”。河图，数极于十而成象；洛书，数通于九而为变。二者一方一圆，一动一静，一体一用，互为经纬，有类于波粒二象性。

（5）六爻之动，三极之道——时、位、性的统一

“一分为二”是对事物属性的划分，“一分为三”是对事物时间和空间的描述。“六爻之动，三极之道”是时、位、性的统一。《老子·四十二章》说：“道生一，一生二，二生三，三生万物，万物负阴而抱阳，冲气以为和”。

（6）尚中、用中——中和观念

“中”是三极中的一极，表示时间和空间的中间状态，后来引申为“中道”。“和”是对立面的统一。恩格斯在《自然辩证法》一书中提到：“辩证法不知道什么是绝对分明和固定不变的界限，不知道什么无条件的、普遍有效的‘非次即彼’……除了‘非此即彼’又在适当地方承认‘亦此亦彼’。一切差异都在中间阶段融合，一切对立都经过中间环节而相互过渡”。《素问·生气通天论》也说：“凡阴阳之要，阳密乃固，两者不和，若春无秋，若冬无夏，因而和之，是为度。阳强而不能密，阴气乃绝，阴平阳秘，精神乃治，阴阳离决，精气乃绝”。

（马文辉根据笔记整理，1990年3月）

四、对舌象的看法

舌象辨证又称舌诊，是中医辨证论治的依据之一，在某些疾病中，舌象具有重要的意义。

舌象的变化常为病态机体病理信息在舌部的反映，与脉象变化有着同样的意义。舌象的研究是多方面的，从形成原因到病理解剖，从宏观到微观，尚处在一个不断深化分析的阶段，我们这里主要从宏观的观察与疾病的关系作一粗略的分析，拟订了下列七方面观察指标：

1）舌苔（苔色：白、黄、褐、黑、灰；苔面：薄、厚、斑、光）。

2）舌色（淡、红、绛、紫、暗、瘀）。

3）舌体（胖、瘦、肿、裂、萎）。

4）舌液（润、燥、清、腻）。

5）舌活动度（灵、僵、卷、伸、缩）。

6）舌脉（充盈度、色泽）。

7）舌味（苦、甜、咸、酸、淡、辛）。

正常舌象为味觉无异常感。舌苔薄白、舌淡色红、舌体胖瘦适中而无裂纹、舌液润而清、舌活动灵活，舌脉淡紫而无怒张；隐显于舌黏膜下。

舌象的变化，随不同的疾病和不同的机体状态变化而变化，可以有下列的几种情况：病同舌象同、病同舌象异、病异舌象同、病异舌象异，同一病人的不同阶段舌苔也可以不同。因此，舌象辨证必须与脉证相结合，才能作出最后的诊断。舌象的变化是有规律可循的，专门论述舌诊的书籍很多，希欲深究者，请读之。

1. 舌苔

舌苔主要为舌之丝状乳头的末梢分化为角化树，在角化树分枝空隙中渗出的白细胞和唾液等构成。可从苔色和苔面两方面观察：

（1）苔色

1）白苔：苔白而薄，常见于正常人或外感初期的患者；苔白而厚，常见于热病后期或平素有胃肠病患者。

2）黄苔：黄苔常见于热病的中后期或肠道有积滞物者。

3）褐苔：褐苔多见于热病的后期。

4）黑苔：黑苔常见于热病后期或肠道慢性疾病患者，常由褐苔转化而来。

5）灰苔：灰苔常见于阴病后期，是病情恶化的表现。

（2）苔面

苔面指舌苔覆盖舌表面的面积或厚薄而言。

1）薄苔：常见于正常人或热病初期。

2）厚苔：常见于热病后期或慢性胃肠病患者。

3）斑苔：常见于慢性胃肠病患者。

4）光苔：光苔也称无苔，常见于甲状腺功能亢进和肝病后期患者。

2. 舌色

舌色是指舌质的颜色，正常色红而稍淡。

1）淡舌，舌质淡白，常见于低血红蛋白性贫血患者。

2）红舌，舌质红艳，常见于脱水病人或高血钾患者。

3）绛舌，舌质绛红，常见于高热缺液的患者，血液可能处于高凝状态。

4）紫舌，舌质青紫，常见于缺氧性疾病的患者。

5）暗舌，舌质暗无光泽，为病危之象，常有紫舌相伴。

6）瘀舌，舌质有瘀血斑点，常见于气滞血瘀的患者，如肝病、癌症、冠心病、高血压等。

3. 舌体

舌体指舌的整个外观轮廓而言。

1）胖舌，舌体胖大而无齿印，常见慢性胃肠病患者。

2）瘦舌，舌体瘦小，常见于肝昏迷患者或重度脱水患者。

3）肿舌，舌体肿胀而有齿印，常见于慢性胃肠病或体液代谢障碍患者。

4）裂舌舌体表面有裂纹，深者可有出血，常见于慢性胃肠病患者。

5）萎舌，舌体部分肌肉有萎缩，侧索硬化患者可见舌肌萎缩。

4. 舌液

舌液是指舌表面津液状态，正常舌液润而清。

1）润，润是指舌液有一定黏度，但清利而滑，正常人多为此种情况。

2）燥，是舌液明显减少，呈干燥缺水状态，常见于热病后期或肠道有积滞物时。

3）清，正常舌液清而润，如果清而淡量多常主胃肠虚寒，慢性胃病患者易出现。

4）腻，舌液黏稠，常见于慢性胃肠功能失常患者，在热病后期也可以见到。

5. 舌的活动度

舌活动度指舌运动的灵活性，正常舌活动自如，无论吞咽或说话均无不适感。

1）灵，正常人舌的活动灵活自如。

2）僵，舌活动僵硬不自如，常见于脑病患者，如老年痴呆病人。

3）卷，舌体卷屈，活动性差，常见于脑病患者。

4）伸，舌体伸出口外不能回缩，常见于脑病患儿。

5）缩，舌缩于口内，不能伸展，也常见于脑病患者。

6. 舌脉

舌脉指舌下静脉而言。正常舌脉隐显于舌下黏膜，呈淡紫色无怒张。心衰或缺氧病人，常出现怒张或青紫，若舌脉淡而不显常见于重度脱水病人。

7. 舌味

舌味是人的主观味觉反应，此处指在不进食或不品尝某些有味食品时的异常味觉，常有下列几种。

1）苦味，口苦是一些热性病中后期的常见异常味觉主诉，也可以见于慢性胃肠病患者。

2）咸味，咸味常见于慢性胃病患者。

3）酸味，酸味常为溃疡病患者的表现之一。

4）甜味，甜味多见于胃肠道有积滞的患者。

5）辛味，辛味为外感初期常见的症状之一。

6）涩味，涩味常为胃肠热病后期的表现。

通过对舌象的粗浅分析，说明舌象的变化是错综复杂的。若按组合规律推演，可以有几万种，不能一一尽述。从临床经验体会，似以消化道病变引起舌象变化为多，其次如心血管病、癌症、内分泌疾病等也有较大意义。一般而言，舌象由异常向正常转变是病愈的象征，否则反之。如果将舌象辨证进入精确而通用的阶段，尚须制定统一的观察标准和项目，必须进行深入而细致的实验室与临床结合的研究工作，以便总结经验，广泛推广，指导实践。

（刘惠生根据笔记整理，1963 年 5 月）

五、刘绍武语录

学说是人类智慧的结晶，应该无古今，无中外，无尔我。以是者为是，非者为非，永远以先进代替落后。

医学，就是准确的诊断和有效的治疗，而不是空洞的说教。

我们要学习鲁迅的创新精神，将中外知识进行融合，创造具有民族形式和民族风格的新医学。

无论对待西洋的，还是古代的只要是正确的，我们就要全盘的接受，经过改造把它变成自己的。

三部六病既有西洋的，也有古代的，同时还有我们独创的；既是哲学的，也是医学的全新理论。

（马文辉整理）

第三章 临证见闻

案一

任某,男,50岁。

证:脘腹痞满2年半,脉略弦,舌正常。

方:调肠汤加牡蛎30g。3剂后复诊,感觉胸部憋胀、咳嗽,加瓜蒌、杏仁、桔梗各10g,陈皮、白芍加重至50g。

案二

刘某,女,60岁。

证:左锁骨处长一肿瘤,病程已5月余,现臂举疼痛,憋胀,背困,脉聚关。三院检查,怀疑癌变,曾在两日前吐血1次,痰中夹血。

方:调心汤合攻坚汤加葶苈子10g、陈皮30g、大黄10g、大瓜蒌60g、仙鹤草30g、小蓟30g。

案三

相某,女,52岁。

证:纳后胸满不下,背困,欲嗳不畅,痰多。今年5月,食管癌手术,脉见弦,关盛,舌略淡。

方:调胃汤加攻坚汤加瓜蒌、白花蛇舌草各50g,芦荟3g、赭石30g、旋覆花15g。

案四

郝某,女,50岁。

证:左上肢麻木,1年余,有时心烧,头晕。

方:黄芪桂枝五物汤加生石膏50g、香附30g、五味子15g、川椒10g、牡蛎30g、党参30g。

案五

梁某,女,41岁。

证:头昏,梦多,身困,口干,胃不舒,两少腹胀疼,脉关盛,上鱼际。

方:调神汤调胃汤加白果、川楝子各30g。

案六

杜某,男,25岁。

证:瘿瘤10年,曾查明声带麻痹,植物性神经紊乱,脉稍弦,舌正常。

方:桃仁承气加生芪60g、香附30g。

案七

梁某,女,48 岁。

证:脘痞,嗳气,口苦多痰,行走快时,脘不舒 5~6 日,胃脘曾剧痛 3 次。一院超声波诊断提示:胆石症。

方:排石汤加王不留 30g、瓜蒌 30g、鸡内金 10g。

案八

苏某,男,42 岁。

证:阳痿,胸痛,右腿冷 2 年余,脉弦细,稍数,舌青。

方:小柴胡汤加桃仁承气汤加川断 30g、附子 10g、牡蛎 30g、石膏 30g、车前子 30g。

案九

仇某,女,18 岁。

证:由于思想受到刺激,引起精神失常,有时胡言乱语两年,脉弦关盛,舌红。

方:调神汤加赭石 30g、石菖蒲 30g、五味子 15g、车前子 30g、朱砂 1.5g、琥珀 1.5g。

案十

崔某,女,46 岁。

证:上腹痛半年。剧烈发作 1 次,每次持续 1 周,常小发作,常泛酸。1972 年省人民医院诊为胆囊炎,疑有结石,本单位医院诊为胆石症。

方:排石汤加吴茱萸、瓜蒌各 30g、丹参 20g。

案十一

陈某,女,30 岁。

证:胃脘不舒,隐隐作痛,背困,憋胀,心烦,大便干,打呃,十二指肠球部溃疡。

方:调心汤加陈皮 30g、大黄 5g、川楝子 30g、五灵脂 15g。

案十二

刘某,男,40 岁。

证:黎明泻,腹中痛,下坠,1 年余,舌正常,脉弦。

方:调肠汤。

案十三

郭某,男,49 岁。

证:胸憋痛,烧心,脘部压痛,打呃,饭后咽痛,发病 1 周。十二指肠炎,尺脉弦,关盛。

方:调肠汤加瓜蒌、牡蛎各 30g。

案十四

李某,男,53 岁。

证:胃脘不舒,半年余。食后自觉有胃部憋闷不舒,疼痛气短,纳呆,背困甚,口干,食后干呕,时有吐食,吐后自觉尚舒适,大便日一次,小便黄,舌淡,脉弦细,寸关盛。晋东南医院诊断:球部溃疡。

方:调肠汤加五灵脂10g、瓜蒌、牡蛎各30g。

案十五

孔某,男,65岁。

证:气管炎,肺气肿已20年,咳嗽气短,痰黏。曾去年6月份,患急性肠胃炎,现仍腹泻,日泻4~5次,食欲不振,恶寒,舌正常,脉弦,小便不利。

方:调肠汤、调肺汤加车前子30g,苏叶代麻黄。

案十六

李某,男,53岁。

证:10月前开始不能吃东西,近2月加重。铁路医院、肿瘤医院都做过检查,诊断:贲门癌。脉弦细,舌正常。

方:调胃汤、攻坚汤加山豆根15g,代赭石15g研细末,旋覆花15g、白花蛇舌草30g。

案十七

张某,男,45岁。

证:右肋下,有两硬条,憋疼,半年左右。西医诊静脉炎。

方:调神汤加桃仁承气汤加王不留60g。

案十八

张某,女,42岁。

证:白癜风,7~8年余。颈、腿、胸、腹、背部皆有。

方:调胃汤加白蒺藜120g,猪肝1具。

案十九

白某,男,34岁。

证:由于外伤引起耳聋,耳鸣,有时头晕,苔腻,脉上鱼际。

方:调神汤,桃仁承气汤加磁石30g、石菖蒲30g。

案二十

薛某,男,42岁。

证:外伤愈后2月,现心慌,咽干苦,便秘,2日1次,脉弦细数,舌尖稍红。

方:调神汤加五味子15g、芦荟2g、麦冬30g、小茴香15g、大黄10g。

案二十一

白某,女,54岁。

证:左半身发冷,时痛,乏困,脉上鱼际。

方:调神汤加葛根 60g。

案二十二

程某,女,67 岁。

证,胃憋胀痛 2 月余。大小便尚可,时泛酸,嗳气。上消化造影食道癌。

方:调胃汤合攻坚汤,加左金丸、山豆根 30g、郁金 15g、瓜蒌 30g。

案二十三

付某,男,44 岁。

证:乏力,腿困 8 年。十二指肠球部无压痛,脉弦细,右尺脉弦细。

方:理血逐瘀汤加王不留 30g。

案二十四

林某,女,54 岁。

证:脘痛半年。纳食更甚,泛酸嗳气,恶心痞满。曾做上消造影未见异常,苔黄燥,脉弦细,从小肚向上冲奔豚气。

方:调胃汤加左金丸加苓桂甘枣汤加牡蛎 30g。

案二十五

窦某,男,37 岁。

证:心悸,眠差,咽干 3 月。纳可,腰痛困,二便尚可,手足心烧,时头晕心烦,舌尖红,脉弦,寸关盛,上鱼际。

方:调神汤加调肠汤加地骨皮 15g、川断 30g。

案二十六

岳某,男,48 岁。

证:吞咽不畅,呕吐 2 月。只能喝牛奶,肿瘤医院诊为食管贲门癌。脉弦细,舌尖红。

方:调胃汤加攻坚汤,加旋覆花、代赭汤、山豆根各 30,白花蛇舌草 60g,芦荟 5g。

案二十七

岳某,女,52 岁。

证:近 3 月周期性鼻衄。10 月 11 日衄 3 次,今日衄量多,脉滑,苔略黄。

方:白虎汤加生蒲黄、小蓟各 30g,三七参粉 3g。

案二十八

董某,男,56 岁。

证:头晕,1 年余。按脑动脉硬化治疗效差。拍片:颈椎骨质增生。脉弦大,有力,寸关盛。

方:调神汤加葛根 100g、桃仁 20g、王不留 60g、瓜蒌 30g。

案二十九

周某,女,46岁。

证:小便困难20年左右。西诊:右肾结核,膀胱颈梗阻,膀胱憩室。曾导尿多次,现半月扩尿道1次后,出血1周,小便尚利,但有滴不尽感。

方:小柴胡汤加桃仁20g、王不留20g、生石膏60g、生白芍30g,再加决渎汤去甘草。

案三十

万某,女,50岁。

证:口唇干涩,肛痒瘙痒3月。素有心脏病,高血压,舌正常,脉上鱼际。

方:调神汤加知母15g、生地60g。

案三十一

秦某,女,53岁。

证:咽塞,胸满,腰痛半年,脉寸关盛,舌正常。

方:调胃汤、旋覆代赭汤加郁金15g、川断、葛根、瓜蒌各60g。

案三十二

张某,男,27岁。

证:发热,体温37.5~40℃,2天。乏力,纳呆2年,二便尚可。

方:葛根麻黄汤加青蒿30g。

案三十三

要某,女,25岁。

证:腰胯痛5月。右侧为重,脉关盛,舌尖红。

方:小柴胡汤加葛根汤、白虎汤。

案三十四

柳某,女,48岁。

证:胃脘痛数年。饮食后疼痛加剧,泛酸,呕吐,打呃,口干苦,大便略干,舌淡,脉弦。市中心医院做钡餐造影,诊断:十二指肠球部溃疡。

方:溃疡汤加牡蛎30g、瓜蒌30g。

案三十五

齐某,女,54岁。

证:肝硬化,脾大。

方:调肝汤加鸡内金30g、穿山甲30g、鳖甲30g、王不留100g、丹参60g、茵陈60g。

案三十六

曹某,男,40岁,晋安化工厂职工。

证:左下腹憋疼3月。近日阴部肿痛,下肢略痛,二院诊为:“前列腺肿大”。眠差,梦多,自汗出,每日大便2次。舌尖红,脉弦寸盛。

方:调肠汤、半决渎汤加王不留100g、牡蛎30g、郁金15g、葛根100g、芒硝10g、芦荟5g、丹皮30g。服上药30剂,小便利,现小腹痛,大便日二行,脉尺弦。服药90剂,仍少寐,项背痛,盗汗,加生石膏50g,继服。服150剂,二院复查,前列腺肿大消失,症状消失。

案三十七

田某,女,43岁,晋安化工厂。

证:心烦,急躁,多梦,两侧头痛,脘满,呃逆。肠中有振水声,大便日1次,无下坠,脉寸关盛,舌尖红。

方:调胃、调神汤加葛根60g。

案三十八

李某,男,53岁。

证:近7个月痛风性关节炎,连续发作7次。局部红肿,全身发热,体温37.4℃,近日嗜睡。1973年痛风性关节炎,左肢关节改变,有冠心病,心律失常,室性早搏,胆囊炎,胆石症,胃病,左肾功能不全。脉寸盛,舌干苔黄。

方:调心排石加黄芪30g、银花30g。

案三十九

某男,37岁。

证:腹泻1日。日二行,易疲乏,自汗,多饮,纳减。1976年西医诊为“再障”。脉弦尺大,舌淡,苔薄白。

方:调心加二花30g、公英30g、川断30g、黄芪30g。

案四十

于某,男,36岁。

证:鼻衄近两年。现查:血色素(血红蛋白)4.57g/dL,血小板2万/cm^3。北京某医院诊断为“再生障碍性贫血”。舌淡,脉细。

方:调心合当归补血汤加小蓟30g、仙鹤草30g、麦冬30g、知母20g。用团鱼丸善后。

案四十一

张某,男,56岁。

证:头晕、目糊1年,脉弦长,舌正常。

方:调肠汤加桃仁承气汤,加石膏60g、决明子30g、白蒺藜30g、葛根60g、杭菊30g、车前子30g。

案四十二

张某,男,42岁。

证:脱发 10 个月。因治脱发导致脘疼,脉弦,舌正常,上消造影未见器质性病变。

方:调肠汤加茅根 60g、生石膏 50g、桃仁 30g、王不留 30g、桂枝 10g、小茴香 15g。

案四十三

窦某,女,15 岁。

证:糖尿病,13 年左右。饮食尚可,寐好,大便干。口干欲饮。小便数多,脚肿。尿糖(3+),血糖 200mg,脉弦细。

方:理消汤。

案四十四

杨某,女,35。

证:纳呆、呕吐、吐血 1 年。小便黄,大便干。寐差,梦多,头晕,心慌,胸憋,脉弦长。山医一院诊断:慢性肾炎,血色素 3g,尿蛋白(+++)。

方:调心加决渎汤。

案四十五

杨某,女,37 岁。

证:"酒糟鼻"1 年。

方:调胃汤加祛风利湿汤加栀子、生石膏。

案四十六

杨某,男,52 岁。

证:右测下锁骨有肿物,下颌骨良性骨肿瘤。不痛,发痒。饮食尚可,寐好,二便正常。

方:调心加调神加攻坚汤。

案四十七

郭某,女,48,省国防工办干部。

证:患者于 1979 年 6 月初始感腹部不适,在市中心医院诊为:卵巢细胞瘤,随即施行手术。术后感腹部不适,于 1980 年 3 月复发,再次手术,术后瘤体破裂流入腹腔,而后经省肿瘤医院会诊无特殊疗效而转往首都医院。在某医院分别于 1980 年 5 月、1983 年 3 月两次施行手术,术后仍无效。后经多家医院治疗未见疗效而失去治疗信心。于 1983 年 12 月在山医一院检查发现卵巢有 4.2cm×3.6cm 大小肿块,后来我所门诊。根据其头痛少寐,心烦,胸满,脘胀,腰困症状和脉象涩,聚关,上鱼际,舍症从脉治疗。

方:调心加调神汤加鸡甲散。服用 20 剂后,再次去医院复查,根据 B 超测定,肿块完全消失。今日复诊,令其继续服药。

案四十八

耿某,女,45 岁。

证:主诉:间断发烧。发烧夜甚,T38℃左右。1982 年曾发现红斑,264 医院诊为结节性红斑。开始发烧,发烧时关节疼痛,持续 1~2 周,用青链霉素针后烧退,全身乏力,头痛纳差,大便干,2 天 1 次,夜尿频,口干不欲饮,头晕心慌,来我所就诊。脉涩。

方:调心加白虎汤加桃仁承气汤加黄芪加王不留 30g、白芍 30g、葛根 120g、独活 30g。

药后 3 剂烧退,连续服药 15 剂,上证全部消失。

(赵迎庆随诊记录,1980 年 12 月某日)

第六部分 三部六病医学流派

□马文辉 整理

一、机 构 建 设

1. 太原三部六病门诊部及太原三部六病研究所

1984 年刘绍武的弟子李兵林、贾民在太原成立了“晋光中医三部六病诊所”，开展三部六病的医疗服务和剂型改革，并设立“太原三部六病研究室”，为编辑整理 1985 年版《三部六病》内部资料做出了贡献，为后来三部六病医疗机构的设置和剂型改革探索了一些经验和教训。

1999 年刘绍武的弟子马文辉全面接收该诊所及研究室后，经太原市卫生局和工商管理局批准成立“太原三部六病门诊部及太原三部六病研究所”，为推广、普及和发展三部六病事业做出了大量的富有成效的工作。

2. 山西三部六病中医研究所及门诊部

1988 年经山西省科委和山西省卫生厅批准成立。现任所长是刘绍武的次子刘惠生。主要成果有“中医刘绍武三部六病电子计算机诊疗系统”获山西省科技进步三等奖、山西省计算机应用一等奖；开发了国家准字号中药“芪味糖平胶囊”，对糖尿病及继发于糖尿病的各种并发症均有显著疗效，可明显提高患者的生活质量；在重症肌无力、过敏性紫癜、糖尿病等慢性病的治疗上效果显著。

3. 北京军区三部六病研治所

1989 年北京军区成立了“北京军区三部六病研治所”，北京军区 282 医院院长徐黎明兼任所长，刘绍武的弟子宿明良任副所长。主要成果：“中医三部六病综合诊疗系统”、“中医全自动脉象诊疗仪”分别获全军科技进步二等奖和全军科技进步三等奖，并获得国家发明专利。

4. 海南三部六病中医研究所及门诊部

1993 年刘绍武携孙刘东红在海南省海口市经海南省卫生厅批准成立“海南三部六病中医研究所及门诊部”，近 20 余名山西医学院毕业的同学追随刘绍武来到海南，为三部六病事业书写了光辉篇章。相继与海南省农垦那大医院、海南省人民医院成立“联合疑难病治疗中心”，受到官方和媒体的高度关注，一时传为佳话。

5. 中医三部六病(中山)诊疗中心

1997 年 3 月，在广东省中山市黄圃镇成立了“中医三部六病(中山)诊疗中心”。

6. 中医三部六病(深圳)科学技术研究中心

1997 年 5 月“国家中医药管理局机关服务局三部六病(深圳)科学技术研究中心”获得批准。

7. 北京中医三部六病科学技术研究所

1998 年在北京桃园医院成立了“北京中医三部六病科学技术研究所”。

8. 太原市中医研究所三部六病研究室(2005年)

2005年太原市中医研究成立三部六病研究室,胡连玺任主任。

9. 山西中医学院第二中医院三部六病研究室(2008年)

2008年5月山西中医学院第二中医院成立了“三部六病研究室”。中标国家级科研课题1项;完成全省5个县市的近千名乡村医生的培训;中标省级科研课题2项;与中国中医科学院西苑医院合作国家级课题1项;承担国家中医药管理局继续教育项目2次;组织召开全国性学术会议3次;完成山西省卫生厅中医药管理局“农村中医药适宜技术推广”250人的师资培训;并在太原市晋源区、晋中市榆次区等地培训乡村医师300余人;编写学术著作5部。而且,近五年来还发表论文50余篇,网上发帖300余篇。中国中医药论坛、中华中医药论坛、铁杆中医论坛、经方沙龙、明医论坛等多家官方、民间网站开设了三部六病或马文辉专栏,影响力越来越大。完成了四名进修生的培养工作。医疗技术进一步提高,病人满意度越来越高,年诊病人5000人次以上。

二、学术团体

1. 山西中医学院成立“三部六病研究学社”

创办人:马文辉等。

成立时间:1984年在山西中医学院成立。

组织活动:在该校的《探春学报》上陆续刊登了三部六病学说的全部内容;多次请刘绍武的弟子在该校做三部六病学说报告;定期组织学社成员与刘绍武及其弟子座谈,刘绍武用近两年的时间逐条讲解《伤寒论》。

作用:对于宣传三部六病学说起到了积极的作用;培养了一批以赵卫星、石西康、马文辉、丁永斌、郭石红、白玉金等为代表的三部六病医学人才。

2. 山西医科大学等“三部六病学社”

创办人:刘东红等。

成立时间:1988年在山西医科大学成立。

组织活动:开展三部六病学说讲座;出版三部六病学说内部刊物;积极从事三部六病临床实践;定期组织学员进行社会实践。

作用:标志着三部六病学说正式进入西医高等院校,培养了一批批既懂得现代医学,又掌握三部六病学说的人才。这些人才现已分布在全国多个省市县医疗机构中,多已成为各医疗机构的骨干或专家,将会为今后三部六病的大发展做出重要的贡献。

3. 首都医科大学“三部六病学社”

创办人:任天华等。

成立时间:1997年在首都医科大学成立。

组织活动:学社人员多达200余人,曾多次邀请刘老弟子宿明良、刘惠生来学校进行三部六病学说系列专题报告会。

作用:宣传了三部六病学说。

4. 中国三部六病医学会

2002年6月,中国三部六病医学会由马文辉、苏庆民等在香港注册,2002年9月15日"中国三部六病医学会成立暨首届全国学术研讨会筹备会"在中国中医研究院研究生部举行,来自全国各地30余位三部六病的代表一致推举刘绍武为第一届会长,选举产生了由郭维峰、刘惠生、宿明良、徐黎明、苏庆民、马文辉、刘东红七人组成的常务理事,苏庆民为秘书长,马文辉、任天华为副秘书长。理事:刘绍武、郭维峰、胡连玺、刘惠生、李兵林、臧东来、宿明良、徐黎明、苏庆民、刘海涛、刘喜娥、闫云、康守义、马文辉、白玉金、刘东红、吴海源、任天华、李东根、吕建荣、贾民、杨启明、程耀华、刘志新、胡安荣、冯舟、招远荣、曾华伦、张广福、韩宝刚、何煜、庄先九、郭立强、付其舟、赵迎庆、罗国强。

5. 山西省中医药学会三部六病专业委员会

主任委员:刘惠生。

成立时间:2005年12月,经山西省民政厅批准,山西中医药学会三部六病专业委员会正式在太原成立,这是国内第一家三部六病专业学术团体。

组织活动:2008年12月27日在山西中医学院第二中医院召开了山西省中医药学会三部六病专业委员会第一届年会暨学术发展研讨会,有来自北京、上海、海南、河南、沈阳、广西、山西等地近百名会员参加了大会。山西省中医药管理局局长、山西省中医药学会秘书长文渊到会并讲话,充分肯定了三部六病专业委员会的工作和成绩,高度评价了三部六病学术对山西中医工作的促进和意义。本次学术会议受到了山西省中医药管理局及全国同行的高度重视,会议内容丰富、形式活泼,受到了与会代表的高度评价,取得圆满成功。

作用:是三部六病学说的传播的重要媒介和三部六病流派的建设的基本平台,将会极大地推动三部六病的发展。

6. 晋中市榆次区中医药学会三部六病专业委员会

主任委员:康守义。副主任委员:臧东来,武连生,武德卿。秘书长:原鸣霞。会员73名。

2010年成立以来,委员会对榆次区辖区内的乡镇卫生院、村级卫生所、社区卫生服务站的中医人员进行了两次全方位、大规模的集中培训,使三部六病学学术得到全面推广。

三、人才队伍

1. 家传

身为刘绍武先生的子孙和亲属,一生从事三部六病医学研究并推广应用者。

子辈：刘春娥（1960年）、刘永生（1961年）、刘恩生（1962年）、刘惠生（1966年）、谷润贞（1966年）等。

孙辈：刘东红（1985年）、刘剑波（1988年）、刘剑勇（1992年）、刘剑锋（1992年）、张芳（1992年）、白莉（1992年）、杨丽白（1997年）等。

2. 师授

由国家选定，签署师带徒，合同期满三年，由国家、省级相关管理机关组织考试合格，颁发师带徒证书者。由刘绍武先生与求学者双方同意，以磕头拜师方式接受为入门弟子者。参加国家举办的学校、研修班以及西医学习中医班学习，由刘绍武先生正式担任授课老师，且国家颁发结业证书者。在刘绍武身边进修深造者。有幸与三部六病医学结缘，师徒相逢后，认真学习，虚心求教，成为三部六病医学事业的学习应用者和宣传推动者。

徐光棣（1943年）、冯舟（1962年）、胡连玺（1964年）、杨启民（1966年）、李兵林（1966年）、杜慧芳（1971年）、宿明良（1971年）、赵宪梅（1971年）、付琪周（1971年）、刘惠智（1971年）、谢代英（1971年）、张忠惠（1973年）、房林生（1975年）、郭维峰（1976年）、凌友仪（1976年）、闫云科（1976年）、赵迎庆（1983年）、贾民（1984年）、刘喜娥（1985年）、王镜（1985）、岳天明（1985年）、吕建荣（1986年）、张宏刚（1988年）、臧东来（1988年）、梁粉莲（1988年）、康守义（1989年）、王庆昌（1990年）、武德卿（1991年）、武连生（1992年）、苏庆民（2002年）等等。

3. 非医弟子

非医人员，与刘绍武先生有不解之缘者，并为三部六病医学的发展、研究做出了突出贡献者。

李子魁（1964年）、胡安荣（1966年）、卢祥之（1972年）、李冬根（1976年）、郭志忠（1982年）、徐黎明（1986年）、程跃华（1987年）、梁嘉华（1990年）、刘海涛（1992年）、张广福（1995年）、罗国强（1995年）、招远荣（1995年）、曾华伦1995年）、吕吉山（2003年）、庄香久（1998年）等等。

4. 院校弟子

系山西中医学院、山西医科大学、首都医科大学先后建立的三部六病医学社学生成员，并长期跟随刘绍武老师学习、临床、研究者。

石希康（1984）、赵卫星（1984）、马文辉（1984年）、郭石宏（1985年）、白玉金（1985年）、丁永斌（1985年）、白卫葆（1985年）、任丽霞（1985年）、赵元福（1985年）、刘路宏（1985年）、孙小红（1985年）、牛春兰（1985年）、赵红萍（1985年）、张娇兰（1985年）、姚红芳（1985年）、薛晓红（1986年）、郭秀平（1987年）、冯卫权（1988年）、徐家立（1988年）、李伟（1988年）、苏世红（1988年）、孔咏梅（1988年）、任天华（1988年）王亚飞（1988年）、原彪（1988年）、丁翔（1988年）、邹春革（1988年）、朱海平（1988年）、吴军（1988年）、刘晶磊（1988年）、李武（1988年）、李晓燕（1988年）、吕永梅（1988年）、王化冰（1988年）、伍海源（1988年）、徐晓静（1988年）、王洪欣（1988年）、俞伟君（1989年）、李永旺（1989年）、杨彦彪(1989 年)、韩振国(1989 年)、贾万国(1989 年)等等。

5. 私淑弟子

未得见刘绍武老师,通过他人介绍或书籍,了解并接受三部六病者。高成荣(2003 年)、李国栋(2003 年)、翁超明(2003 年)、王燕平(2004)、李浩(2004 年)、李明全(2008 年)、林海顺(2008 年)、张玉春(2008 年)、窦云(2008 年)、刘丽涛(2008 年)、陈广生(2008 年)、肖海东(2008 年)、赵荣华(2008 年)等等。

6. 再传弟子

没有亲随过刘老,而是跟随刘老的弟子学习应用研究三部六病者。郭荣荣(1990 年)、王翔宇(1990 年)、张荣怀(1991 年)、郭海涛(1991 年)、单连喆(1991 年)、刘兴甲(1991 年)、顾文斌(1991 年)、敖广宏(1991 年)、庞华(1991 年)、李忠辉(1992 年)、张竹青(1992 年)、王文杰(1993 年),郑志义(1995 年)、徐建东(2005 年)、曹清林(2006 年)、金薇(2007 年)、王勇(2007 年)、林剑(2007 年)、岳卫东(2007 年)、李建妮(2007 年)、刘敬虾(2008 年)、姚博(2008 年)、郝晓娟(2008 年)、陈银生(2008 年)、贾妙俊(2009 年)、张青(2009 年)、李晓文(2009 年)、魏军良(2009 年)、王孝良(2009 年)、任小明(2009 年)、刘龙江(2010 年)、赵瑞鹏(2010 年)、乔冠卿(2010 年)、张珊珊(2010 年)、范睿(2010 年)等等。

四、学科带头人

郭维峰,男,1934 年生,笔名巍峰,号伏牛山人,河南嵩县人,主任医师。1950 年参加抗美援朝战争,1961 年毕业于解放军第四军医大学,1988 年被授予技术大校军衔。历任解放某部军医、参谋,解放军 282 医院医务处主任、副院长等职。20 世纪 70 年代,拜师于名老中医刘绍武先生,致力其“三部六病学说”的继承、实践和研究。曾多次发表论文,编印了《三部六病》书稿及《三部六病资料集》,出版了《用吃治病》、《中华药汤谱》和《防病保健篇》等五部著作。其三部六病研究成果曾获 1990 年全军科技进步成果二等奖,荣立三等功。积极倡导并组建学术研究团体,被推举为军内外三部六病的研治所、研究所和研究会的顾问、名誉所长及会长等职,新闻媒介多次报道。现为山西省书协、收藏家协会理事、会员。兼好艺术及收藏,长于书法和篆刻。其作品多次参展并获奖,作品和传略载入《中国当代名人录》、《中国民间名人录》、《书法作品选》、《二十世纪书法篆刻集粹》、《国际现代书法集》等。

胡连玺,男,山西省定襄县人,1939 年生,主任中医师,太原市中医研究所三部六病研究室主任,山西省中医学会理事,《山西中医》杂志编委。60 年代初即继承山西省名老中医刘绍武的学术经验,致力于《伤寒论》之研究,撰写《试论伤寒“六经”当为“六病”》论文。多年来,发表论文约 40 篇,参与编写《山西省名老中医学术经验汇编》。从事中医工作 30 余年,有较高的专业理论和技术水平,对内科常见病、疑难病的诊治,特别是对溃疡病、慢性结肠炎、脉管炎等有丰富的经验。与其师共同研究的“中药煎剂剂型改革”获太原市 1985 年四等成果奖。

刘惠生,男,山西省襄垣县人,主任医师,生于 1940 年,现任山西三部六病中医研究所所长、山西省中医学会三部六病专业委员会主任委员。继承其父刘绍武先生三部六病学说,结合几十年的临床实践,著有《异源同流——医学的解构与重建》(1992年)、《三部六病精义》(2004年)、《伤寒临床三部六病精义》(2007年)及《伤寒论三部六病师承记——中医临床统一论》(2008年)。对三部六病学说进行了系统整理,探索了中西医结合的模式。1988年主持研制"中医刘绍武三部六病电子计算机诊疗系统",获山西省计算机应用优秀成果一等奖、山西省科技进步三等奖。1996年完成了新药血糖平胶囊(2002年已更名为芪味糖平胶囊)研制工作,并获国家药品批准文号(国药准字:B20020130)及国家发明专利(专利号:CN02110059.4)。在临床实践中,研制的中药肌复灵治疗肌肉萎缩疾病取得了显著疗效。

宿明良,男,河北省景县人,1948年生,主任军医,曾任北京军区中医三部六病研究所常务副所长等职。现为中国生物医学工程学会中医工程委员会委员、中国中西医结合学会诊断专业委员会常务委员、中国中医三部六病医学会常务理事、中国人民解放军北京军区医学科技委员会委员、北京军区中医科技委员会委员、《中医药研究杂志》编委、《健康生活》杂志编委。1992年主持研制的《中医三部六病综合诊疗系统》获得全军科技进步二等奖,1996年主研的"中医全自动脉象诊疗仪"获得全军科技进步三等奖,并获得国家专利。其项目在国内外分别获得第三届中国专利展览会金奖,第九届中国发明展览会金奖,1996国际发明博览会银奖,香港世界华人发明博览会银奖,并列入全军的重点开发项目。

马文辉,男,山西省壶关县人,1965年生,主任医师,硕士生导师,第二批全国中医临床优秀人才。现任山西中医学院第二中医院三部六病研究室主任,山西中医学院附属医院首批名医,山西省中医学会理事,山西省三部六病专业委员会副主任委员。荣获"山西省青年科学技术奖"以及中华中医药学会"科技之星"荣誉称号。

著作有《三部六病纲要》、《刘绍武评讲〈伤寒杂病论〉》、《易医论》、"农村卫生适宜技术推广丛书"之《传染病中西医诊疗技术》、"社区医师中西医诊疗规范丛书"之《传染病》、《山西省著名中医经验选萃》、《三部六病解读〈伤寒论〉》等。在国内外专业刊物上发表论文40余篇,代表作有《刘绍武先生及其学说思想简介》、《〈伤寒论〉的三部定位和六病辨证》、《〈伤寒论〉三阴三阳时位辨证》、《古天文历法是中医基础理论的思辨框架》、《糖尿病的辨证论治思路》、《刘绍武老师治疗肿瘤病的经验介绍》、《伤寒论对胃肠病证的辨证论治》、《一分为三与三阴三阳在中医基础理论中的重要地位》、《伤寒论的系统解剖思想——三部六位体用观》等。主持开展的课题有:①"十一五"国家科技支撑计划——农村卫生适应技术及产品研究与应用(山西省农村卫生适应技术应用示范研究——《伤寒论》三部六病学说体系的推广、应用研究)。②山西省卫生厅科技攻关计划——《伤寒论》三阴三阳辨证论治体系重建。③"十一五"国家科技支撑计划——消炎止痛膏治疗类风湿关节炎临床示范性研究。④三部六病团队建设。

臧东来,1947年出生,祖籍河北省冀州市,从20世纪60年代开始自修中医,主要背诵《伤寒论》;70年代主要学习胡希恕的"三部六证";1987年8月拜刘老为师学习"三部六病"。代表作品有《试论"六病时位"是〈伤寒论〉的证治程序》,提出了三阴三阳"六时"概念,得到了老师的认可与赞赏。

五、图片材料

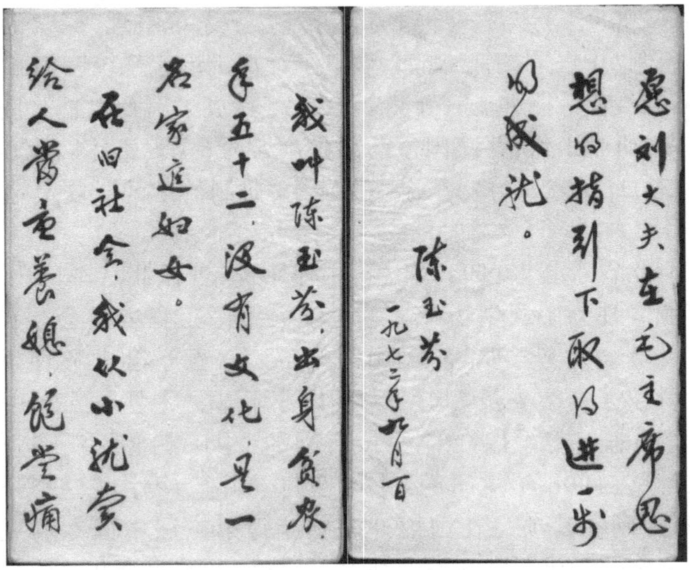

我叫陈玉芬，出身贫农，年五十二，没有文化，是一名家庭妇女。在旧社会，我从小就受给人当童养媳，能觉痛

感刘大夫在毛主席思想的指引下取得进一步的成就。

陈玉芬
一九七二年九月一日

患者感谢信

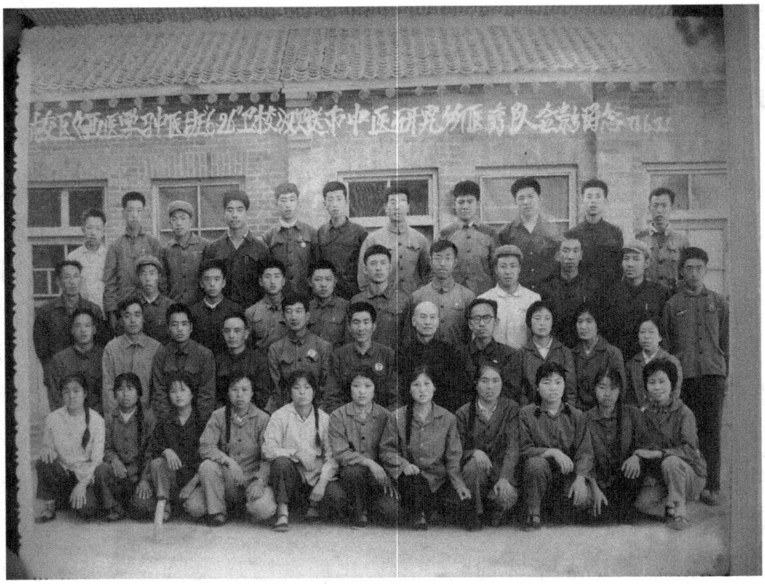

1971 年刘绍武在太原市古交区与学员合影

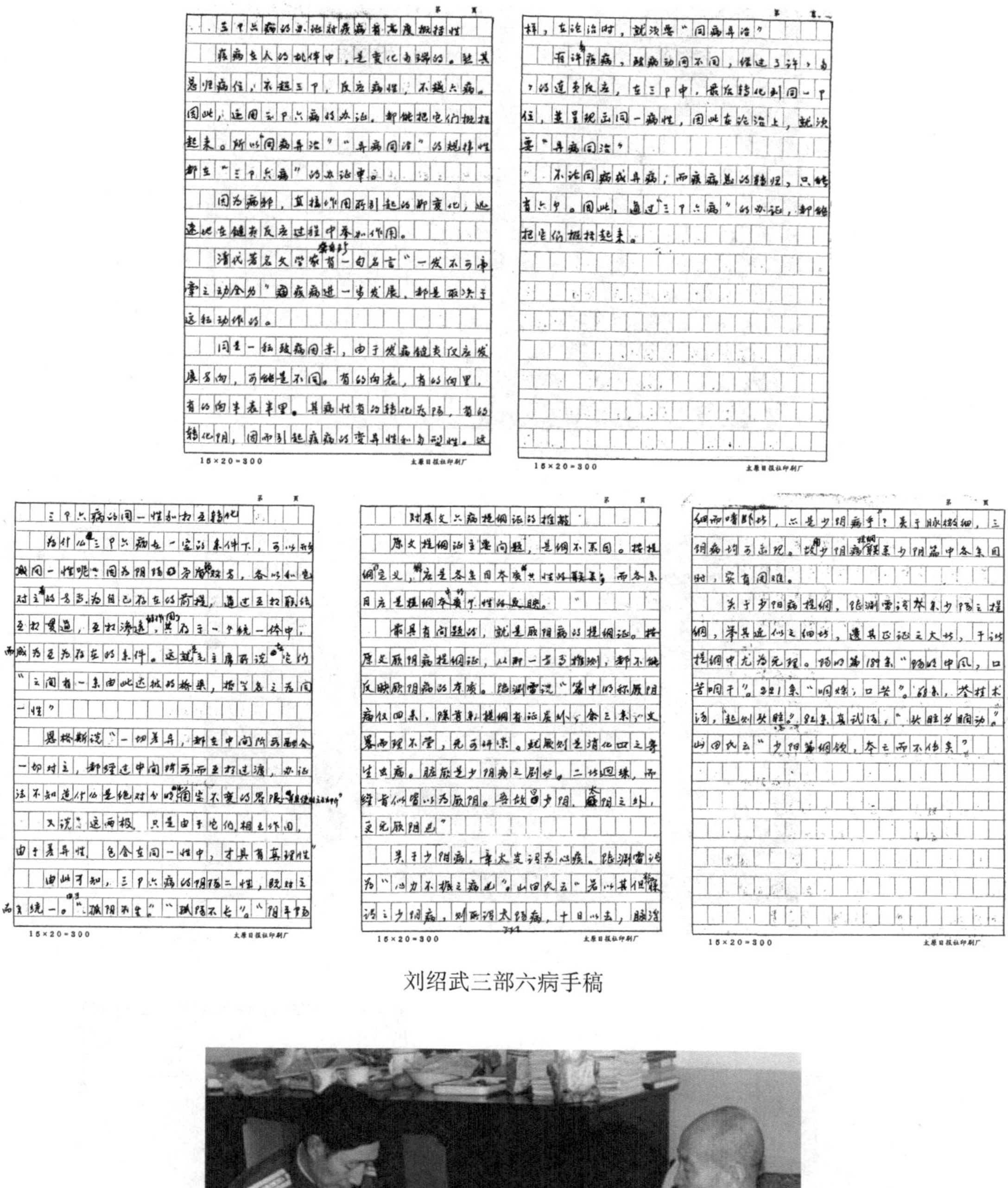

刘绍武三部六病手稿

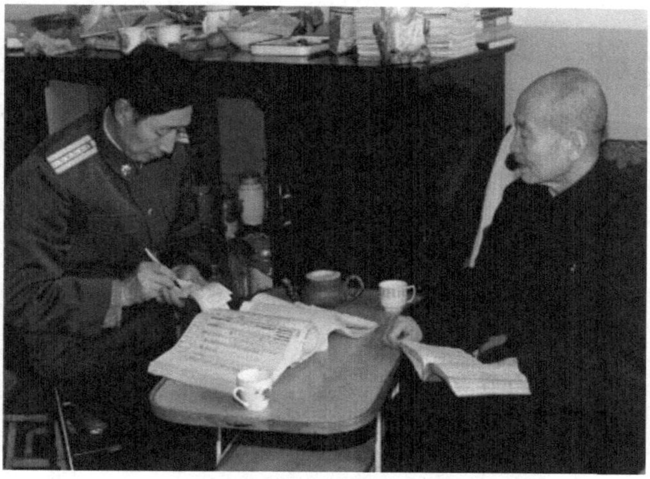

刘绍武在给郭维峰授课

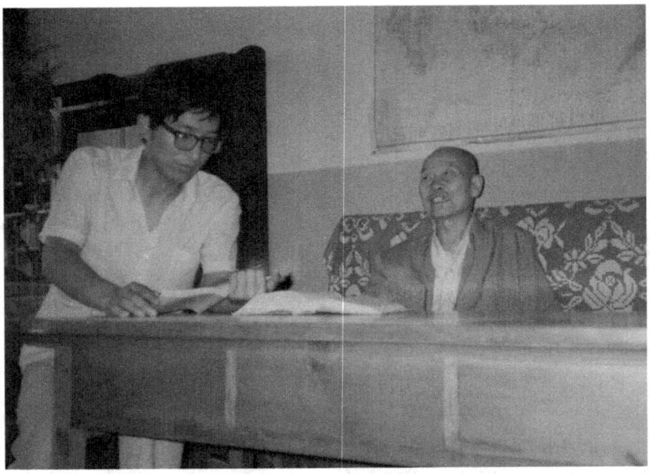

刘绍武在给马文辉授课

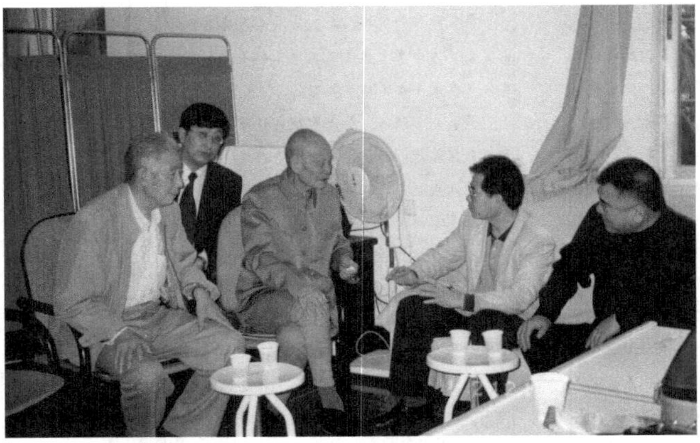

刘绍武签署相关文件 2003 年 12 月 15 日于海口

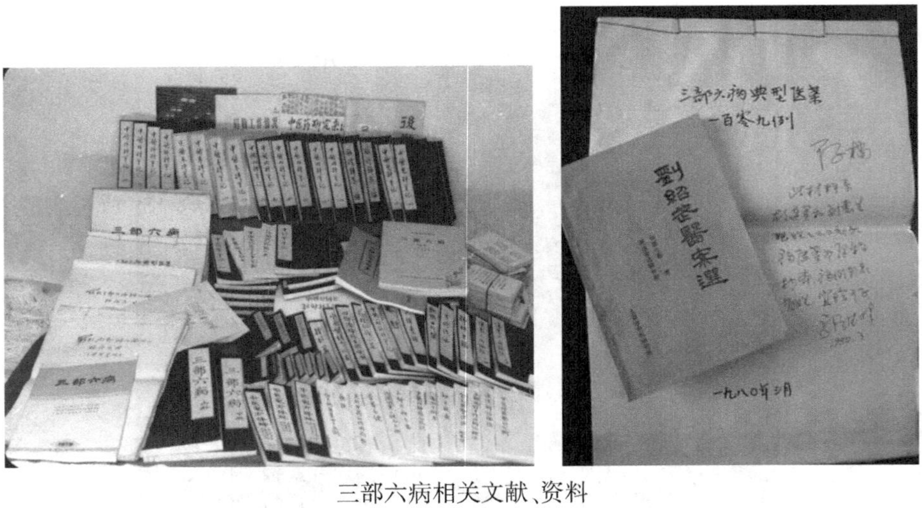

三部六病相关文献、资料

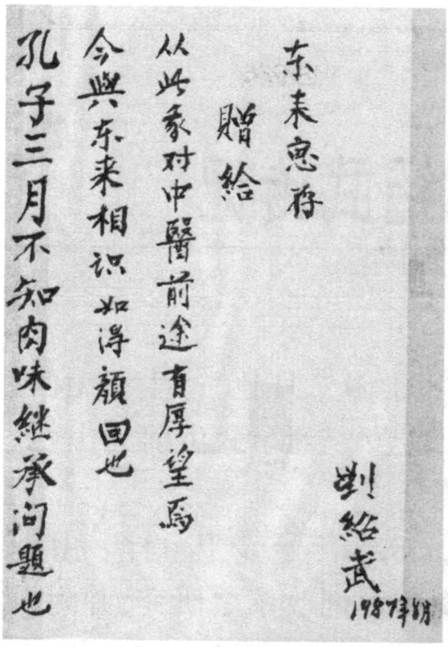
东来惠存
赠給
今與东来相识如得顏回也
孔子三月不知肉味繼承问题也
刘紹武

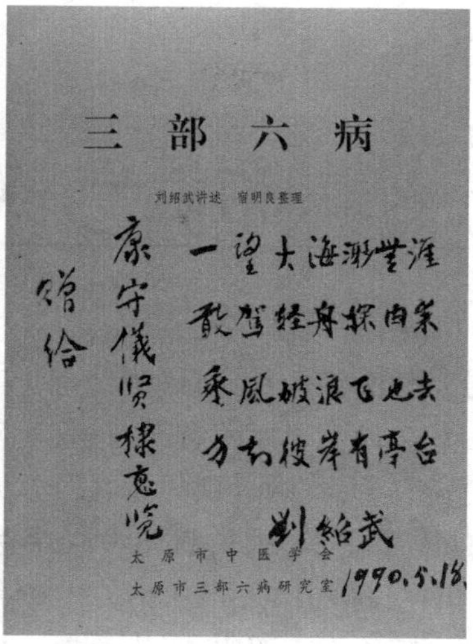
三部六病
赠給
刘紹武
太原市中医学会
太原市三部六病研究室
1990.5.18

与弟子们的题词、签字

附录一　刘绍武传记

刘绍武，男，1907 年 4 月 3 日(光绪三十三年丁未二月廿一)生于山西省襄垣县十字道村，2004 年 12 月 2 日卒于海南省海口市，享年 98 岁。刘绍武生前为山西省太原市中医研究所主任医师，研究员，我国近现代著名经方大家。

刘绍武自幼酷嗜史学，稍长后始自学中医。1924 年悬壶于乡梓。由于屡起沉疴，遂名声大振。1930 年在长治市创办友仁医院，着手中药煎剂改革之研究，并附设友仁医社，为当地培养名医多人，后移壶于西安、天水等地。1944 年应国家考试院在西安考试，以优异的成绩取得中医师证书。新中国成立后，任太原市中医研究所主任医师，研究员。并被选为太原市人民代表大会常务委员会委员，太原市政协委员，山西省中医学理事，山西省药品评审委员会委员。1990 年被人事部、卫生部、国家中医药管理局评为老中医药专家学术经验继承工作指导老师之一。刘绍武经验丰富，尤对《伤寒论》有深入的研究。1945 年前著有《仲景学术观》、《仲景证治观》、《仲景药能观》等，惜因战乱，未付梓而稿已佚。1971 年以后，根据《伤寒论》之辨证思想，创立"三部六病"学说，其中所拟协调疗法十余方，对冠心病、慢性气管炎、慢性肾炎、溃疡病、慢性结肠炎、红斑狼疮等均有卓著疗效，颇受好评。著有《三部六病》、《刘绍武医案选》等。

一、少年求学多艰辛，立志从医路难行

刘绍武祖籍山东诸城刘家双塘村，后迁至安丘舒角堡，光绪十四年(1888 年)父辈逃荒入晋，先到洪洞，后落户襄垣。其父不识字，以农为生，先替人看护庄稼，后在粉坊做工，多年后买了下来。祖上五代单传，他有一兄长，年长其 20 岁，生于山东，2 岁时随父母逃难山西，毕业于长治第四师范学校(现一中)。刘绍武少年好学，天资聪慧。因家境贫寒，13 岁开始上学，1919 年，在襄垣县小学上学，一年后因该校停办，而在第二高小旁听，半年后成为该校第五班正式学生。只用了一年便学完了初小三年课程。1921 年，随兄到长治，转入长治第四师范附小。半年后，随其国文教师陈福庆到长治第一高小入五班学习。期间也是边旁听、边打短工，四年后虽以优异成绩考入中学，但由于经济不接，只好辍学，1924 年返家种田。18 岁的刘绍武夏种菜、冬贩粮，成为家中的主要劳动力。1926 年 20 岁时到长治县与壶关县交界的经坊村煤矿学习会计。

刘绍武幼年时体弱多病，因患病(缺铁性贫血)体质很坏，以致面黄肌瘦，一次痢疾险些丧生，他深感俗医之误人，从此立志学医。高小期间，同窗好友闫毛林家传世医，藏书充栋，时常借书于他，开始涉猎医学。蒋示吉编着的《医学说约》是他的启蒙读本，他常把学来的知识用于临床，每一次的成功都会使年幼的刘绍武兴奋不已。返乡种田以后，也没有间断学习，每当得到一本医书总是爱不释手、如饥似渴。一次他随父亲种谷子，打垅时，只顾看书，

墩子全滚在垅背上。又一次碾米，备好牲口、摊下谷子，等他从书梦中醒来之后，谷子已全部碾成了米粉。少年的刘绍武就是这样，在极其艰苦的条件下，从不放过每一空隙，刻苦钻研，短短几年时间里，他读完了《陈修园医书七十种》，了解了中医的经典著作《内经》、《伤寒论》、《金匮要略》、《神农本草》等，为他以后的医疗实践打下了坚实的基础。

1926年，因兄与他人合伙在长治县经坊开办了一个煤矿，而到煤矿当学徒。随马云亭学习会计，后二人互相为师，共同学习会计和医学。也就是在这里开始了医生的生涯，为当地百姓治病，医术得到了很大提高。同时也得到了一个实践的环境，更加刻苦地学习医学，虽然当时的条件很差，并且无师请教，凭着勤奋的精神和上学时打好的古文基础，硬是闯出一条路来。业余时间，为百姓义务治病，分文不取，与当地人民结下鱼水深情。当时的经坊煤矿，由于周围四十里无医生，老百姓看病十分困难，他除了学会计外，实际上成为当地的一名医生。不到三年时间，已名扬乡里。1927年、1930年、1933年每隔三年长治一带就发生一次瘟疫流行。刘绍武目睹老百姓这一灾难，开始勤求古训，博采众方，昼夜奔波于病家之中，力尽救死扶伤之能事。从此立下规矩：不收病人一文钱，不吃病家一顿饭。几十年不破一例。悲惨的现实与苦心实践，造就了刘绍武精湛的医技和高尚的医德。刘绍武曾经常说："经坊是他从医的摇篮和学校。"在经坊煤矿期间，刘绍武看病完全是业余的，起初还得背着经理去出诊。随着医名的提高，求诊者越来越多，经常遭到经理的痛斥，说他不务正业。由于经理喜欢戴高帽，刘绍武就让病人先找经理求情，对其奉承吹捧一方后，就答应了。这样，刘绍武的看病就从一开始的秘密转向公开。

马云亭比刘绍武还年长6岁，是煤矿上的会计，壶关程村人，两位互为老师。当时壶关县城有一河南辉县的冯老大夫，医术高明，曾为马云亭治疗眼病。他双眼布满灰膜，视物模糊，经冯先生切脉服药后痊愈。马云亭自此开始学医，后来成为长治名医，专攻眼科。冯老先生的医德对刘绍武影响很大，当时县太爷得了病，派差役招冯先生，由于差役态度傲慢，被冯先生冷言拒绝。不得已县太爷亲自拜见，医好了顽疾，传为佳话。一次，马云亭外出看病，处方当归龙荟丸，回来后他把病情给刘绍武讲述一遍，刘绍武听后急曰："错了！"，迅速陪学生赶往病家，这时病家已正在准备后事，煮好的汤药还未来得及服下。刘绍武仔细审察病情，患者虽外表一排炎热之象，而内藏真寒。急嘱马云亭煮术附汤，患者入汤病转，死而复生。又一次，一病人四肢厥逆，拘急疼痛，汗出淋漓，面色苍白。马云亭欲处四逆汤，刘绍武急止曰："此真热假寒之象，证属《伤寒论》第29条芍药甘草汤证。"果然一剂而愈。

年轻的刘绍武还经常下矿井了解情况，久而久之，他对煤矿有了相当的研究。什么样的地形有煤，有煤的地方地表有什么植物（寨梨花、寨柳、荆条称为煤标），青石山多出香煤，矿石山多产臭煤等，这些知识在当时的农村非常奇缺，就连煤矿上的"老博士"也敬重他三分，一次一个采煤队开山，刘绍武阻止说："此地无煤！"老博士不以为是，耗时数月，果如其言。问其故，他解释说："此处为两山相并之地，为地壳变动而成，两边都有，但此处无。"这在当时传为佳话。一次煤窑发水，泉眼如盆底大，水流不止，冲垮了36条防线，矿上慌作一团，认为活老君来了也没办法。刘绍武下井看后，吩咐准备七斤棉花，霸王泥（砂灰配红土）和二万块砖。井下四周包抄，筑了二丈长的砖墙，中间空开泉眼，一层比一层小，最后用七斤棉花迅速堵塞泉口，外面再用霸王泥和砖封堵。共用了45车石灰，2万多砖，才把水堵住，挽救了矿井。从此被矿工们称为"活老君"。还有一次，由于矿井深处通风条件差，井下的灯无法点燃。刘绍武让人把废井口全部封死，然后在最深处井口点燃柴火，空气迅速流通起来。

这些道理今天看来很落后,也很简单,然而,在以前旧法开采的小煤矿,却是鲜为人知。通过这些事件,反映出刘绍武不为陈规所束,天资过人之处。

1930年,24岁的刘绍武离开了煤矿,在长治市西街关帝庙47号院,以50块响洋入股创办了上党地区第一家私人医院——友仁医院。意为"以文会友,以友辅仁",并成立了友仁中西医研究社,刘绍武被推举为院长兼社长,成为当时潞安府一带的名医。当时医院人员仅5个医生,2个司药,4个学徒,他们在诊病之余,定期举行学术活动,社会医界人员30余人常来听讲,医社成员医学水平提高很快。1933年,长治举办中医考试,共考取12名,友仁医社占到10名,社会影响很大,其中第2名至第11名全部为友仁医社的成员。会员中是刘绍武、张相辰、高光、何云山、曾省三、李天义、李丰庭、李尚文、王凤山、程吉亭、司一贤、马海龙、马云亭、张天泰、王佑文、李建华、周鸿义、李兴盛和李焕章等人后来都成为当地名医。"友仁医社"每星期日开一次讨论会。开会之前先确定一个讨论的题目,大家在一周内积极准备,开会这一天共同讨论交流各自的看法和认识,会后由刘绍武总结大家的发言,收集大家的意见,写成一份资料,作为医社的刊物,油印后发给大家,总共印过140多期。这段历史在《长治市卫生志1840—1985》有如下记载:"友仁医院学术风气很浓,除了他们院内工作人员外,吸收社会上的私人医生和爱好医学的知识分子30余人,组成他们的社友,每周组织一次专题学术讲学,除本社社友外,各界爱好医学人士都可参加。诊所的医生多数是通过自学成才的,他们把临床看病中遇到的疑难问题,展开学术争辩,探讨古今医学,各人都有其独到之处。他们互相取长补短,共同学习提高治病本领。1933年国家在长治考试中医,共有12名及格,其中就有10名是友仁医院的社友。由此可知友仁医院学术气氛之浓厚。全心全意学而有术,在治病中有很高的声誉。这些医道前贤,有些还健在,都是当地的知名人士。刘绍武山西襄垣县人,从医六十载,其自幼读书用功,见识过人,医病不分贫贱,青年时期在潞安府一带就很有声望。"

这时的刘绍武,经过系统的学习和实践,已经成为一名既有理论又有经验的真正意义上的医生。他阅读了《医学大成》三百余册,并从1928年中华书局出版的《皇汉医学》中受到启发,领悟到了《伤寒论》的医学价值,开始了一病一方、合病合方的治疗模式。在猖獗的温疫流行中,通过对《温病条辨》和《伤寒论》的反复对照和不断实践,显示出了仲景经方的卓著疗效和辨证优势。从此,刘绍武逐渐放弃了时方,专攻经方,对他以后的治学产生了深远的影响。反复实践的体会,这时的他已开始认识到《伤寒论》条文编辑的不足,认为《伤寒论》的根本问题在于纲不系目,桂枝汤不能治疗太阳病。他在剂型改革上也作了一些尝试,把制好的成方放在药架上当作成药使用。由于条件差,汤剂只能放在地窖中。反映出他原始的定证、定方的思想。1933年,刘志丹将军东渡黄河,在孝义与国民党展开激战。阎锡山惧怕共产党的活动,禁止了一切社团活动。同年7月总计活动了140余次的友仁医社被迫关闭,友仁医院更名为"同仁医院",赵子华担任了院长。刘绍武离开了医院又回到了经坊煤矿。他接替了原经理王少鹏,既当经理,又当会计。这期间,刘绍武曾经与路经长治的共产党人抗日民族英雄杨靖宇将军有过接触,并帮助过他。这件事虽鲜为人知,刘绍武却深藏心中,常引以自豪。1938年日寇进犯华北,医院被迫关闭。

二、一身豪气不做奴,流落异乡研医理

1939年,日寇进犯山西,长治沦陷。刘绍武抛家舍业,背井离乡,夜逃西安,开始了长达

十年的漂泊生活。

刘绍武虽然经营煤矿，但由于煤源不足，打了几口井都不出煤，致使债台高筑。为了不影响工人工资，想尽办法，周转借贷，一年下来所剩无几。即使这样，他还时常接济贫苦百姓。每到秋收季节，他就大量购进谷米，储藏两仓，以备春夏之际，周围农民闹饥荒。春借秋还，年年如此。一次，村里一个叫张老四的年轻人，懒散赌博，不务正业，年终揭不开锅，大年三十到刘绍武家借粮。刘绍武顾其家有年高老母，没等老四开口，就让家人给了他四十块钱，两斗小米，帮他渡过难关。后来日本人占领了长治，他做了村里的维持会长。1939 年冬天，日本人到村里开会，要抓刘绍武为其开矿。老四借口拉肚子，跑到刘绍武家，通报了这个消息。刘绍武连夜越墙而逃，跑到了当时国军占领区汉川村，幸免了日本人的捉拿。为了安全，他随难民一路西逃。腊月，徒步下太行，过黄河，到洛阳，乘火车往西安，时已第二年正月。逃难西安后，身上所带盘缠基本用尽，人地两生，经济无济，三天来只好吃红薯喝白水度日。后来接受了教会的救济，在赵铁生(显谊)家定居下来，行医为生。

按照当时国民政府规定，开业行医需取得当地考试院的行医资格证。刘绍武于 1940 年 2 月报名参加中医考试，9 月份通过了陕西省西安市的考试后，发给及格证，并取得了中医师资格，在尚仁路(现解放路)公字 1 号挂牌开业，正式行医。1942 年又参加了中央考试院的中医师资格证书考试，1943 年获考试及格证并登报公布，由于时局动荡，直至 1946 年才拿到中医师资格证书。在当时全国中医界通过这项考试的也是屈指可数(约 40 余人)，后来这些人都成为了中医界的泰斗。这期间他对新兴学科，如西方哲学、逻辑学、心理学产生了强烈兴趣，并深受中西汇通派的影响，广泛结识医界同仁，参加了西安中医学会，与傅仙方(陕西中医学会理事长)、宋紫峰、王新武(著名太极拳师，新中国成立后在天津中医学院)、史寿之等人创办了《国医周报》，并担任编辑，连载了他撰写的《心脏病的诊断与治疗》共 37 期，达九万余字。他在碑林处所作的“心脏病的诊断与治疗”学术讲演，受到全场听众起立鼓掌，从此他在西安崭露头角。当时从 600 余名医师中选拔了 60 名，刘绍武位列第 11 名，并受邀在西安市中医学会门诊部出诊。

1942 年 8 月，起程回家探望。途经宜川、吉县、隰县，在孝义染上伤寒病，遂住在孝义养病，腊月，病愈后回家，待到家中伤寒再次复发，病程达八九个月。1943 年秋天，从家乡起身，经安徽亳州、河南漯河、洛阳，11 月到达西安，这次行程达一月之久。

1943 年底，日寇攻进潼关，西安疏散人口，刘绍武被迫迁往甘肃天水。他与徒弟徐光棣历尽艰辛，在天水纪常路创办了“友仁诊所”。当时的天水成为敌后方，山西许多名流云集于此，在各界人士和“力行化工社” 的赞助下，恢复了“友仁医社”，开展了讲学活动，成员多是汇集此地同乡和社会名流。如时任《晋阳日报》、《垅南日报》总编张辅轩(后任山西大学理化系主任，1987 年去世)、忻州五中校长郭问芝、明原中学教务处主任邱玉杰、武乡县县长和克俭、芮城县县长张仁、山西大律师赵壁方、徒弟徐光棣等十余人，开始学习中医。这时刘绍武的“三部六病”观已成雏形，从 1944 年 8 月到 1945 年 5 月于每日下午 3 至 6 时讲授《伤寒论》和《金匮要略》。由张辅轩作笔记，并由其整理，写成约 30 万字的资料，包括三部分：《仲景学术观》、《仲景证治观》、《仲景药能观》。1945 年，仲景“三观”准备由张辅轩先生在陇南日报社刊印，后因战事吃紧，陇南日报社被关闭，未能出版。1945 年 8 月日寇投降后，国内战事稍缓，欣喜之际，急于返乡，致使“三观”原稿遗失。至今原稿只剩下《仲景证治观》一部分，这是 1949 年由张瑞安抄写后留下的。

1946年3月,由天水回家,经宜川、吉县、隰县、孝义,到1946年6月,刘绍武历时三个月辗转回到太原。由于国民党的封锁未能回到襄垣老家,1946年6月28日开始在红市街宁化府对面的济华药店挂牌坐堂,行医至1947年八月初七。因其医术精湛,成为当时轰动太原的名医,就医者甚多,名声大振。当时在太原行医的泗亦人(后任北京中医杂志社总编)、李翰卿(后任山西省中医研究所所长)二人曾慕名前去拜访,观看刘绍武称之为“讨饭证”的“行医证”和“中医师证”。

1947年八月初七,因仍不能回到家乡,决定返回天水。在最后一周中,刘绍武义务为患者看病,仅中秋节一天,患者送来的月饼就64斤,刘绍武全部周济给过路的穷人。1947年9月中秋节过后,从太原乘运粮的飞机到当时的北平,又乘火车到包头,再乘汽车到陕坝镇(现在为杭锦后旗),后经银川、兰州,于1947年11月到达天水,继续行医。后因内战吃紧迫及天水,1948年6月移居凉州武威,在当地最大的药庄——同济中药店坐堂5个月。1949年3月由武威到西安等待解放,当时的西安大军压境,战事一触即发,刘绍武夜做一梦,说西安和平解放,被人们当作笑谈。不久,胡宗南的中央军撤离了西安战区,换防成马鸿逵、马步芳的部队,奇怪的是他们在距西安一百多里以外的地方安营扎寨,解放军经过激战,消灭了国民党的武装,于1949年6月和平解放了西安。当时回去的铁路被破坏,与同行的人共同乘马车到临汾后,乘火车到太原,并在太原停留约二个月,其间仍在济华药店坐堂。1949年11月,才得以乘汽车返家到达襄垣,终于回到久别的家乡,结束了长达十年的漂泊流离的逃亡生活。

三、立志创业展宏图,是非之秋难如意

1952年春三月,新中国百业待兴,一派欣欣向荣。刘绍武便满怀壮志重返他开基立业的长治市,在“同仁联合诊所”坐堂行医,由于他早年在这一带所建立的信誉,加之他娴熟的技术和高尚的医德,很快赢得了广大医患的拥戴。这段时间,他对早期的学术观点进行了修正、充实和提高,并创制了团鱼丸、小红丸。46岁的刘绍武年富力强,学研俱丰,正处事业的黄金时期,天有不测风云,一场危机悄然降临。

刘绍武早年在西安开始信奉基督教,1947年他在太原期间,曾与一些爱国信徒为反对宗教洋化、倡导宗教独立,在桥头街教堂创办了中国人自己的教会,从此便得罪了当时的洋人代办宗教头目某某某等人。新中国成立后,某某某(留美主教,宗教界三朝元老)等人凭借自己在宗教界的权威和影响,诬陷刘绍武打着宗教旗号,搞反革命活动。1956年1月山西省公安厅从长治拘捕了刘绍武,关押在太原小东门拘留所。经省公安厅9个月的详细调查,证实为误告,并将以往历史作了结论后存档,被无罪释放。临行时,公安厅同志把刘绍武送到车站,给他三十块钱作路费,并邀请他到太原行医。释放后就住在王烛光(牧师)家中。

有关刘绍武的信仰,他自己做过许多介绍。他的父母是中国旧时农村最普通的那种求神拜佛者。他13岁那年,一次痢疾险些丧命,昏迷之时感觉自己离开躯体漂浮在空中,向村外飞去,沿途看到一村民牵着牛向村口走去,听见母亲撕心裂肺地呼唤着他的乳名“明儿!明儿!不要走……”他又掉头返回家中。他睁开眼后,看到母亲正拿着他的衣服痛哭流涕喊他呢!他询问某某是否牵着牛正向村口走去?确如此。此后他对灵魂之事开始怀疑。他到经坊煤矿之后,有一位国画老先生,鹤发童颜,白须盈尺,信仰基督教。时常给他讲道,刘绍武则针锋相对,拿儒家经典与之辩论,相持不下。老先生临行前叮嘱刘绍武:“危难时不

要忘记有一位天父会保佑你!”当时长治一带常有响马出入,一天夜里,突然间喊声、敲门声一片,家人急忙来报,“土匪上来了!”情急之下,慌不择路,躲进了院中一个地坑里,等于自投罗网。当时土匪不仅抢财,还把烧红的铁火口挂在脖子上,非常残忍。十几个土匪闯入院中后,到处收查,此时刘绍武吓得脱口而出:“天父救我!”忽听一声巨响从空中传来:“滚!”土匪像中了魔似的整队逃窜。这件事对刘绍武产生了巨大影响,致使他彻底信仰了基督教。刘绍武对佛教也有相当的研究,《金刚经》可倒背如流,《六祖坛经》也了如指掌,对一些经文和典故有独到见解。他对《周易》造诣很深,对《周易来注》“流行者气,主宰者理,对待者数”非常推崇,主张理、气、象、数四者的统一。

1956 年以后,刘绍武迁居太原,在五一路大仁堂中药店坐堂应诊。居住在新民东街 9 号院 12 平方米房间长达 25 年。1958 年后到坝岭桥保健院行医,1959 年开始筹建太原市中医研究所,由坝岭桥保健院、庙前街保健院、五一路针灸门诊部、上马街保健院、太原市第二联合医院等五个单位组成,于 1960 年正式开业,并被聘为研究员。从 1958 年到 1962 年四年多的时间里,北城区检察院李志魁(后任太原教育学院教务处主任)同志提出为刘绍武整理三部六病。两位在一间狭窄而昏暗的小阁楼上,一个讲,一个记,几乎牺牲了全部的节假日,整理出了约十几万字的《仲景学说观》手稿,并油印成册。当时任山西省中医研究所所长,山西省中医学会会长的李翰卿看到后深为赞赏,并由此放弃了他多年从事的《伤寒论》研究成果——《伤寒论讲义》的出版,特邀刘绍武来担任山西省中医学会举办的中医进修班的《伤寒论》授课任务。“三部六病”首次在中医界曝光,学术的争论也从此开始。“离经叛道,割裂经文”的帽子和棍子从四面八方飞来。这时的刘绍武先后主持了 30 张床位的溃疡病和 20 张床位的脉管炎的课题,取得了喜人成绩,1964 年在北京参加了全国和华北地区的中医经验交流,受到好评,专病专方和协调疗法的思想逐渐成熟起来。1965 年 8 月《上海中医药杂志》发表了刘绍武的《当归四逆汤加减治疗血栓闭塞性脉管炎 10 例》,12 月《中医杂志》登载了刘绍武的《60 例溃疡病的治疗报告》。1966 年开始“一方到底”的定证、定方、定疗程方案,进行剂型改革。当时被誉为“山西四大名医”(李翰卿、韩玉辉、刘绍武、李学义)之一。

“文革”开始后,刘绍武虽然每天接诊一百多病人,任劳任怨,仍然被打成了“学术权威”和“黑五类”受到批判。后来由某某某、某某某的一张大字报被赶回老家,进行劳动改造。四十天后,在广大患者的强烈要求下,太原市革委会主任刘世红勒令中医研究所立即派车从襄垣接回刘老大夫。浓重的政治气氛,随时都有身败名裂的灭顶之灾,时任太原市中医研究所所长的某某某就公开训斥说:“叫你去掏厕所就得去掏厕所!只有老老实实,规规矩矩,不许乱说乱动。”刘绍武开始变得沉默寡言了,经常接受批判,打扫庭院,清扫厕所,挖防空洞来改造思想。刘绍武后来常诙谐地说:“我是一名运动员,每次运动我都是第一名,先审查,再检讨,最后挂起来!不断循环。”“三部六病”从此不再为人所知,而“刘柴胡”和“刘百付”的称号反而盛传。

四、老树春深更着花,三部六病出墙来

1971 年春,刘绍武随太原市中医研究所巡回医疗队来到太原市古交区,为古交区“西医学习中医班 6.26 卫校”培训班讲课。他试探地讲述了“三部六病”理法方药体系,引起了学员们的极大兴趣,随队工作人员赵先梅、韩基作了详细的笔记。1972 年 7 月,山西省第一期西医离职学习中医班在市中研开学,刘绍武系统地对“三部六病学术”进行了讲述。在学生

宿明良等人要求下，临床上全面开展了《伤寒论》原方剂模拟应用，经过两年的时间，完成了4000份病例的统计工作，总结出六病的主证、纲领证、核心证。结论为：少阳病、太阴病以及少阳太阴合病在临床中占80%以上，其余只占20%。1975年，由于长期超负荷工作，刘绍武积劳成疾，两次晕倒，只得在家休息养病。他拖着带病的身子，查阅了大量的医学书籍，着重探讨了现代医学和哲学，充实和发展了三部六病学说。在病重卧床休息期间，1976年参加太原市第三期西学中班的学员郭维峰、在太原市中医研究所进修的闫云科耳闻刘绍武的医德、医术。他们深为刘老卧病在床不能聆听他的讲授而遗憾，决定登门求教。刘绍武虽重病缠身，但深为他们的好学和勤奋感动，于是每周二、五在家中抱病讲述三部六病学说，并多次展开热烈的讨论。郭维峰根据刘绍武的讲释，参考韩基和宿明良提供的笔记，并翻阅了大量中西医学资料，列出纲目，显示系统，在短短二十天内初步整理成十万多字的三部六病手稿，后经数月修改，征得刘绍武老师的认可，并作为教材于1978年在解放军108医院举办的"北京军区西学中班"中讲授，受到了上级的重视和学员的好评。1979年胡连玺在刘绍武的指导下，在《新中医》杂志第四期上发表了"六经当为六病"的论文，三部六病学说第一次推向全国。1979年由郭维峰整理的《三部六病》样本被太原市中医研究所所长赵影溪发现，极其重视，后经胡连玺增订后由太原市中医研究所铅印，内部发行。并参加了1979年的太原市中医学会的年会，受到高度评价和重视。这是三部六病学术第一次披露社会，受到青睐。

1980年，74岁的刘绍武拖着还未痊愈的身体，被太原市中医研究所返聘，回到了他久别的工作岗位，这时知识分子政策逐步落实，百花齐放，百家争鸣的学说空气开始形成。此年刘绍武被山西省卫生厅聘为主任医师，四级，并担任了高中级评委会常委。1981年刘绍武当选为太原市第六届人民代表大会代表，并被举选为常委会委员，同年当选为太原市第七届政协常委委员。同年，按照高级知识分子待遇规定，分配了120平方米的住房，乔迁于山西省专为高级知识分子修建的新泽公寓。1982年加入中国农工民主党，并当选为山西省委员会委员，山西省中医学会理事，太原市科协常委。1983年山西省卫生厅组织中医经典著作提高班，78岁高龄的刘绍武通过42次的讲课，再次系统而全面地介绍了三部六病学说的形成及其理法方药体系。当时，李兵林、胡连玺、宿明良、杨启明、刘惠生、赵迎庆等人也参加了听课，并作了录音。1984年刘绍武在《中医药研究杂志》发表《谈谈临床治疗杂病的一点体会》，第一家三部六病诊所"晋光中医三部六病诊所"由李兵林、贾民成立，开始剂型改革的尝试，取得了良好的经济效益和社会效益。1984年刘惠生与胡连玺整理编印了《刘绍武医案选》。同年宿明良根据随堂笔记及平素老师的教导，整理出20余万字的稿本，在《探春学报》三部六病科研小组的同学们的帮助下，于1985年7月以太原市三部六病研究室的名义印刷二万册，内部发行。同年10月在胡连玺、宿明良陪同下，刘绍武参加了在成都召开的全国仲景学术研讨会，并在大会上宣读了《〈伤寒论〉原文纲不系目》的论文，受到许多专家学者的高度评价。同年郭维峰的《三部六病学说概述》在《中医药研究杂志》发表。1985年3月25日赵卫星、石西康在《探春学报》发表《三部六病——一个值得深入探讨的学说》和《临床运用三部六病方论体会》，8月25日石西康在《探春学报》发表《三部六病方治银屑病》。1986年山西中医学院《探春学报》三部六病科研小组赵卫星、石希康、马文辉等利用星期天、节假日登门求教，通过一年半的时间，刘绍武在家里系统地逐条讲解了《伤寒论》，并进行了录音。1986年5月25日马文辉在《探春学报》发表《三部六病的三大疗法》，同年11月10日发表《老树春深更着花》的专访文章。胡连玺在《中医药研究杂志》发表《著名老中医刘绍武论泄泻治法》。1986年11月9日班旭升在《忻州地区科技》发表“攻坚汤应用举隅”，同年胡连玺在《辽宁中医杂志》第3、9、10期连载了《刘绍武老师三部六病学说简介》、《刘绍武老师三部六病证治简介》，宿明良发表了《浅谈三部六病说的科学性》。1987年4月14日马文辉和郭石宏在《探春学报》发表《治疗学与剂型改革》、《三部六病方显微二首》，6月在东部地区第二次仲景学术研讨会上郭维峰、宿明良发表了《三部六病的形成和发展》、《三部六病学说是仲景学术思想的具体体现》、《中医协调疗法探讨》的论文。1987年10月由郭维峰等编印了《三部六病资料集》第一集。1988年5月15日《探春学报》加发增刊登载了马文辉、白玉金撰写的《三部六病学说整体辨证概要》，郭石宏的《三部六病学说特色初探》，马文辉、吕建荣整理的《三部六病方治疗主动脉夹层瘤》，王永信的《理肠汤治疗术后早期粘连性肠梗阻34例体会》。马文辉等整理出了十余万字的《刘绍武串讲伤寒论》手稿，于1989年12月由山西医学院三部六病学社油印成册。1990年刘绍武被人事部、卫生部、国家中医药管理局确定为老中医药专家学术经验继承工作指导老师之一。1991年8月第四期《中医药研究》杂志首版发表了马文辉、白玉金的《刘绍武及其学术思想简介》。在此期间，组建了山西三部六病中医研究所、北京军区三部六病研治所、太原三部六病门诊部、太原市三部六病研究会，并有一批科研成果面世。刘惠生等研制的“中医刘绍武三部六病电子计算机诊疗系统”，1986年8月23日通过省级鉴定，并获省科研成果二等奖。徐黎明、郭维峰、宿明良等研制的“老中医刘绍武的医疗经验整理研究及其三部六病综合诊疗系统的研制”1989年12月在北京通过鉴定，并获全军科技成果二等奖。

20世纪80年代，“三部六病学术”影响日益广泛，一批批新型中医人才脱颖而出。山西中医学院、山西医科大学、首都医科大学先后自发成立了许多“三部六病”的学术组织，掀起了学习、研究三部六病学术的热潮。三部六病学说观点被1987年出版的高等中医院校教学参考丛书《伤寒论》所引用：“刘绍武氏认为伤寒论辨证的‘六经’当称‘六病’。经络是组成人的一个部分，而‘病’是机体阴阳失调的结果。六经和六病概念不同，六经是生理的，其循行有固定的路线，无病也仍然存在。六病是人为划分证候类型的方法，无病则‘六病’不复存在。经络的病象只出现于其循行部位及其所络属之脏腑。六病之表现常是全身的。经络之阴阳是用以说明人体组织结构之属性，由脏腑之不同及循行体表部位的区别所决定，而六病的阴阳是用以说明疾病的属性。由病势、病位、病体所决定，包括表、里、寒、热、虚、实的内容。因此，六病和六经有本质的区别。”1989年出版的《中医现代化研究丛书》之《中医与多学科》有如下评述：“按照系统科学的理论和方法，可以建立《内经》和《伤寒论》理论的‘三部六病说’。其思想基础是根据一般系统论的原则，把整体划分为表、半表半里、里三个不同的空间，谓之三部，即表部、半表半里部、里部。每一部以阴阳不同的病性，划分为六类证候集合群，谓之六病，即表部之太阳病和厥阴病、里部之阳明病和太阴病、半表半里部之少阳病和少阴病。机体患病的空间位置虽广，但不超过三部；病情变化尽管多种多样，但不越六病，据此便可创立与此相应的理法方药体系，解决目前的中医分科重复多样的问题，充分体现了系统的辨证论治原则，将有利于中医的整理和提高。”

1992年刘惠生等出版了《异源同流》一书。1992年2月，三部六病学术思想与临床经验收录于《山西名老中医经验汇编》，内容由弟子胡连玺撰写，该书由山西省卫生厅编撰、山西科学技术出版社出版。85岁高龄的刘绍武携孙刘东红等亲临海南，寻求学术发展，于1993年成立了“海南三部六病中医研究所”，使三部六病学说走出了山西，走向全国。1993年在北京召开的首届继承老中医经验学术交流会马文辉、郭维峰分别发表了《富有生机的协调疗法》、《调胃汤的临床应用》,并刊载在《北京中医》杂志增刊上。1994年在全国首届疑难病学术交流会上由李兵林、马文辉发表了《三部六病对糖尿病的辨证论治》一文,并获一等奖。"1994海峡两岸特色医疗交流恳谈会"上李兵林、马文辉编印散发了三部六病的资料,包括三部六病学说简介、三部六病学说对中药剂型改革的思路和临床经验、三部六病学说特色医疗、三部六病学说对糖尿病的辨证论治,糖尿病典型病案举例。1993年由山西三部六病中医研究所和山西榆社阿胶厂研制的"芪味糖平胶囊"获国药准字号。1994年1月27日徐黎明等研制的"中医三部六病全自动脉象诊疗仪"在北京军区通过鉴定,该项目获得全军科技进步三等奖,并获国家专利。1999年8月9日马文辉编辑完成了十余万字的三部六病导论——《易医论》,2000年5月根据刘绍武老师的嘱托整理完成了一万余字的《三部六病纲要》。2001年马文辉在《中医药研究》上发表《试论〈伤寒论〉的"六病"辨证和"三部"定位》,《中医杂志》2001增刊同时刊载。2001年5月《中华中西医结合杂志》登载了马文辉的《浅谈三部六病学说》。新世纪海峡两岸中医药再次选登马文辉的《三部六病学说对糖尿病的辨证论治》。同年臧东来在《中医药研究》发表《试论'六病时位'是〈伤寒论〉的证治程序》。2002年冯舟在《中医杂志》增刊发表《刘绍武对张仲景方药研究概述》。2003年7月马文辉在《中国中医基础医学杂志》发表《古天文历法是中医基础理论的思辨框架》。2005年7月《中西医结合学报》发表了马文辉的《试论〈伤寒论〉的三阴三阳时位辨证》。2005年北京军区总医院徐黎明等以"中医脉象数学分析研究"立项,获得国家自然科学基金的资助。

2002年刘绍武《三部六病精义》由刘惠生编辑整理出版发行。2002年,"三部六病"学术思想由弟子马文辉带进中国中医研究院。全国各地三部六病同仁共聚北京中国中医研究院共商发展大计,成立中国三部六病医学会,选举刘绍武为会长,郭维峰、徐黎明、刘惠生、宿明良、苏庆民、马文辉、刘东红为常务理事。2003年12月15日在海口召开了第一届常务理事会,刘绍武签发了两个重要文件,关于三部六病知识产权意见书和三部六病医学会授权书。

2004年12月2日,刘绍武老师因病与世长辞,终年98岁。2005年5月4日老人家的骨灰安放在家乡襄垣十字道村。

1982年7月31日《山西日报》头版头条以《妙手医百病,德高不谋私》、1983年11月15日《太原日报》以《遵医祖古训,怀救苦之心》、1986年7月5日《健康报》以高风亮节六十载》、1993年6月6日《海南日报》以《杏林老宿》、1993年8月21日《海南侨报》以《杏林老宿,高山景行》为题陆续报道了刘绍武医德医风,成为行业的典范。刘绍武的一生是高超医术和高尚医德的完美结合,刘绍武的一生是为中医事业奋斗的一生,刘绍武的一生是不断继承和创新、执著追求真理的一生。

2004年4月8日,山西省中医界在太原市隆重举行"纪念名老中医刘绍武诞辰100周年暨三部六病学说传承大会",省市领导和社会各界人士对刘绍武先生一生的医学成就予以高度评价。

2005年12月19日在山西省委、政府和卫生厅等有关领导关怀下,在广大三部六病弟子努力下,山西省中医药学会三部六病专业委员会成立,借以告慰刘绍武先生在天之灵!

(刘绍武口述 马文辉整理)

附录二　刘绍武学术思想研究

一、三部六病说

（一）三部六病学说渊源

中医学的两大经典著作《内经》和《伤寒论》以其各自所研究的对象不同，分别奠定了非药物治疗体系和药物治疗体系。三部六病学术是对《伤寒论》的继承和发展。

1.《伤寒论》的哲学思想源于《周易》

1）《周易》的“一分为二”阴阳属性论是《伤寒论》的辨证分型总纲：《周易·序》曰“易有太极，是生两仪，太极者道也，两仪者阴阳也。”这种一分为二、阴阳对立统一的法则是宇宙间的普遍法则。所谓：“散之在理则有万殊，统之在道则无二致。”《伤寒论》不仅把这种阴阳属性论最先引入了辨证论治的全过程，而且把抽象的哲学阴阳变为具体的医学阴阳。如第7条云：“病有发热恶寒者，发于阳也；无热恶寒者，发于阴也。”

2）《周易》的“一分为三”的三极结构论是《伤寒论》辨证定位的基础：《周易·系辞上》云：“六爻之动，三极之道也。”又云：“兼三才而两之，故六。六者非它也，三才之道也。”三极上中下，三才天地人，是《周易》结构层次的宇宙观和方法论。这一思想在《老子·四十二章》也有论述：“道生一，一生二，二生三，三生万物，万物负阴而抱阳，冲气以为和。”结构是功能之本，无结构也就无功能，离开了三极结构，阴阳将无有依托，不复存在。《伤寒论》把三极思想引入辨证论治后，即形成了“三部”的概念。如148条：“……必有表，复有里也……此为半在里半在外也。”

3）《周易》的“三极六爻”思想是《伤寒论》“三部六病”的渊源。《周易·说卦传》云：“立天之道，曰阴与阳；立地之道，曰柔与刚；立人之道，曰仁与义，兼三才而两之，故易六划而成卦；分阴分阳迭用柔刚，故易六位而成章。”六爻是卦的基本单位，是结构和功能的高度统一。《伤寒论》把“三极六爻”思想引入辨证后，就形成了“三部六病”的辨证方法。三部——表、里、半表半里；六病——太阳病、厥阴病、阳明病、太阴病、少阳病、少阴病。三部之中发生病变，各有阴阳二性，兼三部而两之，故成六病。所谓：“一阴一阳则为道”，“兼三才而两之，故六”，“六爻之动，三极之道也。”

2.《内经》“六经”和《伤寒论》的“六病”是完全不同的两个概念

《灵枢·经脉》对手足十二经脉的起止循行及命名作了详细的叙述，并配有脏腑之属。《素问·血气形志篇》又对手足十二经脉表里关系作了进一步论述，这样就形成了十二经脉的框架结构。十二经脉是机体的重要组成部分，联络内外，沟通表里，运行气血，循环无端。

经络之阴阳是用以说明人体组织结构的属性，在表在外属阳，在里在内属阴，由络属脏腑之不同及循行部位的区别而决定。十二经脉发生病变其表现往往是线型分布，或表现于所络属的脏腑。在诊断上为循经辨证，治疗上为随经取穴，迎随补泻。

《伤寒论》六病在命名上与《内经》十二经脉不属一个概念范畴。六病取法于《素问·阴阳离合论》之"三阳之离合也，太阳为开，阳明为阖，少阳为枢……三阴之离合也，太阴为开，厥阴为阖，少阴为枢"的阴阳论述，所以表阳为开，表阴为阖，里阳为阖，里阴为开，一开一合，对立互根；半表半里居中，故少阴、少阳为枢。三部阴阳开合失常，故而出现太阳病、阳明病、少阳病、太阴病、少阴病、厥阴病。《伤寒论》开创的汤方辨证论治体系即为"三部六病"。三部是对机体结构层次的划分，而六病则是三部之中所发生的病理性反应。六病的阴阳是用以说明疾病的属性，诊断上着眼于整体脉证，治疗上以方药为基础，施以汗吐下和温清补消等法。

（二）三部六病学说体系

人体是一个有机整体，由三个系统构成，它们是表、里、枢，合称三部。三部为病，则表部形成表阳病、表阴病；里部形成里阳病、里阴病；枢部形成枢阳病、枢阴病，合称六病。所谓"六爻之动，三极之道也"。

1. 三部的划分

三部在结构和功能上虽然都有其独立性，然而又都相互关联，每一部都不能离开整体而单独存在。表部与空气接触，吸清吐浊，完成气体交换；里部与饮食物接触，运化水谷，完成营养物质的吸收和糟粕的排泄；由表部摄取的清气和里部摄取的水谷精微，在体内通过一系列的生化过程形成血液。血液的循环，沟通了表里，形成了枢部（半表半里），初步达成了机体的完整和统一。

1）表部：凡是与空气和外界相接触的部位都属表部的范畴。包括肌表、肺系、生殖系、部分神经系等。表部在整体中，不但在结构上，而且在功能上都有独特性，这种特殊性就是适应并与环境发生密切关系，以完成呼吸、运动、感知等生理功能。所以，古人把表部又称天部，通天而摄天阳之气以自用。

2）里部：凡是和饮食物接触的部分都属里部的范畴。在人体，上自口腔，下至肛门，由平滑肌组织构成一条粗细不匀、弯曲不等的空腔器官，构成了一个完整体系，其特点是适应饮食，完成饮食物的摄取、消化、吸收、排泄。所以，古人把里部也称作地部，通地以摄水谷之精微而自用。

3）枢部：凡是和气血接触的部分都属于枢部的范畴。枢部将表部吸入的氧和里部吸收的水谷精微合化而为血液，循环不已，营养周身。人体中任何一个器官、组织、细胞不受气血的灌注，就会缺血坏死，失去其特有的功能。《素问·五藏生成篇》说："肝受血而能视，足受血而能步，掌受血而能握，指受血而能摄"。《灵枢·本藏》说："人之血气精神者，所以奉生而周于性命者也"。说明气血无处不到，是各种功能活动的物质基础。故身有多大，枢有多大，横跨表里二部。因此，枢部又叫半表半里部。

2. 六病的确立

疾病的属性不外阴阳两类：依对立统一法则，把正邪相争而正胜于邪的实热、亢奋、进行性的证候统归于阳性病；把邪盛正衰的虚寒、抑制、退行性的证候统归于阴性病。分别命名为：表部的表阳病、表阴病；里部的里阳病、里阴病；半表半里部的枢阳病、枢阴病。

六病提纲及其证治如下：

1）表阳病：历代医家注解《伤寒论》都以第1条为提纲，但是从表阳病的病性来看，概述不全，应予以补充。表阳病为表部之阳性病，其本质有实有热，参第7条："病有发病恶寒者，发于阳也；无热恶寒者，发于阴也。"故表阳病应有发热，且以"恶寒发热"为特征；因表部以自汗为虚，无汗为实，且结合第31条看，当有"无汗"；又因"肺与皮毛相表里"，"温邪上爱，首先犯肺"，所以肺部咳喘之症当列入主证为妥，但因咳喘未必人人皆见，故冠以一"或"字。这样表阳病的提纲改为："表阳之为病，头项强痛，发热恶寒，无汗，脉浮或咳喘。"

表阳病之治，当辛凉解表。过去以麻黄汤、桂枝汤为其主方，当是以热治热，犹抱薪救火。通过多年实践，以葛根合麻杏石甘汤为主方，命名为"葛根麻黄汤"，

【目证举例】

麻杏甘石汤证（63）。此证多解为汗后余邪不尽，迫肺作喘，细绎此条则不然。由"不可更行桂枝汤"句说明两点，一者原发汗当为桂枝汤，一者现证易误认为桂枝证，即原症状与现症状均有发热恶寒汗出。故仲师告诫已经误治，不可再误。服桂枝汤后原症不减而更增喘症，亦说明所治为误。其误不在发表，而在以热治热，热盛而喘作，何得云余邪未尽？此证本为表热，为太阳证，虽误投桂枝，幸所误不甚，原证若径投麻杏石甘一剂可愈。

2）表阴病：素以第326条为提纲，从原文看，"消渴气上撞心，心中疼热，饥而不欲食，食则吐蛔，下之利不止"均属里部病候。第337条："凡厥者，阴阳气不相顺接便为厥，厥者手足逆冷是也。"第351条："手足厥寒，脉细欲绝者，当归四逆汤主之。"纵观此篇，唯此两条为表阴病的病理和证治，表阴病为表部阴性病，其伴随手足逆冷而来的当有恶寒、肢节痹痛等证候，故表阴病的提纲改为："表阴之为病，手足逆冷，脉细，恶寒，肢节痹痛。"治当温通血脉，方选当归四逆汤。当归主补、桂枝主温，共为主药，故命名为"当归桂枝汤"。

【目证举例】

桂枝汤证（12、53、234）。

按：桂枝证乃虚寒于表，虽有邪而无力外达，无邪者又不能自固。故方用桂枝甘草辛甘化阳以助表阳，既可鼓邪于外，亦可固气于表。复以芍药甘草酸甘化阴，以和表阳，使不为无根之孤阳，并可敛阴止汗。再以辛甘之姜枣助之，而成其调和营卫之功。其证为表之虚寒，故列入厥阴证。其发热也翕翕，其汗出也有时，皆不足证之明征。以疗不足之方而治有余之病每多偾事，故叔和谆谆告诫下咽则毙，洁古老人亦谓古方今病不相能也，殆由此乎。

【鉴别证治】

手足逆冷一证，既是表阴病的核心证，又是一切厥证的共同证，而非属表阴病的特异证，这就给诊断增加了难处。正如陈平伯在对第337条厥阴病提纲分析时指出的那样："看用'凡'字冠首，即知不独言三阴之厥，并赅寒热二厥在内矣。"由于引起手足逆冷的原因很多，而且又有着质的区别，因此，诊断厥阴病，最重要的是和各类厥证所引起的手足逆冷相鉴别。

a. 热厥：是由于邪热遏伏，阳不外达，致手足厥冷。其冷是现象，热才是本质。实为少阳病热极似阴。如第350条："伤寒，脉滑而厥者，里有热，白虎汤主之。"此证与厥阴病之鉴别要点，在于它有脉滑、谵语，自汗出三证。

b. 蛔厥：是由于蛔虫寄生人体，又感胃肠寒热失调，蛔虫扰动而出现的腹痛和四肢厥冷

的病证。如第338条:“伤寒,脉微而厥,至七八日肤冷,其人躁无暂安时者,此为藏厥,非蚘厥也。蚘厥者,其人当吐蚘,今病者静,而复时烦者,此为藏寒,蚘上入其膈,故烦,须臾复止,得食而呕,又烦者,蚘闻食臭出,其人常自吐蚘。蚘厥者,乌梅丸主之。又主久利。”乌梅丸证,是一个寒热错杂之证,使用乌梅丸后,蚘安则厥愈。蚘厥诸证中,重点是复时烦躁,须臾复止和常自吐蚘三证,此乃鉴别之点。本方临床上用于治久痢和慢性腹泻,效果良好。

c. 痰厥:如第355条:“病人手足厥冷,脉乍紧者,邪结在胸中,心下满而烦,饥不能食者,病在胸中,当须吐之,宜瓜蒂散。”瓜蒂散证即痰饮为病,故文中之“胸有寒”之“寒”字应作“痰”解。剑突下是谓“心下”,两胁之间,是谓“胸中”。本证之手足逆冷,是痰饮积于胃中所致。病属阳明,痰除则厥自愈。瓜蒂散证诸证之中,以“邪结在胸中”,“脉乍紧”是鉴别于厥阴病的要点。

d. 实厥:如第335条:“伤寒一二日至四五日,厥者必发热,前热者后必厥,厥深者热必深,厥微者热亦微。厥应下之,而反发汗者,必口伤烂赤。”本证之厥,乃是热邪入里,结于阳明,邪热遏阻,阳不得伸,而现四肢逆冷之厥证。故热深厥亦深,热微厥亦微。本证重要表现是先热后厥,大便难,热极谵语,宜选用调胃承气汤或大承气汤。

e. 寒厥:如第354条:“大汗,若大下利而厥冷者,四逆汤主之。”此条由于大汗大下损伤阳气,故有厥冷。本方对于因寒所致的厥逆,身疼腹痛,下利清谷,恶寒口不渴等证,多有良好的效果。

3)里阳病:第180条:“阳明之为病,胃家实是也。”胃家系指整个胃肠道,即“大肠小肠皆属于胃。”参第208条、第212条及第215条可知,阳明胃家实当伴有“发潮热”、“自汗出”、“大便难”,故此三证当补入提纲内,改为“里阳之为病,胃家实,发潮热,自汗出,大便难。”其治当泻热除实,方选大承气汤,方中大黄苦寒可泻热,芒硝软坚可祛实,共为主药,名之为“大黄芒硝汤”。

【目证举例】

a. 泻食

小承气汤证:阳明病,腹大满不通。小承气汤重点在除胀。

调胃承气汤证:阳明病,发潮热,谵语。调胃承气汤重点在泻热。

三承气汤皆属下法,临床必须注意:第一,在有太阳病未解时,绝不可用下法。第二,遇不大便时,绝不可轻与大承气汤,可选用小承气汤作试验,转矢气者,是有燥屎,不转矢气者,是初头硬,非燥屎也,切不可攻下。第三,阳明病脉迟是对的,一旦出现疾脉是险证。若出现微脉,当温之以四逆辈,不可攻下。

b. 泻血

桃仁承气汤证:本方为调胃承气汤加桂枝桃仁而成,是泻热祛瘀之剂,临床上辨证要点为少腹急结,舌紫而暗。

抵当汤证:阳明病,舌见紫斑,小便自利,其人喜忘,或如狂,小腹硬,屎虽硬,大便反易,其色必黑。抵当汤是行瘀逐血的峻剂,药力猛于桃仁承气汤。

c. 泻痰

大陷胸汤证:阳明病,结胸热实,脉沉而紧,心下痛,按之石硬。

大陷胸丸证:阳明病,结胸热实,脉沉而紧,项亦强,如柔痉状,喘鸣迫塞,心下痛,按之石硬者。

d. 泻水

十枣汤证：阳明病，胸腹腔积水。

4）里阴病：里部之病，“实则阳明，虚则太阴”。故胃肠虚寒则呈现一系列受纳、消化、吸收功能低下的表现，故依第 273 条，当概之为：“里阴之为病，腹满，或吐，或利，时腹自痛。”第 277 条曰：“自利不渴者，属太阴，以其脏有寒故也，当温之，宜服四逆辈。”故治当温胃健中，方选《金匮》甘姜苓术汤，且以苍术易白术，名为“苍术干姜汤”。

【目证举例】

a. 旋覆代赭汤证：太阴病，兼见噫气不除者，病位在食道，膈肌。全方平痉温中，涤饮镇逆。

b. 吴茱萸汤证：太阴病，兼见呕吐及干呕，吐涎沫者，病位在胃。全方温胃平痉挛，对呕吐者有特效，临床中对于神经性呕吐亦有效。

c. 五苓散证：太阴病，兼见口渴、小便不利者，病位重点在升结肠。五苓散证的小便不利，微热消渴，是由于水蓄中焦，分化不利所致。水湿在里部停聚而不吸收，组织细胞缺水，通过条件反射，表现极度口渴，此时下丘脑支配的利尿中枢，高度抑制而不使小便外排，这就是五苓散证口渴而不欲饮的病理机制。必须在提高吸收功能的前提下，用茯苓、猪苓、泽泻三药合力外排，才能达到利小便的作用。五苓散功在建中燥湿，化气行水。

d. 桃花汤证：太阴病，兼见下利，便脓血者，病位重点在降结肠。本方作用在于制止分泌，是为久利，肠道滑脱而设，是温涩固脱之良剂。

5）枢阳病：《伤寒论》263 条：“少阳之为病，口苦、咽干、目眩也。”因少阳证属半表半里之实热病，其重心在心胸；又发热为少阳所必有，且多以往来寒热为特征，小便亦当黄赤；又据第 77 条“烦热胸中窒”等症，故提纲证修改为“枢阳之为病，胸满热烦，发热或往来寒热，小便黄赤。”治用黄芩汤加柴胡，更名为“黄芩柴胡汤。”

【目证举例】

a. 清法

白虎汤证：凡少阳病，证见脉浮而滑，口渴、自汗出者，是少阳之热本质的表现，以白虎汤清热降温。

竹叶石膏汤证：凡少阳病兼见伤津者或津亏有热者，如肺结核、支气管扩张反复咯血者等，宜用竹叶石膏汤清热滋阴。

栀子豉汤证：少阳病，凡有发热而烦、胸中窒、虚烦不得眠、反复颠倒、心中懊侬，皆可用栀子豉汤清火除烦。

黄连阿胶汤证：凡少阳病而见津亏液耗或热极生风之候，除“心中烦，不得卧”外，舌质必红绛、干燥少津、脉细数，宜用黄连阿胶汤清火救阴。《温病条辨》中的大小定风珠由此方启悟而成。

b. 引法

葛根芩连汤证：少阳病，脉浮是少阳之热倾向于太阳病，有出表之势，应抓住时机，因势利导，用葛根芩连汤引火出表。

大黄黄连泻心汤证：少阳病，若见心下痞，按之濡，其脉关上浮，是少阳之热倾向于阳明病，其热有走里之势，宜用大黄黄连泻心汤引火出里。本方之妙在于煎服法，大黄小量清热，大量泻下，而此方不取煎而用麻沸汤渍之，取其轻清扬上之意，以泻心消痞，不使大下。

麻黄杏仁甘草石膏汤证：少阳病，若无大热，兼见喘而汗出者，是少阳之热倾向于太阳病，有热欲走表之势，方用麻杏甘石汤引热出表。

调胃承气汤证：凡少阳病，而见心下痞，烦满发热、谵语者，是热欲走里之势，宜调胃承气汤引热出里，假借胃肠道，微和胃气，导热下出。

c. 转法

白虎加人参汤证：少阳病，出现大汗、大热、大烦、大渴、脉洪大五大症是热极转阴的先兆，尤其是"背微恶寒"一症更为重要，是提示心衰最早的证候。白虎加人参汤，借人参之功，扭转向阴变化的病势。

附子泻心汤证：少阳病，心下痞而见背恶寒者，是火极转阴的证候，宜附子泻心汤，借附子之力，温阳救逆扭转向阴转化的病势。

6）枢阴病：原第281条云："少阴之为病，脉微细，但欲寐也。"少阴证属半表半里虚寒证，据第77条"心动悸"补出其气虚见证；依第304条之"背恶寒"补出其阳虚之常见证；据临证所见，还当有"短气"。所以原纲领证修改为"枢阳之为病，心动悸，背恶寒，短气，或脉微细"。证以心阳虚衰为主，治当强心壮阳，方选附子汤增人参，名为"人参附子汤"。

【目证举例】

a. 真武汤证：凡少阴病，兼见小便不利者，用真武汤，温通心阳，逐水利湿。

b. 茯苓四逆汤证：凡少阴病，兼见手足逆冷，小便不利者，用茯苓四逆汤益阴固阳。

c. 四逆加人参汤证：凡少阴病，兼见心动悸和手足逆冷者，用四逆加人参汤回阳救逆，生津益血。

d. 炙甘草汤证：凡少阴病而兼见结代脉者，用炙甘草汤增加心力，协调传导系统，使心律趋向正常。

3. 三部和解

（1）表部部证的论治

主方：葛根汤。葛根30 g、桂枝10 g、麻黄10 g、白芍10 g、甘草10 g、生姜10 g、大枣10枚。

治则：和营解肌。

葛根汤中桂枝汤、麻黄汤的汤性俱在。葛根、麻黄以治太阳，桂枝汤以治厥阴，葛根汤是表部合治之方。在表部难以辨清太阳、厥阴病时，就用葛根汤治疗。如类风湿性关节炎，表现出头项强痛、发热畏寒、手足冷、关节痛，只能定位，难定病性。选用葛根汤治疗，就能收到较好的效果，这就是表部统一性治疗的例证。

（2）里部部证的论治

主方：生姜泻心汤。生姜15 g、干姜10 g、甘草10 g、黄芩15 g、黄连10 g、半夏15 g、党参15g、大枣10枚。

治则：和中消痞。

柯韵伯说："寒热并举，攻补兼施，以和胃气，此本方之主治也。"生姜泻心汤是治疗慢性胃肠炎的总方，效果很好。

（3）枢部部证的论治

主方：小柴胡汤。柴胡24 g、黄芩10 g、人参10 g、半夏15 g、生姜10 g、甘草10 g、大枣12枚。

治则:和解阴阳,调理枢机。

人体中,表在外和空气接触,实为表中之表。里在内和饮食物接触,为里中之表。枢部属表里二部之间,实系纯里,以气血的循行,沟通表里,濡养内外,贯通上下。枢部的变化,外对表、内对里都有影响,故枢部实为整体的中心部分,可以决定全身的变化。整体的协调实际上主要是枢部的协调。胸为至阳,接纳天阳之气,腹为至阴,受纳水谷之气,天阳之气与水谷之气并充气血,以维持人体的生存。胸为少阳之所,腹为太阴之地,二者的变化,是整体阴阳变化的主要因素,能影响到全身各个部位,选用小柴胡汤,不仅和调枢部,治中央以全四旁,更主要的是方中柴胡、黄芩以清疏少阳之实热,实有清泄三阳实热之功,人参、甘草、大枣、生姜、半夏温补太阴,更有温补三阴虚寒之效。所以《伤寒论》149 条涉及三部,头汗出是少阳证,微恶寒是太阳证,心下满是太阴证,手足冷是厥阴证,大便硬是阳明证,脉细是少阴证,六病的证候俱有,可见枢部影响及整体,故条文说:“必有表,复有里也……此为半在里半在外也”。在一身众证俱在时,仲景告诉我们,采用和法,抓住少阳与太阴以重点治疗,就能达到协调阴阳,和解整体的目的,以小柴胡汤为用,宣通上下,治疗内外,不愧为协调第一良方。

4. 三部六病系统辨证

三部作为机体三个子系统,是联结整体和局部的媒介,三部的病变既带有整体性又带有局部性,其中寒热是整体的,虚实则是局部的。六病是三部病证的高度概括。

在三部六病辨证体系中,依据寒热虚实四种不同属性,可归纳为 23 个基础证,它们分别是两个体证,三个部证,六病,十二单证。23 个基础证的相互复合又可推演出合病、并病(部证)、合证、兼证四种形式,实现了辨证的规范化和数列化($C_{12}^{1}+C_{12}^{2}+\cdots\cdots C_{12}^{11}+C_{12}^{12}=4095$)。

二、整体气血论

(一) 整体内涵——八要素

人是宇宙进化的产物,是地球上最高形式的生命体。构成它的两类物质,一是动态性的气血,周流不息,弥散周身,外动而内静,为用而中有体,达成了机体的整体性和统一性。一类是静态性的框架,结构恒定,功能专一,外静而内动,为体而中有用,形成了机体的局限性和特异性。这两类物质动静相依,体用互补,如河洛二象(波粒二象说),共同维系着人体的生命运动和生理功能。

人体横向划分为表、枢(半表半里)、里三部,纵向划分则成上、中、下三焦。三部的划分重在系统的功能性和独立性;三焦的划分突出了整体和系统的相互关联性。通过三部和三焦形成了机体纵横交错的立体网络。上焦包括颅腔和胸腔,颅腔为大脑中枢所在地,是气的升降出入的总枢纽,胸腔是心肺所在地,是呼吸和循环的总枢纽。中焦为膈以下,脐以上的腹腔部位,是肝胆脾胰胃肠所在地,主要完成消化吸收和气血调配功能。下焦是脐以下的盆腔,为泌尿系统的肾、膀胱,生殖系统的卵巢、子宫、睾丸以及消化系统的下段所在地。

1）气血的统一性;

2）生态的自组性;

3）层次的有序性；
4）结构的功能性；
5）动态的平衡性；
6）形神的一致性；
7）天人的合一性；
8）意志的主导性；

（二）辨证规范——四脉定证

气血在人体的正常循行，是保证生命活动的基础。思维功能是气血作用于脑的具体体现，“脑得血而能思”。如果机体经常受到过度的怒、喜、悲、惧的精神刺激，就会导致大脑皮层的思维机能和支配功能障碍，出现运动功能和内脏活动的不协调。由于颅腔、胸腔、腹腔是人体重要脏器所在地和气血调配的“集散地”，因而气血的运行障碍往往集中表现在这些地段，形成了临床上最常见的诸多“综合征”，根据大量的资料统计及临床体会，整体辨证可分为寒凝于下、血涌于上、气滞于中、血郁于胸四种形式。变见于寸口，则分别形成覆、溢、聚、纹四脉，此四脉既是整体辨证的诊断依据，也是评估整体病疗效的标准。

1. 整体病的诊断

古人在长期的医疗实践中发现，寸口脉可以反映全身的气血脏腑功能的生理病理状况，寸口脉搏是全身气血信息的窗口，是机体在寸口部的全息。《素问·五藏别论》说：“五藏六府之气味皆出于胃，变见于寸口”。《难经》也说：“寸口者，脉之大会……五脏六腑之所终始”。寸口脉是人体的微缩，好似平卧的人体。

头颅　颈　胸腔　膈　上腹　胁　脐腹　腰　小腹

上竟上	上附上	中附上	中附下	下竟下
大鱼际	寸部	关部	尺部	尺后

1）溢脉：脉过寸口直到腕横纹，遂上鱼际，轻可切之跳动，重可望见搏动，此为阳气亢盛之脉。《难经·三难》说：“遂上鱼为溢，为外关内格，此阴乘阳脉也”。

2）紊脉：脉律不齐，艰涩难行，大小不等、快慢不等、有力无力不等。紊脉多为血行不畅，心脏功能障碍的早期诊断。

3）聚脉：寸口脉关部独大，寸尺弱而不显，有甚者，关脉聚而如豆，如杏核、如蚯蚓盘行，高出皮肤，视而跳动。《素问·脉要精微论》说：“短则气病”。《脉说》云：“有过于悲哀之人，其脉多短者，于此可占气之病矣”。聚脉提示气郁的病理变化。

4）覆脉：也叫长弦脉，脉管弦而长，可超出尺部向后延续数寸。《难经·三难》说：“遂入尺为覆，为内关外格，此阳乘阴脉也”。凡奔豚疝气，寒实内结、痰浊积滞于下腹部多见此脉。

2. 整体病的辨证

寸口脉有寸关尺三部，《难经·十八难》说：“盖三部者，以寸关尺分上中下也”。又说：“上部法天，主胸以上至头之有疾也；中部法人，主鬲以下至脐之有疾也；下部法地，主脐以下至足之有疾也”。

1）溢脉证-亢奋型：主证：易怒、失眠、多梦，记忆力减退、头昏脑涨、目花耳鸣等。经过几十年上万例的病例观察，提示患者性格刚强、脾气急躁、长期处于交感神经的兴奋，血管收缩，久而久之，在寸口脉上，使脉管向上移位，突破腕横纹以上，甚至达到掌侧拇指大鱼际。

2）聚脉证-抑郁型：主证：多疑善叹息，胸胁苦满，心下痞硬等。经过临床观察统计发现，凡有聚脉者，性格内向，性情压抑，沉默寡言，至少在三年以上为一件事反复考虑，不能言之于口，不愿告之于人，反反复复，百思不得其解，长此以往则引起交感神经功能抑制、迷走神经功能占优势，呈现一种抑制性证候。反映在脉象上，由于迷走神经兴奋，引起血管的收缩是纵行的收缩，使脉管增粗，形成横行扩张，在关部聚而增大，甚者关部如豆状。

3）紊脉证-多变型：主证：心烦、心慌、胸闷、气短、头晕、眼黑、腰膝酸软、疲乏无力、下肢浮肿、手足夏热冬冷等。紊脉的出现经过长期的临床观察，多为患者在主观上长期采取自我克制，忍让的态度，导致大脑皮层功能紊乱，扰乱心脏的传导系统，使心肌收缩力和传导速度均受到干扰，失去正常的功能，使寸口脉的脉象出现节律不齐，快慢不等，有力无力不等。

4）覆脉证-黏滞型：主证：腹满肠鸣、腹泄腹痛、食欲不振、消化不良、皮肤萎黄、性功能障碍、白带清稀等。此类患者多为个性固执、迷走神经兴奋，或者平素嗜食生冷、油腻，致使大量寒湿性黏液积于肠内，尤以结肠袋的皱褶处为甚。由于升结肠的蠕动，是由下而上，在地心引力的作用下，黏液得不到顺利排空而积聚升结肠内，形成“痰饮证”，时常腹中雷鸣，辘辘有声。黏液贮留被吸收入血，顺血循环而逐渐沉积于管壁上，年复一年，而使血管壁变厚，变硬，而呈现长而弦的弦细脉，覆于尺后。黏液贮留于肠道则可影响结肠、直肠，形成慢性肠炎；凝滞于下焦可引起前列腺炎、盆腔炎等。

（三）治疗原则——协调疗法

机体的整体性表现在气血上，通过气血的循行，达成机体的统一。人体疾病的斗争过程中如出现对抗性的矛盾，须采用对抗的方法，“寒则热之，热则寒之，虚则补之，实则泄之”。如白虎汤证的大热，四逆汤证之大寒等。这种“有余泄之，不足补之”的方法是纠偏疗法之宗旨。

人体整体疾病矛盾双方的斗争结果，往往形成非抗性的矛盾，虚实并见，寒热错杂，对立双方共存于一个统一体中的情况临床较多见。它体现了疾病矛盾双方在中间阶段上的融合或过渡。针对这种寒热虚实分辨不清的情况，应采用协调疗法以发挥机体的自然疗能来进行双向调控。

1. 协调疗法的理论依据

《伤寒论》148条“伤寒五六日，头汗出，手足冷，心下满，口不欲食，大便硬，脉细者，此为阳微结，必有表，复有里也，脉沉亦在里也。汗出为阳微结。假令纯阴结，不得复有外证，悉入在里，此为半在里半在外也，脉虽沉紧，不得为少阴病，所以然者，阴不得有汗，今头汗出，故知非少阴也。可与小柴胡汤，设不了了者，得屎而解”。从证候看，“头汗出”属少阳，“微恶寒”属太阳，“手足冷”属厥阴，“心下满”属太阴，“大便硬”属阳明，“脉细”属少阴，六病俱全。然而此证既非表证，也非里证而为半表半里证，既非阳证，也非阴证，而为寒热错杂证，给临床辨证带来极大困难。张仲景独具匠心，创立小柴胡汤和解表里阴阳，通调三焦气机，从而达到“上焦得通，津液得下，胃气因和，身濈然汗出而解”或“得屎而解”的奇特效果。

2. 协调疗法的组方原理

机体内，胸为至阳，接纳天阳之气，主“上焦开发，宣五谷味，熏肤充身泽毛，若雾露之溉。”腹为至阴，受纳水谷之气，主“泌糟粕，蒸津液，化其精微，上注于肺脉，乃化而为血，以奉生身”。它们是新陈代谢两大物质（氧和饮食物）摄取和转化利用的场所。同时胸腹为五脏六腑寄居之地，借三焦气化来相互沟通，完成整体的协调统一，小柴胡汤中柴胡、黄芩开发太少二阳，半夏、生姜、人参、大枣温补太少二阴，甘草调和诸药，七药伍用，可使三焦得通，气机得畅，营卫得调，阴阳得和，从而达到整体协调。

通过大量临床实践体会到，小柴胡汤以苏子代半夏，苏子降而下气，利膈宽肠，以除半夏之燥弊。在非呕非恶疾病中，以川椒代生姜，川椒除湿散寒，解郁温中，热而不伤津液，并有解痉缓急止痛之用。这样既不失原方剂的组方精神和临床疗效，又使得方剂更加平和。小柴胡汤既已更药，故改称为“协调基方”。

柴胡 15g、黄芩 15g、党参 30g、苏子 30g、川椒 10g、甘草 10g、大枣 10 枚。

方中柴胡主升，苏子主降，黄芩主清，川椒主温，柴胡主疏泄，党参、甘草、大枣主补益。七药相互制约，协调共济，共同组成和解大法。

3. 协调疗法作用机制

协调疗法模拟饮食物进入人体后的消化、吸收、利用的过程，通过人体自身的自然疗能的恢复，来达到机体内部调控机制发挥作用。

人类不断地对自己的食物进行筛选，最后从数以万计的动植物中保留下诸如小米、大米、白面、玉米等数种主食，完全满足了人类自身的需求。协调方剂的选择也要具备诸如大米、小米、白面等能够适应病理的各种需要。中医两千多年的临床实践，逐步掌握了各种病理下的有效药物。寒、热，补、泄，升、降，收、散四个本质八个方面构成了中药的基本属性，通过选择，只有小柴胡汤在配伍上具备了这个条件，在整体上达到了“和调五脏，洒陈六腑”的功能，如《伤寒论》第 230 条所说：“上焦得通，津液得下，胃气因和，身濈然汗出而解”。

4. 协调疗法的临床使用

在临床上，整体气机不调，表里阴阳不和，并非像 148 条那样各证俱显，往往只有一证或数证。针对这种寒热虚实分辨不清，表里定位不明的情况，即凡人体疾病矛盾双方，呈现非对抗性的矛盾，不出现大热、大寒、大虚、大实的四大证，都可采用小柴胡汤协调调整体，以发挥机体的自然疗能进行双向调控，从而达到宣通表里，疏调三焦，充津液而使五脏戴泽，和气血而使生机衡常。

5. 协调疗法的特点和优越性

历代医家对小柴胡汤推崇备至，素有“有诊断之误，无治疗之错”的美称。现代理药研究表明，小柴胡汤重在协调机体自身调节功能，如神经系统、内分泌系统、免疫系统等，是一首严谨的中介缓冲剂。它具有治疗面广、双向调控、安全性高、利于久服之特点。解决了医患不能分离的难题,医药分家、制剂落后的难题,中医治病定证、定方、定疗程的难题,多种病证缠身顾此失彼的难题。

6. 四脉定证,以方定名

1)调神平亢汤:协调基方加石膏 30 g、牡蛎 30 g、桂枝 10 g、大黄 10 g、车前子 30 g。

本方是调整大脑皮层功能紊乱的代表方剂,主治溢脉证。它是根据《伤寒论》107 条柴胡加龙骨牡蛎汤化裁而来,全方寒热并用、升降并举、收散兼施、补泻共济,四方同调、八面共治,相反相成。

2)调心宽胸汤:协调基方加百合 30 g、乌药 10 g、丹参 30 g、郁金 15 g、瓜蒌 30 g、五味子 1 5 g、牡蛎 30 g。

本方强心以建脑、宽胸以宣肺、疏肝以建中、安神而止悸,是治疗紊脉证的代表方剂。

3)调胃舒郁汤:协调基方加陈皮 30 g、白芍 30 g、大黄 10 g。

本方重点在平复自主神经功能紊乱,解除平滑肌痉挛,帮助消化,加强胃肠蠕动,推陈出新,是治疗聚脉证的代表方剂。

4)调肠解凝汤:协调基方加陈皮 30g、白芍 30g、川楝子 15g、小茴香 10g、大黄 10g。

本方在调胃舒郁汤的基础上,加川楝子、小茴香而成,温中散寒、荡涤肠胃,使积聚之黏液可除,是治疗覆脉证的代表方剂。

三、局部结构观

“三部六病”学说运用辩证唯物主义取代了古代朴素的辩证唯物论,既有继承,又有发展,突破了传统观念,完善了中医理论体系。

在整体病证的辨证论治方面,中医占优势;但在顽固恒定的局部病证方面,缺乏系统的理论认识,应当采用西医辨病与中医辨证相结合的方法加以充实、提高。

机体凡是具有独立结构和特殊功能的部分(组织器官)称为局部。局部病多为结构性病变,具有顽固性。局部组织结构的病理改变必须依据现代临床各科的具体诊断方法和特殊设备进行诊断,排除整体因素影响后依器定病。如白内障、痔核等等。局部出现局限性病变,只需在局部使用各种疗法,就能达到治愈的目的,如对外伤、化脓清创伤口,使用膏药外敷,洗剂外洗以及针灸、拔火罐、按摩、切割等,传统医学在这方面的内容丰富多彩。目前现代医学中的外科手术学就集中地体现了局部病局部治疗的方法。

局部在结构上发生病变,往往除局部功能的改变外,有时在病理上与整体相互影响。因而局部病辨证除了采用现代诊断手段从形态学入手外,还需要结合整体表现,采用局部病局部整体双关辨证。治疗上“协调整体,突出局部”。因此,“定证、定方、定疗程”就是针对这一特性提出来的。病不变,方不变,一方到底。只有整体协调,才有局部改善,非到疾病完结之日,疾病的性质是不会改变的,体现了治疗上相对恒定性。

局部组织结构发生病变,虚损则功能衰退、组织萎缩,充盈则功能亢进、组织肿胀增生。刘老临证所应用的攻坚汤、复健丸、除风利湿汤、解肌汤、决渎汤、排石汤等属于局部对症治疗的方剂,由于局部对症治疗涉及的范围很广,现仅举例说明。

（1）攻坚汤：王不留30g、夏枯草30g、苏子30g、牡蛎30g。主治：一切肿瘤、囊肿等肿块增生。

（2）鸡甲散：鸡内金30g、炮甲珠30g、鳖甲30g。主治：肝硬化、肿瘤、增生。

（3）团鱼丸：团鱼2000g、蛤蚧一对、东参60g、鸡内金120g。主治：一切局部组织萎缩、脏器虚损。

（4）复健散：黄芪60g、东参60g、鸡内金120g、丹参60g、郁金30g、神曲60g、当归60g。主治：溃疡不愈、组织虚损。

（5）除风利湿汤：浮萍30g、苍耳子30g、苦参30g、土茯苓30g。主治：湿疹、荨麻疹等各种皮肤病。

（6）解肌汤：葛根30g、党参30g、黄芪30g、丹参30g、郁金15g、银花30g、丝瓜络15g、车前子30g。主治：风湿性心肌病、结节性红斑、末梢神经炎、皮肌炎等肌结缔组织病变。

（7）决渎汤：黄芪30g、郁金15g、银花30g、丝瓜络15g、车前子30g、白茅根60g。主治：一切水肿、小便不利、急慢性肾炎、泌尿系统感染等。

（8）排石汤：金钱草120g、海金沙30g、郁金15g、车前子30g、王不留30g、元明粉10g、鸡内金20g。主治：胆道结石、肾结石等。

（9）利肠汤：白芍30g、甘草30g、威灵仙10g、芦荟5g。主治：习惯性便秘。

（10）清喉汤：葛根30g、薄荷10g、银花30g、连翘15g、桔梗15g、元参30g、郁金15g、芦根15g、甘草10g。主治：急慢性喉炎、白喉初期、扁桃体炎。

（11）三核二香汤：川楝子30g、橘核30g、荔枝核30g、小茴香30g、木香15g、大黄10g。主治：腹满寒疝。

（12）溃疡汤：川楝子30g、五灵脂15g、败酱草20g、枳实15g、白芍30g、大黄10g。主治：胃溃疡、十二指肠球部溃疡、结肠溃疡、应急性溃疡。

（马文辉整理）

附录三 文献资料

关于三部六病事业发展中有关我个人若干问题的态度

三部六病事业历经了长时期的艰苦奋斗，已经获得社会的支持和关注，开办了若干门诊，创立了北京军区中医三部六病研治所、山西三部六病中医研究所和海南中医三部六病研究所，研制成功了电子计算机三部六病治疗软件系统以及全自动脉象仪等，同时也说明了一个事业的发展是要靠很多同仁的共同努力的，那一个人无论本事大小都是不可能完成的，当然我也不否认在事业发展的某一阶段，或某一个环节，或某一个项目方面某些个人发挥的特定或特殊的作用，对于他们的贡献也必将载入三部六病发展的史册，我个人也十分感谢他们。

我们的事业尽管已经取得了可喜的成果，并将会一天天地发展下去，但是也要看到她的艰难，犹如万里长征，我们所迈出的还仅仅是第一步。以后的道路更长，也更宽广。任何事务，越向高层次发展，其难度越大，矛盾暴露的面越多，需要的人才、钱财、物力也越广泛。这种必然的趋势，将迫使人们携起手来，通力合作，甚至要做出局部名利的自我牺牲。如果缺乏这些思想准备，可能会为某些事争论不休，闹出意见，以至导致友谊的破裂，事业的分道扬镳，其结果必然会阻碍三部六病事业的发展，造成不必要的损失。不过古往今来，凡是正确的东西都是具有强大生命力的，任何阻碍可以影响她发展的进程，但绝不可能阻止或扼杀她的发展，所以我坚信三部六病事业是永恒的，向上的，不断丰富、创新和发展的。

为了加快我们前进的步伐，我想就我个人在三部六病发展中的地位、作用以及有关的若干问题表示我的态度如下：

一、关于知识产权问题

“三部六病学说”是我六十多年来，研读古今中外有关著作，进行医学临床实践，逐步形成并创立的一套中医理法方药体系，其知识产权自然属于我个人，也孕育了我的学生及同仁，归三部六病事业者所共享。任何个人都不得在三部六病知识产权上进行争夺、霸占、继承和分属。我将无私地把我的三部六病学说贡献于祖国、贡献于人类，以使我的学生、同道和后人可以无偿地从事该学说的临床实践、科学研究、仪器制造以及药剂改革等，充分调动各方面人才的积极性、发挥其主动性，以更好地为社会服务，为人类服务。同时，也坚决反对任何人以任何借口，用任何手段出卖我的三部六病（以及由此衍生的）学说的知识产权。

二、关于三部六病成书问题

我的“三部六病学说”已经有了郭维峰、宿明良、刘惠生三个稿本,还有胡连玺和刘惠生整理的病案集,徐黎明等研制的软件系统和脉诊仪等,其杂志报道的论文则更多。这些资料都从整体或某个方面披露了我的学术思想,但也有错漏或不妥之处。当前随着事业的发展,又鉴于我年事已高,我的学生们都多次恳求我在生存之年能有一个反映我晚年医学思想和医疗技术的“准确本子”。对于这个问题,我过去一直是抱着“盖棺定论”,“让后人去评说”以及“述而不作”的思想,现在我经过反复考虑,服从大家的意见,可以做成书的工作。我的学说涉及的范围较大,争论的问题不少,这就需要成立一个班子,以我的学术观点和医疗经验为主线,广泛吸取学生们的研究成果,进行研讨、整理、成书。万事都得有个头,没有牵头单位,没有牵头人,事则难成。我将此事委托给北京军区中医三部六病研治所主办,可由徐黎明牵头。并委托郭维峰、宿明良、马文辉、刘惠生执笔,由宿明良、马文辉总编。此事不只是写一本书,而是要反映一部能为人通晓,又有疗病技巧的学术思想新论,单凭哪一个人都是难于胜任的。我的学术思想整理仍然坚持我一贯主张的“学术无古今,无中外,无尔我,以是者为是,非者为非,永远以先进代替落后”的原则,但不能篡改我的主导思想,做到“书如其人”是我的意图。

三、关于缓建机构问题

成立地区性或全国性三部六病研究机构的问题,我一贯持积极支持的态度:征求我意见者我支持;不征求我意见者我也从不干涉,只要有利于三部六病事业的发展。现在征求我意见要成立“三部六病中医药研究院”或“研究中心”,这是向高层次发展的设想,我很高兴,无论它挂钩在哪一家大款家企事业单位,只要有利于我们事业的发展,我都同意。至于让我挂名的问题,我本是不愿意有头衔的,可我的头衔在我们事业发展的初期是有用的,所以我曾同意为“北京军区中医三部六病研治所”名誉所长,军队办事认真,是北京军区备了案的。后来又在海南中医三部六病研究所被聘为顾问,顾问不算什么,可总还是有利于那里工作的开展嘛!以上二职开了先例,所以未来的研究机构,已拟请我出任名誉头衔,若办成功,我也愿意应请出任,和大家一道于我们的事业。

四、关于在海南建点问题

我的去向问题,从家里到学术界都是忧心忡忡,替我考虑很多,还为我应不应该去海南实行了家庭和学术两方面的裁决,大家关心我的身体,都是不同意我回海南了,可又照顾到我的意见,还是留了一条我“自定”回海南的路。我还是要回海南的,至于什么时间去,什么时间回,都在情况变化中考虑。我觉得那里的气候环境适宜我晚年的生活,有利于长寿保命,多干几年三部六病的事业。通什的条件更好,我是很向往的,我曾经想请几个学生陪我到那里去办学术,都不表态,看来是热家难舍,此土难离啊!如果有人在那里办事业,我一定会高兴的,那样就可以把我的养生和学术统一起来了。不过那是一个大工程,没有大肚量的人不易办成功的。

五、关于团结协作问题

我们的学术有早学的，有晚学的，造诣各有深浅；我们的诊点有早建立的，有晚建立的，效益各有千秋；我们的同仁有偏于理论的，有偏于实践的，贡献各有长短；我们的同事有比较稳重的，有比较急躁的，性格各有不同。这就需要相互学习，相互谅解，相互支持，相互协作，相互助长，万万不能以人之短比己之长，更不能对人之难幸灾乐祸，要团结共进。事业进展了是大家的功劳，事业受挫了，应大家负责，不可揽功推错，怨天尤人，自己消耗内部力量。我们的力量无论从人才上，经济上都是十分薄弱的，只有加强团结合作，互利共进，才能加大合力的作用，反之，必将导致不良的后果。这是我最关注的一大忧虑，并希望携手共进，联合攻关，使我们的事业有一个整体的较快速度的发展。

六、关于事业道德问题

科学是实实在在的，来不得半点虚假，医学是造福人类的，必须坚持实事求是。任何一个机构，任何一个人，都不能采取不当的手段漫天要价，或以假当真，以劣充优，以恶掩善，破坏三部六病事业的声誉；若有此类，应当得到制裁。这一监督措施，有赖于三部六病整个学术界的法规的建立。现在尽管时机可能不成熟，我还是希望大家有机会召集起来议一议，逐步订出一套公约或措施来，大家认可的大家就要自觉执行，使我们的三部六病事业能沿着健康的道路成长发展。

注：此材料主要内容都是刘老所嘱，由于他急于去海南，没有来得及斟酌和签署。这是我应嘱起草的原件，以上问题对于三部六病事业的发展至关重要，仍待解决。此稿仅供参考。

（郭维峰执笔　1994 年 12 月 15 日）

怀念刘绍武老师

全国名老中医刘绍武先生辞世已经 5 月，然先生之音容宛在，精神长存。其不遗余力致力于中医事业之精神，仍在不断激励侪辈努力奋进。

先师早岁学医，于 1930 年在长治市创设友仁医院，并附设友仁医社，广纳中西医师为其社员。每周组织 1 次专题讨论。如是 3 年，学乃大进，名亦大噪，以致危重证之病家必求先师一诊以决生死，方得无憾。抗日战争时期，师先后移壶于西安、天水等地。在天水期间，应诸多学子之要求，诊余之暇，为之讲授《伤寒论》。在师之主持下，众学子将讲授内容编为《仲景学术观》、《仲景证治观》、《仲景药能观》三书。适逢抗战胜利，先师急于返里，未及付梓而稿已散失，实在可惜。

先师之医德高尚，确为侪辈之典范。其诊病无论贫富，普同一等。师之自奉，至为简约，无烟酒之嗜好，布衣素食而已。而遇贫困无力购药者多全力周济，实可谓"普救含灵之苦"。1946 年，先师在我市济华药庄坐诊，由于疗效卓著，求诊者甚多。计其所得，除资助贫困者外所剩甚微。药庄经理谓师曰："先生如此理财，入一出一，如遇急须奈何？请容我为先生管理三日,以备急用。”师颔之。遂以三日之诊金购得蜂蜜两瓮。三月后师返里时,仅以此蜂蜜所折作为盘缠。

先师之诊病多奇验。昔在西安时,某商号副理陪经理求师诊治,诊毕,副理亦求一诊其脉。诊得细而空虚,时隐时现,重按豁然。询其有何苦,对曰一无所苦。其脉即世俗有谓鬼脉者,《难经》曰:“脉病人不病,号为行尸,此之谓也。”遂曰:“汝先归店,我与你经理尚有他事。”谓经理曰:“其病颇危,宜速归。”经理归后谓副理哄言曰:“适得尔家中口信,令汝急归。”遂赍资遣返,未及家而死于途。又,1960年时,师参与西山某病之中西医联合抢救。诊疗之余,延师至病房一诊二位危重病人。诊毕谓院方曰:“甲某之病危在旦夕,乙某之病一时尚无危险。”甲某果夜半卒。诸医问所以然之故。师曰:“《伤寒论》曰,按寸不及尺,握手不及足,……夫欲视死别生,实为难矣。今甲某之脉,趺阳、太溪皆不可得,此为胃气、肾气已绝,故断其只在朝夕之间。而乙某之脉虽弱。而趺阳与寸口相应,故断其当下无碍。”又,农民武某,患周身起硬核数十枚,经某研究所查为绦虫包囊,归来太原求师诊治,除脉弦外他无所苦。师遂嘱余疏攻坚汤,另以雷丸15g为末,分3次用药液送服。4剂而硬核全消。

师之治学,法度谨严。尝谓:“文以载医,虽一字之误,动辄关乎死生,不可不慎。”如《伤寒论》猪肤汤证:“少阴病,下利,咽痛,胸满,心烦,猪肤汤主之。”虽解其为阴虚有热,而用阴柔滋腻之猪肤施于下利,恐终非所宜。而千八百年之文献能无鲁鱼亥豕之误,考虑“下”字为“不”字之讹,若径改为“不”字,则全证可通,用亦不爽。

师之治学,不拘一格。有关医籍,无不涉猎,无中西门户之见。虽边缘之学,如全息论、自动控制论等亦多详参。尝谓:“学术问题,当无古今,无中外,无尔我,应以是者为是,非者为非,永远以先进代替落后。”至九旬高龄,仍奋学不已。故其说能日新月异,层出不穷。曾有诗一首。以勉门下。其诗为:“一汪大海渺无涯,敢驾轻舟探由来,乘风破浪飞也去,方知彼岸有亭台。”

师之于古医籍,最推崇者首推仲景之《伤寒论》,认为辨证之精为诸法之冠,组方之妙为医方之首,故穷毕生精力以研习之。然今所见之《伤寒论》,已非仲景原貌,经孙真人之搜集,宋儒之校雠,方得流传至今。然遗漏、错简、缺失、后师增入等失误常有,使学习不便,运用困难。爰对于《伤寒论》之整理,仅注释不足已其事,正如先贤所说:如拆旧房,营新屋,非有大匠之才不可。绍师即独具匠心,而竟此事。至20世纪70年代,规模粗备,为区别于原书,而名曰“三部六病”,1979年,郭维峰兄与我整理之初稿,由太原市中医研究所内部刊行。2004年,由刘惠生先生重编之《三部六病精义》正式出版。此说以表、里、半表半里三部论病位,以阴阳论病性,每一部中均有一阴一阳相对立之二病,遂成六病。即表部有太阳病与厥阴病;里部有阳明病与太阴病;半表半里部有少阳病与少阴病。完全符合把阴阳的对立统一法则。诊断一确立,冶法亦相应确立。如治疗三阳病:太阳病用辛凉解表法,阳明病用攻下法,少阳病用清热法。至于合病、兼证之证治皆各井然。六病辨证法既用于外感热病,亦可用于杂病。然杂病之损害,每为集寒热于一身,合虚实于一体,用六病法辨析又多感不便,师遂又倡“协调疗法”。所谓协调疗法,即使失衡之阴阳归于协调,以恢复体工之自然疗能,再合入局部之治疗,从而使病得愈。师常谓:“若无全身之协调,则难获局部之改善。”自拟调心、调肺等协调诸方,施之临证,每获良效。

师之课徒,不知疲倦,学而有成者甚多,遍及江河南北,已成当代名宿。余从师最久,然性驽钝,所获未及师之十一。即此余绪,亦常得起沉疴,愈顽疾。然未能使师学广大,心常惴惴。师今去矣,难得再聆教诲,早夜以思,怀念尤切,遂于春节前学填《满江红》词一首以志之,并与诸同门及后学共勉。

满 江 红

述三部六病怀念刘绍武老师

病六部三[1],出仲景伤寒宏集。其理法,幽微精妙,后学圭臬。前承周秦诸贤圣,后启唐宋众明哲。勿缠绵不经注疏言,成空说[2]。

建安著,已早佚。治平校,有遗失。按实践为准,擘磨研索。表里可分邪深浅,阴阳能别证寒热[3]。赖绍师重整纲和目[4],功无极。

注:

[1] 病有六而部有三,即三部六病,因平仄所需而颠倒用之。

[2] 章炳麟曰:或假借运气,或附会岁露,以实效之书变为玄谈。

[3] 阳证为热,阴证为寒,为人所共识。然太阳病只麻桂二证,显系寒证,与大法相悖,师为之正之。

[4] 原提纲证有不能系目者,如厥阴病即是;又有目与纲不符者,如少阴篇三急下证即是。师皆为重整。

(胡连玺文,原载《山西中医》2005 年 8 月第 21 卷第 4 期 46-47)

悼念恩师刘绍武

2004 年 12 月 2 日,我的恩师刘绍武先生以 98 岁高龄于海口谢世,噩耗传来,心中甚感悲痛。月余来,恩师之慈容每现于梦中,恩师之声音常萦绕于耳际,遥忆恩师之谆谆教诲,如在昨日。感念交集,潸然下笔。

刘绍武先生系山西省襄垣县人,他是我国首批师承教育 500 名指导老师之一。然而谁能想到,这样一位蜚声全国的名医竟是全凭自己的苦学钻研而成才的! 先生幼年仅读过高小,从 17 岁开始学医,以书为师,七年后,他便在长治组建了友仁医院和友仁医社,名扬晋东南,求诊者络绎不绝。

先生谙熟《内经》、《难经》,精通《伤寒》、《金匮》,对《伤寒杂病论》诸条文熟背如流,见解独到。经过数十年的潜心研究,根据六经辨证方法,将部证、病证、汤证等进行归类,通过反复临床实践,创立了"三部六病"学说,及相关理、法、方、药治疗体系,著有《三部六病精义》一书。三部六病学说乃学识、技术并茂之学说,是中西医理论与技术相结合之新型学说。这是先生突破传统文献,做到古为今用的创新之学,已为越来越多的医界同仁所服膺。

先生临床,重证据,抓主证。他无证不信,无由不舍,谨遵定证、定方、定疗程"三定"原则。定证者,首要认证准确,然后据证定方、守方,证不变则方亦不变,非有胆有识孰能如此?定疗程者,乃据病证之轻重,以决定疗程之短长,来减轻患者之忧,坚定服药之信心。

"上鱼际脉主肝阳上亢,聚关脉主肝气郁结,弦长脉示肠道疾患,涩脉示心脏功能低下"系先生七十余载以脉测证、平脉论治之经验结晶,先生还依此创立了相应施治方剂,很易于学习,便于掌握。

涩脉一脉,《濒湖脉学》有言:"细而迟,往来难,短且散,或止复来,或三五不调,如轻刀刮竹”,“如雨沾沙,如病蚕食叶”……此等形容之句,学者很难领悟把握。对此,刘老释之曰:“涩脉者,大小不等,快慢不等,有力无力不等。”他以此“三不等”教人,则容易领会多了,并能以此执简驭繁,出奇制胜于临床。

先生不仅博通中医典籍,而且于西医书籍亦广为涉猎,有相当的造诣。在中西医学术上,先生最不存门户之见。他常说:“学术无古今、无中外、无尔我,以是者为是,非者为非,永远以先进代替落后。”这是先生的学术观,这是先生博采众长、兼容并蓄、常新常进的治学态度。惟其如此,才有他那三部六病学说的创立。先生天资聪颖、兴趣广泛,记忆力又特别好,他不独深研医籍,且旁及经学周易、诸子百家、文史艺术诸书,甚至一些宗教典籍亦无不观览。这也许就是造就他那能够博采众长的渊源吧。

先生以治病救人为己任,手到病除,活人无算,感恩戴德者遍于三晋,但他从不骄人,更不把高超的医术作为获利的工具。凡感恩赠礼者,一概谢绝,此一规矩,终生不破。他淡泊名利,贱视金钱,以医德为生命。生前常以大医孙思邈“医人不得恃己所长,专心经略财物,但作救苦之心,于冥运道中,自感多福者耳”之语自警,且以此语育人。其医德之高尚,令人无不敬佩。先生生活简朴,终生布衣蔬食,从不追求物质享受,亦无烟酒嗜好。他的室内陈设简陋,除书籍外无任何装饰之物或高档家具。自患高血压后,戒绝肉食钠盐,几十年淡食如一日,于此亦可见其超人的毅力,此也是先生高寿之秘诀。

1976 年,我在太原市中医研究所进修,这一年也正是我亲受先生教诲之年。其时,适值先生病休在家,我与郭维峰等同志不时登门求教。他为我们传授自己学伤寒、用伤寒之经验,讲述其三部六病学说。由于他有精深的理论,又有丰富的临床经验,所以讲述任何一个问题,皆有理有据,引经据典,口若悬河,生动诙谐。先生又善于比喻,聆听其课,如灌醍醐。自太原进修之后,我与先生便结下了不解的师生之谊,每逢到省城,必拜谒恩师,求教释疑。至于我与先生之间书信往来,更属不鲜,先生谆谆教诲后生之意溢于字里行间。某次,在先生赐我的书中写道:“《伤寒杂病论》是中医的一本核心著作,你要立志钻研此书,我每逢言念及你,心中就有说不出来的欣慰,像我这七十岁的人,在晋北看见了你这青年新生的力量,怎能抑住这种内心欢畅呢?祝你继续攻读,在中医的征途中放出曙光。”我闻此言,不禁汗颜。这不过是先生对我们的鼓励罢了。扪心自问,自己虽在伤寒园地耕耘三十余载,然未能给医林增添绿意,我只有以恩师的话鞭策自己,悼念这位德高望重的医林国手了!

(闫云科文,原载于 2005 年 1 月 14 日《中国中医药报》)

怀念恩师刘绍武先生

惊闻我的老师刘绍武先生于 2004 年 12 月 2 日在海口谢世,我心中十分悲痛。当我上《三部六病》网站重新浏览先生的生平时,我泪流不止,许多往事历历在目。

我是 1983 年认识刘绍武先生的。那时,我正在校《探春学报》编辑部工作。有一天,我们到太原市中医研究所见习,我就把随身带的一张《探春学报》给了先生。先生一开始以为是学校办的报纸,当他仔细看过后,知道是学生自己办的报纸后,马上喜上眉梢,高兴地拍着我的肩膀说:“不简单,不简单啊!”。后来我才知道,先生当年在长治创办“友仁医社”,就是取“君子以文会友，以友达仁”之义，怪不得先生这样欣喜呢？

过了几天，先生托人转告我，约我去他家谈谈，他家住在新泽公寓。我不禁感到有点受宠若惊。他是名扬三晋的名中医，我这个初学中医的小学生，能同他谈点什么呢？为了避免拘束，我手中拿了一本W·坎农著的稳态学的著作《躯体的智慧》，为这本译著作序的是陈步教授，题目是“稳态与中医学”，或许我们能谈点这方面的话题。

先生把我迎进客厅，让我坐下，客厅很大，两面全是书柜，收藏有古今中外的大量医学书籍。中间挂着个条幅“医理通哲理”。先生亲自给我倒水沏茶，又端过桌上的一大盘水果给我吃。看到先生对我这样的无名小辈这样热情，我的拘束感消失了。我把陈步教授写的“稳态与中医学”拿给他看，先生粗略看了一下以后，给我讲了许多稳态学的知识，这使我大吃一惊，没想到先生对稳态学竟是这样的熟悉。从稳态学谈到中医，从中医又谈到“三部六病”……我们畅谈了三个多小时。以后，我几乎每个星期天都到先生家，我把学习中的有关问题写在一张纸上，逐个向先生提问。先生总是不厌其烦地一一详细回答。

有一次，先生病了，我到家中去看他。先生躺在床上，一见我来了，忘记了自己是在病中，拿起身边的一本杂志说：“你看，日本人扬言要在几年内超过中国，以后要让中国人到日本去学中医，我们要快马加鞭呀！”接着，先生从理论现代化，诊断技术现代化，剂型现代化三方面给我讲了发展中医的几个重要思路，足足讲了一个多小时，直讲得口干舌燥，一阵咳嗽。我赶紧倒了些水，给先生端过来……

先生酷爱中医事业，这种感情是从实践中来的。先生早年事医，住在长治南门外经坊煤矿，周围四十里无医生。时值瘟疫流行，求医者络绎不绝。先生运用《伤寒论》方，登门医治，昼夜不息。治愈了许多危、急、重症。这使先生认识到了中医的价值。也使先生深深地爱上了《伤寒论》。

先生运用《伤寒论》方治疗杂病，善用合方，这是受《皇汉医学》的启发。新中国成立后，随着心脑血管疾病、糖尿病、癌症等慢性病、局部病的增多，先生引申和发展了《伤寒论》中的和法，独创协调疗法。一方之中寒热并用、补泻并施、升降并举、收散同进、动静结合、阴阳两调，充分发挥和调动机体的自身康复功能。其组方之妙，运用之广，疗效之佳，堪称一绝。有一次，先生运用协调疗法给一干部治十二指肠溃疡时，结果右肘上的一个鸡蛋大的肿物也随之消失了，连先生自己也感到神奇。

许多人不理解先生经常让病人服100多服药，并且很多情况下是一方到底。岂不知，将灵活易变的整体证与顽固恒定的局部证区分开来，是先生的一个重大发现。局部病证有其稳定性，所以治疗时要有肯定性，要有方有守。所以先生又提出定证、定方、定疗程的三定原则。非有胆识者，谁能如此？

先生特别注重中医经典理论的学习，他认为中医经典是中国的“经”，是民族的“典”。

先生谙熟《内经》、《难经》，精通《伤寒》、《金匮》。每年都要把《伤寒论》从头至尾背诵两遍。我在学校《探春学报》工作时，曾组织学生听先生讲授《伤寒论》。先生在讲授过程中，从不拿讲稿，每一条文都能倒背如流。并且能结合临床，使二者相互补充。

对有人认为中医经典已经过时，应扔到故纸堆的说法，先生明确指出：“学说无古今，无中外，无尔我，当以是者为是，非者为非，以先进代替落后。”对于祖国医学遗产中先进的东西，必须完全接受，对于西医科学的东西，也必须完全吸收，中西医学中的某些已经被证明了的不科学的东西，则必须完全摈弃，中医中某些至今仍然没有搞清的东西，则应当认真研究，决不能轻易肯定或否定。

除了看病以外，先生几乎是手不释卷，每当临床遇到难题，先生总是涉猎群书，务求博通。他学习的兴趣很广，肯于向古人学习，向洋人学习，向今人学习。中医、西医、哲学、生物学、系统论……无所不好。正因为他有这样深厚的基础和知识，所以先生能在学术上独树大旗，巍然屹立，又能吐故纳新，跃马长驱。

先生最善于发现人才，他就像一团火，走到哪里就能把哪里青年中医的心点燃起来，一起为祖国的中医事业而奋斗。他一旦发现了一个热爱中医的人才，就好像一个有眼力的宝石匠，发现了一个粗砺的宝石一样，总是竭尽全力，千锤百炼，精雕细刻。我在太原市中医研究所实习时，先生手把手地教我号脉。上鱼际脉、聚关脉、涩脉、右尺长弦脉，先生一一让我领会。学涩脉时，先生先告我涩脉的要领，又挨个让我从患者脉中体会。也可能是我这个人太笨了，学了好长时间还是没有学会。但先生还是耐心教我，直到有一天，我自己能独立号出病人的涩脉了，先生喜出望外，高兴地对我说："毕业了！毕业了！"

先生对中医事业是有极大抱负的，他创立"三部六病"学说，就是想在理论和临床上创出一条新路来，古为今用、洋为中用、推陈出新，创立我们民族的新医学。事实上，他为这个事业奋斗了一辈子，他留下的每一个足迹都值得我们重视，值得我们研究和继承。

先生走了，带着他对中医的情，对中医的爱。而发展中医，振兴中医的重担，历史地落在了我们这一代人的身上。我们只有潜下心来，勤勤恳恳，踏踏实实，兢兢业业，竭尽全力。以先生为榜样，把一切献给祖国的中医事业，才是对先生最好的回报。

（赵卫星文，原载《山西中医杂志》2005年3月43-44）

追求的一生、奋斗的一生
为纪念家父刘绍武百年诞辰而撰

清朝末年，灾荒连绵。曾祖三代，举家西迁。离齐鲁而过直隶，越太行而落襄垣。村小屋陋，粗食缓胃肠之饥；人稀地广，野草驱漏屋之寒。酷暑严冬，劳作无闲。曾祖丧消渴之症，姑伯亡疫疠之染。原地居民之排他，时遭欺凌；租园植树之果实，常被糟践。仓天不济，命运多舛；灾祸横夭，六人黄泉。家父青壮，接家庭之重担；慈母干练，承繁忙之劳煎。合家共作，积蓄稍显；粮食成囤，田亩连片。

父有书癖，尤爱医笺。缺书籍而四处觅，无师教而自钻研。勤奔走于病家，常观察于床边。怜病人之痛苦，展高超之医术。凶险病证，起死回生；缠绵沉疴，细调复原。尽心竭力，得病家之誉赞；好善乐施，获世人之尊敬。重人命，轻钱财，权贵难得其依，豪富易遭其拒。衣食俭朴，胸怀恬淡之心；知识渊博，情操通达之理。名震一方，学贯中西。技术与学说齐高，品德与行为一致。美名载誉，响彻三晋之内；学说传世，福泽九州之外。

雄心在怀，壮志凌云。金针度而众徒应，箴言出而闻者明。新民陋屋，难忘追求之标；公寓高楼，常想光大之梦。耄耋年，天涯路。率儿孙于他乡，聚门徒于海滨。

海阔天空，觉腾飞之无翅；众生纭纭，感人才之有限。盼重视于政府，寄厚望于达贤。年事高而精力竭，天命奥而前程暗。光阴易逝，又沦异乡之客。时运难握，未遇伯乐之荐。怀普济而不逮，扬宏愿以何年？

嗟乎！父生如云，漂泊辗转。英年医名，家喻户传。避战乱于西安，复遇兵乱；传经典于天水，曾多劫难。所赖友人帮助，适保命全。日寇不降，空有还家之愿。国共相斗，何寻安宁之年？望和平而难爽，处动荡而无欢。内战结束，匆匆而还；妻儿老小，相见恨晚。高堂健在，方了奉养之念；双子尚幼，才得求学之缘！

父，达人知命，谨慎一生。官场险恶，常婉言之答谢；庶民善良，倾心扉之畅谈。舍钱财于百姓，施良术于病患。非沽名之钓誉，诚仁爱之心田。既托上帝，祷告不断；从早到晚，始终检点。独辟蹊径，承传统而自悟；海纳百川，取精华以应变。

呜呼！老居海口，寿终南天。逝前无言，众亲寡见。桃李天下，痛哭悼于灵前；子女繁茂，悲泪流于颜面。凭吊云涌，乡人思念。远道来客，虔诚仰瞻。大家风范，永久怀念。叹曰：

一生坎坷医志坚，全部心血为民献。勤向疑处寻别意，敢破世俗著新篇。

离经叛道遭批评，标新立异站高端。三部六病留世间，光辉思想待发展。

（刘惠生 2006年5月26日）